THORAXSCHNITTE VON ERKRANKUNGEN DER BRUSTORGANE

EIN ATLAS

VON

DR. WALTER KOCH
A. O. PROFESSOR DER PATHOLOGISCHEN ANATOMIE
BERLIN

MIT 93 DOPPELTAFELN UND 2 ABBILDUNGEN IM TEXT

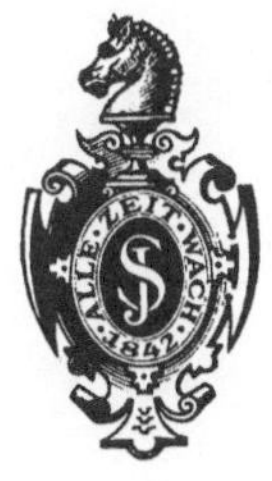

SPRINGER-VERLAG BERLIN HEIDELBERG GMBH
1924

URSPRÜNGLICH ERSCHIENEN BEI JULIUS SPRINGER, BERLIN 1924
SOFTCOVER REPRINT OF THE HARDCOVER 1ST EDITION 1924

ISBN 978-3-662-39201-0 ISBN 978-3-662-40205-4 (eBook)
DOI 10.1007/978-3-662-40205-4

SEINEM VEREHRTEN LEHRER

LUDWIG ASCHOFF

IN DANKBARER FREUNDSCHAFT

Inhaltsverzeichnis.

Aus der

Pathologisch-Anatomischen Abteilung des Reichsgesundheitsamtes

Zweigstätte Scharnhorststraße

(Kaiser Wilhelm-Akademie) Berlin

Einführung.

Auf der 14. Tagung der Deutschen Pathologischen Gesellschaft zu Erlangen leitete G. Hauser die Demonstration seiner nach der Kaiserlingschen Methode konservierten instruktiven Thoraxschnitte mit den Worten ein: „Es gibt eine Reihe von Krankheitsprozessen, bei welchen uns die übliche Sektionstechnik keinen exakten, namentlich auch den Bedürfnissen des Klinikers voll entsprechenden Aufschluß über die topographischen Verhältnisse der pathologisch-anatomischen Veränderungen in ihrer Beziehung zu den angrenzenden Organen zu geben vermag. Ganz besonders kommt hier der Pneumothorax in Betracht. In dem Augenblick, wo man die Brusthöhle eröffnet hat, verändern sich die Druck- und Spannungsverhältnisse im Brustraum und damit nicht nur die Lage des Zwerchfells, sondern eventuell auch des Herzens. Ferner bietet das Exsudat in seinem Verhältnis zum Luftraum und zur Thoraxwand in der horizontal liegenden Leiche ein ganz anderes Bild, als es der Kliniker bei der Untersuchung in aufrechter Stellung beobachtet. Das gleiche gilt für jedes pleuritische Exsudat ...." Dieselben Worte könnte ich meinen hier vorliegenden Ausführungen voransetzen und mit ihnen die in den Tafeln wiedergegebenen Abbildungen holoptischer, pathologisch-anatomischer Präparate begründen, welche durch Schnittführung durch den uneröffneten gehärteten Thorax gewonnen wurden. Die großen Vorzüge, die eine derartige Sektionsmethode, die allerdings nur in ganz beschränktem Umfange möglich ist, insbesondere für den Kliniker haben kann, sind von E. Ponfick, Hauser, Orth-Kaiserling, Loeschke, Aschoff und Gräff, Pick und anderen genügend hervorgehoben worden, so daß ich sie nicht noch einmal aufzuzählen brauche. Wie in dem ausgezeichneten topographisch-anatomischen Atlas von W. Braune sowie in dem anatomisch-chirurgischen Atlas von E. Ponfick zu sehen ist, erhält man durch die unveränderten Lagebeziehungen der Organe zueinander einen so übersichtlichen Einblick in ihre Korrelationen beim normalen und krankhaften Verhalten, wie es die sonst so sorgfältig durchdachte Virchowsche Sektionstechnik zum mindesten nicht für die Dauer im Präparate konservieren kann. Den früher gebräuchlichen Methoden des Gefrierenlassens der Leiche und des Durchsägens des gefrorenen Leichnams oder Brustkorbes haftete aber nicht nur die Schwerfälligkeit der Apparatur, sondern auch das Gebundensein an die kalte Jahreszeit oder die Kostspieligkeit der Einrichtungen an. Es war daher ein Fortschritt für die Gewinnung solcher Präparate, als durch das Löschkesche Verfahren der Formalinhärtung das umständliche Gefrierverfahren umgangen und jeder Fall an jedem Ort für die Gewinnung holoptischer Präparate wenigstens vorbereitet werden konnte.

Auf Anregung von L. Aschoff, in dessen Institut durch Gräff in Gemeinschaft mit L. Küpferle zum Studium der Lungenphthise Thoraxschnitte nach dem Löschkeschen Verfahren hergestellt wurden, habe ich selbst schon während des Krieges mich der Methode bedient, um die verschiedensten Erkrankungen im Bereiche des Brustkorbes dabei zu berücksichtigen.

Als das Material eine gewisse Abrundung erhalten hatte, entschloß ich mich zur bildlichen Wiedergabe, wobei ich jedoch von dem Gesichtspunkt ausging, nicht das rein Pathologisch-Anatomische in den Vordergrund zu stellen, da die Lehr- und Handbücher der pathologischen Anatomie diese Aufgabe viel eingehender und besser zu lösen vermögen. Ich habe vielmehr an die Belange der klinisch physikalischen Diagnostik und die Verwertung für didaktische Zwecke gedacht. Die topographischen Verhältnisse pathologischer Organveränderungen, die Beziehungen derselben zueinander, die gegenseitige Beeinflussung von Nachbarorganen und im Zusammenhang mit der Krankengeschichte die Pathogenese der Erkrankungen waren es, welche ich für den Kliniker im Übersichtsbilde festhalten wollte. Ich habe daher auch von farbiger Wiedergabe der Bilder abgesehen, zumal selbst die beste derartige Reproduktion immer hinter der Wirklichkeit zurückbleibt, der Eindruck des Bilderbuches sich aufdrängt und die Farben zu leicht die topographische Übersichtlichkeit stören, die großen Linien topographischer Beziehungen aber durch die photographische Wiedergabe am ehesten gewährleistet sind.

Die Technik der Präparatgewinnung ist in der Art, wie sie bei mir mit der Zeit üblich geworden ist, in der Nauwerkschen Sektionstechnik für Studierende und Ärzte durch L. Pick ausführlich wiedergegeben, und ich möchte auf diese Angaben hinweisen; wobei ich nur im Prinzip erwähne, daß die Leichen von der Schenkelvene durch Irrigator mit Formalin injiziert werden, um später den herausgeschälten, uneröffneten Thorax durch vorsichtige Sägeschnitte bis gerade durch den Rippenkäfig und durch Gehirnmesserschnitte in der Sägefläche in frontale Scheiben zu zerlegen.

Ich habe mich ausschließlich auf Frontalschnitte beschränkt, weil dieselben besonders den physikalischen Untersuchungsmethoden der Perkussion sowie der Röntgendurchleuchtung entsprechen, und weil das Einhalten der stets gleichen Schnittrichtung die nicht ganz einfache Beurteilung der photographischen Reproduktionen erleichtert.

Die im folgenden wiedergegebenen Fälle sind durch Stichwort kurz gekennzeichnet. Jedem Fall vorangesetzt ist ein Deckblatt mit klinischer und pathologisch-anatomischer Diagnose. Es folgen die Schnitte des Falles in der Reihenfolge vom Brustbein nach der Wirbelsäule zu. Um das eigentliche Bild nicht durch Linienführung und Beschriftung in seiner Wirkung zu stören, ist stets eine Skizze linksseitig beigefügt, welche die nötigen Hinweise enthält und unter welcher in gedrängter Form das zusammengefaßt ist, was bei der zugehörigen Tafel besonders zu sehen ist. Um von der Lage der Schnittebene eine ungefähre Vorstellung gleich möglich zu machen, habe ich gewöhnlich erwähnt, in welchen Abschnitten Organe, deren Lage man unwillkürlich am besten in Erinnerung hat, in der Schnittebene getroffen sind, so z. B. das Herz in seinen verschiedenen Höhlen, die Bronchialteilung oder die Aorta. Den anatomischen Tafeln folgen zum Teil Röntgentafeln der klinischen Röntgenplatten oder des Leichenthorax. Darauf wird in einer Epikrise das für den Fall wichtigste erörtert, und schließlich sind die klinischen Notizen und das Obduktionsprotokoll noch beigefügt. Im Anschluß an die Wiedergabe aller Fälle habe ich in einem Überblick noch einmal das zusammengefaßt, was mir auf Grund des gesamten Materials allgemeine Gültigkeit zu haben schien und klinische Beobachtung zu stützen oder zu bestätigen vermochte.

Bei der Gewinnung des Materials war ich naturgemäß vom Zufall abhängig, da die klinische Diagnose immer nur gewisse Anhaltspunkte geben konnte. So blieb die Reihe der wichtigeren Erkrankungen im Bereiche des Brustkorbes notgedrungen lückenhaft. Ich habe mich aber bemüht, neben den für die physikalisch-klinische Diagnostik besonders zugängigen Erkrankungen des Pleuraraumes auch andersartiges Material wie Geschwülste und typische Herzerkrankungen wiederzugeben. Es konnte dabei nicht ausbleiben, daß zuerst gewonnene Fälle, die schon in Bearbeitung und im Druck befindlich waren, durch eindrucksvollere spätere noch ergänzt werden mußten.

Für die Betrachtung der Tafeln sei kurz folgendes vorausgeschickt: Die Schnitte wurden im allgemeinen so gelegt, daß die erste Schnittebene das Herz im rechten Vorhof, rechter Kammer und Arteria pulmonalis eröffnete. Der zweite Schnitt wurde je nach Lage des Falles durch die hinteren Herzhöhlen oder durch das Hilusgebiet der Lungen geführt. Wenn nötig, mußten die Schnitte dichter zusammengelegt werden, um hart vor der Wirbelsäule noch eine dritte Schnittebene zu erreichen. Bei Demonstration von Prozessen im hinteren Abschnitt des Brustkorbes konnten die Pleurahöhlen nur durch Einzeleröffnung zu beiden Seiten der Wirbelsäule im Schnitt freigelegt werden. Als 1. Präparat, bei der I. Schnittführung gewonnen, gilt die vorderste Brustwand, die natürlich nur von der Innenseite her zu betrachten ist (I. Schnitt 1. Präparat). Als 2. Präparat ist die Spiegelbildseite des 1. Präparates zu betrachten, d. h. die Schnittfläche, welche nach Abnahme der vorderen Brustwand an dem übrig gebliebenen Thorax in derselben Schnittebene zu sehen ist (I. Schnitt 2. Präparat). Dementsprechend ist die Rückseite dieses Präparates in der II. Schnittebene als II. Schnitt des 2. Präparates und nach Fortnahme des gesamten 2. Präparates die Schaufläche des nunmehr übrig bleibenden Thoraxrestes als II. Schnitt des 3. Präparates bezeichnet, dessen Rückseite wieder, da in der III. Schnittebene liegend als III. Schnitt des 3. Präparates zu benennen wäre usf. Es ergibt sich somit, daß bei gleicher Schnitt- und Präparatennummer (I. Schnitt 1. Präparat, II. Schnitt 2. Präparat usf.) die Betrachtung von hinten nach vorn, bei ungleicher Schnitt- und Präparatennummer (I. Schnitt 2. Präparat, II. Schnitt 3. Präparat usf.) die Betrachtung von vorn in Frage kommt. Nach Möglichkeit habe ich der einfacheren Orientierung wegen von vorn gesehene Schnittebenen in der Abbildung gegeben und bei Wiedergabe der Rückansicht der Schnittpräparate in dem Skizzentext vermerkt, daß es sich um die Rückseite des Präparates handelt. Bei Betrachtung der Bilder ist daher, wie auch aus den Skizzenbezeichnungen hervorgeht, bei Vorderansichten die linke Seite des Thorax rechts vom Beschauer, bei der hinteren Fläche des Präparates dagegen die linke Seite des Thorax links, die rechte rechts. Alles übrige ergibt sich bei Betrachtung der Abbildungen aus der Einzelbezeichnung der Skizzen, in welchen umfangreiche oder verstreute krankhafte Prozesse durch Punktierung oder Schraffierung angedeutet sind. Zur schnelleren Orientierung über die Höhe und Tiefe der Schnittebenen, gleichzeitig zur Demonstration etwaiger Verschiebungen im Rippenkäfig sind auf der Skizze die Rippenquerschnitte mit der Rippenzahl versehen.

Einer Erläuterung bedürfen noch die Röntgenaufnahmen des Leichenthorax, von denen ich mir ursprünglich mehr versprochen hatte, als sie in Wirklichkeit zu bieten vermochten, so daß ich bei einer großen Zahl von ihrer Wiedergabe abgesehen habe, zumal, da ich öfter die Aufnahme in unzweckmäßiger Richtung habe vornehmen lassen. Bei diesen Röntgenaufnahmen ist zu beachten, daß durch das Eindringen von Luft in das Gefäßsystem und Herz ungewohnte Bilder entstehen, die aber besonders für den rechten Vorhof, die Vena cava sup., bei Exsudaten auch für den Herzbeutel, und zuweilen für die großen Herzschlagadern eine nähere topographische Umgrenzung zu bieten vermögen.

Die Krankenblattabschriften oder klinischen Notizen sind ohne Korrektur wiedergegeben. In der Epikrise ist manches erwähnt, was in den Abbildungen nicht ohne weiteres zu erkennen, an dem eigentlich anatomischen Präparat aber festzustellen ist.

Auf die umfangreiche Literatur bin ich im allgemeinen nicht näher eingegangen, da ich möglichst objektiv mich nur an das halten und das vorbringen wollte, was die Präparate beweisen.

Bei der Gewinnung des Materials habe ich mich vielseitiger Unterstützung zu erfreuen gehabt, insbesondere haben die Herren Professoren L. Pick, F. Munk, Ass.-Arzt Dr. Neumann, Prof. H. Eckert, Chefarzt Dr. Gabriel, Chefarzt Dr. Bassenge, Privat-Doz. Dr. Wätjen, Prof. Dr. Gräff, Ass.-Arzt Dr. Schramm und andere durch Zusendung oder Überlassung des von ihnen beobachteten Materials mir die Möglichkeit zur Vervollständigung der Fälle gegeben. Der Fall auf S. 189 ist mit freundlicher Erlaubnis von Herrn Geheimrat Lubarsch und Prof. Westenhöfer der Orth-Kayserlingschen Sammlung entliehen.

Des weiteren hatte ich mich bei der Beurteilung der Röntgenbilder, die, soweit es sich um Leichenthoraxplatten handelt, in der Röntgenabteilung der Kaiser Wilhelms-Akademie hergestellt sind, der Unterstützung des Herrn O. Strauß und der besonderen Beratung des Herrn Dr. K. Frik zu erfreuen, und manche klinische Auskunft habe ich mir bei den Herren Professoren Bacmeister, Dorendorf und Zinn geholt. Allen genannten Herren sage ich daher aufrichtigen Dank.

Die photographischen Aufnahmen für die Abbildungen sind in der pathologisch-anatomischen Abteilung der Kaiser Wilhelms-Akademie durch die technische Assistentin Fräulein Bock in mühseliger Arbeit hergestellt worden. Die Skizzen zu den Abbildungen hat der Präparator der Abteilung Herr W. Lehmann nach den anatomischen Präparaten frei entworfen, auch die im ganzen allerdings nur spärlich zur Anwendung gekommene Retusche der Bilder ist von ihm ausgeführt worden. Ohne die bereitwillige und unermüdliche Hilfe dieser beiden Mitarbeiter wäre die Wiedergabe der Präparate kaum möglich gewesen, so daß ihnen mein besonderer Dank gebührt, den ich auch Herrn R.-Med.-Rat Heitzmann sowie Herrn W. Schulz abzustatten habe, die mir bei der Gewinnung des Materials stets hilfreich zur Hand gegangen sind.

Sämtliche Präparate, die in den Abbildungen wiedergegeben sind (mit Ausnahme von Fall S. 189), befinden sich in der Kriegs- und konstitutionspathologischen Sammlung der Kaiser Wilhelms-Akademie, die auch von allen Diapositive im Besitz hat.

Daß ich unter den obwaltenden schwierigen wirtschaftlichen Verhältnissen der Verlagsbuchhandlung Julius Springer in Berlin für die Auflage des Atlas ganz besonders verpflichtet bin, wird verständlich sein, zumal ich jedes Entgegenkommen gefunden habe, um die bildliche Wiedergabe in bester Form herauszubringen.

Berlin-Wilmersdorf, im April 1924.

Walter Koch.

Exsudative Pleuritis.

23jähriger Mann. K.-N. 4732, 4731, 4739.

Klinische Diagnose: Krätze, feuchte Brustfellentzündung. (Krankenblatt s. S. 9.)

Hauptleiden: Bronchialdrüsen- und Pleuraphthise.

Todesursache: Pleuraerguß, Herzverdrängung.

Pathologisch-anatomische Diagnose: Phthise der bronchialen Lymphdrüsen und Lymphgefäßphthise der gesamten Pleurablätter mit Übergreifen auf das Herzfell. Sehr großer Erguß im rechten Rippenfellraum mit völliger Zusammenpressung der rechten Lunge. Mangelnder Luftgehalt der rechten Lunge. Völlige Verwachsung des linken Lungenfells. Schnell verkäsende phthisische Knötchen im linken Lungenoberlappen unterhalb des Spitzenteiles und in den hinteren unteren Abschnitten des Oberlappens. Lymphgefäßphthise des Zwerchfells. Spulwurm in der unteren Speiseröhre. — Anämische Niereninfarkte. Tiefstand des Zwerchfells beiderseits, besonders rechts. Herabdrängung der Leber, derbe Milz, Spulwurm im Darm. Obduktionsprotokoll s. S. 9.)

Anmerkung: Nach der Formolinjektion wird die Leiche aufrecht hingestellt und nach 6 Stunden Härtung werden aus der rechten Brustseite durch Punktion mit großer Spritze 850 ccm einer ziemlich klaren, gelbgefärbten, leicht schaumigen Flüssigkeit entnommen und dafür wieder 850 ccm 15%ige Gelatinelösung injiziert, wobei auf Vermeidung von Luftzutritt geachtet wird. Obduktion nach 36 Stunden.

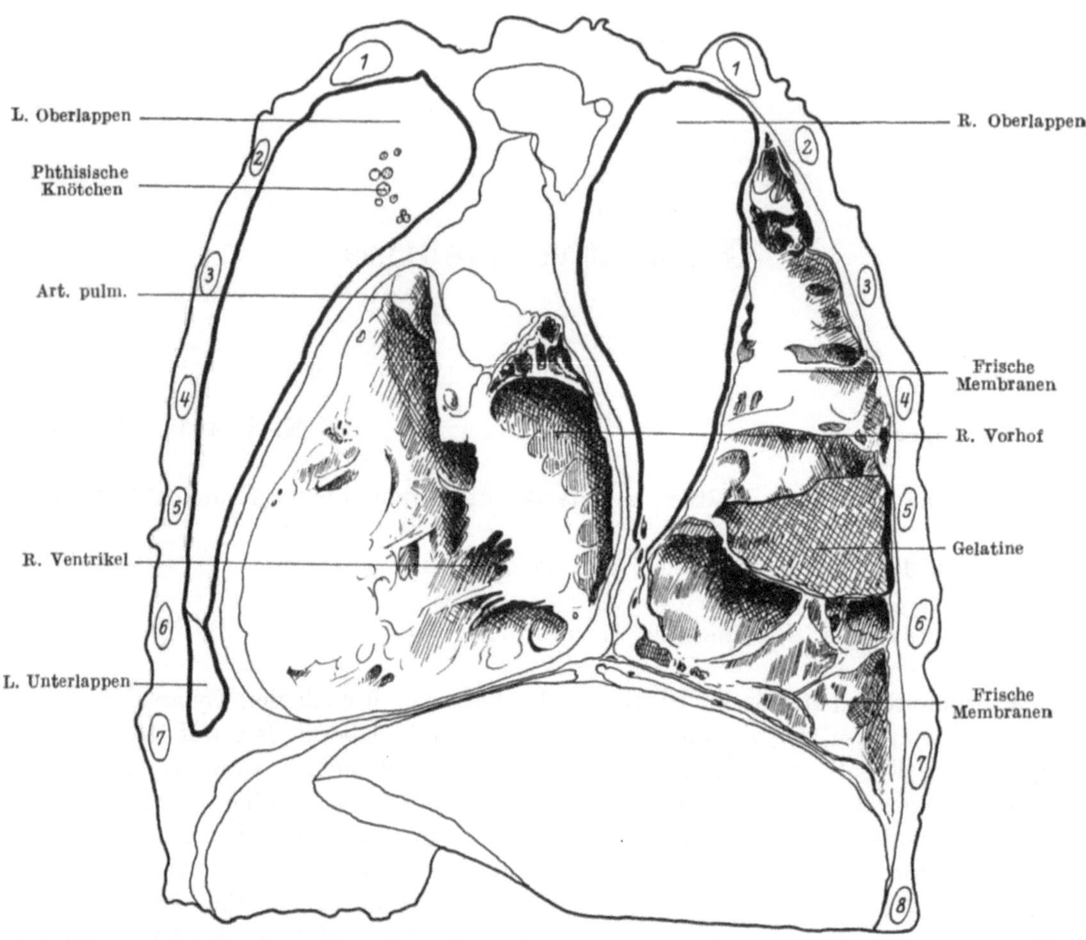

I. Schnitt. 1. Präparat. K.-N. 4732.

Man übersieht die Eingeweide der vordersten Thoraxwandabschnitte hinter dem Brustbein. Das Herz ist im rechten Vorhof und in der rechten Kammer sowie im vorderen unteren Ventrikelseptum getroffen. Von der rechten Lunge ist der Oberlappen durch Pleuraerguß stark nach median, oben und vorn gedrängt. Die Lunge ist an der Spitze bis zur 1. Rippe und mit dem Herzbeutel verwachsen. Der breite Exsudatraum ist durch zahlreiche seidenpapierdünne Fibrinmembranen unterkammert. Die Kammern sind oben klein, werden nach unten zu größer. Neben der 5. Rippe sitzt in einem größeren Kammerraum ein Gelatineblock von der nach Ablassung des Exsudats injizierten Gelatine. (Bei der Zerlegung des Thorax zeigte sich, daß außer der Gelatine noch reichlich Exsudat in den Fibrinkammern sich gehalten hatte.)

Links ist die Lungenpleura mit der Costalpleura fest verwachsen. Über der Arteria pulmonalis finden sich umschriebene azinöse kleine Käseherde in lokalisierter Anordnung im Lungenoberlappen. (In der Skizze punktiert.)

Der rechte Ventrikel ist dilatiert, aber nicht hypertrophisch. Die Papillarmuskeln sind lang und dünn ausgezogen.

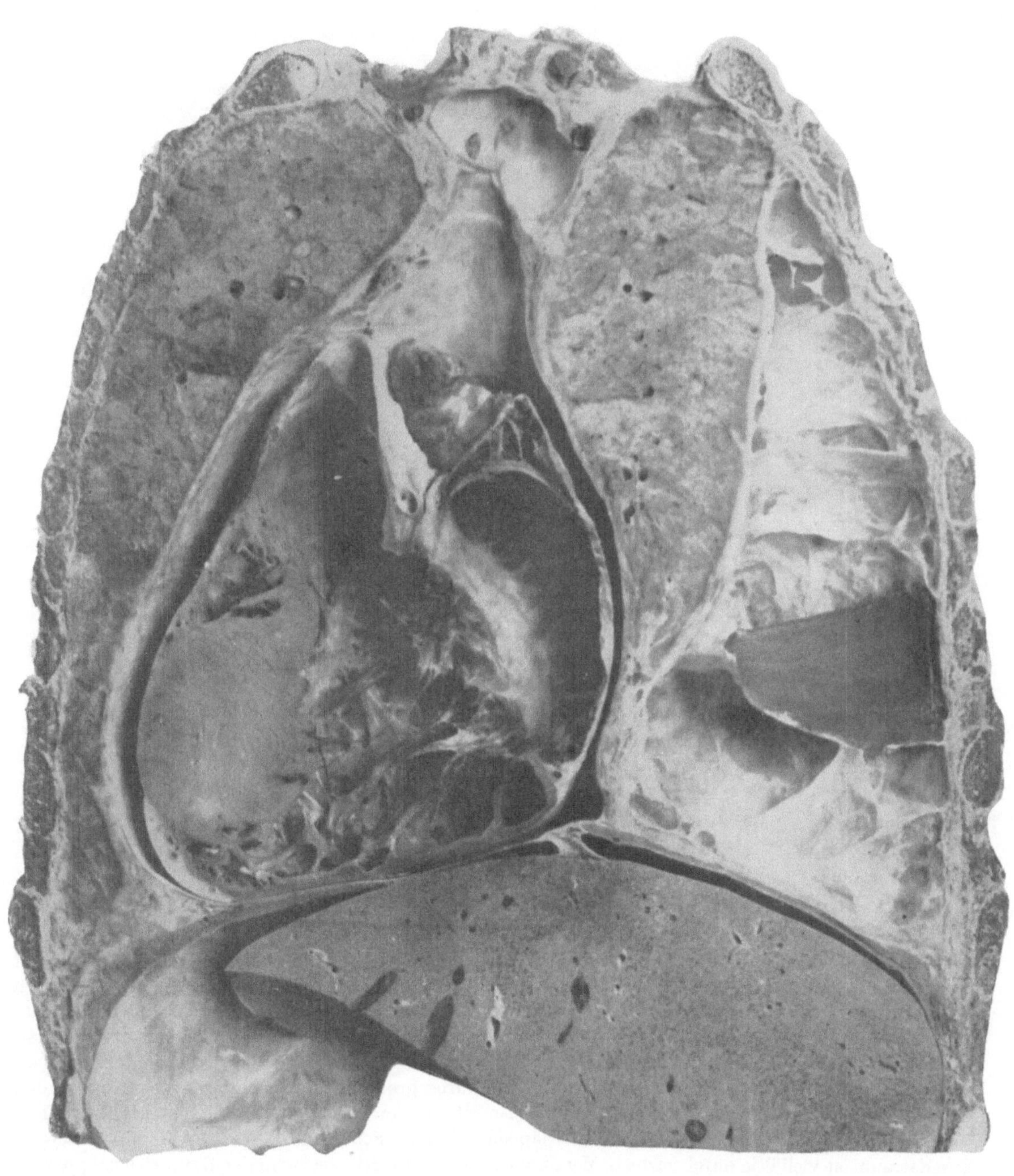

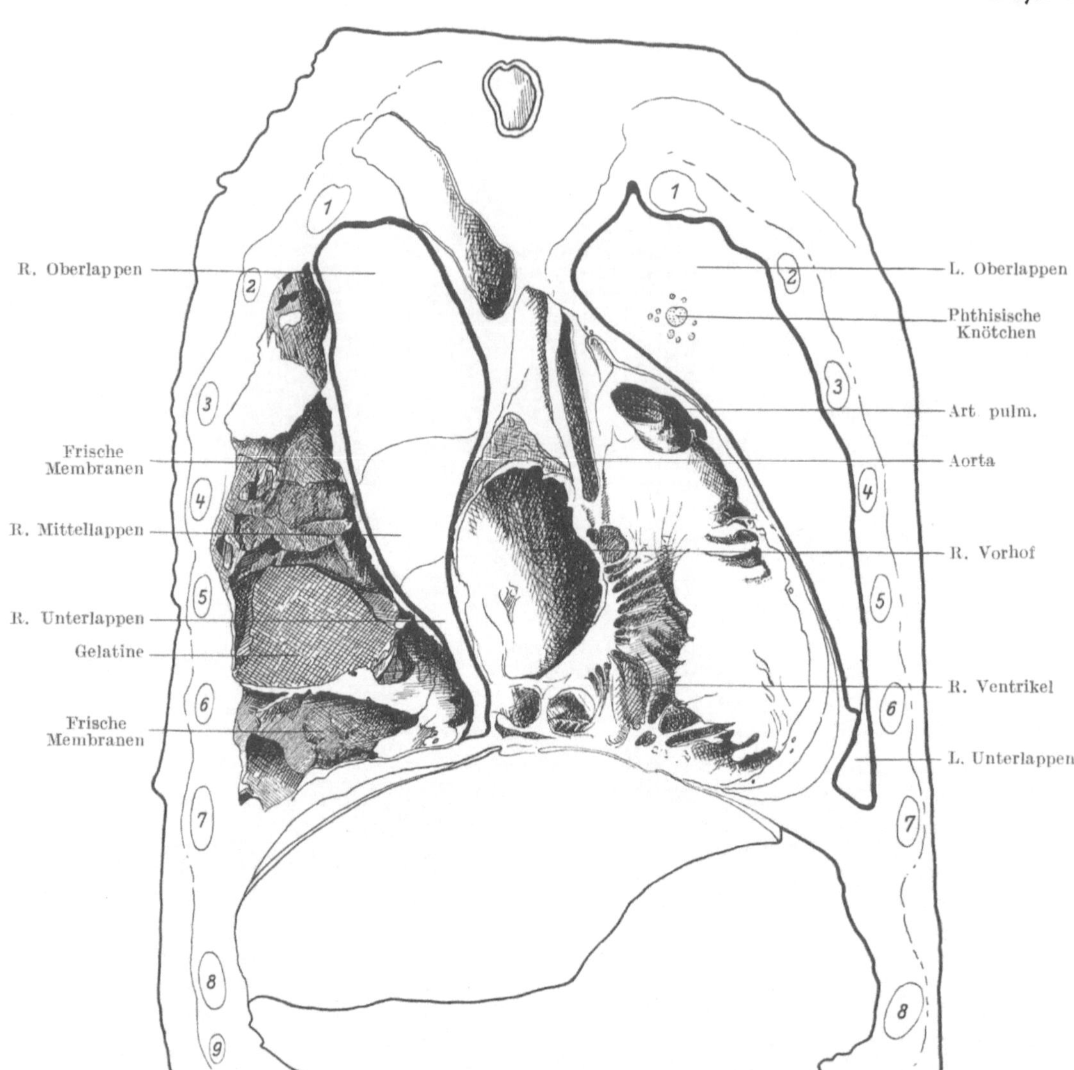

I. Schnitt. 2. Präparat. K.-N. 4731.

Das Herz ist im hinteren Abschnitt des rechten Vorhofes, der rechten Kammer und des Conus pulmonalis zu übersehen. Die linke Lunge ist mit der Rippenpleura fest verwachsen. Über der erweiterten Pulmonalis im Spitzenabschnitt der linken Lunge umschriebene Gruppe kleiner verkäster Knötchen um ein linsengroßes Knötchen gelagert. In der dem Herzbeutel anliegenden Pleura verkäsende Lymphgefäßphthise. Die rechte Lunge, welche an der Spitze bis zum oberen Rand der 2. Rippe und unten am Herzbeutel neben dem rechten Vorhof verwachsen ist, ist durch großen Erguß nach vorn, oben und median gedrängt, so daß der unterste Zipfel der Lunge in der Schnittebene 3 cm vom Zwerchfell ableibt. Starke Kompression, besonders des Mittel- und Unterlappens. Der im Schnitt nach oben keilförmig zulaufende Exsudatraum ist vielfältig durch zarteste Membranen unterkammert, welche in der Hauptrichtung parallel zum Rippenverlauf auf kürzestem Wege zwischen Lunge und Brustwand ausgebreitet sind. Die Membrankammern erweitern sich nach hinten. Neben der 5. und 6. Rippe liegt in einer großen Kammer ein Gelatineblock als Fortsetzung des im ersten Präparat schon sichtbaren Gelatinekeils. Hinter den über dem rechten Zwerchfell ausgespannten Membranen setzt sich die injizierte Gelatinemasse fort (im Bilde nicht sichtbar). Das rechte Zwerchfell ist abgeplattet und nach abwärts gedrängt. Der freie Rand der rechten Lunge bildet mit der Wirbelsäule ein großes Garlandsches Dreieck.

Herz nach links verlagert. Rechtes Herz, besonders auch die Ausflußbahn der Pulmonalis, erweitert.

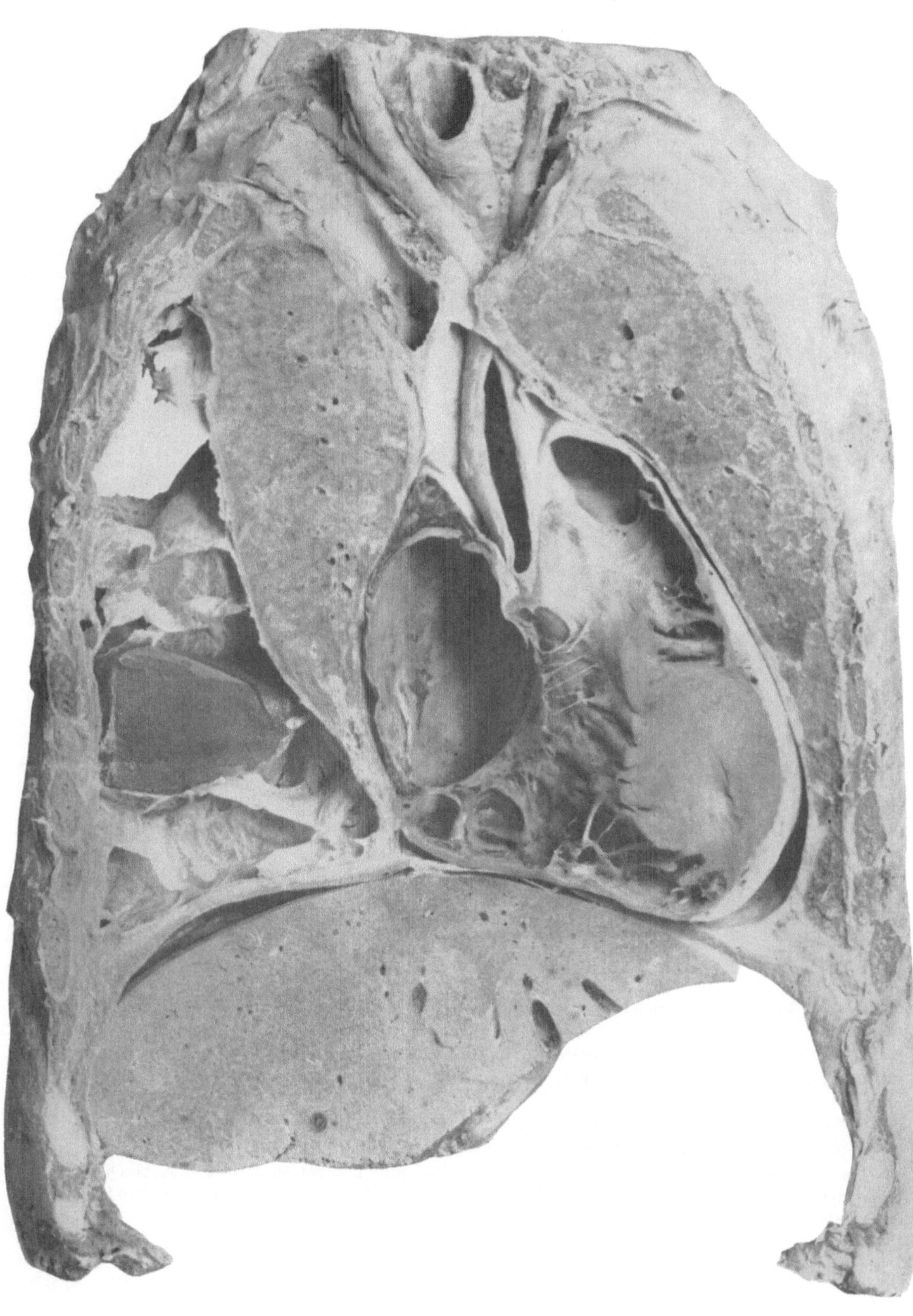

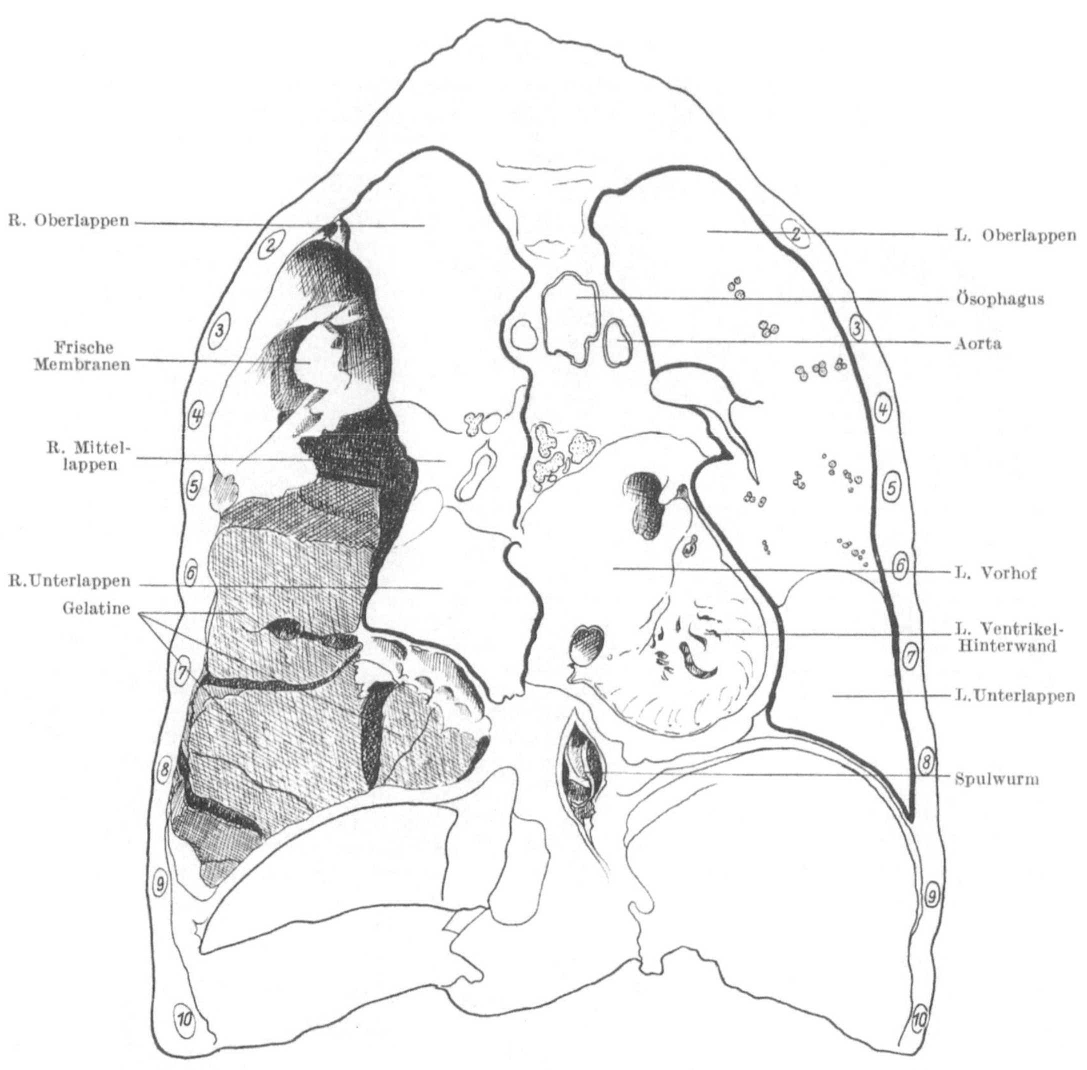

II. Schnitt. 3. Präparat. K.-N. 4739.

Das Herz ist nur noch in den hintersten Abschnitten des linken Vorhofes und linken Ventrikels getroffen. Obliteration der gesamten linken Pleurahöhle. Vereinzelte Gruppen phthisischer kleiner Knötchen unregelmäßig über den linken Oberlappen verstreut. Im linken Unterlappen Bronchopneumonie. Rechte Lunge, im Spitzengebiet und mit dem medialen Rande des Unterlappens verwachsen, ist nach vorn, oben und median stark zusammengedrängt. Sie läßt sich nach hinten, mit Ausnahme der Spitzengegend, völlig umgreifen. Die den Rippen folgenden sehr zarten Fibrinmembranen bilden große Pleurakammern, welche in den unteren $^{2}/_{3}$ des Exsudatraumes mit Gelatine ausgefüllt sind. Die Gelatineblöcke sind dort, wo die Spalten im Bilde zu sehen sind, durch weitere Fibrinmembranen getrennt. Der oberste Gelatineblock bildet die Fortsetzung der in den vorhergehenden Bildern sichtbaren Fibrinkeile. Das rechte Zwerchfell ist tief mit der Leber nach unten gedrängt. Herz und Mediastinum nach links vorn verschoben. In den Hiluslymphdrüsen alte verkäsende Phthise. (In der Skizze punktiert.) Spulwurm im unteren Ösophagus oberhalb Kardia.

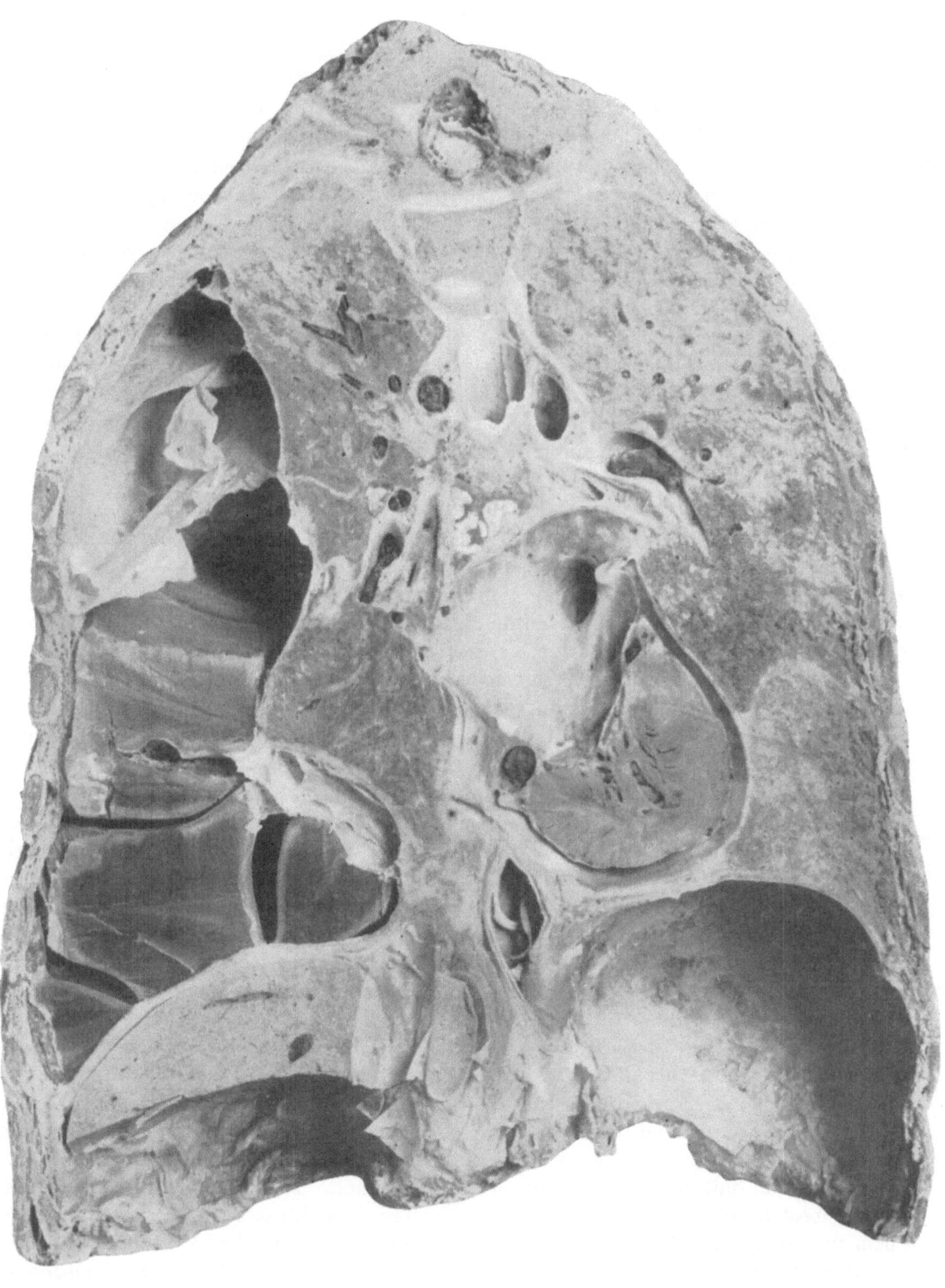

Epikrise.

Nach dem Krankenblatt bestand die rechtsseitige Pleuritis seit ca. 2 Monaten vor dem Tode, und 7 Wochen vor demselben wurde durch Punktion Exsudat festgestellt. Dem entspricht der anatomische Befund. 850 ccm Exsudat wurden vor Herausnahme des Thorax aus der Leiche entleert, und bei der Zerlegung des Thorax fanden sich noch weitere Mengen in den Pleurakammern. Die rechte Lunge ist in ihren unteren Abschnitten am stärksten komprimiert und atelektatisch. Das Exsudat hat in typischer Weise die Lunge nach vorn und median gedrängt, so daß auch hinter der Lunge breite Exsudatmassen liegen. Nur im Kuppengebiet der rechten Lunge ist dieselbe wegen alter Verwachsungen nicht abgedrängt. Das Zwerchfell rechts ist tief nach abwärts gedrängt, schätzungsweise um 6—7 cm. Der rechte komplementäre Raum ist, besonders in den hinteren Thoraxabschnitten, bis zu einem Winkel von ca. 60 Grad verbreitert. Die Membranen der Pleura sind noch völlig zart, seidenpapierdünn und folgen in ihren Ansätzen dem Rippenverlauf. Zwischen den Hauptmembranen, welche große Kammerräume abteilen, bilden Zwischenmembranen weitere Unterkammerungen in kleinere Höhlen. Sämtliche Kammern haben mehr keilförmige Gestalt, indem sie vorn niedriger sind als hinten. Die Kammern kommunizieren anscheinend nicht alle miteinander. Bei der Punktion der Leiche konnten von einer Einstichstelle nicht mehr als 850 ccm Flüssigkeit gewonnen werden, und es fand sich noch reichlich Exsudat bei Zerlegung des Thorax. Auch die injizierte Gelatine hat nur einen Teil der Fibrinkammern wieder gefüllt; besonders vorn sind über dem Zwerchfell, wo allerdings die zahlreichsten und vielfach geteilten Kammern sich finden, große Abschnitte frei geblieben, obwohl darüber Gelatine bis nach vorn an die Brustwand eingedrungen ist.

Der obere Gelatinespiegel steigt leicht nach hinten an, obwohl die Leiche (an Brett befestigt) nach der Injektion senkrecht hingestellt wurde. Auch die typischen Verdrängungsbefunde der Lunge haben sich durch die vertikale Lage der Leiche nicht geändert.

Am Herzen ist die Dilatation der rechten Kammer ganz ausgesprochen; besonders der Conus pulmonalis und die abgehende Pulmonalarterie sind sehr weit. Das ist einerseits durch die linksseitige Pleuraobliteration, im wesentlichen aber wohl durch das dazugekommene große rechtsseitige Exsudat bedingt. Das Herz ist durch letzteres nicht nur nach links, sondern auch nach vorn gedrängt. Daher zeigt das erste Bild, trotzdem der erste Schnitt nicht sehr tief gelegt ist, schon einen verhältnismäßig großen Herzanteil des rechten Herzens. Eine leichte Drehung des Herzens mit Verlagerung des rechten Vorhofes nach vorn, des linken Herzens nach hinten ist ebenfalls zu erkennen. Der weite rechte Vorhof wird durch das Exsudat rechts seitlich und hinten gedrückt. Außerdem ist er aber auch durch das Herabdrängen des Zwerchfells nach unten ausgezogen, so daß die Valvula Eustachii eine langgestreckte, aber niedrige Falte bildet und die Koronarvenenmündung ebenfalls zu schmalem, aber lang ausgezogenen Spalt verengt ist. Dadurch sind ungünstige Zuflußbedingungen für das Herz, sowohl seitens der Cava inferior wie auch seitens der Koronarvene, geschaffen, die für Herzschwäche und Dilatation mit maßgebend gewesen sein können. Eine Abknickung der Cava inferior besteht nicht, eher eine Insuffizienz ihres Abschlusses gegen das Herz, vor allem wegen der straffen Ausziehung des Vorhofbodens und der Valvula Eustachii.

Die gerade über der erweiterten Art. pulmon. im linken Oberlappen gelegenen umschriebenen phthisischen Herde scheinen durch mechanischen Druck der erweiterten Arterie in ihrer Lokalisation mitbedingt.

Die Pleuritis ist phthisischer Natur. Es handelt sich um Lymphgefäßphthise der Pleura, besonders auch am Zwerchfell. Die käsigen Herdbildungen der Bronchialdrüsen sind sehr viel ältere Prozesse.

Der Spulwurm im unteren Ösophagus ist wohl postmortal nach oben gewandert. Im Dünndarm befanden sich weitere Spulwürmer.

Krankenblatt.

C., 23 Jahre alt.

Am 5. 1. 1918 eingeliefert wegen Krätze. Eltern gesund, Angeblich ist Patient im vorigen Jahr 5 Wochen an Typhus krank gewesen.

6. 1. 18. Befund: Kräftig gebauter Mann in leidlichem Ernährungszustand. Mund und Rachenorgane in Ordnung. Innere Organe o. B. Über dem ganzen Körper Krätzebläschen. An den Händen sind typische Krätzeeffekte nicht vorhanden.

Diagnose: Krätze.

Behandlung: Pinseln mit übermangansaurem Kali. Seifenbäder.

10. 1. 18. Schmierseifenbad.

12. 1. 18. Nochmalige Einpinselung.

29. 1. 18. Patient wird zur Sonderbehandlung einem geeigneten Lazarett überwiesen.

30. 1. 18. Aufgenommen Kriegslazarettbaracken.

1. 2. 18. In ambulanter Behandlung der Hauptstation erhält Patient 4 mal Einreibungen mit Perugen. Ausgedehnte Krätzeerscheinungen.

7. 2. 18. Bad, Zinksalbenpuder, 4 mal.

11. 2. 18. Krätze abgeheilt. — Patient fühlt sich seit einigen Tagen nicht wohl, klagt über allgemeine Schwäche und Schwindelanfälle. Temperatur heute 38,5. Blasse Gesichtsfarbe und Schleimhäute. Mäßiger Ernährungszustand. Herz o. B. Lunge und Rachen o. B. Über der rechten Lunge nach unten zunehmende Schallverkürzung und abgeschwächtes Atmen. Therapie: Bettruhe, Brustwickel.

15. 2. 18. Temperatur erhöht. Lungenbefund wie oben. Probepunktion ergibt seröses Exsudat. Therapie: Aspirin, Brustwickel.

16. 2. 18. Befinden gut. Temperatur etwas niedriger, keine Beschwerden.

15. 3. 18. Temperatur noch unregelmäßig erhöht. Befinden des Patienten zufriedenstellend. Über den Lungen rauhes Atmen, über den Lungenspitzen verlängertes Ausatmungsgeräusch, über dem rechten Lungenunterlappen ganz abgeschwächtes Atmen.

16. 3. 18. Unveränderte Schallabschwächung und Resistenzgefühl. Über dem ganzen rechten Unterlappen abgeschwächtes Atmen.

2. 4. 18. Über der rechten Lunge hinten befindet sich eine ausgesprochene Dämpfung mit vermehrtem Resistenzgefühl, die 10 cm unter der Schulterblattgräte beginnt und sich bis zum unteren Rand der Lunge fortsetzt. Über diesem Bereich klingende Rasselgeräusche aus der Tiefe. Über der linken Lunge hinten an mehreren Stellen bronchiales Atmen, untermischt mit klingenden Rasselgeräuschen. — Tuberkulöse Pleuritis links. Ausgedehnte tuberkulöse Infiltration der linken Lunge. Auswurf zur Untersuchung.

4. 4. 18. Zunehmende Atemnot und Erscheinung akuter Herzschwäche; trotz Herzmittel Verschlimmerung des Zustandes. Trachealrasseln.

5. 4. 18. 2,45 Uhr nachmittags tot.

Obduktionsprotokoll.

Leiche eines Mannes von kleiner Statur, festem Knochenbau, leidlicher Muskulatur, mäßigem Fettpolster. Mäßige Zyanose der Schleimhäute. Leiche wird mit starkem Formalin injiziert. Nach der Injektion wird die Leiche aufrecht hingestellt und nach 6 Stunden Härtung werden aus der rechten Brustseite durch Punktion mit Spritze 850 ccm einer ziemlich klaren, gelbgefärbten, leicht schaumigen Flüssigkeit entnommen und dafür wieder 850 ccm 15%ige Gelatinelösung injiziert.

Obduktion nach 36 Stunden. Bei der Eröffnung der Bauchhöhle zeigt sich Tiefstand der Leber, welche etwa handbreit den Rippenbogen überragt. Wurmfortsatz frei. Mesenterialdrüsen o. B. Leber sehr blaß, von gelblicher Farbe, mit deutlicher Läppchenzeichnung. Magen o. B. Pankreas o. B. Milz leicht vergrößert, mit ziemlich deutlichen Lymphknötchen. Soweit am gehärteten Präparat zu sehen, keine Vermehrung der Pulpa. Linke Nebenniere zeigt verhältnismäßig wenig Lipoid. Linke Niere ziemlich groß, mit glatter Oberfläche; durch die Rinde schimmern an drei Stellen keilförmige Herde mit rotem Randsaum. Auf Schnittfläche in den Markkegeln kleine gelbliche Herde mit rötlichem Zentrum. Nieren sonst o. B. Auch rechterseits mehrere gleichartige, kleinere und große Infarkte. In der Blase etwas trüber Urin, Schleimhaut o. B. Prostata o. B. Thromben in den Prostatavenen. In den Samenblasen ziemlich viel Samenflüssigkeit. Zwerchfellstand des gehärteten Körpers links 5. Rippe, rechts 5. Zwischenrippenraum. Schenkelvenen o. B. Im Dickdarm breiiger gelber Kot; einzelne Spulwürmer im Dünndarm. Schleimhaut zeigt nichts Besonderes. Brustkorb wird im ganzen uneröffnet herausgenommen, zwecks späterer Zerlegung in Serienschnitte. In den Schenkelvenen keine Thromben, an den Halsorganen keine Besonderheiten.

Der vorgehärtete Thorax wird durch Serienschnitt zerlegt. Der erste Schnitt trifft das Herz im rechten Vorhof und Ventrikel etwa in der Mitte. Die linke Kammer ist nicht miteröffnet. Im rechten Vorhof und in der Pulmonalisausflußbahn sehr reichlich Speckhaut und Kruor, auch in der längs eröffneten Aorta ein fingerdickes Speckhautgerinnsel. Das Herz, welches ziemlich groß erscheint, ist im ganzen beträchtlich nach links verdrängt; die Verdrängung ist bedingt einmal durch obliterierende Pleuritis der linken Lunge, welche vollständig mit den Rippen verwachsen ist, ebenso mit dem Zwerchfell, so daß der komplementäre Raum völlig zum Verschwinden gebracht ist, andererseits durch einen außerordentlich großen Erguß der rechten Brustseite.

Nach Injektion der Leiche sind 850 ccm eines gelblich-schaumigen, ziemlich klaren Exsudates abgelassen und die gleiche Menge einer etwa 15%igen Gelatinelösung eingespritzt worden. Man sieht auf dem Schnitt rechterseits die Lunge, welche an der Spitze fixiert ist, in ihrem Oberlappen sehr stark gegen das Mediastinum im Bereiche der Vena cava superior zusammengedrängt. Die Pleura ist schwartig verdickt und mit zierlichen Fibrinnetzen bedeckt. Von der abgedrängten Lunge zu der Pleura costalis ziehen zahlreiche membranartige, den Pleuraraum vielfach unterkammernde seidenpapierartige Membranen. Im Bereiche des Unterlappens auf dem Durchschnitt in Höhe der 5. und 6. Rippe sieht man einen faustgroßen Gelatineteil, welcher eine dieser Pleurakammern ziemlich prall ausfüllt. Kleinere Kammern darunter über dem Zwerchfell und größere Kammern oberhalb des Gelatinekeils sind mit Flüssigkeit (Exsudat) angefüllt, welche bei der Durchschneidung herausfließt. Während die linke Lunge im Bereiche dieser Schnittfläche überall lufthaltig zu sein scheint, wird die rechte Lunge im unteren Teil des Oberlappens derber und weniger lufthaltig. Links sieht man auf der Schnittfläche ca. 5 cm unter der Spitze über der Arteria pulmonalis einen linsengroßen käsigen Herd, welcher von kleinen grauen Knötchen umsäumt ist. Außerdem sieht man an beiden Pleuren und zwar linkerseits besonders an der Pleura, welche die Art. pulmon. und den linken Ventrikel des Herzens begrenzt, verkäsende Infiltration und kleine graue Knötchen in zarter Linie auf die Pleura beschränkt sich ausbreiten. Rechterseits ist die Pleura der ganzen vorliegenden Lungenzirkumferenz mit ähnlichen Herden durchsetzt. Die käsigen Herde, welche von dem parietalen Blatt der Pleura im Bereiche des rechten Vorhofes auf den unteren Zipfel des Lungenoberlappens übergreifen, sind besonders über dem Zwerchfell ziemlich ausgesprochen. Stellenweise lassen sie sich auch in die Septen der Lungen hinein verfolgen.

Am Herzen besteht über der linken Kammer im Bereiche der käsigen Pleuritis eine beginnende Trübung des Perikards und Bildung feinster, vielleicht phthisischer Knötchen.

Der zweite Schnitt trifft das Herz im linken Vorhof und im hintersten Abschnitt des linken Ventrikels. Die linke Lunge ist im Ober- und Unterlappen getroffen und zeigt dieselben Pleuraverwachsungen, sowie einzelne verkäste kleine Knötchen, und zwar außen unter der Pleura in Höhe der 3. Rippe, ferner in der Hilusgegend, während der Unterlappen auf der Schnittfläche ziemlich frei ist. Die Lymphgefäßinfiltration der Septen zwischen Ober- und Unterlappen ist noch deutlicher geworden. Rechterseits sieht man die Lunge bis über die 2. Rippe durch einen Erguß, der im oberen Teil flüssig ist und ausläuft, im unteren Teil durch die Gelatinemassen zu einem 2—3 Querfinger breiten, im ganzen 17 cm langen Stumpf an die Wirbelsäule herangedrängt. Der Erguß (Gelatine) füllt den Komplementärraum vollständig aus, so daß das Zwerchfell mit Leber stark herabgedrängt erscheinen und das Zwerchfell, welches links mit seiner oberen Kuppe dem oberen Rand der 8. Rippe entspricht, rechterseits in Höhe der 9. Rippe steht. In der Gelatinemasse, welche außen bis zur 5. Rippe reicht, sieht man die Pleura unterkammernde Fibrinmembranen hindurchziehen. Dieser Gelatinekuchen steht außen an den Rippen höher als wie lungenwärts und hinten etwas höher als vorn. Zu bemerken ist dabei jedoch, daß die Leiche nach Injektion von Gelatine zwar im ganzen in aufrechter Haltung gelassen wurde, daß sie dabei aber eine leichte Neigung nach rechts und hinten inne hatte. Die rechte Lunge fühlt sich im Gegensatz zu der im wesentlichen lufthaltigen linken Lunge bis auf den obersten noch etwas lufthaltigen Spitzenteil ziemlich derb und luftleer an, sie ist außerdem in dem völlig komprimierten Unterlappen und unteren Teil des Oberlappens, sowie im Bereiche des besonders stark komprimierten Mittellappens von dunkelfleischiger Farbe. Die käsige Lymphangitis der Pleura parietalis und visceralis ist besonders stark ausgesprochen im Bereiche des Mittellappens, wo die Lunge bis an den Hauptbronchus hinan komprimiert ist, und im Bereiche des Zwerchfells und der Vena cava inferior. Außerdem besteht Verkäsung und frische kleinknotige Aussaat in den Hilusdrüsen bis in die Lunge hinein. Im Ösophagus dicht über der Kardia liegt ein zusammengerollter Askaris.

Doppelseitige Pleuritis.

38jähriger Mann. K.-N. 4736 u. 4738.

Klinische Diagnose: Polyserositis tubercul. Exsudat in beiden Pleurahöhlen. Aszites. (Krankenblatt s. S. 17.)

Hauptleiden: Drüsenphthise.

Todesursache: Phthisische Rippenfellentzündung.

Pathologisch-anatomische Diagnose: Verkäsende Phthise der Lungenwurzel-, Hals- und Mittelfelldrüsen. Phthisische blutige, frischere Rippenfellentzündung der linken Lunge, ältere Rippenfellentzündung der rechten Lunge. Frische strangförmige Brustfellverklebungen links, ältere rechts. Feste Verwachsungen der rechten zusammengedrückten Lunge mit der Brustwand. Zusammendrängung beider Lungen, links durch großen, rechts durch kleineren Erguß. Kleine phthisische Herde im linken Lungenoberlappen, einer im Bereiche der linken Schlüsselbeinschlagadergrube. Lymphgefäßphthise des rechten Rippenfells und Zwerchfells. Läppchenförmige Lungenentzündung links. Fettleber, weiche Milz, mittlerer Fettgehalt der Nebennieren. Kindliche Nierenlappung. Blutadergeschwulst an beiden Hoden. (Obduktionsprotokoll s. S. 18.)

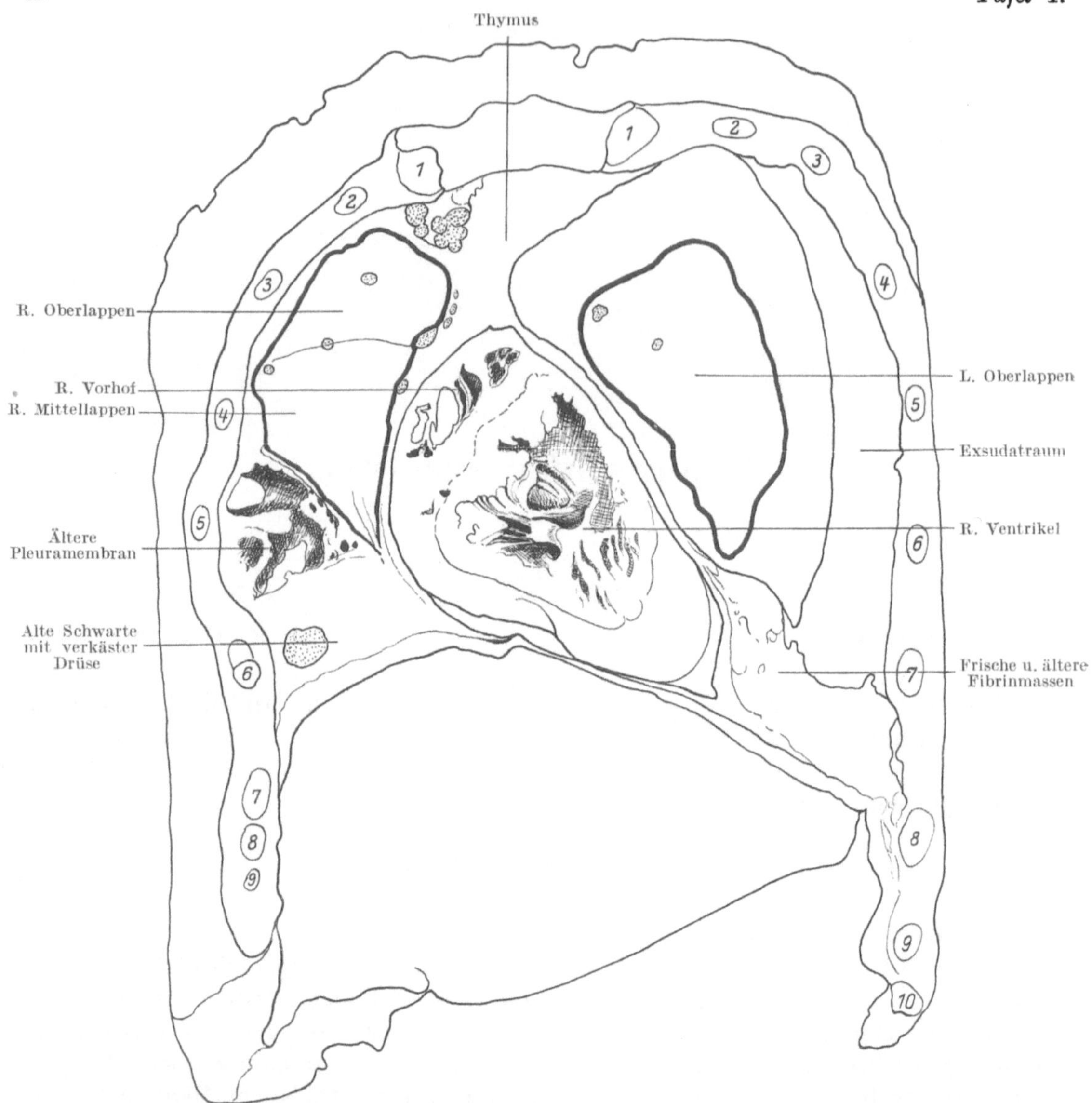

I. Schnitt. 2. Präparat. K.-N. 4736.

Die linke Lunge ist durch einen Erguß (von ca. 1100 ccm Exsudat) [1]) nach median und vorn zusammengedrängt; der linke komplementäre Raum ist breit. Auf der Pleura frische Fibringerinnsel, welche auf dem Zwerchfell und am Herzbeutel dickere Klumpen bilden. Die linke Thoraxwand ist gedehnt. Rechts ist die Lunge in Ober- und Mittellappen getroffen, welche fest mit der Brustwand verwachsen sind. Der untere Lungenrand steigt von median nach außen um ca. eine Interkostalraumbreite zur 4. Rippe an, so daß der untere Lungenzipfel das Garlandsche Dreieck bildet. Darunter ist der Exsudatraum (welcher ca. 150 ccm Exsudat [1]) enthielt) durch ältere pleuritische Membranen und Stränge vielfach unterteilt. Unter den Membranen liegt auf dem Zwerchfell, dessen komplementärer Raum bis zur 6. Rippe hinauf verödet ist, dickes, schwartiges Gewebe, welches sich medial am Herzbeutel bis zum unteren Lungenrand hinaufzieht. In der Schwarte, neben dem Durchschnitt der 6. Rippe, eine über bohnengroße verkäste Lymphdrüse; ferner sind in der medialen Pleura der rechten Lunge kleinere rundliche Käseherde zu sehen. Die Lungen beiderseits zeigen in der Schnittfläche rechts 3, links 2 kleine verwaschene käsige phthisische Herde, anscheinend Lymphbahnen folgend. Sonst keine Lungenphthise. (Phthisische Herde in der Skizze punktiert.)

Das Herz ist median gestellt, durch die Pleuraobliteration der rechten Lunge etwas nach rechts verzogen und durch das größere linksseitige Exsudat verschoben. Die Muskulatur des rechten Ventrikels zeigt Hypertrophie (Pleuraadhäsionen!). Große Fettleber.

---

[1]) **3 Tage vor dem Tode sind rechts 800 ccm, links 1200 ccm Exsudat abgelassen worden.**

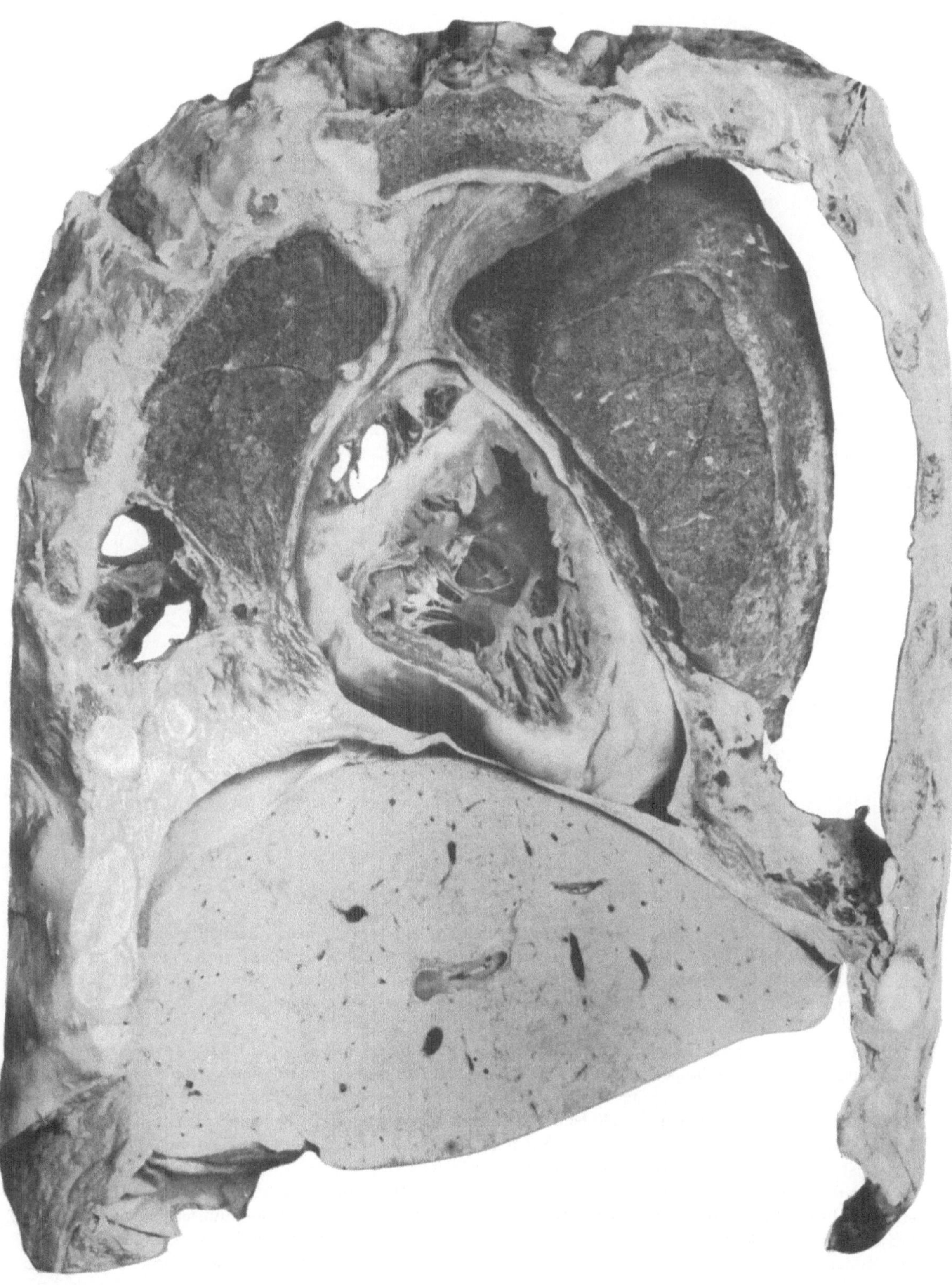

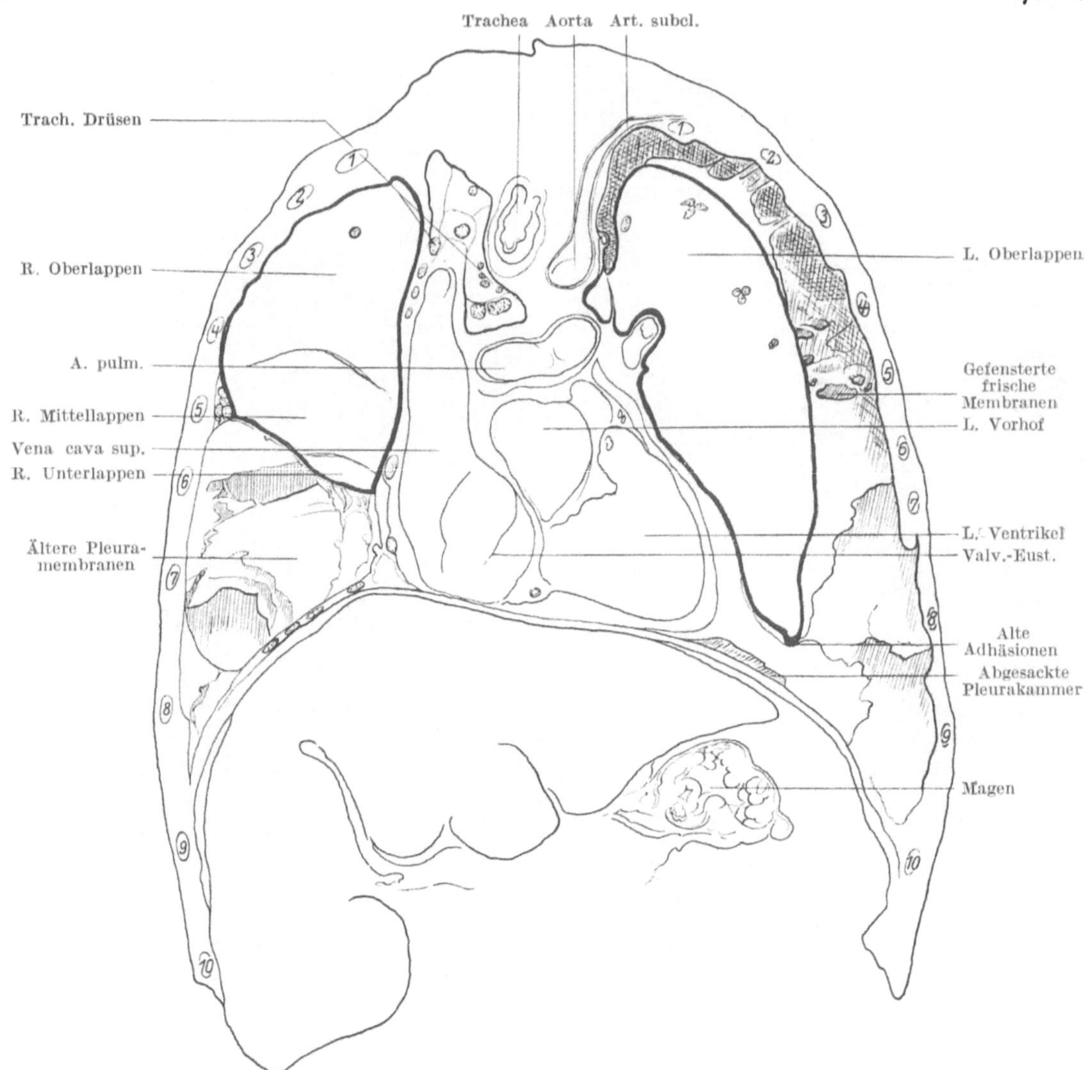

II. Schnitt. 3. Präparat. K.-N. 4738.

Die linke Lunge ist durch einen Erguß (von ca. 1100 ccm) [1]) nach median zusammengedrängt. Der komplementäre Raum links ist breit ausgefüllt. Zwischen Pleura cost. und pulmon. spannen sich frischere Fibrinmembranen aus, welche von vorn unten nach hinten oben ansteigen, gefenstert sind und an den Rändern sich strangförmig verdicken. Der unterste Zipfel der linken Lunge (Oberlappen) ist am Zwerchfell fixiert.

Die rechte Lunge ist stark nach oben verdrängt. Auf der Schnittebene ist der Ober-, Mittel- und ein kleiner Teil des Unterlappens getroffen. Die Lunge ist fest mit der Brustwand verwachsen. Die untere Lungenbegrenzung verläuft schräg von seitlich oben von der 5. Rippe nach median unten. Darunter Exsudatraum, in welchem sich ca. 150 ccm Flüssigkeit [1]) befanden und welcher durch flächenhafte Membranen unterkammert ist, die aber viel derber sind, als die der linken Seite. Die Zwerchfellnische rechts unten ist durch ältere Verwachsungen zum Teil verödet.

In der Pleura der Lungen und des Zwerchfells verkäste Drüsen. In beiden Lungen nur ganz vereinzelte phthisische Herde, u. a. einer unterhalb der 2. r. Rippe und links 4—5 umschriebene Gruppenherde in der Schnittfläche, davon einer von Erbsengröße in der Nachbarschaft der Art. subclavia sin. im Bereiche der Druckfurche, welche die Arterie an der Lungenspitze gebildet hat. Ferner sind in den Drüsen des oberen Mediastinums ältere Käseherde (phthisische Veränderungen in der Skizze punktiert).

Herz medial gestellt, durch linksseitigen größeren Erguß und Obliteration des rechten Pleuraraumes in der oberen Hälfte etwas nach rechts verschoben, Spitze infolge Abflachung der linken Zwerchfellhälfte gesenkt. Tiefstand der vergrößerten (Fett-)Leber.

[1]) 3 Tage vor dem Tode sind rechts 800 ccm, links 1200 ccm Exsudat abgelassen worden.

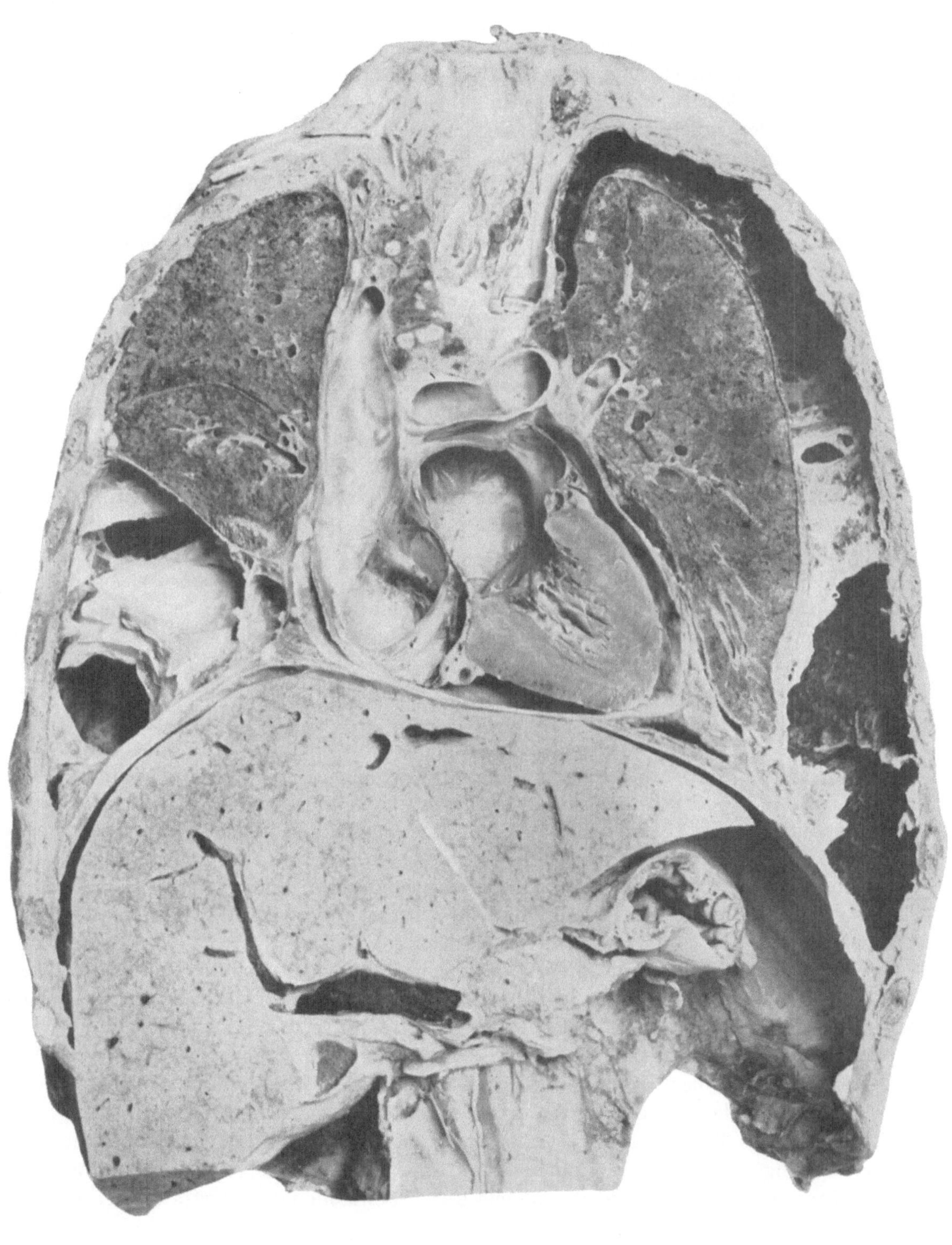

Epikrise.

Die doppelseitige phthisische Rippenfellentzündung hat links zu einem großen, rechts zu einem kleineren Erguß geführt. Rechts ist die Lunge durch eine schon länger zurückliegende Pleuritis in typischer Stellung mit Bildung des Garlandschen Dreiecks fest mit der Brustwand verwachsen, nach vorn, oben und medial gedrängt. Sie erreicht nirgends das Zwerchfell, sondern bleibt auch medial, wo die Lunge am tiefsten steht, noch 2 Querfinger breit von der Zwerchfellkuppe entfernt und reicht außen in den vorderen Abschnitten sogar nur bis zur 4., in den mittleren Abschnitten bis zur 5. Rippe. Der alte Exsudatraum ist durch sehnig umgewandelte Membranen, die vorwiegend in der hinteren Thoraxhälfte liegen, mehrfach unterkammert. Die Hauptrichtung der Membranen entspricht ungefähr dem Rippenverlauf. Durch Zwischenmembranen ist jedoch eine vielfältige Unterteilung zustande gekommen. Ganz nach vorn zu gegen den rechten Sternalrand hat sich das Exsudatgerinnsel zu schwieligem Gewebe umgewandelt, in welches mediastinales Fettgewebe mit einbezogen ist. An den Membranen beginnen die Ränder sich einzurollen und zu verdicken, so daß man an ihnen schon Andeutung von pleuritischer Strangbildung erkennen kann.

Links ist die Pleuritis offenbar jüngeren Alters. Im Gegensatz zu rechts ist die gesamte Pleura mit frischen, rauh-zottigen Belägen bedeckt. Die Lunge ist nach vorn und medial gedrängt, so daß man sie innerhalb des Thorax nach hinten zu umgreifen kann. In den vorderen Abschnitten finden sich keine Membranen, nur neben der Herzspitze stärkere Gerinnselklumpen auf dem Herzbeutel. Dagegen spannen sich in der hinteren Hälfte des Thoraxraumes große flächenhafte Membranen aus, die wieder ungefähr wie die Rippen von vorn unten nach hinten oben ansteigen. Es handelt sich um gefensterte Membranen, welche überall die kürzeste Verbindung zwischen Pleura costalis und pulmon. herstellen. An den Rändern der Membranen ist beginnende Schrumpfung und Einrollung zu erkennen.

Die linke Lunge zeigt aber gegenüber dem gewöhnlichen Verhalten der freibeweglichen Lunge bei Exsudatbildung gewisse Abweichungen. Sie hat sich nicht in der Ellis-Damoiseauschen Linie eingestellt, wenn auch immerhin an der Lungenbasis der Exsudatraum am breitesten ist. Aber sie ist nicht, wie üblich (außer nach vorn und median) auch nach oben in die Pleurakuppe gedrängt, sondern zeigt hier ebenfalls etwa fingerbreite Abdrängung von der Thoraxwand. Die Ursache dafür ist in einer festen Adhäsion der unteren Lungenfläche (in ihrer hinteren Hälfte) an dem Zwerchfell neben dem Herzbeutel zu suchen.

Daß es sich hier um eine ältere Verwachsung (vielleicht aus der Zeit, wo rechts die Pleuritis zuerst bestand) handelt, ergibt sich aus der derben Beschaffenheit der schwartigen Adhäsion, neben welcher rechterseits (unter der Herzbeutelspitze) eine 3 cm breite flache Kammer auf dem Zwerchfell vom Pleuraraum durch die Schwarte abgetrennt ist. Die hier fixierte Lunge ist also mit dem Wachsen des Exsudates durch die Abdrängung des Zwerchfells nach unten mit herabgezogen worden, so daß sie nicht in die obere Thoraxkuppel verdrängt werden konnte. Es sind daher auch an den obersten Lungenabschnitten (zwischen 2. Rippe und Lungenkuppe) strangförmige frische Fibrinadhäsionen zu sehen, welche durch allmähliches Tiefertreten der Lunge sich straff in dünnem Maschenwerk ausspannen.

Das Herz hat eine Medianstellung eingenommen, bei welcher eine gewisse Verschiebung nach rechts zu erkennen ist. Die Verdrängung ist wegen der Doppelseitigkeit der Exsudate nicht sehr groß, aber immerhin deutlich wahrnehmbar und dadurch zu erklären, daß linkerseits das noch relativ freibewegliche Exsudat umfangreich war und die linke Zwerchfellkuppe abgeplattet hatte, wodurch die Herzspitze gesenkt wurde. Außerdem ist rechterseits bei obliterierender Pleuritis schon eine gewisse Verziehung nach rechts anzunehmen. Das zeigt sich auch an der rechten Zwerchfellkuppe, welche neben dem rechten Vorhof, wo die Verwachsungsstränge mit der rechten Lunge liegen, leicht nach oben ausgezogen ist. Außerdem ist rechts der komplementäre Raum bis zur 8. Rippe aufwärts verödet, während links der komplementäre Raum bis zur 10. Rippe breit klafft.

Die Wandmuskulatur des rechten Ventrikels ist etwas hypertrophisch. Die Ursache ist in den rechtsseitigen Pleuraverwachsungen an Thoraxwand und Zwerchfell zu suchen. Die Aorta ist eng.

Die phthisischen Herde der tracheobronchialen bzw. mediastinalen Lymphdrüsen sind ältere Käseherde. Auch die Pleuritis ist phthisischer Natur. Die in den Lymphbahnen der rechten Zwerchfellkuppe sowie zwischen Pleura und Perikard eingelagerten umschriebenen Verkäsungen scheinen noch etwas frischer zu sein, als die vorerwähnten Drüsenveränderungen. Auch bei den ganz vereinzelten Herdchen in den Lungen ist wohl anzunehmen, daß es sich um Lymphgefäßphthise handelt. Nennenswerte phthisische Veränderungen der Lunge bestehen in den Schnittebenen überhaupt nicht. Auch die zervikalen Lymphdrüsen waren verkäst.

Krankenblatt.

S., 38 Jahre alt.

Vorgeschichte: Beruf Landwirt, verheiratet, keine Kinder, Frau gesund. Mäßiger Raucher und Trinker. Keine Geschlechtskrankheiten. Vater ist gesund, Mutter gestorben an Lungenentzündung, 58jährig. 3 Schwestern im Wochenbett gestorben, die übrigen 8 Geschwister sind gesund. Als Kind und später gesund, außer ab und zu angeblich Influenza gehabt. Aktiv gedient. 1900 Lungenentzündung.

Diensteintritt 31. 5. 15. Im Feld 13 Mon. Im Nov. 15 Lazarettbehandlung wegen Gelenkrheumatismus, bis am 8. 6. 16 wieder zum Ersatzbatl. Am 18. 11. 16 wieder ins Feld. Im Februar 17 bis 14 Tage Lazarettbehandlung wegen Gelenkrheumatismus, desgleichen im Juni 17 bis 3 Wochen. Am 19. 10. 17 letzte Krankmeldung wegen Gelenkrheumatismus (geschwollene Füße) und wegen Brustbeschwerden, deshalb vom 18. 10. bis 9. 11. 17 und vom 9. 11. bis 12. 12. 17 im Kriegslazarett.

Diagnose: Gelenkrheumatismus. — Am 12. 12. 17 Res.-Laz. Badenweiler. Dort wurde ein Pleuraexsudat rechts festgestellt, außerdem Aszites unter der Diagnose: Herzfehler, Lebererkrankung, keine Tuberkulose, Polyserositis.

8. 1. 18 Aufnahme in hiesige Klinik.

Befund: Größe 1,58 m, Gewicht 49 kg, Knochenbau grazil, wenig Muskulatur, in reduziertem Ernährungszustande.

Kopf, Hals: Gesichtsfarbe blaß, Wangen etwas gerötet, Ohrmuscheln blaß, Schleimhäute wenig durchblutet. Harter Gaumen blaß, Zähne in wenig gutem Zustande. — Rachenorgane leicht gerötet. Am Halse keine tastbaren Lymphdrüsen, Schilddrüse nicht vergrößert.

Brustkorb vorn etwas abgeflacht, Schlüsselbeingruben beiderseits etwas eingesunken. Bei der Atmung scheint die rechte Seite etwas nachzuschleppen. — Grenzen r. h. u. nicht bestimmbar, l. h. u. am 2. Brustwirbel.

Klopfschall: R. o. h. leicht verkürzt, von der Mitte des Schulterblatts abwärts zunehmende Dämpfung, l. h. o. voller Schall, l. v. o. leicht verkürzt, unten voller Schall.

Atemgeräusch: Rechts oben rauhes Atemgeräusch, über dem Hilus etwas Bronchial-, unten stark abgeschwächtes Atmen, links hinten oben vesikulär mit etwas verlängertem Exspirium, unten vesikulär, keine Reibegeräusche.

Herzgrenzen: Nach rechts nicht gut zu bestimmen, nach links 8 cm v. d. M. Töne: Rein, 2. Pulmonalton verstärkt.

Puls: Klein, leicht zu unterdrücken, 100.

Abdomen: Der Leib ist etwas aufgetrieben, tympanitisch, links unten in den seitlichen Partien leicht gedämpft, eine Fluktuation ist jedoch nicht nachzuweisen.

Nervensystem: Reflexe vorhanden.

11. 1. Die Pleurapunktion ergibt eine klare Flüssigkeit, 2% lymphozytär.

20. 1. Temperatur in den letzten Tagen einigemal 37,6 und 38. Urinmenge 1500/2000. Urin ist klar, enthält Spuren von Eiweiß, kein Sediment.

29. 1. Gewicht 50 kg. Schwitzbogen wurde nicht gut vertragen.

4. 2. Abends hohe Temperaturen, 38,9; r. h. u. Dämpfung unverändert.

8. 2. Morgendliche Temperaturen 39,3. Im Blutbild 3500 Leukozyten.

11. 2. Rechts von der Mitte des Schulterblatts Dämpfung. Atemgeräusch rechts bronchial, nach unten zu fernklingendes bronchiales Atmen. Der Leib ist tympanitisch aufgetrieben, kein Aszites.

26. 2. Gewicht 52 kg. Urinmenge 1500/1000. Temp. 37,9.

10. 3. Befinden unverändert, r. h. u. Dämpfung, fernklingendes Atemgeräusch.

18. 3. Erneut wieder Fieber über 38. Gewicht 40 kg. Gute Diurese.

25. 3. Urinmenge 500, geringe Ödeme an den Beinen. Rechts über handbreite satte Dämpfung, links ist auch eine Dämpfung zu beobachten, doch weniger als rechts, Kurzatmigkeit.

27. 3. Gewicht 52 kg, sehr geringe Diurese.

1. 4. Immer noch sehr wenig Urin, 300/500, Gewicht 54 kg. Beiderseits Pleuraexsudat. Leib tympanitisch aufgetrieben. Geringer Aszites.

5. 4. Starke Kurzatmigkeit, Zyanose, klagt über Schmerzen im Leib, der Leib ist tympanitisch aufgetrieben. Aszites mit Sicherheit nicht nachweisbar. R. h. u. über handbreite satte Dämpfung, abgeschwächtes Atemgeräusch, l. h. u. Dämpfung, abgeschwächtes Atmen.

8. 4. Auf Digitalisinfus. und Theazylon keine Steigerung der Diurese.

10. 4. Beiderseits Pleuraexsudat, fraglicher Erguß im Herzbeutel.

13. 4. Pleurapunktion: Es werden rechts 800 ccm, links 1200 ccm eines hämorrhagischen Exsudates abgelassen.

14. 4. Trotz der Punktion keine Erleichterung, starke Kurzatmigkeit, Zyanose des Gesichts, auf Theozinzäpfchen ebenfalls keine Diurese.

16. 4. Morgens Exitus.

Obduktionsprotokoll.

Leiche eines mittelgroßen Mannes von etwas untersetzter Statur. Sehr blasse Hautfarbe, sehr starke Ödeme der gesamten unteren Körperhälfte, vorgetriebener Leib. Zyanotisches Gesicht. Totenstarre wenig ausgesprochen.

Die Leiche wird von den Schenkelvenen aus mit starker Formalinlösung injiziert. Herausnahme des Thorax ca. 30 Stunden später.

Nur mäßiger Erguß der Bauchhöhle. Die Leber erscheint ziemlich stark nach abwärts gedrängt, ist von fahler, gelber Farbe und leicht gehöckert. Auf der Schnittfläche sieht die Leber durchweg graugelb aus. Von braunem Farbenton kaum noch was zu sehen. Sehr deutliche gelbe Läppchen mit kleinem bläulichem Zentrum. Die Milz ist ziemlich beweglich, etwas vergrößert und auch nach Härtung noch von ziemlich weicher Konsistenz. Die Nebenniere von mittlerem Fettgehalt. Beide Nieren zeigen ausgesprochene fötale Lappung mit besonders tiefer Furchenbildung. Auf der Schnittfläche keine Besonderheiten. Auch Blase und Geschlechtsorgane, sowie der Darmtraktus o. B. Im Magen bröckeliger Speiseinhalt, Schleimhaut o. B. Pankreas o. B. In der Gallenblase ziemlich dünnflüssiger Inhalt ohne bröckelige Beimengungen. Der gehärtete Thorax wird zunächst an der linken Seite punktiert und es werden aus der linken Brusthöhle im ganzen fast 1 Liter einer leicht schaumigen, rötlichen, wenig getrübten Flüssigkeit abgelassen. Von einer Injektion von Gelatine an Stelle des abgelassenen Exsudates wird abgesehen, da sich Luft aspiriert. Auf Flachschnitten durch den Thorax ergibt sich folgendes Bild:

Der erste Schnitt trifft das Herz nur im Bereiche der rechten Kammer und des rechten Herzohres. Im rechten Herzen vorwiegend Speckgerinnsel. Der Herzbeutel enthält ziemlich reichlich klare Flüssigkeit. Das Perikard ist in beiden Blättern spiegelnd und glänzend. Der linke Brustfellraum enthält außer der abgelassenen vorerwähnten Menge noch etwa 100 ccm derselben Flüssigkeit. Das Zwerchfell ist bis zur 8. Rippe von der Brustwand abgedrängt. Die Pleura ist durchaus lebhaft rot gefärbt und mit zierlichen Fibrinnetzen belegt, die an der Herzspitze, an der Außenseite des Herzbeutels bzw. Zwerchfells etwas dickere Beläge bilden. Man sieht in der Tiefe derbere gefensterte Fibrinmembranen von der Lunge zur Brustwand ziehen. Dieselbe Zeichnung und Färbung weist die Pleura der Lungen auf. Die Lunge selbst zeigt auf dem ersten Schnitt, der nur eine Kuppe des Oberlappens fortnimmt, ein etwas glasiges Aussehen, sie hat aber noch gute alveoläre Zeichnung lufthaltiger Lungenbläschen. Über der Art. pulmon. finden sich im Lungengewebe zwei rundliche hirsekorngroße graue Herde mit schwarzem Zentrum.

Von der rechten Lunge, aus deren Brustfellraum sich ebenfalls etwas Flüssigkeit entleert (ca. 150 ccm), sieht man ein Stück des Unter- und Oberlappens ziemlich fest an den rechten Vorhof gedrängt und sowohl mit der Brustwand wie mit dem Herzbeutel fest verwachsen. Vom unteren Rande der 4. Rippe ab bis zur 6. sieht man in die kleinkammerig von Membranen durchzogene Pleurahöhle. Von der 6. Rippe abwärts findet sich bis zur 8. Rippe ein derbes, mit dem unteren Lungenrande zusammenhängendes, schwieliges und fetthaltiges Gewebe, welches auch am Zwerchfell festhaftet. Das Herz erscheint im ganzen ziemlich stark nach rechts verdrängt, und zwar einerseits durch den linksseitigen Erguß, andererseits durch Retraktion infolge von Verwachsungen der rechten Lunge. In dem Schwielengewebe über der rechten Zwerchfellhälfte sieht man eine bohnengroße verkäste Lymphdrüse und nach der Pleura zu mehrere kleinere käsige Herde, die sich auch als rundliche Herde von über Hirsekorngröße in der Pleura der rechten Lunge neben dem rechten Herzohr finden. Unter der 1. Rippe sieht man der Lunge angelagert im Mediastinum noch zwei weitere Durchschnitte verkäster Lymphdrüsen. Das Zwerchfell steht links sehr viel tiefer als rechts und läßt das Herz tropfenförmig herabhängen.

Der zweite Schnitt trifft das Herz im linken Ventrikel derart, daß gerade noch die hintere Mitralklappe zu sehen ist. Der linke Vorhof ist in der Mitte, der rechte Vorhof mehr in seinem hinteren Abschnitt noch zu sehen. Die Cava superior ist längs getroffen. Das Foramen ovale ist geschlossen und fast markstückgroß. Die Valvula Eustachii in der ganzen Ausdehnung als große Klappe zu sehen, ebenfalls die Valvula Thebesii. Die Art. pulm. ist gerade an der Teilungsstelle getroffen. Unterhalb dieser Teilungsstelle zieht sich ein vorspringendes Septum in Gestalt einer Tänie vor dem Abgang der linken Pulmonalvenen nach hinten und abwärts etwa zur Furche der Vena coronaria. Auch hier sieht man die Verdrängung des Herzens nach rechts, welches mit der Hälfte seiner Masse rechts von der Mitte der Wirbelsäule liegt. Median von der Vena cava sup. und oberhalb derselben sieht man ein großes Paket markig geschwollener Lymphdrüsen, in welchen über linsengroße multiple Käseherde zu sehen sind. Die linke Lunge ist völlig an die Lungenwurzel gedrängt, reicht aber fast bis ans Zwerchfell, wo dieselbe schon durch derbere Fibrinklumpen fixiert ist. Man sieht auf diesem Schnitt auf der Schnittfläche ebenfalls nur den Oberlappen. Die Lunge ist im ganzen lufthaltig, von rötlicher Farbe, zeigt aber besonders in der Hilusgegend graue derbere Herde, in denen die Alveolen weniger lufthaltig sind. Die Lunge ist in den unteren Abschnitten etwa 3 Querfinger, in den oberen etwa 2 Querfinger breit von der Brustwand abgedrängt. Sie ist durch eine schräg von vorn unten nach hinten oben verlaufende, mehrere Millimeter dicke, gefensterte Fibrinmembran an die Thoraxwand fixiert. In der Tiefe des Thoraxraumes sieht man noch mehrere andere, ähnliche unregelmäßige Stränge, besonders hinten und unten. Die Spitze der Lunge ist sowohl oben an der Kuppe, wie auch nach dem Mediastinum zu ebenfalls abgedrängt. Unterhalb der Spitze, etwa der 2. Rippe entsprechend, feinere Adhäsionen. An der medianen Spitzenfläche verläuft eine ganz seichte Furche, etwa entsprechend der linken Art. subclavia. Am Rande dieser Furche ein kleiner weißlicher, im Zentrum schwarzer, käsig phthisischer Herd, nach außen und oben davon ein zweiter ähnlicher Herd, etwas unregelmäßig begrenzt und nach außen in Höhe der 3. und 4. Rippe noch zwei weitere kleinere Herde. Sonst zeigt die Lunge keine phthisischen Veränderungen. Die Pleura bietet dasselbe Bild wie vorher beschrieben.

Die rechte Lunge ist mit allen 3 Lappen stark nach oben und medial gedrängt. Sie reicht außen nur bis zur 4. Rippe und medial bis zur Höhe der 6. Sie ist vollständig mit der Brustwand verwachsen. Der ganze untere Pleuraraum und, soweit sich an dem Präparat sehen läßt, auch der hintere Pleuraraum ist frei von Lunge, aber mit ausgedehntem Maschenwerk, den Pleuraraum vielfach durchkammernder Membranen durchzogen. Die Membranen sind ziemlich derb und nicht so hämorrhagisch gefärbt wie links. Der komplementäre Raum ist verstrichen, das Zwerchfell von der 8. Rippe ab mit dem Thorax verwachsen. Auch hier zeigt die Pleura der Lunge, sowohl medial wie besonders auch unten, käsige Lymphgefäßherde, desgleichen die Pleura des Zwerchfells. An der Lunge selbst, die besonders in den unteren Abschnitten atelektatisch ist, läßt sich außer einem fraglichen grauen Knötchen in Höhe der 2. und 3. Rippe kein sicherer phthisischer Herd erkennen.

Pleuratranssudat. Koronarsklerose.

66jährige Frau. K.-N. 6515—6517.

Klinische Diagnose: Myocarditis chronica. Arhythmia perpetua mit Herzinsuffizienz. (Krankenblatt s. S. 30.)

Hauptleiden: Koronarsklerose.

Todesursache: Pleuraerguß rechts. Herzlähmung.

Pathologisch-anatomische Diagnose: Hochgradige sklerotische Verengerung der rechten Kranzarterie kurz nach ihrem Abgang, stärkere Verengerung der linken Kranzarterie. Schwielen der Herzmuskulatur vorwiegend im Spitzengebiet des linken Ventrikels und fleckig verstreut in der übrigen Triebmuskulatur. Schwielige Mitbeteiligung der rechten und linken Papillarmuskeln. Hypertrophie und Dilatation des linken, Dilatation des rechten Ventrikels und linken Vorhofes. Atherosklerose der unteren Aorta und der peripheren Arterien im Abgangsgebiet. Großes Stauungstranssudat der rechten Pleurahöhle mit Kompression des Unter- und Mittellappens. Randverwachsung des Unterlappens am Zwerchfell mit Ausziehung des letzteren. Umschriebene Verwachsung der Pleura des rechten Oberlappens in Höhe der 2. Rippe seitlich vorn. Kompressionsatelektase mäßigen Grades der rechten unteren Lungenhälfte. Stauungsorgane. (Obduktionsprotokoll s. S. 32.)

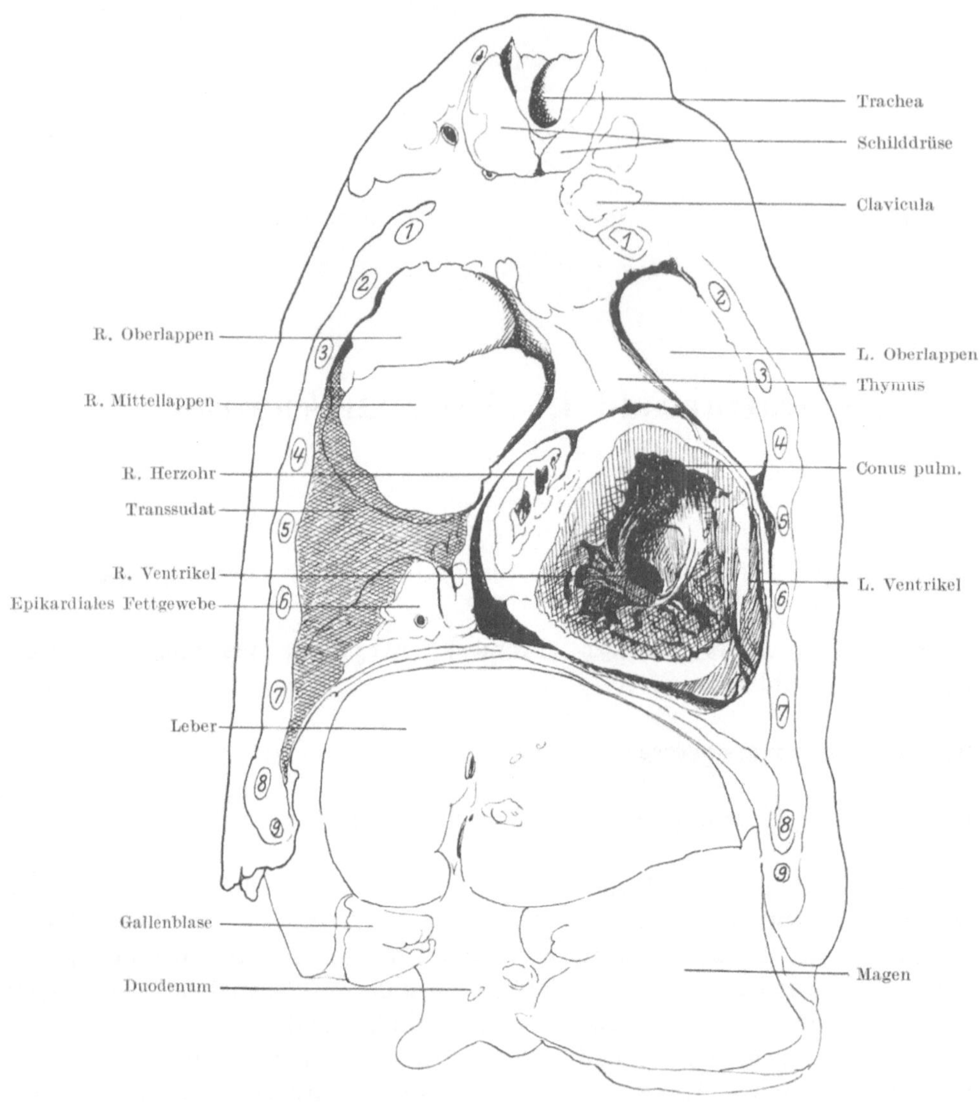

I. Schnitt. 2. Präparat. K.-N. 6515.

Ein Transsudat von 1600 ccm (durch Gelatine ersetzt) hat die rechte Lunge, deren Ober- und Mittellappen im Anschnitt sichtbar sind, nach vorn, oben und hiluswärts gedrängt, den komplementären Raum entfaltet, das Herz mit dem Mediastinum nach links an die Brustwand und mit den rechtsseitigen Herzabschnitten nach vorn gegen das Brustbein verschoben. Die linke Lunge ist in der unteren Hälfte nach hinten verdrängt. Rechts neben dem Herzbeutel auf dem Zwerchfell sitzt ein großer Fettgewebsbürzel. Die rechte Kammer ist erweitert, an mehreren Stellen ihrer Wand, besonders dem Conus pulmonalis, fettdurchwachsen. Das rechtsseitige Transsudat steht außen bis zur 3., medial bis in Höhe der 5. Rippe. Die obere Begrenzung des Transsudates bildet eine nach oben konkave Kurve, in welche die Lunge im Garlanddreieck sich einfügt. Keine Fibrinniederschläge oder -gerinnsel im Transsudat. Tiefstand der Leber.

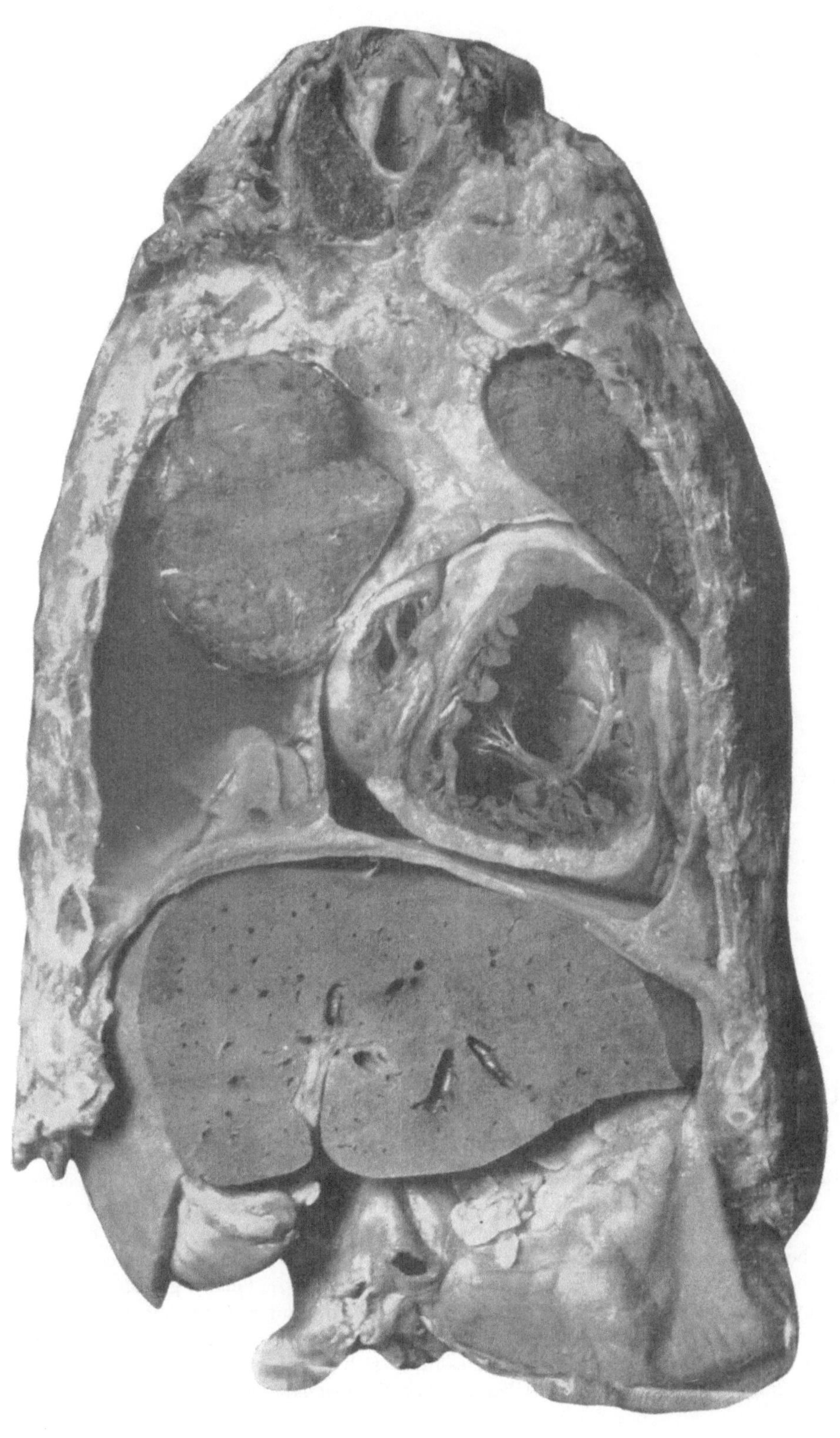

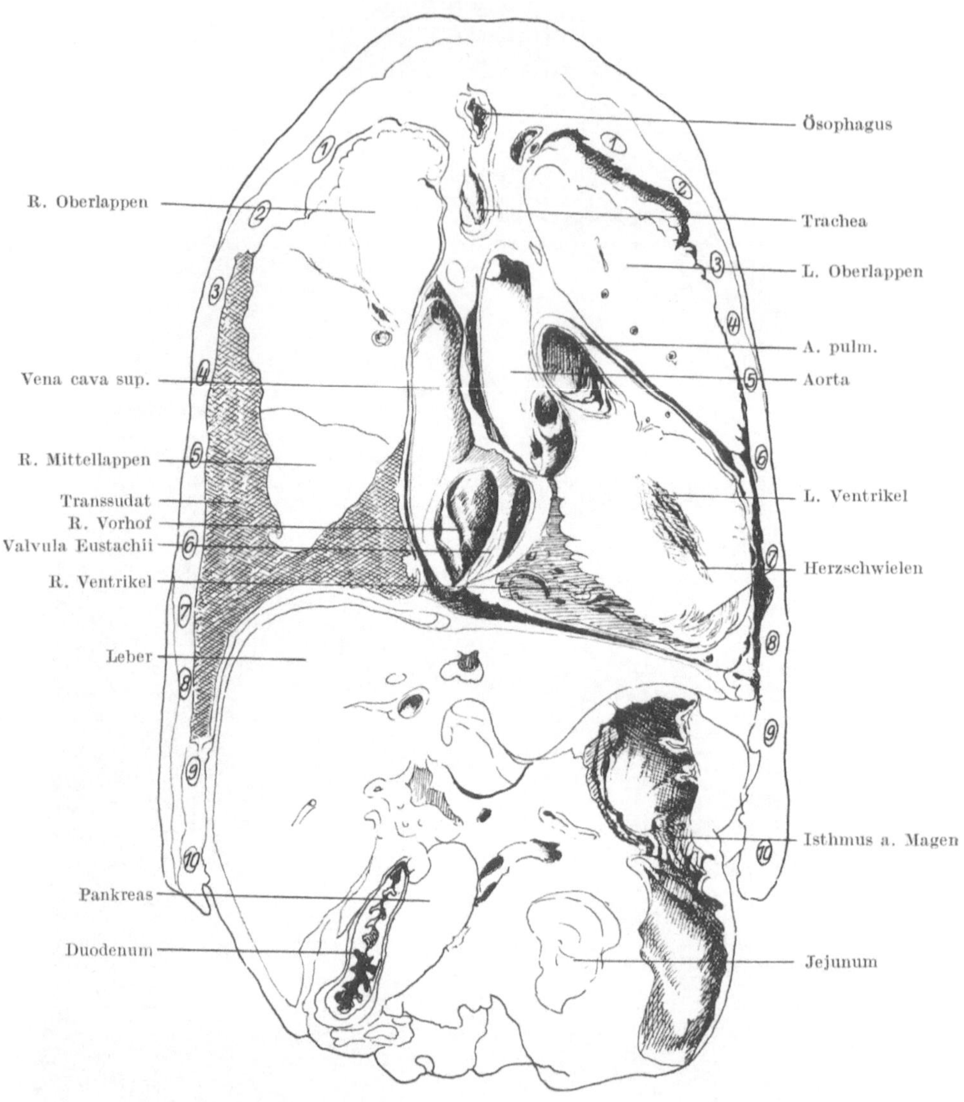

II. Schnitt. 3. Präparat. K.-N. 6516.

Das vergrößerte Herz ist in dem nach hinten verlagerten linken Ventrikel gerade eröffnet. Der rechte Ventrikel ist nur noch in seinen hinteren Abschnitten getroffen. Die aufsteigende Aorta ist in ihrem ganzen Verlaufe, die Pulmonalis im Anfangsteil, die Vena cava sup. mit der hinteren Hälfte des rechten Vorhofes zu übersehen. Die Wand des linken Ventrikels ist hypertrophisch und zeigt im Spitzenteil bis an die Trabekel reichende Einzelschwielen. Im rechten Pleuraraum sind die im Schnitt getroffenen Ober- und Mittellappen durch das bis zur 3. Rippe reichende, nach oben keilförmig sich verjüngende Transsudat von der Brustwand abgedrängt. Wegen Verwachsungen des Unterlappens am Zwerchfell (s. die nächste Tafel) steht auch der Mittellappen ziemlich tief und es findet sich zwischen ihm und dem Herzen keilförmig aufsteigendes Transsudat. In diesem sind keine Fibrinniederschläge oder -stränge zu erkennen.

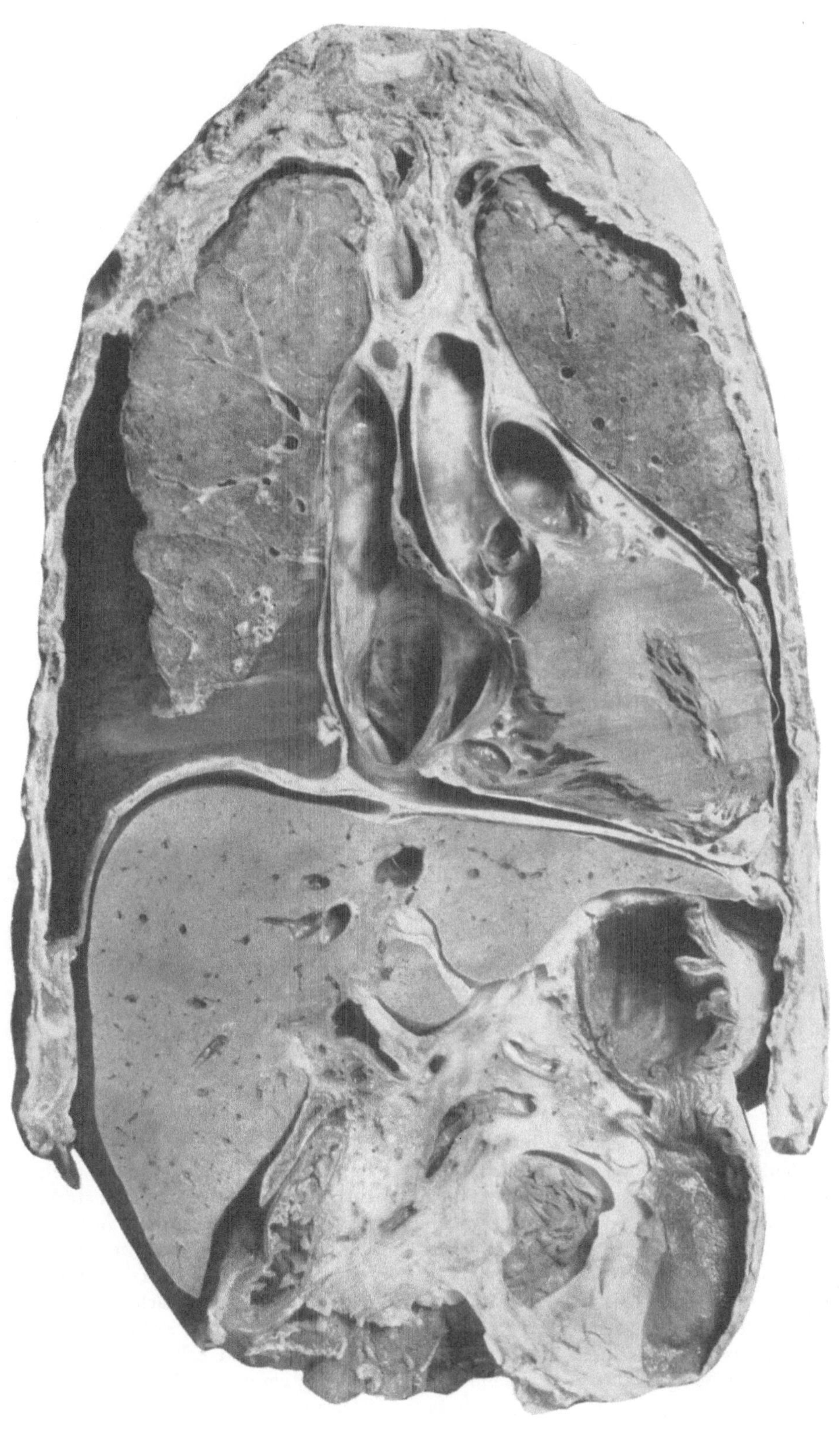

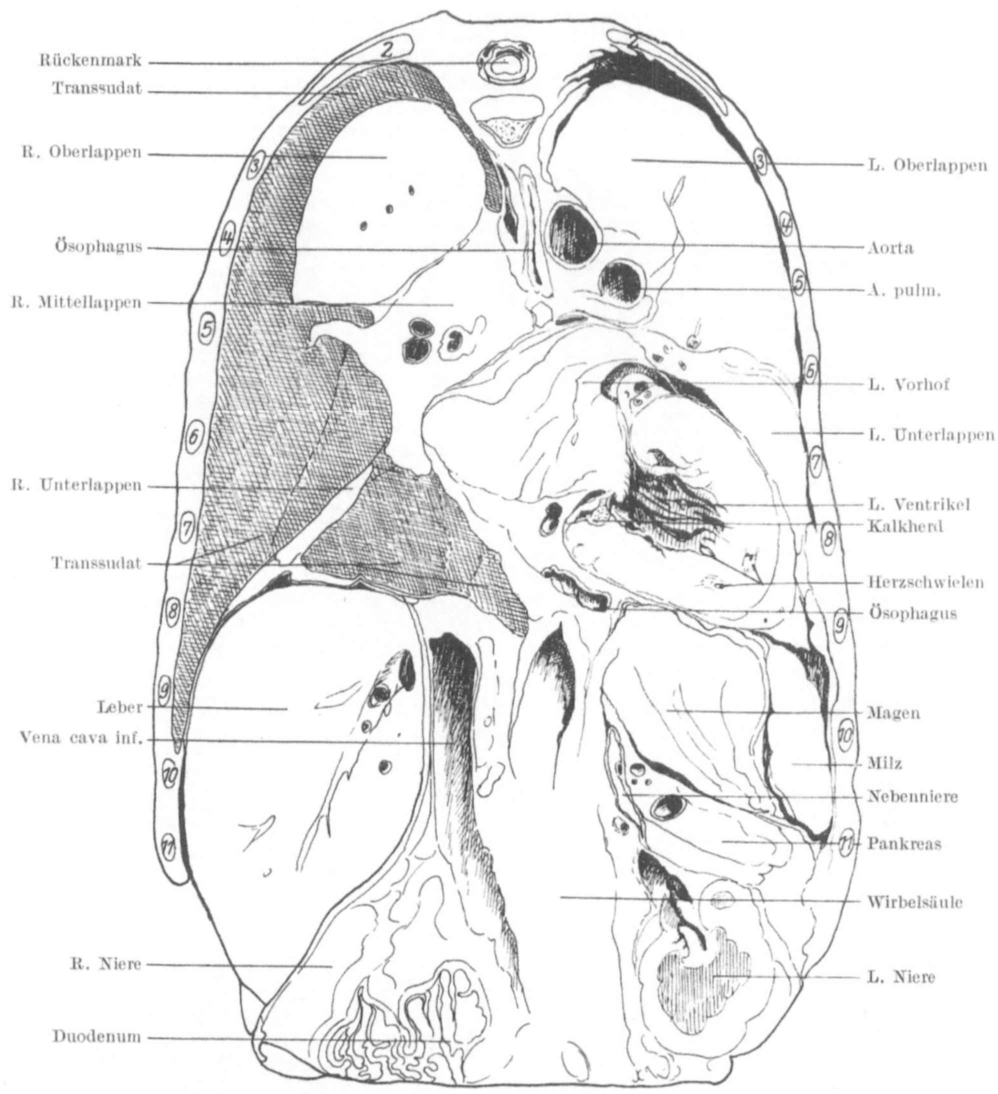

III. Schnitt. 4. Präparat. K.-N. 6517.

Das rechtsseitige Transsudat, ohne irgendwelche Fibrinniederschläge, reicht von der Pleurakuppel bis zum Zwerchfell. Es füllt den ganzen hinteren Rippenwinkel hinter der Lunge aus. Der nach oben in die Thoraxenge gedrängte Oberlappen ist seitlich von der Brustwand, der Mittellappen sehr stark abgedrängt. Vom Unterlappen sieht man nur den vorderen unteren Lungenrand, welcher mit Aschoffscher Randverwachsung das Zwerchfell zeltförmig auszieht. Auch die Basis des Unterlappens (welcher zu fleischigem Wulst komprimiert ist) ist durch das Transsudat vom Zwerchfell abgehoben. Das Transsudat reicht unten bis vor die Wirbelsäule und verschiebt außer dem Herzen auch noch die Aorta nach der linken Seite. Der linke Hauptbronchus ist angeschnitten, der rechte ist durch Vorlagerung der rechten Lunge im Schnitt überholt. In der hypertrophischen Rückwand des linken Ventrikels sind Schwielen im Spitzenteil und eine Verkalkung des Mitralisansatzes zu erkennen. Die linke Art. coronaria ist durch Atherosklerose zur Hälfte eingeengt.

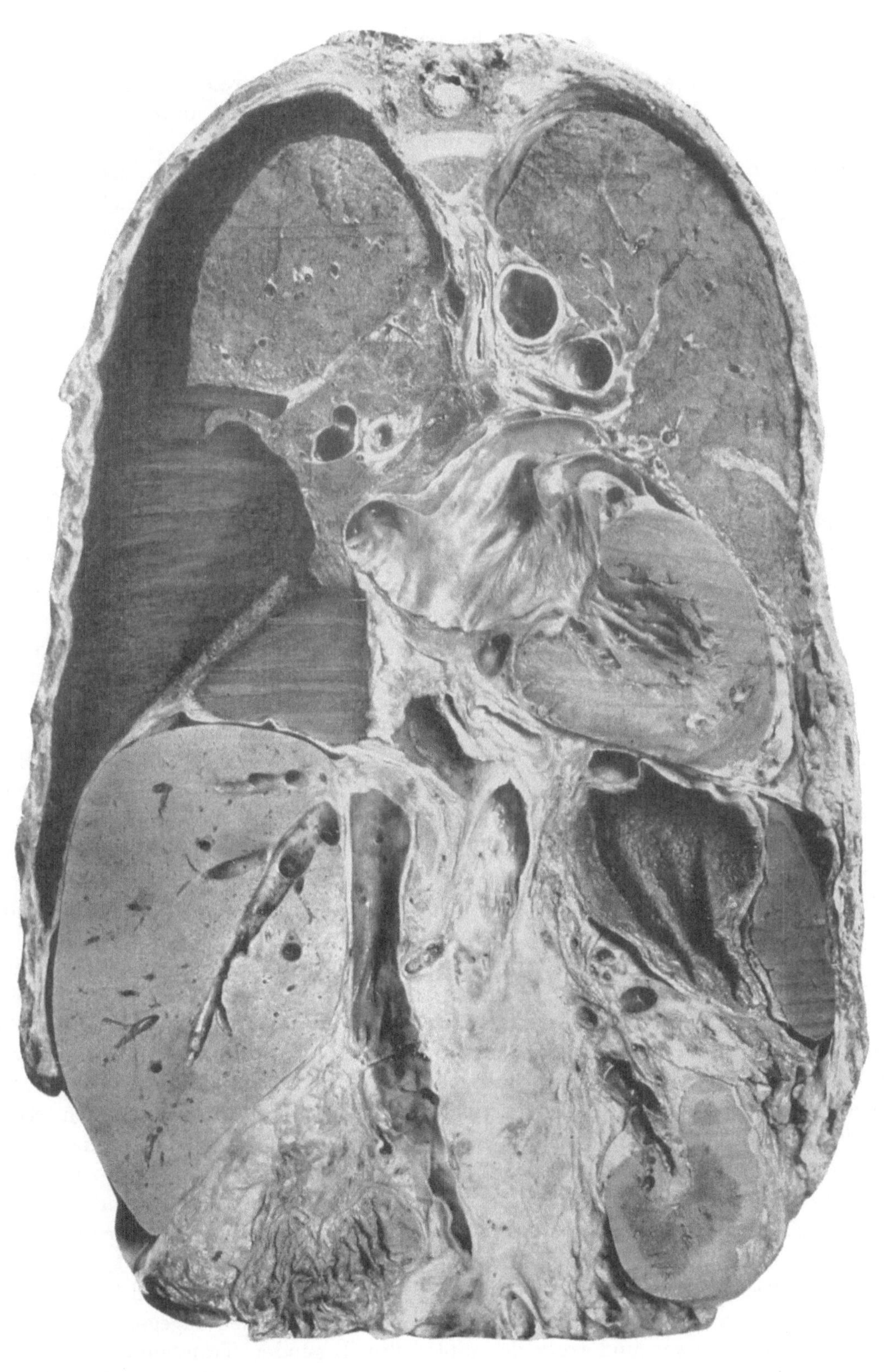

Epikrise.

Bei dem Thorax wurde nach Abnahme der vorderen Thoraxwand und Entleerung des rechtsseitigen Transsudats in einer Menge von 1600 ccm unter Kontrolle der formolfixierten und in ihrer Stellung sich nicht verändernden rechten Lunge der rechte Pleuraraum mit 1600 ccm 10%iger Gelatinelösung wieder aufgefüllt. Es ergab sich, daß die Gelatinemenge wieder genau die Höhe des Schnittrandes erreichte, daß die Lunge ihre Lage behielt und daß beim Erstarren der Gelatine wenige Kubikzentimeter dem sich leicht zurückziehenden Gelatinespiegel wieder das alte Niveau in der Schnittebene zurückgaben. Es kann daher damit gerechnet werden, daß die in den vorher wiedergegebenen Abbildungen sichtbare Ausbreitung der Gelatinemassen im wesentlichen genau der Ausdehnung und Lokalisation des Transsudates entspricht.

Daß es sich trotz der einseitigen Flüssigkeitsansammlung nicht um ein Exsudat, sondern um ein Transsudat handeln dürfte, war schon klinisch vermutet worden wegen der fehlenden katarrhalischen Geräusche über der rechten Lunge. Auch waren in dem Punktat, welches ca. $2^1/_2$ Wochen vor dem Tode in einer Menge von 950 ccm abgelassen worden war, nur Lymphozyten gefunden worden. Das anatomische Präparat zeigt außerdem, daß jegliche Fibringerinnsel und Strangbildungen, die ein frisches freies Exsudat zeigen würde, sowohl auf der Pleura der Lunge und der Brustwand wie in dem Flüssigkeitserguß selbst fehlten. Nimmt man weiter hinzu, daß das Grundleiden eine Koronararteriensklerose mit Schwielenbildung im Herzen war, daß durch Herzmittel zuerst noch beeinflußbare Ödeme des Unterhautzellgewebes bestanden, so ist wohl an der Natur des Ergusses als Transsudat nicht zu zweifeln. Warum nur die eine Höhle beteiligt ist, die linke Pleurahöhle und die Bauchhöhle frei von Transsudat blieben, ist nicht ohne weiteres ersichtlich. Immerhin mag der Umstand eine Rolle mitgespielt haben, daß an der rechten Lunge (vielleicht im Anschluß an einen vor 30 Jahren überstandenen Gelenkrheumatismus) vorn in Höhe der 2. und 3. Rippe an umschriebener Stelle und zwischen dem scharfen unteren Lungenrande und dem Zwerchfell alte Verwachsungsstränge bestanden, welche bei eintretender Herzschwäche durch die Behinderung der rechtsseitigen Zwerchfelltätigkeit zu vielleicht erst nur leichten, bei Bildung des Transsudats sich von selbst vergrößernden Zirkulationsstörungen Veranlassung geben konnten.

Das Transsudat, welches vermutlich in der Agonie sich noch erheblich vergrößerte, füllt die hintere rechte Pleurahöhle schalenartig aus, und zwar bis an die Wirbelsäule heran. Es umgreift die Lunge von außen her nach vorn, steigt dabei in nach oben konkaver Begrenzung nach medial und abwärts und komprimiert den Unterlappen vollständig, den Mittellappen sehr weitgehend, den Oberlappen bedeckt es nur in seinen untersten Anteilen. Es steigt demnach in der Ellis-Damoiseauschen Kurve nur die vordere obere Transsudatbegrenzung nach oben, während hinten das Transsudat von der Pleurakuppel bis zum Zwerchfell reicht. Es ist trotzdem damit zu rechnen, daß, wie auch die klinische Röntgenskizze zeigt, ein Garlandsches Dreieck bei der physikalischen Untersuchung sich ergeben mußte, weil die in dem Transsudat untergetauchten Lungenabschnitte des Unterlappens und eines Teils des Mittellappens so gut wie luftleer gewesen sein müssen, an der Transsudatdämpfung und Verschattung sich also beteiligten, der schräg nach oben gedrängte Oberlappen dagegen zum größten Teil noch lufthaltig war und trotz der hinter ihm liegenden Transsudatschicht noch Luftschall, wenn vielleicht auch abgedämpft, geben mußte. Wie die Abbildungen zeigen, steht in den rückwärtigen Thoraxabschnitten das Transsudat höher als die

Lunge. Die hier gipfelnden Abschnitte des rechten Oberlappens entsprechen jedoch nicht der anatomischen Lungenspitze, welche nur auf der mittleren Tafel getroffen ist und die hier die Pleurakuppel erreicht. Die Lunge ist also, wie wir es bei freiem Erguß erwarten können, nach vorn, nach dem Hilus zu und nach oben gedrängt mit der Neigung, auf die Lungenwurzel zu auszuweichen. Es besteht an einer Stelle eine feste Verwachsung der Lunge mit dem parietalen Pleurablatt, und zwar eine typische Lungenrandverwachsung mit dem Zwerchfell, wie sie Aschoff, besonders als durch kleinere Exsudate bedingt, des Näheren beschreibt. Diese Randverwachsung des scharfen Unterlappenrandes mit dem Zwerchfell entspricht auch hier etwa dem Übergange des Cavum pleurae in den Sinus phrenico-costalis. Sie sitzt jedoch nur in der hinteren Hälfte der Lunge, so daß das jetzt bestehende Transsudat sich vorn flächenhaft über das ganze Zwerchfell ausbreiten kann. Da der Lungenrand nicht gleichzeitig mit der Brustwand verwachsen ist, hat das große Transsudat den komplementären Raum zur Entfaltung gebracht. Die Abdrängung des Zwerchfells von der Brustwand ist jedoch keine so hochgradige, wie man sie der Größe des Ergusses nach erwarten sollte, da der Unterlappen, welcher durch den Erguß komprimiert und nach oben gedrängt wird, durch seine Verwachsung mit dem Zwerchfell dieses festhält und an demselben eine zeltförmige Ausziehung verursacht. Von letzterer ist anzunehmen, daß sie vor dem Bestehen des Transsudates noch nicht in Erscheinung getreten war, sondern erst durch den Erguß, der das Zwerchfell abwärts, die Lunge aufwärts zu drücken bestrebt war, hervorgerufen worden ist. Da der Unterlappen nur am Rande verwachsen ist, wird seine basale Fläche durch den über dem Zwerchfell sich ansammelnden Erguß nach oben gedrängt und die Basis verläuft fast steil von unten nach oben.

Auf die Nachbarorgane wirkt sich der Transsudatdruck sinnfällig aus; die Leber ist im rechten Lappen abwärts, im linken Lappen eher etwas hochgedrängt, so daß das Herz völlige Querlagerung zeigt. Das Herz ist mit vorderem und hinterem Mediastinum links an die Brustwand gedrängt, gleichzeitig aber auch, durch Druck des Transsudats von hinten her auf die Vena cava superior und den rechten Vorhof, nach vorn geschoben und mit seiner Längsachse in dem Sinne gedreht, daß der linke Ventrikel nach hinten sich verlagert. Auch das hintere Mediastinum zeigt die Druckwirkung des Transsudats, welches bis vor die Mitte der Wirbelsäule reicht und Aorta und Ösophagus nach der linken Seite verschiebt.

Das Herz läßt die Folgen der Grundkrankheit, der Atherosklerose der Koronararterien, erkennen. Die rechte Kranzarterie ist an ihrem Abgang so verengt, daß sie mit Haarsonde nicht mehr zu sondieren ist. Die linke Kranzarterie zeigt lumenverengende, atherosklerotische Verdickungen, wenn sie auch noch durchgängig geblieben ist. Die Folgen am Herzmuskel sind in Gestalt von Schwielenherden, welche hauptsächlich im Spitzengebiet der linken Kammer im Ursprungstrabekelwerk der Papillarmuskeln und im Kammerseptum sitzen, zu erkennen. Der rechte Ventrikel zeigt weniger Schwielenbildung als wie Fettdurchwachsung der Wandmuskulatur, vorwiegend im Conus pulmonalis, doch ist auch die übrige Wand im gleichen Sinne mitbeteiligt. Die Papillarmuskeln rechts sind leicht atrophisch. Die Ventrikelscheidewand im Conus pulmonalis und das von hier zum großen rechten Papillarmuskel ziehende Moderatorband, welches den rechten Schenkel des Reizleitungssystems führt, sind auffallend anämisch; trotzdem lassen sich mikroskopisch keine sicheren Schwielen und keine nennenswerte Verfettung finden, nur die Fragmentation der Muskulatur ist sehr ausgesprochen. Der rechte Schenkel des Reizleitungssystems ist an umschriebener Stelle, wo er histologisch beobachtet werden konnte, ohne wesentliche

Veränderungen. Auf der linken Seite ist dagegen zu beachten, daß die Papillarmuskeln diffus von alten großen Schwielen durchsetzt sind.

Bringt man daher die anatomischen Veränderungen des Herzens, welches keine Klappenveränderungen zeigt, mit dem klinisch beobachteten Bilde der Arhythmia perpetua in Verbindung, so könnte dieselbe einmal durch unregelmäßige bzw. ungenügende Durchblutung des Herzmuskels, zweitens durch narbige Prozesse in der Herzmuskulatur selbst bzw. durch Lipomatose der Herzmuskulatur und schließlich durch Schädigung der spezifischen Muskelsysteme erklärt werden. Die erste Möglichkeit, die unregelmäßige oder ungenügende Durchblutung möchte ich für den Dauerzustand der Arhythmia perpetua allein nicht verantwortlich machen. Die Fettdurchwachsung des Herzens ist weiterhin nach anatomischer Erfahrung nicht so sehr Ursache als wie Folge und Ausdruck bestehender Herzschwäche und schiebt sich erst wieder sekundär in die Kette der Ursachen für Zunahme der Herzschwäche ein; auch sie kommt daher für Rhythmusstörung des Herzens kaum in Frage. Das dritte sind die Schwielen des Herzens und etwaige Schädigungen der spezifischen Muskelsysteme. Die letzteren scheinen nach allen Beobachtungen der letzten Jahre für chronische organische Rhythmusstörung immer mehr in Frage zu kommen, wenn man auch nicht stets in ihnen selbst so schwerwiegende anatomische Veränderungen nachweisen kann, daß die chronischen Arhythmien ohne weiteres auf sichere Schädigungen der spezifischen Muskelsysteme zurückzuführen wären. Berücksichtigt man jedoch die Beziehungen der spezifischen Muskelsysteme zum Klappenapparat des Herzens, und zwar nur zum muskulären Anteil der Klappeneinrichtungen, so ist die indirekte Mitbeteiligung der spezifischen Muskelsysteme bei chronischen Arhythmien viel öfter nachzuweisen, und zwar in dem Sinne, daß ihre Endorgane, für welche im Bereiche des Sinusknotens die Crista terminalis und für das Reizleitungssystem die Papillarmuskeln mit ihrem Trabekelwurzelwerk in Frage kommen, von dem krankhaften Prozeß betroffen sind. Der höchste Grad der Mitbeteiligung der spezifischen Muskelsysteme in diesem Sinne wird klinisch und anatomisch durch den Nagayoschen muskulären Typ des Adams-Stokesschen Symptomenkomplexes mit völliger oder partieller, elektrokardiographisch nachweisbarer Blockierung des Reizleitungssystems repräsentiert. Es ist aber auf Grund anatomischer Befunde nicht unwahrscheinlich, daß geringere Grade von regressiven Veränderungen der Triebmuskulatur im Ausbreitungsgebiet der Schenkelfasern, d. h. geringere in bezug auf Ausdehnung der Prozesse, zwar nicht das schwere Bild der Blockierung, aber doch chronisch-perpetueller Arhythmie herbeizuführen vermögen.

Für den vorliegenden Fall können die in nicht sehr ausgedehnten und mehr inmitten der Triebmuskulatur gelegenen größeren derben Schwielen nach Form und Lage kaum herangezogen werden. Dagegen ist die schwerere schwielige Entartung der linksseitigen Papillarmuskeln als eine beträchtliche Beeinträchtigung des Zusammenspiels des Reizleitungssystems und seines Endorganes anzusprechen, wobei nur stets im Auge zu behalten ist, daß solche schwieligen Veränderungen im Papillarmuskelgebiet (mikroskopisch konnte nur ein Papillarmuskel untersucht werden) noch keine Blockierung der Tawaraschen Schenkel zu bedeuten brauchen.

Krankenblatt.

K., 66 Jahre alt.

Anamnese: Eltern tot; Vater an Mastdarmfistel, Mutter an Wassersucht gestorben. Drei Geschwister leben und sind gesund. Mann lebt, kränklich. Sechs Kinder leben und sind gesund. Als Kind Masern und Scharlach. Vor 30 Jahren Gelenkrheumatismus; es war völlige Heilung erfolgt. Seit einigen Jahren

Beschwerden auf der Brust, Beinen und Rücken, Herzklopfen. Im Sommer mußte Pat. sich wegen derselben Beschwerden legen. Das Befinden besserte sich. Die Beschwerden kamen aber vor ca. 6 Wochen von neuem wieder. Pat. hatte dicke Beine, der Leib wurde dicker, auch mitunter Nierenschmerzen, Herzklopfen und Atemnot. Appetit war schlecht. Stuhlgang o. B.

Befund: Mittelgroße Frau in mittlerem Ernährungszustand. Ödeme der Beine, keine Exantheme. Gesichtsfarbe etwas blaß, nicht zyanotisch. Schleimhäute mäßig gut durchblutet. Die Bulbi liegen ziemlich tief in den Orbitae. Mund und Rachenorgane o. B. Zunge feucht, wenig belegt.

Thorax starr, geringe Atemexkursion, leichte Kyphoskoliose.

Cor: Rechte Grenze 1 Querfinger neben dem Sternum, Lungen-Lebergrenze an der 4. Rippe. Linke Grenze 3—4 Querfinger außerhalb der Medioklavikularlinie. Spitzenstoß palpabel, hebend. Puls sehr unregelmäßig, Töne ziemlich laut, rein, unregelmäßig. Frustrane Kontraktionen.

Lungen: Dämpfung über der rechten Spitze. Links hinten unten Grenze gering verschieblich, rechts hinten unten vom 7. Dornfortsatz ab Dämpfung. Stimmfremitus abgeschwächt. Links unten wenig Crepitatio. Über der Dämpfung rechts hinten abgeschwächtes Atmen. Über der rechten Spitze Vesikuläratmen ohne Geräusche.

Abdomen etwas aufgetrieben. Aszites nicht mit Sicherheit nachzuweisen. Leber deutlich vergrößert, über handbreit unter dem Rippenbogen, druckschmerzhaft, ziemlich weich. Milz o. B.

Urin klar. Urobilinogen (+), Lk. +, Ep. ++, hyal. Zyl. ++, gran. Zyl. +. Blutbild Hb. 118%, Erythr. 8,6 Mill. F. I. 0,7, Lk. 8100, Eos. 2,0, St. 29,0, Seg. 48,0, L. 25, Gr. M. 2.

Nervensystem: Pupillen reagieren, Reflexe o. B.

Diagnose: Myocarditis chronica, Arhythmia perpetua mit Herzinsuffizienz.

Therapie und Verlauf: Bettruhe. Keine Medikamente, da Verdacht für eine Entstehung der Irregularität durch zu starke Digitalisgaben besteht. Probepunktion zeigt ein seröses Exsudat mit spez. Gew. 1011 und meist Lymphozyten. Anschließend werden durch Punktion 950 ccm des Exsudates entfernt und Pat. fühlt eine gewisse Erleichterung; klagt im übrigen immer noch über Atemnot und Spannungsgefühl im Leib. Aszites nicht nachweisbar. Diurese gut. Abnahme der Beinödeme.

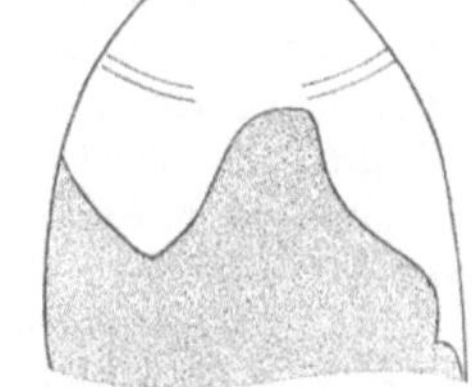

8. 12. 22. Befinden unverändert. Schlechte Nachtruhe mit starker Unruhe.

Röntgendurchleuchtung: Großes Cor, nach rechts und links dilatiert. Eine Arhythmie wird nicht festgestellt, da rechts unten ein etwa handbreites Exsudat steht, das die Vorhofsaktion nicht erkennen läßt. Die Punktion hat also nicht alles entfernen können trotz Lagerung nach unten und rechts.

11. 12. 22. Starke Diurese in den beiden letzten Tagen wohl infolge Tct. strophanti; dabei immer noch dieselben subjektiven Beschwerden. Auch die Arhythmie besteht fort.

12. 12. 22. Pat. verweigert Strophantus und Morphium, da sie angeblich danach bricht, ohne eine Besserung zu empfinden. Das Erbrochene ist nur Schleim und etwas Galle. Der Leib wird von Pat. als stark gespannt empfunden. Aszites nicht nachweisbar. Leber unverändert. Eine Kontrolle der Erythr. und Hb.-Zahl aus der Fingerbeere statt dem Ohrläppchen, wie beim ersten Mal, ergibt Hb. 104%, Erythr. 7,27 Mill. Statt Strophantin Injektion von Koffein 1,0.

15. 12. 22. Pat. hat in den zwei letzten Tagen ohne Strophantin mit Koffein keine Veränderung ihres Befindens bemerkt. Appetit schlecht, wählerisch. Kein Erbrechen. Temperatur dauernd unter 37, aber ziemlich stark schwankend. Am 14. 12. nahm Pat. von neuem Strophantin und am 15. 12. prompt Anstieg der Diurese ohne Besserung des subjektiven Wohlbefindens.

17. 12. 22. Pat. fühlt sich ziemlich gut. Statt Tct. Strophan. Strophantintabletten, die jedoch nicht so gut wirken wie die Tct. Die Diurese läßt nach.

17. 12. 22. Linkes Bein ohne Ödeme, dagegen rechts Ödem. Am Bauch Hydropsanasarka, kein Aszites. Die Dämpfung über der rechten hinteren Lunge geht bis fast in Höhe der Spina scapulae. Man hört lautes Bronchialatmen, keine Rasselgeräusche, so daß die Diagnose „Exsudat" zweifelhaft erscheint. Pektoralfremitus abgeschwächt, so daß trotz des auskultatorischen Befundes Exsudat vorhanden sein muß bzw. Schwarte. Zur Nacht Morphium, 20 Tropfen. Appetit ist mäßig. Erbrechen ist nicht mehr aufgetreten.

19. 12. 22. Pat. klagt über Atemnot nach dem Essen. Der Befund ist unverändert. Pat. hat jetzt zum ersten Mal subjektive Empfindungen der Arhythmie in der Herzgegend, sie spricht von Zusammenkrampfen. Nach Morphium gute Nachtruhe. Temperatur abnorm tief bis 35°.

20. 12. 22. Befinden im allgemeinen unverändert, die Atemnot ist nicht verstärkt. Auf erneute Gaben von Tct. Strophanti 2 mal 5 Tropfen setzt prompt eine überschießende Diurese ein, die man einer spezifischen Wirkung der Tct. Strophant. zuschreiben muß. Die Temperatur zeigt Tendenz zum Anstieg.

21. 12. 22. Morgens und am Tage ist das Befinden unverändert. Abends klagt Pat. über zunehmende Dyspnoe. Temperatur bis 37. Um 8 Uhr plötzlich Schwächegefühl und Kleinerwerden des Pulses. Pat. wird ohnmächtig, Puls verschwindet. Koffein ohne Effekt. Nach einigen Minuten Exitus letalis um 8 Uhr abends.

Obduktionsprotokoll.

Leiche einer 66jährigen ungemein fettreichen Frau mit gedunsenem Gesicht, aufgetriebenem Leib. Keine Ödeme. In der Bauchhöhle kein fremder Inhalt. Darmschlingen ohne Verklebungen und Verwachsungen. Serosa überall glatt. Dünndarm- und Dickdarmschleimhaut ohne tuberkulöse Veränderungen. Gekröselymphdrüsen o. V. Die Ovarien sind mandelgroß, weiß, höckerig und derb. Uterus, Tuben o. V.

Zwerchfellstand beiderseits 5. Rippe. Nach Eröffnung des Brustkorbes lassen sich aus der rechten Pleurahöhle 1600 ccm gelblichen, aber wenig getrübten Exsudats ausschöpfen. Der Herzbeutel ist nach links verdrängt und enthält ebenfalls etwas vermehrte, klare, gelbe Flüssigkeit, ca. 50 ccm.

Das Herz ist fast 2 faustgroß, aber leidlich kontrahiert, enthält im rechten Herzen viel Kruor und Speckgerinnsel. Der rechte Ventrikel ist erweitert, hat reichlich epikardiales Fett; Wandstärke 4 mm. Muskulatur sehr blaß, gelblich und stellenweise fettdurchwachsen. Das Septum und die von ihm ausgehenden großen Muskelbalken des Conus pulmonalis sind von auffallend graugelblicher Farbe. In der vorderen und oberen Ventrikelwand kleinste gelbliche Flecken, die an Schwielen erinnern. Die rechte Kranzarterie ist in ihrem peripheren Verlauf außerordentlich eng und kann an ihrem Abgang selbst durch Haarsonde nicht sondiert werden, so daß hochgradige Stenose besteht. Die linke Kranzarterie zeigt ebenfalls starke Verengerung und Verstopfung mit Gerinnseln. Die linksseitigen Papillarmuskeln sind in ihrer oberen Hälfte von gelblicher Farbe und sehen geschrumpft aus. Die Muskulatur des linken Ventrikels zeigt an der Spitze eine kleinfingernagelgroße derbe Schwiele. Weiterhin findet sich in der Triebmuskulatur unregelmäßig verstreut noch eine größere Zahl feiner schwieliger Flecken; in den hinteren Abschnitten der Kammer sind an der Basis der Papillarmuskeln wieder einige größere Schwielen zu erkennen. Linker Ventrikel ebenfalls erweitert. Am hinteren Ansatz des lateralen Mitralsegels findet sich eine erbsengroße Verkreidung, sonst ist der Klappenapparat o. B. Linker Vorhof erweitert, überragt den rechten Vorhof gerade noch im Bereiche der Einflußbahn der Vena cava superior bzw. wird gerade randbildend. Die rechtsseitige Ventrikelmuskulatur ist hypertrophisch und erreicht eine Wanddicke von 20 mm.

Die aufsteigende Aorta zeigt verhältnismäßig geringe atheromatöse Veränderungen, einige etwas stärkere Buckel finden sich aber auch im Bogen. Die Veränderungen werden stärker im Bauchteil der Aorta, wo besonders der Abgang des Tripus und die noch tiefer gelegenen Aortenabschnitte stärkere Atherosklerose aufweisen.

Die rechte Lunge ist durch den großen Erguß nach vorn, medial und oben gedrängt. Der Oberlappen stößt vorn an die Pleurakuppe, weiter hinten steht fingerbreit Exsudat über der Spitze. Am stärksten ist der Unterlappen komprimiert, welcher jedoch durch eine Randverwachsung am Zwerchfell am Hochsteigen verhindert ist, so daß sich auch zwischen Herzbeutel, Zwerchfell und Lungenbasis Exsudat findet und das Zwerchfell an der Verwachsungsstelle zeltartig ausgezogen ist. Der komplementäre Raum ist mit Exsudat ausgefüllt, aber durch die Fixation des Zwerchfells am Unterlappen nicht übermäßig breit. Die Pleura ist im ganzen spiegelnd, nur in Höhe der 2. und 3. Rippe vorn seitlich finden sich umschriebene fibröse Verwachsungen. Frische Fibrinauflagerungen finden sich nirgends, auch keine frische Strangbildung im Erguß, so daß dieser als Stauungstranssudat zu deuten ist.

Beide Lungen sind lufthaltig, nur die komprimierten rechtsseitigen Lungenabschnitte sind dunkler gefärbt und etwas konsistenter. Irgendwie stärkere Verdichtungsherde finden sich nicht. Die Lungen sind von bräunlicher Stauungsfarbe und auch etwas anthrakotisch.

An Leber, Milz, Magen und Nieren mäßige Stauungserscheinungen, sonst keine Besonderheiten. Die Wirbelsäule ist in Herzhöhe leicht nach hinten und ein wenig nach links ausgebogen.

Empyem.

25jähriger Mann. K.-N. 5358—5360.

Klinische Diagnose: Offene Lungentuberkulose, Rippenfellentzündung mit Ausschwitzung rechts. Empyem mit Fistel, schwerste Blutstürze. Hirnabszeß in rechter motor. Region. (Krankenblatt fehlt.)

Hauptleiden: Lungenphthise.

Todesursache: Phthisische Hirnhautentzündung. Empyem.

Pathologisch-anatomische Diagnose: Chronische azinös-nodöse Phthise beider Lungen in sämtlichen Lappen, größere konfluierende käsige Knötchenherde in beiden Spitzen, besonders der linken. Kleine Kavernen in beiden Spitzen. Alte schiefrige Narben in der linken und vorwiegend der rechten Spitze mit kleinen Kreideherden. Fast völlige Obliteration des linken Pleuraraumes. Hochgradiges rechtsseitiges Empyem mit Fistelbildung am oberen Rande der 9. Rippe. Kleine abgesackte Empyemhöhle an der Basis der rechten Lunge über dem Zwerchfell neben der Wirbelsäule. Fast völlige Kompressionsatelektase der rechten Lunge mit Verdrängung derselben nach links vor die Wirbelsäule. Tiefstand des rechten Zwerchfells und Abflachung der Zwerchfellkuppe. Einbruch einer verkästen Bronchiallymphdrüse in den Ösophagus. Alte Spitzenverwachsung rechts.

Phthisische Entzündung der weichen Hirnhäute am Hirnstamm und über der rechten Zentralwindung. Größerer Erweichungsherd in der Gegend der letzteren. Phthisischer Ausscheidungsherd der rechten Niere. Mäßige Milzschwellung. Mittelgroße Hoden und Nebennieren, untermittelgroße Bauchspeicheldrüse, mittelgroße Vorsteherdrüse. (Obduktionsprotokoll s. S. 41.)

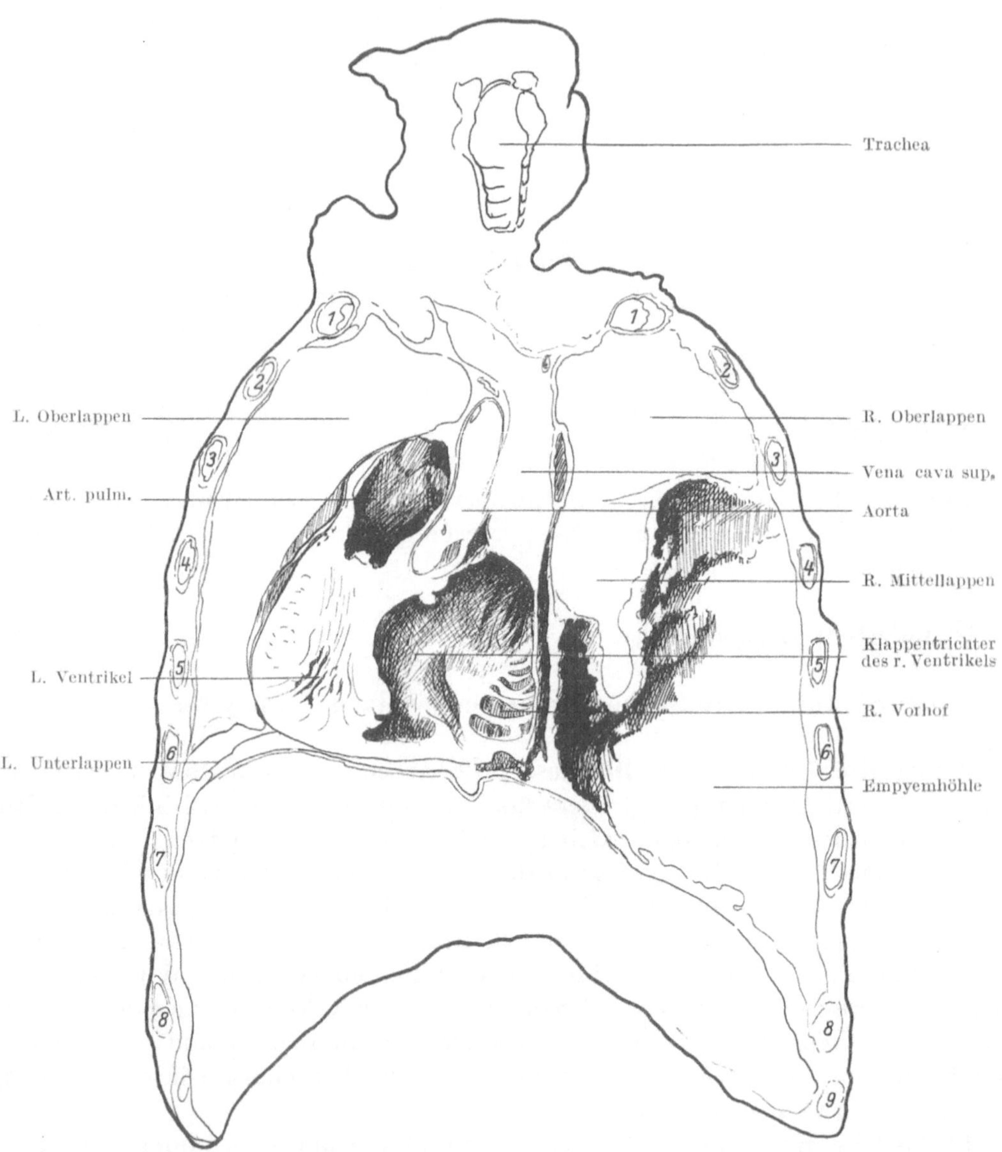

I. Schnitt. 1. Präparat. K.-N. 5358.

Die vordere Brustwand ist von innen zu übersehen. Das Herz, von welchem die Vena cava superior, der rechte Vorhof, die Ein- und Ausflußbahn des rechten Ventrikels sowie die Aorta vom Klappengebiet an vorliegen, ist durch rechtsseitigen Pleuraerguß nach links verlagert und durch Tiefstand des rechten Zwerchfells mit der Spitze aufwärts in Querlagerung gebracht. Die rechte Vorhofseite ist gedrückt. Das rechte Herz ist weit, besonders die Pulmonalisausflußbahn; die Aorta erscheint demgegenüber besonders eng. Die linke Pleurahöhle ist völlig obliteriert. Rechts sind die Oberlappenabschnitte fest verwachsen. Der Mittellappen ist scharf nach oben, vorn und medial gedrängt. Die untere Hälfte des rechten Pleuraraumes wird von einer großen Empyemhöhle eingenommen, deren Wandung mit dicken speckigen Fibrin- und Eitergerinnseln ausgekleidet ist. Es bestehen jedoch keine Membranen oder Stränge zwischen den beweglichen Lungenabschnitten und Brustwand. In beiden Lungen azinös-nodöse kleeblattförmige Herde. Tiefstand des rechten Zwerchfells mit starker Verbreiterung des komplementären Raumes.

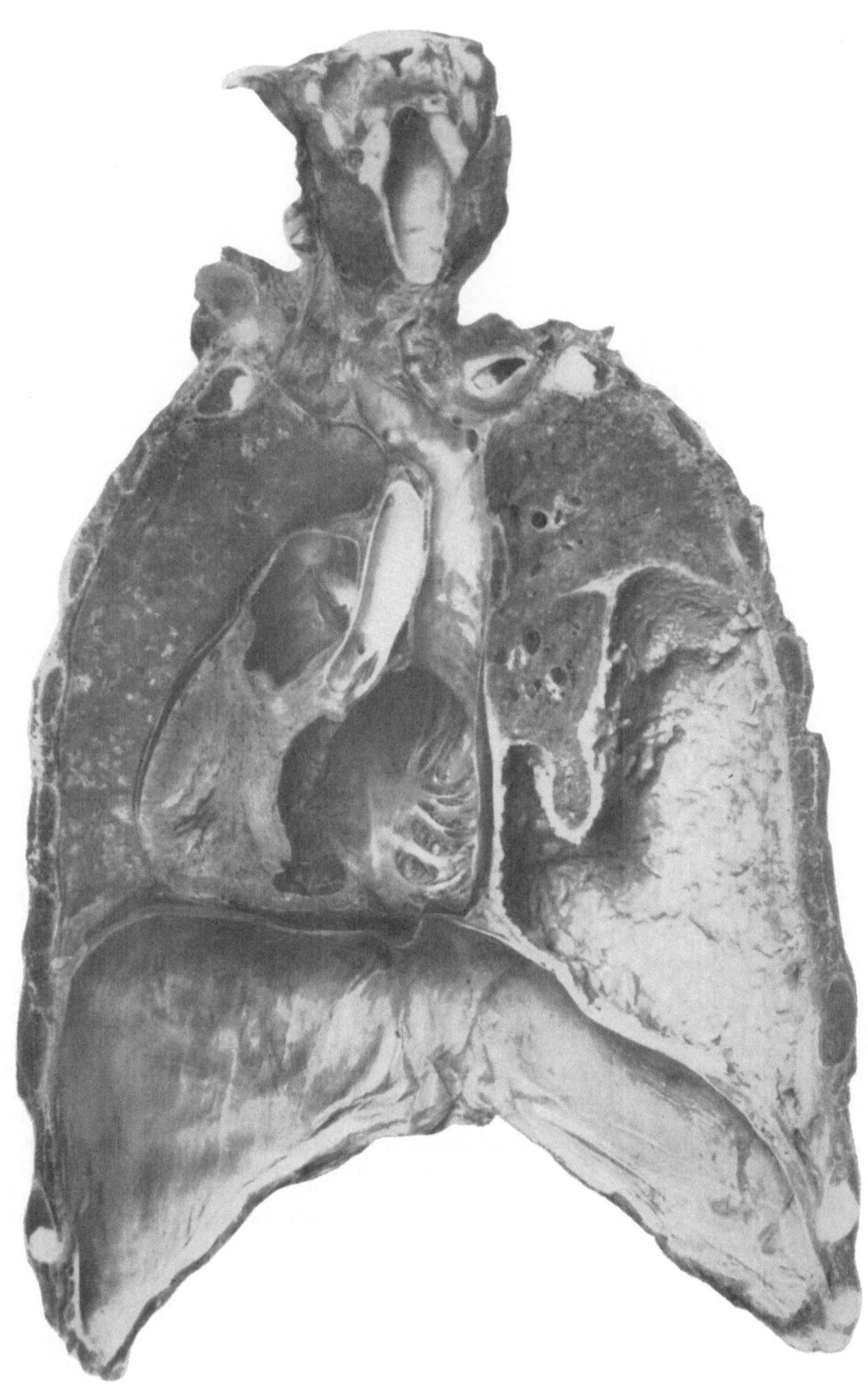

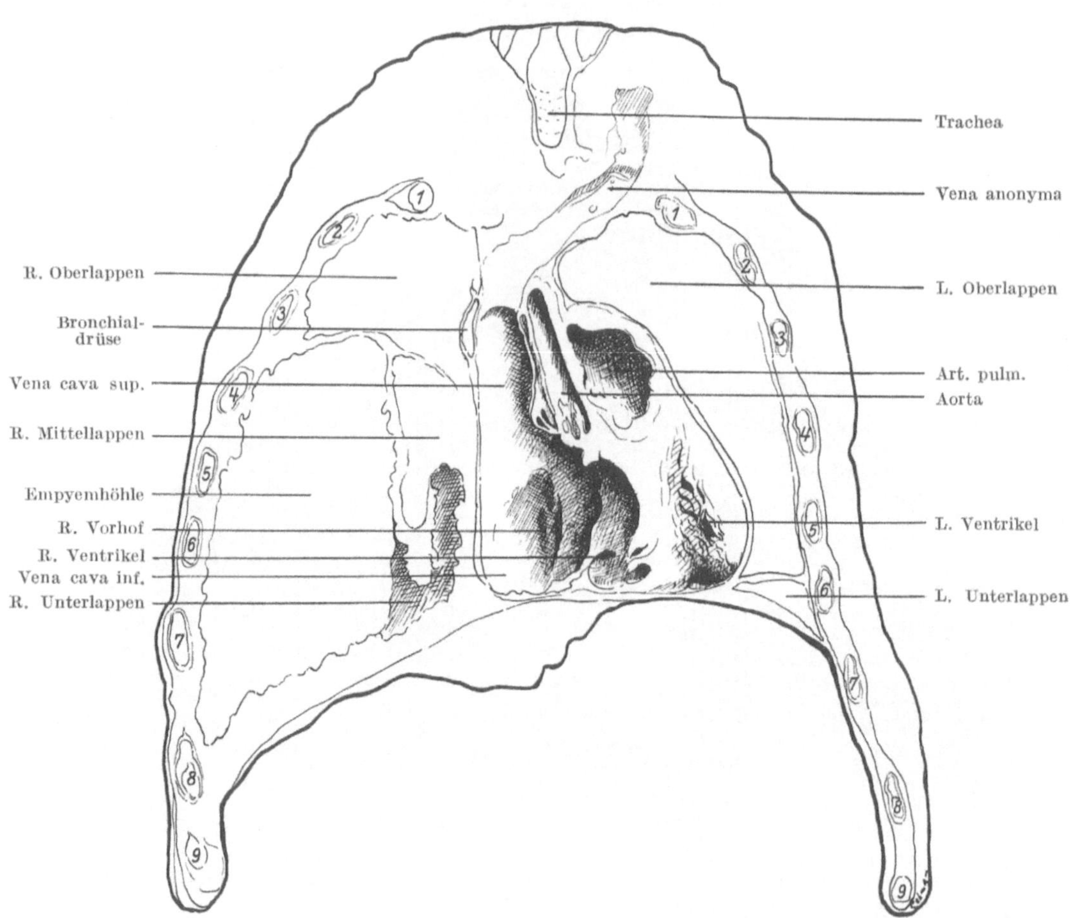

I. Schnitt. 2. Präparat. K.-N. 5359.

Man sieht links die große Empyemhöhle, welche außen von der 8. bis zur 3. Rippe hinaufreicht. Das Zwerchfell ist abgeflacht, der komplementäre Raum breit. Vom Mittellappen abwärts ist die Lunge scharf nach vorn, nach oben und gegen das nach links verschobene Herz gedrängt, wogegen die vorderen Oberlappenabschnitte wegen Verwachsung mit der Brustwand breit getroffen sind. Nach hinten zu ist der Unterlappen am Zwerchfell fixiert, sodaß hier die Lunge nicht, wie weiter vorn, hiluswärts ausweichen konnte. Mittel- und Unterlappen sind atelaktatisch, so daß die nach vorn und zusammen gedrängten größeren Bronchien viel stärker hervortreten als auf der linken Seite. Die rechte Vorhofswand ist gedrückt. Die Venae cavae sind durch den Zug des tief getretenen rechten Zwerchfells gespannt, das Herz ist in Querlagerung gehebelt und etwas nach links hinten verdreht. Weite Pulmonalis, enge Aorta. In beiden Lungen, besonders in der linken, diffus verstreute azinös-nodöse Herde, die längs des gegen die Lunge pressenden linken Ventrikels besonders dicht gestellt sind. Auch zwischen der erweiterten Arteria pulmonalis und 1. Rippe dichtere Knötchengruppe.

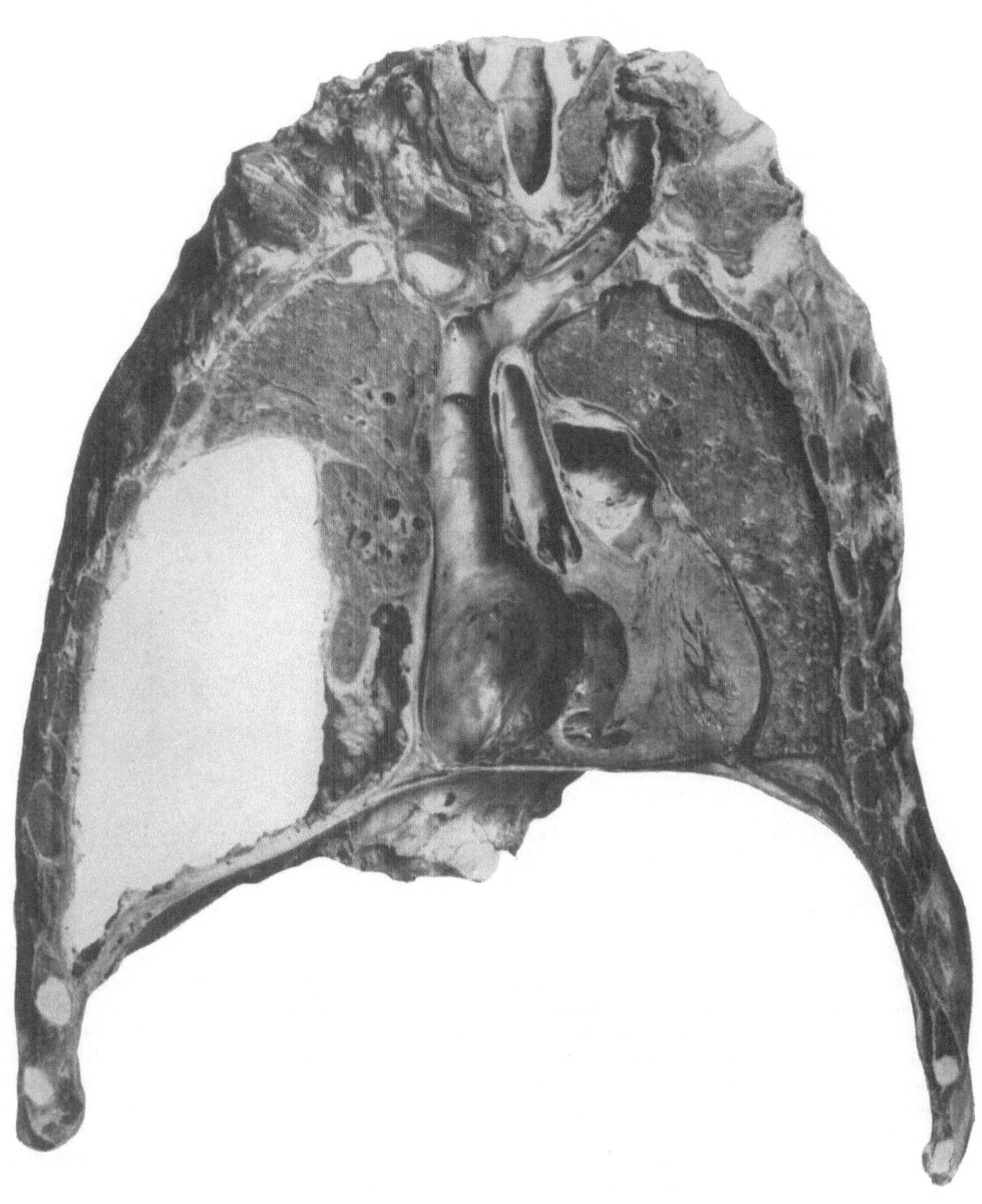

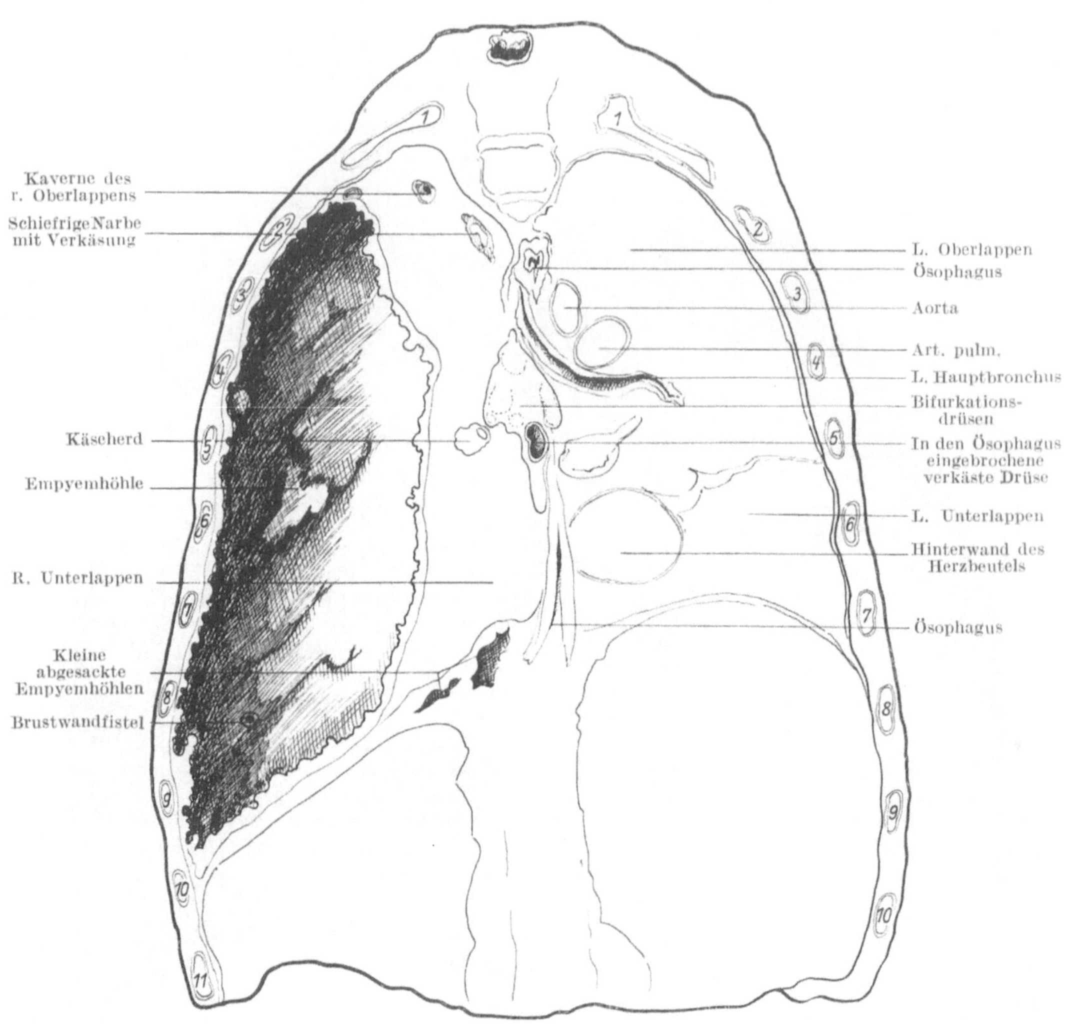

II. Schnitt. 3. Präparat. K.-N. 5360.

Der Schnitt liegt unmittelbar hinter dem Herzen. Der Herzbeutel ist gerade noch angeschnitten. Die Empyemhöhle ist in ganzer Höhe, von der 1. bis zur 10. Rippe reichend, zu übersehen; ihre Wandung ist mit speckig-zottigen Empyemmembranen bedeckt. Es bestehen jedoch keine Stränge oder Membranen zwischen Lunge und Brustwand. Von der nach vorn und links gedrängten Lunge liegt noch ein atelektatischer Wulst an der Wirbelsäule. Dieser Wulst liegt nicht der Hinterwand an, sondern ist von hinten her allenthalben zu umgreifen. Rechtes Zwerchfell tief stehend, straff gespannt. Der rechte Unterlappen ist mit seinen Randabschnitten mit dem Zwerchfell verwachsen. Medial davon finden sich kleinere abgesackte Empyemkammern. Die linke Lunge ist allseitig verwachsen. Bei ihr ist der Hauptbronchus getroffen, welcher rechterseits wegen Vorlagerung der Lunge im Schnitt schon überholt ist. Azinöse Knötchen in beiden Lungen, im linken Spitzengebiet zu käsigen größeren Gruppen konfluierend. In der rechten Spitze zwei kleine gereinigte Kavernen. Von den Bifurkationsdrüsen ist eine tiefer gelegene verkäst und in den Ösophagus durchgebrochen (Sonde). Neben einem Hilusbronchus rechts in gleicher Höhe eine mehr umschriebene Verkäsung.

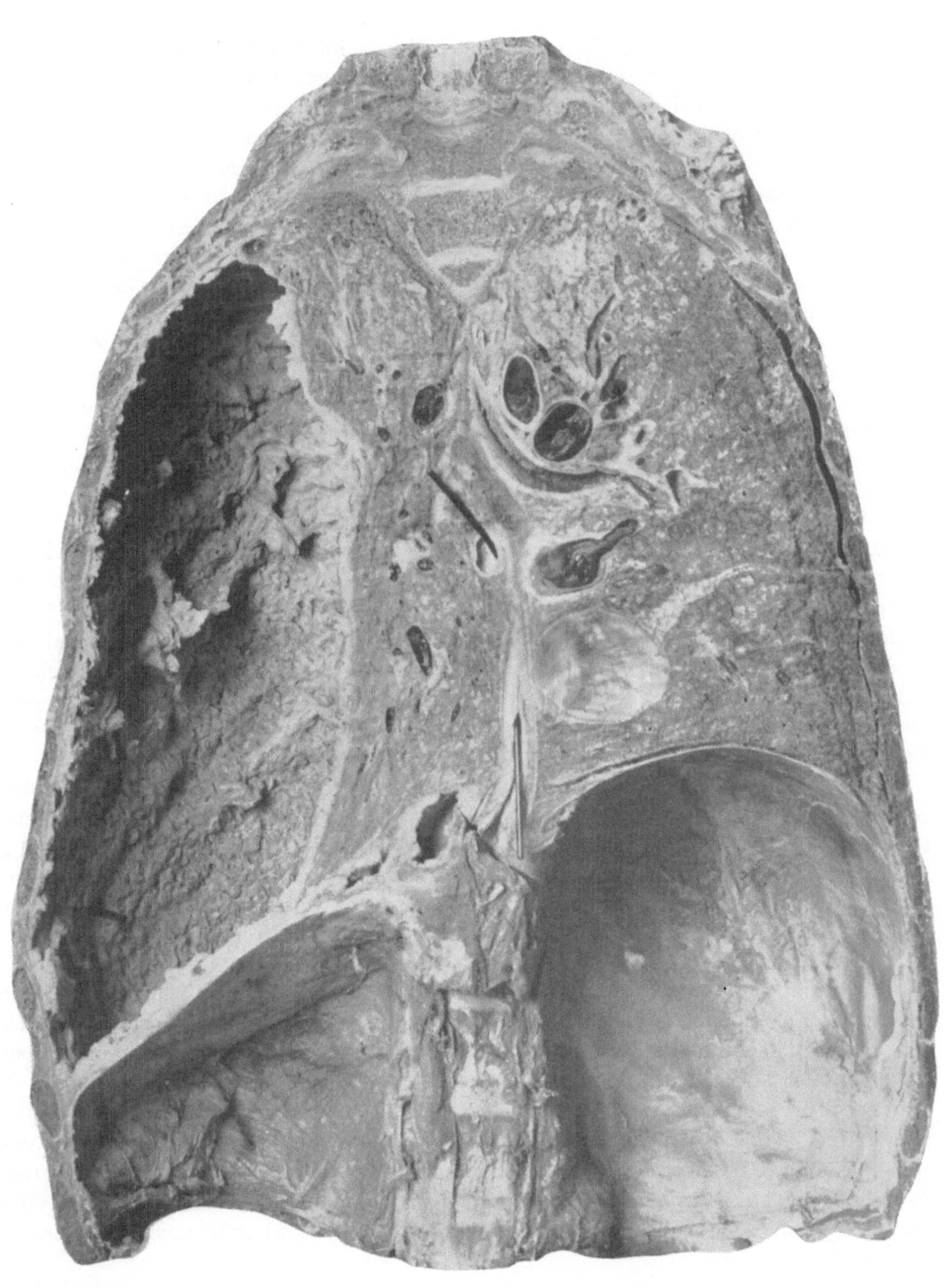

Epikrise.

Das Empyema necessitatis, welches sich durch Fistel im 8. Zwischenrippenraum Ausweg gesucht hatte, war klinisch (nach mündlichem Bericht, das Krankenblatt konnte leider nicht mehr aufgefunden werden) längst als operationsreif erkannt, doch konnte wegen bedrohlicher Gehirnsymptome die Operation nicht mehr vorgenommen werden. Was für die Lokalisation des Durchbruchs ausschlaggebend war, ergibt sich aus den Präparaten nicht ohne weiteres. Sicher ist es eine sehr tiefgelegene Stelle, aber nicht die tiefste. Man könnte aber daran denken, daß zur Zeit der Entstehung der Fistel das Zwerchfell noch nicht so weit abgedrängt, die Lunge noch nicht so kollabiert war und damals tatsächlich die Fistelstelle ziemlich den tiefsten Punkt der Empyemhöhle bedeutete, die sich nachträglich, wo die Füllung schon eine beträchtliche war, nur noch durch immer stärkeres Herabdrängen des Zwerchfells vergrößern konnte. Die Lokalisation der Fistel an der Seitenwand, etwa in der hinteren Axillarlinie, ist leichter verständlich, da ein Durchbruch nach hinten, wo die Zwischenrippenräume enger sind und die Rückenmuskulatur besonders stark ist, nicht in Frage kommt. während seitlich die Dehnung der Interkostalräume die größte und zwischen den Zacken des Serratus hindurch ein Durchbruch leichter zu verstehen ist.

Daß es sich um einen Pyothorax und nicht um einen Pneumothorax gehandelt hat, ist trotz der nach außen kommunizierenden Fistel aus dem Präparat ohne weiteres festzustellen. Übrigens scheint nach dem Protokoll die äußere Fistelöffnung („in der rechten Flanke") bedeutend tiefer gelegen zu haben als die innere Öffnung, so daß Ventilverschluß durch schrägen Verlauf des Fistelganges anzunehmen ist. Jedenfalls spricht die starke Verdrängung der Lunge nach vorn, die man von hinten her im Thorax völlig umgreifen kann, gegen das Bestehen eines Pneumothorax.

Für den Empyemcharakter des Exsudats sind an und für sich schon die speckiggelben, membranartigen und unregelmäßig höckerigen Auflagerungen der Pleura typisch. Noch charakteristischer ist jedoch das Fehlen jeglicher Verbindungsstränge oder ausgebreiteter Membranen zwischen Lunge und Brustwand, die wir bei frischen und älteren Pleuritiden in ihren verschiedenen Entwicklungsstadien sehen, während sie beim Empyem stets zur Einschmelzung gelangen, sofern es sich nicht um ganz alte Adhäsionen handelt.

Bei der Lunge sind die Verdrängungserscheinungen typisch. Sie ist vor allem nach vorn und hiluswärts gedrängt. Nach oben hat sie nur in den vordersten, nicht verwachsenen Abschnitten des Mittellappens nachgegeben. Außerdem ist der Oberlappen infolge alter Verwachsungen an seiner Außenfläche nur von unten her in die Thoraxkuppel gedrängt. Der Unterlappen ist mit seiner scharfen Kante am Zwerchfell verwachsen, aber auch nicht in seiner natürlichen Einstellung, sondern offenbar erst nach Ausbildung des Exsudates, da die Verwachsungsstelle des Unterlappens mit dem Zwerchfell nicht in Rippennähe, sondern in Wirbelsäulennähe erfolgt ist, also zu einer Zeit, wo schon Kompression des Unterlappens und Verdrängung nach links erfolgt sein muß.

Infolge der Fixation der Lunge ausschließlich an der Spitze und am Zwerchfell sind die hinteren Lungenabschnitte, wie Taf. 11 zeigt, zu einem langgezogenen atelektatischen Wulst umgewandelt, der sich vor die Wirbelsäule und bis fast an ihre linke Seite hinüberschiebt.

Am Herzen macht sich durch Verdrängung desselben nach links und durch den besonderen Tiefstand der rechten Zwerchfellseite eine Spannung und Streckung der Venae cavae geltend und gleichzeitig wird dadurch eine Querlagerung des Herzens mit Emporhebeln der Spitze bewirkt. Fernerhin hat das Herz, da der rechtsseitige Erguß von hintenher die Lunge gegen den rechten Vorhof drängt, eine gewisse Drehung mit der Spitze nach links hinten ausgeführt. Das Herz liegt dadurch, und zwar ausschließlich mit rechtsseitigen Höhlenabschnitten, der Brustwand breit an, wogegen die linken Kammerhöhlen fast völlig auf die Hinterseite beschränkt worden sind. Rechter Vorhof und Ventrikel und bei letzterem besonders die Pulmonalisausflußbahn sind stark erweitert, ohne hypertrophisch zu sein. Der Druck des Exsudats gegen den rechten Vorhof, die alten Pleuraadhäsionen und der Widerstand in der aufs stärkste komprimierten rechten Lunge müssen ihren Anteil an dieser mehr akuten Dilatation haben. Durch diese Erweiterung der Pulmonalis wird das Mißverhältnis zu der relativ engen Aorta besonders auffällig.

Was den phthisischen Prozeß betrifft, so sind in der rechten Lungenspitze sichere alte Narben mit älteren Käseherden und auch einer kleinen Kaverne zu finden. In der linken Spitze scheinen die käsigen Prozesse etwas frischer zu sein. Subapikal neben der Wirbelsäule und bis an die großen Gefäße reichend, findet sich ein käsig-bronchopneumonischer Prozeß; außerdem sind in beiden Lungen, und zwar in der linken, nicht kollabierten, aber an der Pleura verwachsenen Lunge ausgebreiteter als rechterseits, zahlreiche, ziemlich gleichmäßig zerstreute, kleeblattförmige, azinösnodöse, zu rascher Verkäsung neigende Herde zu sehen. In den bronchialen Lymphdrüsen bzw. in denen der Bifurkation finden sich keine stärkeren phthisischen Veränderungen bis auf eine ziemlich tief gelegene Bifurkationsdrüse, welche zentral zerfallen und in den Ösophagus eingebrochen ist. Dieser Drüse entspricht in der rechten Lunge in gleicher Höhe und geringem Abstande ein kleiner peribronchial gelegener käsiger Herd.

Für die in der klinischen Diagnose angegebenen schwersten Blutstürze bieten die Lungen, soweit sie in den Schnitten zu übersehen sind, eigentlich keine rechte Deutung. Es ist deshalb in Betracht zu ziehen, ob die Blutungen nicht gegebenenfalls bei dem allmählich sich vollziehenden Einbruch der verkästen Lymphdrüse in den Ösophagus aus den Verdauungswegen stammen. Es ist allerdings zuzugeben, daß die, zum mindesten in der linken Spitze, schon größeren konfluierenden käsigen Herde die Quelle der Blutungen gewesen sein können.

Obduktionsprotokoll.

Mittelgroßer, schlecht ernährter Mann von etwa 25 Jahren. Rechts hinten am Brustkorb wohl kurz über der unteren Lungengrenze ein fast kleinfingerstarkes, tiefes, eitrig belegtes Loch. Bauchsitus o. B. Zwerchfellstand links 4. Rippe, rechts 6. Rippe. Milz mäßig vergrößert. Nebenniere mittelgroß, anscheinend von ziemlich geringem Lipoidgehalt. Im oberen Pol der linken Niere in der Rinde ein hanfkorngroßer, rundlicher, gelber Herd, von dem gelbliche Streifen in die zugehörigen Papillenspitzen ziehen. Beckenorgane und Hoden o. B., ebenso Magen und Duodenum. Leber, die den unteren Rippenbogen um gut zwei Finger breit überragt, vielleicht etwas klein, anscheinend ziemlich fettreich, sonst o. B. wie die Gallenblase. Darm o. B., keine Geschwüre.

Das Gehirn ist durch Formol nicht fixiert worden; es ist sehr weich. In der Gegend der rechten motorischen Region besteht eine leichte flache Vorwölbung. Hier finden sich fleckweise eitrige Beläge in den Furchen. An der Basis in der Gegend der Sehnervenkreuzung leichter grüngelblicher, sulziger Belag. In den Sylvischen Gruben, besonders links, meist recht feine grauweiße Knötchen an den Gefäßen und spärliche grüngelbliche sulzige Massen. Bei der Gehirnsektion fällt erneut die zerfließliche Weichheit auf. In der Gegend der rechten motorischen Region, und zwar anscheinend in der Zentralfurche und im umgebenden Mark, findet sich bei mäßiger Konsistenzvermehrung eine Durchsetzung der Hirnsubstanz mit grüngelblichen knötchenförmigen Herden und punkt- und streifenförmigen Blutungen. Sonst am Gehirn kein Befund.

Durch den gehärteten Thorax werden zwei Frontalschnitte gelegt. Der erste Schnitt geht hinter dem Sternum her durch die Knochenknorpelgrenze der 8. Rippe und hinter dem Manubrium des Sternums und trennt gleichzeitig Zunge und Kehlkopf mit der obersten vorderen Trachealwand von Rachen, Ösophagus und der unteren Trachea. Die linke Lunge ist fast im gesamten Oberlappen, der fast ans Zwerchfell reicht, durchschnitten, vom Unterlappen sieht man nur ein $^1/_2$ cm breites Stückchen als 3 cm lange Scheibe auf dem Zwerchfell liegen. Das Herz ist derart getroffen, daß der linke Ventrikel nahe seinem Spitzenteile gerade eröffnet ist. Die Arteria pulmonalis, welche prall mit Speckhaut und vorwiegend Kruor ausgefüllt ist, ist an ihrer Wurzel derart getroffen, daß die rechte hintere Klappe vollständig, die linke nur in einem Zipfelteil zu sehen ist. Die Aorta ist bis zum Bogen halbrinnenförmig eröffnet, die Klappen sind geschlossen an der Basis zu übersehen, die lichte Weite der Aorta beträgt nur $1^1/_2$ cm gegen $2^3/_4$ cm bei der Pulmonalis. Der rechte Vorhof und die aufsteigende Cava superior, sowie der Abgang der Vena anonyma sind halbiert. Vom rechten Ventrikel ist nur der oberste hintere Abschnitt getroffen und der Ansatz der hinteren lateralen und medialen Segel. Das Foramen ovale ist geschlossen, die Cava inferior mündet stumpfwinklig zu der Cava superior in den Vorhof. Rechterseits wird eine große Empyemhöhle eröffnet, die auf dem Schnitt nach oben hin von dem an der Brustwand fixierten und komprimierten Oberlappen bis zur 3. Rippe begrenzt wird. Sie erstreckt sich nach abwärts bis zur 8. Rippe, bis wohin das Zwerchfell breit abgedrängt ist. Mittel- und Unterlappen sind zu einem zweifingerbreiten derben Wulst gegen das Mediastinum bzw. gegen das rechte Herz gedrängt. Die fast den ganzen Brustfellraum einnehmende Empyemhöhle reicht hinter dem komprimierten Oberlappen bis an die Pleurakuppe. Die gesamte Höhle ist mit fibrinös-eitrigen, teils flottierenden, meist aber speckig der Brustwand anliegenden Belägen bedeckt. Das rechte Zwerchfell verläuft fast ohne Kuppelung wie ein gestrecktes Zelt von der Cava inferior zur 8. Rippe und ist von der 7. Rippe schon auf 6 cm abgedrängt. Demgegenüber ist das Zwerchfell links mit der Lunge durch ältere Stränge verwachsen und am unteren Rande der Lunge auch mit der Brustwand in Höhe der 6. Rippe, so daß der komplementäre Raum verklebt ist. Die linke Lunge ist fast in ganzer Ausdehnung mit Ausnahme der obersten Abschnitte mit der Brustwand durch derbere ältere Stränge verbunden, mit dem Herzbeutel nur durch vereinzelte. Auf der Schnittfläche sieht man zu Gruppen zusammenstehende graue Knötchen, zum Teil schwärzlich pigmentiert, die nicht sehr zahlreich, hauptsächlich an den Randpartien der Lunge, neben dem linken Ventrikel und unter der Pleura lokalisiert sind. Dann finden sich zwei ausgesprochene Gruppen von mehr gelblichem Charakter, die einen mehr nach der Spitze der Lunge zu direkt unterhalb der 1. Rippe, welche eine seichte Furche in die Lunge eingedrückt hat. Die andere Gruppe findet sich etwas tiefer unter der medialen Pleura in Anlehnung an die weite Pulmonalis. Im übrigen ist die Lunge im wesentlichen lufthaltig. An der rechten Lunge sind ganz vereinzelte graue Knötchen unter der 1. Rippe zu erkennen. Der komprimierte Oberlappen ist nur zum Teil noch lufthaltig; Mittel- und Unterlappen sind derb komprimiert und enthalten kaum noch Luft. Man sieht in ihnen dicht zusammenstehende Durchschnitte größerer Gefäße und Bronchien. In den Bronchien kein Blut. Die Pleura ist von schwieligem Aussehen und bis zu 5 mm verdickt. Sichere Knötchen sind in derselben nicht zu sehen.

Der zweite Schnitt parallel zu dem ersten verläuft derart, daß er vor der Speiseröhre vorbeizieht, welche unterhalb des 3. Brustwirbels ziemlich quer, weiter unten schräg längs getroffen ist. Auch der linke Hauptbronchus ist schräg eröffnet, während der rechte nicht mehr getroffen ist. Dabei zeigt sich linkerseits die Lunge fast durchweg mit der Brustwand fest verwachsen, desgleichen mit der linken Zwerchfellkuppe, welche in Höhe des oberen Randes der 7. Rippe steht. Die Lunge, welche im hinteren Abschnitt des Oberlappens zu $^2/_3$ und im hinteren Abschnitt des Unterlappens zu $^1/_3$ auf der Schnittfläche zu übersehen ist, zeigt vorgeschrittene phthisische Veränderungen und zwar oberhalb des Bronchial- und Gefäßsystems, vorwiegend den medialen Spitzenteil ausfüllend, eine bis an den Kuppenteil reichende, mehr käsige Infiltration, an welcher aber noch die Konfluenz aus einzelnen Knötchen mit schwarz pigmentiertem Zentrum zu erkennen ist; mehr lateral und oben kleine bis erbsengroße Kavernen in Anlehnung an die 1. Rippe. Unterhalb dieser Kavernen findet sich eine größere Gruppe mehr einzeln stehender, typischer grauer Knötchen. Die Bronchialschleimhaut des Hauptbronchus ist beträchtlich geschwollen. In den peribronchialen Lymphknoten nur zum Teil graue Knötchen. In den unteren Abschnitten der linke Lunge bis an das Zwerchfell finden sich diffus verstreute Gruppen von Knötchen in azinöser Anordnung, aber nicht so reichlich wie im Spitzenteil. Das gesamte Lungengewebe ist grau und rot marmoriert und sieht fleckförmig pneumonisch aus. Rechterseits beherrscht die außerordentlich große Empyemhöhle das Bild. Sie mißt in größter Ausdehnung von der Pleurakuppe bis zum äußeren Zwerchfellwinkel 29 cm und hat eine größte Breite von 20 cm. Die ganze Empyemhöhle ist mit dem schon vorher erwähnten speckig-fibrinös-eitrigen Belägen bedeckt. Zwischen 8. und 9. Rippe, hart am oberen Rand der letzteren, findet sich etwa in der hinteren Axillarlinie eine von der Empyemhöhle nach außen verlaufende Fistel. Die gesamte rechte Lunge, die an der Spitze adhärent ist, ist in ihren hinteren Abschnitten als fleischiger, so gut wie luftleerer, bis zu 5 cm breiter Strang gegen die Wirbelsäule bzw. das hintere Mediastinum und über die Wirbelsäule hinaus nach links bis fast an die linke Kante und gleichzeitig nach vorn gedrängt, so daß sich rechts neben der Wirbelsäule und in den Rippenwinkeln überhaupt kein Lungengewebe mehr findet. Die Gefäße um das Bronchialgebiet rechterseits sind im Gegensatz zu links, wo sie sehr breit und prall mit Blut gefüllt sind, sehr viel enger, aber ebenfalls blutführend. Oberhalb des Bronchialgebietes ist die Lunge an umschriebener Stelle noch lufthaltig, im Spitzenteile finden sich auch wieder unter der 1. Rippe Kavernen bis zu Bohnengröße, daneben chronisch-azinöse Phthise mit kleineren Käseherden. Im Unterlappen in dem karnifizierten Gewebe diffus verstreute azinöse Knötchen, auch in den Bronchialdrüsen rechts kleine graue Knötchen. In der Mitte dieses Drüsenpaketes sieht man eine abszeßartige Kaverne von der Gestalt und Größe einer Lymphdrüse, welche in den Ösophagus eingebrochen ist und ziemlich breit mit demselben kommuniziert. Medial über dem Zwerchfell finden sich an der Unterfläche des Lungenstumpfes zwei abgesackte Höhlen, welche mit schwartig verdickter Pleura ausgekleidet sind. Die rechte Zwerchfellhälfte steht handbreit tiefer als die linke und verläuft als ziemlich gerade Platte, einen breit abgedrängten komplementären Raum bildend, zur 10. Rippe abwärts.

Pyopneumothorax.

42jähriger Mann. K.-N. 5361—5363.

Klinische Diagnose: Lungenverletzung durch A.G. (Krankenblatt s. S. 54.)

Hauptleiden: A.G.-Verletzung des Brustkorbes.

Todesursache: Pyopneumothorax.

Pathologisch-anatomische Diagnose: Status nach 14 Tage alter Granatsplitterstreifschußverletzung der rechten Brustseite. Breite Zertrümmerung der 8. und 9. und Streifschuß der 10. rechten Rippe innerhalb der Achselhöhlenlinien und bis fast zum Rippenwinkel. Einlagerung des rechten Unterlappens in die Wundhöhle, rechtsseitiger Pyopneumothorax mit Verdrängung des rechten Ober- und Mittellappens nach medial und hinten. Ausgedehnter Empyembelag des ganzen rechten Pleuraraumes, Verdrängung des Herzens nach links, beginnende Pneumonie der rechten Lunge, Kompressionsatelektase des rechten Unterlappens, beginnende zentrale Pneumonie links. Hochstand der rechten mit der Lunge verklebten Zwerchfellkuppe. Eindringen des Zwerchfells zusammen mit der Lunge in den Wundkanal. Lungenspitzendruckfurche durch 1. linke Rippe. (Obduktionsprotokoll s. S. 55.)

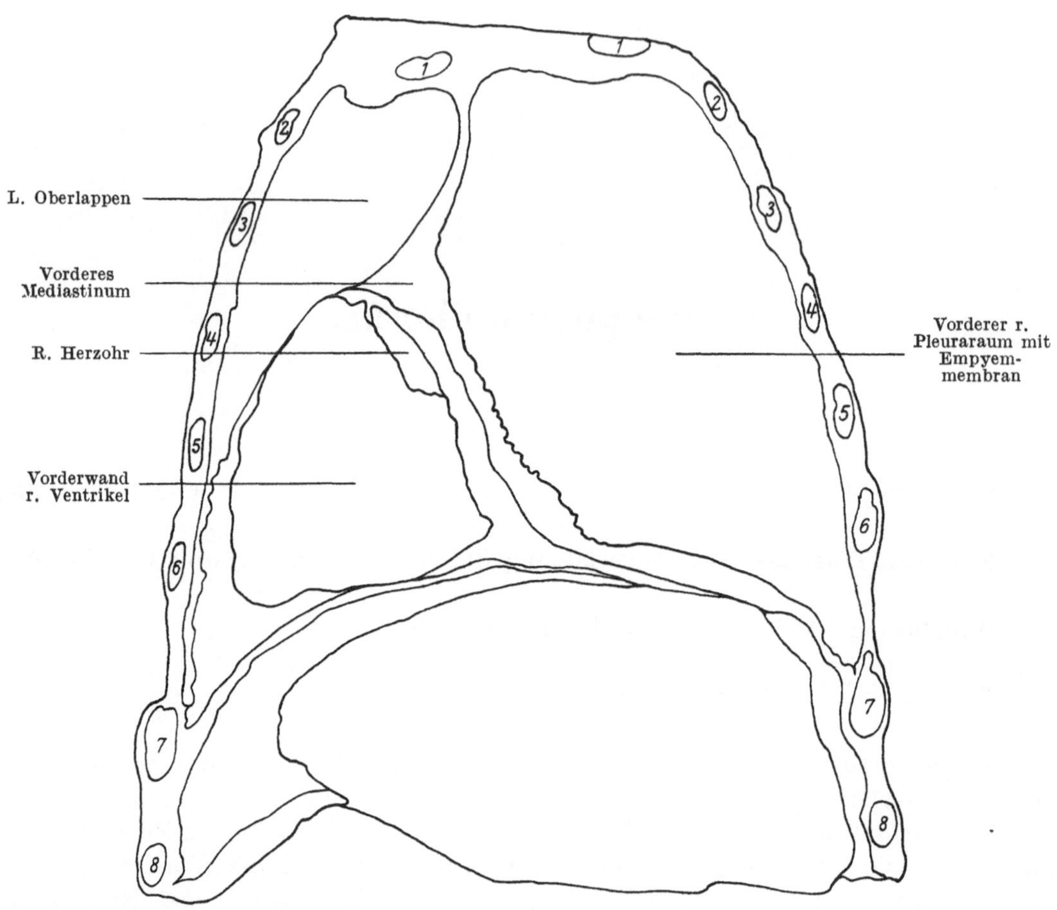

I. Schnitt. 1. Präparat. K.-N. 5361.

Die vordersten Brustwandabschnitte sind von der Innenseite zu übersehen. Charakteristisch ist, daß die nach hinten verdrängte rechte Lunge in dem Präparat überhaupt noch nicht getroffen ist, während linkerseits schon ein Teil des Oberlappens im Schnitt vorliegt. Vom Herzen, welches mitsamt dem Mediastinum stark nach links an die Thoraxwand gepreßt ist, ist die Vorderwand des rechten Ventrikels und Herzohres zu sehen. Der lungenfreie Pleuraabschnitt des rechten vorderen Brustfellraumes ist mit einer gleichmäßigen Empyemmembran überzogen, deren leichte Riffelung am Querschnitt medialwärts zu erkennen ist. Fibrinöse Strangbildung fehlt völlig.

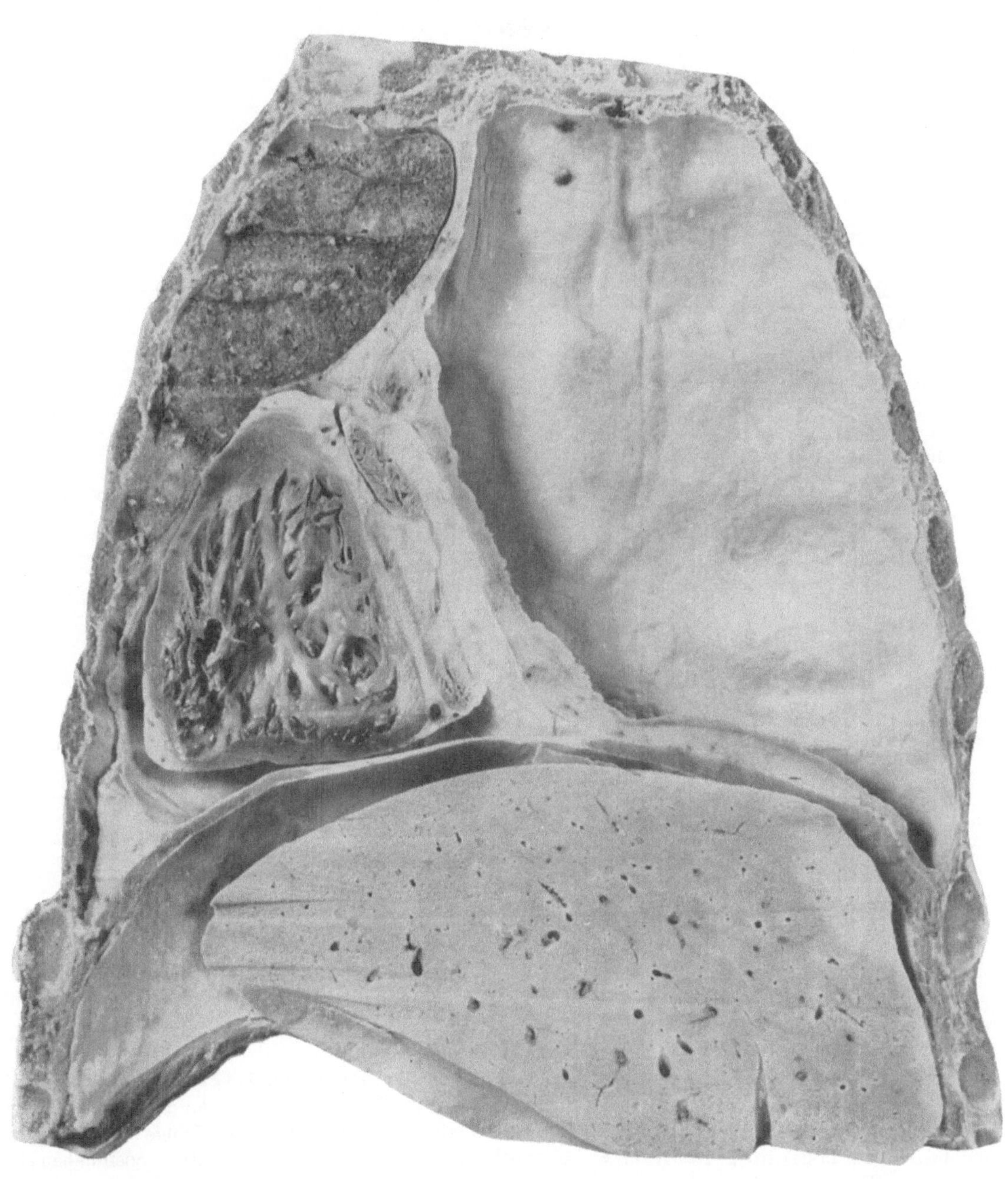

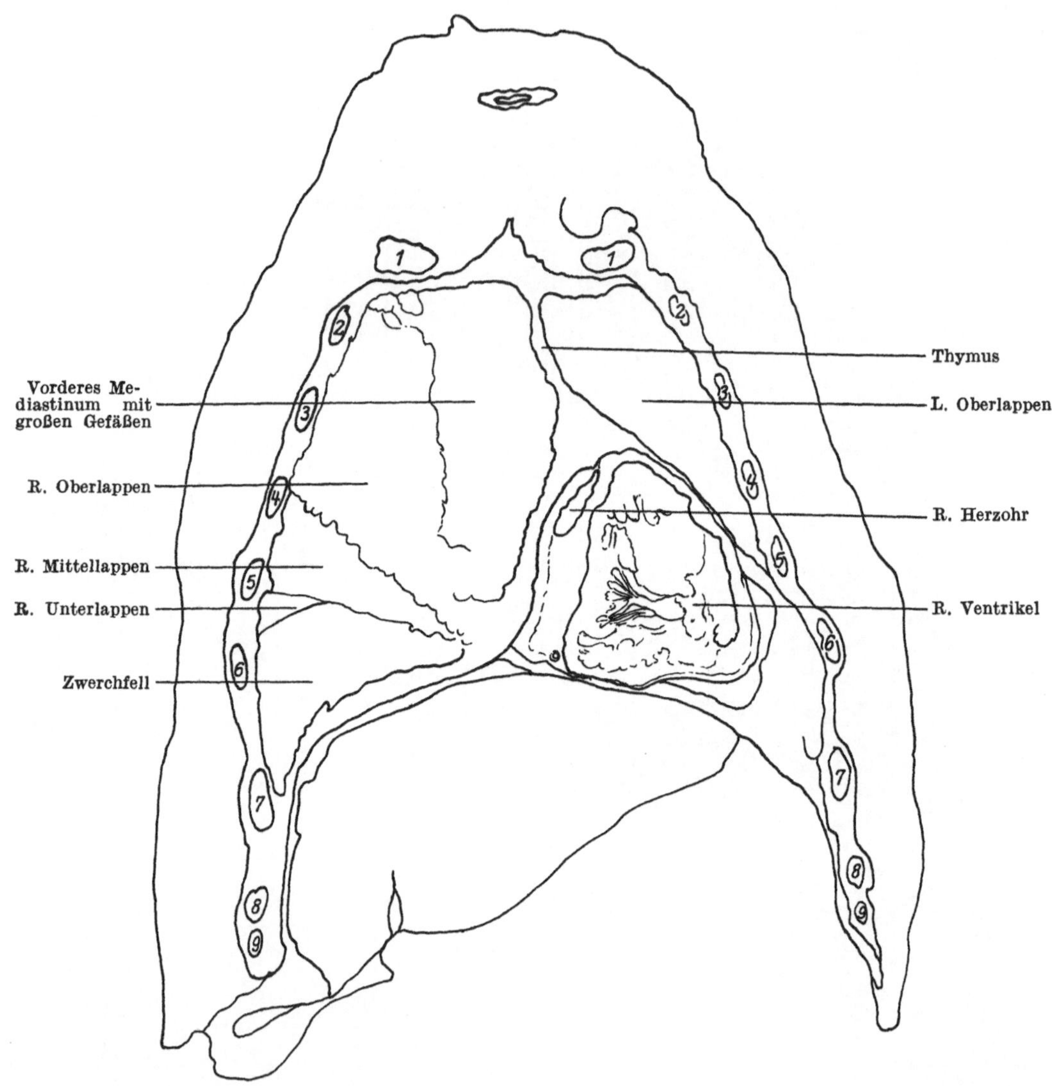

I. Schnitt. 2. Präparat. K.-N. 5362.

Das stark nach links verdrängte Herz ist im rechten Ventrikel vor dem großen Papillarmuskel eröffnet. Auch das Mediastinum ist nach links gebogen. Bei der rechten Brusthälfte sieht man die gesamte Pleura visceralis und parietalis mit leicht geriffelter Empyemmembran bedeckt. Die rechte Lunge ist nach hinten und medial bzw. hiluswärts gedrängt, im Schnitt noch nicht getroffen. Ober- und Mittellappen heben sich mit scharfer Furche von der hochstehenden rechten Zwerchfellkuppe und vom Mediastinum ab. Letzteres ist frei von Lungenbedeckung. Der rechte Unterlappen ist in der Tiefe am Zwerchfell gerade noch angeschnitten, sonst am stärksten nach hinten verlagert. Keine fibrinösen Adhäsionen zwischen Lunge und Brustwand.

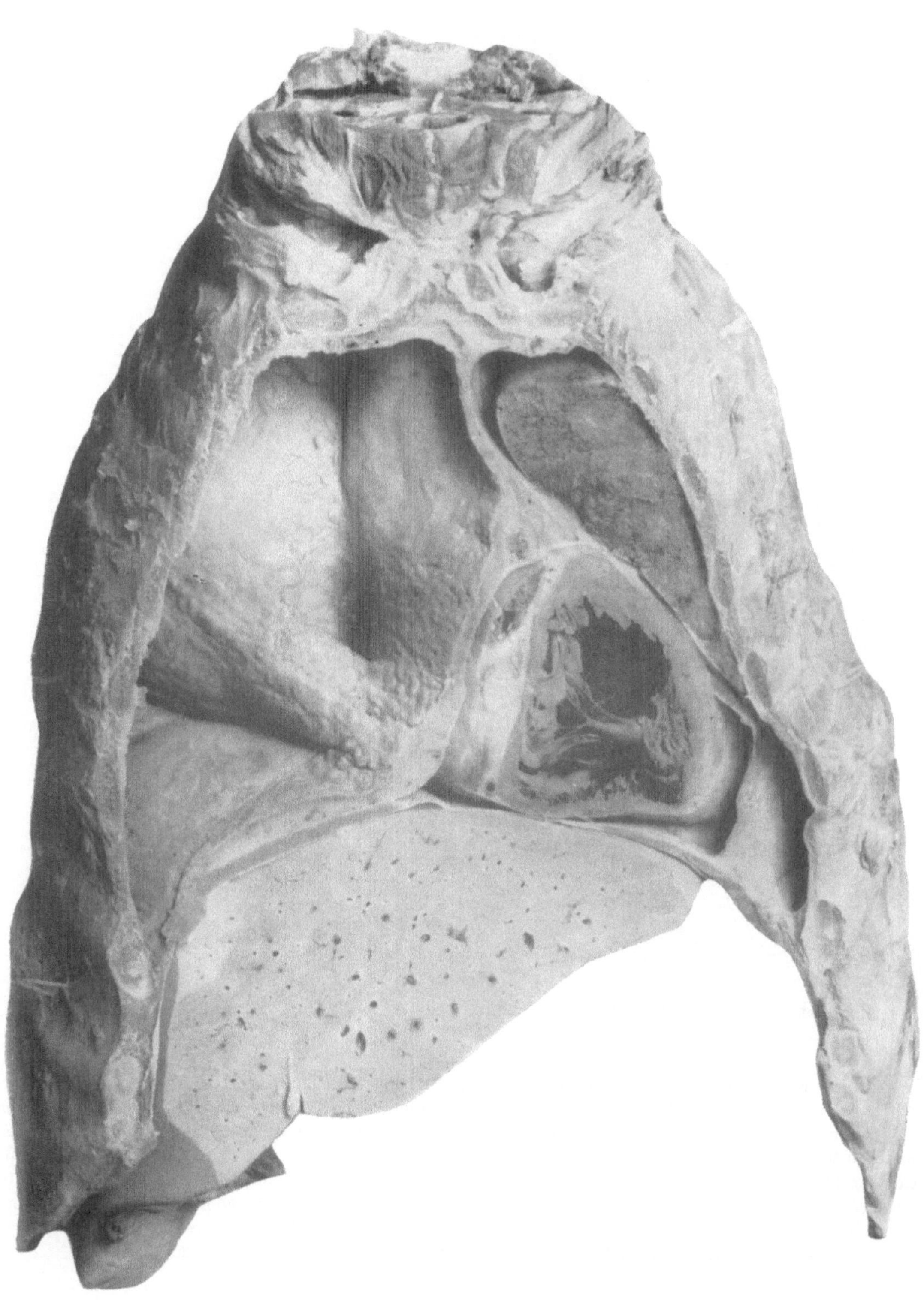

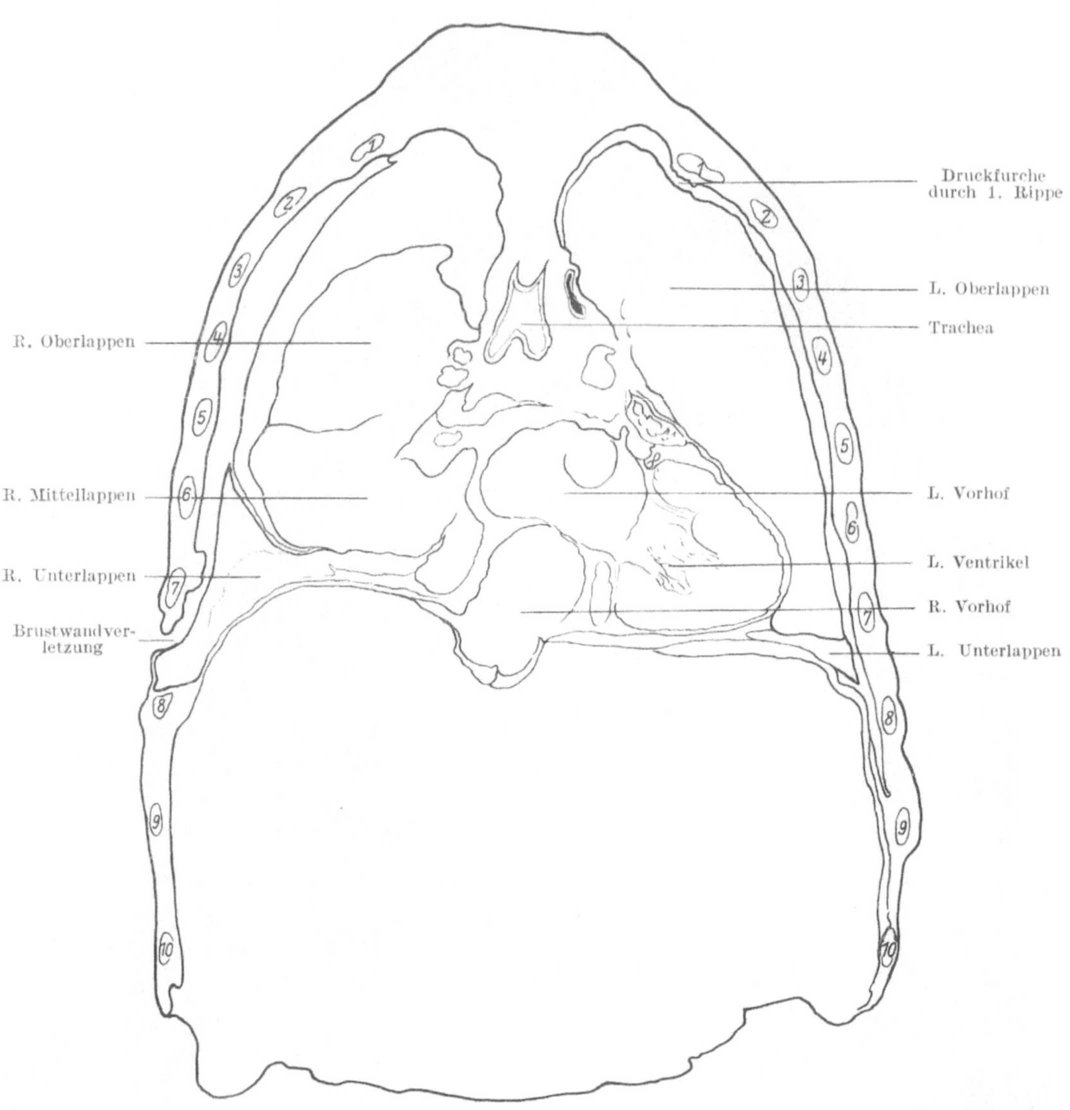

II. Schnitt. 3. Präparat. K.-N. 5363.

An der rechten Thoraxseite ist zwischen 7. und 9. Rippe die Thoraxverletzung zu erkennen. Die rechte, nach hinten und medial hiluswärts gedrängte Lunge ist durch die Zurückverlagerung auch hier noch nur in den vorderen Abschnitten getroffen, so daß an der gesamten Spitzengegend die mit Empyemmembran bedeckte Pleura zu sehen ist. Seitlich besteht Abdrängung von der Brustwand. In den Schußspalt der Thoraxwand klemmt sich ventilartig der kollabierte rechte Unterlappen. Das Zwerchfell rechts steht hoch, um die Wunde mit verschließen zu helfen. Das Herz steht quergestellt, nach links vorn verlagert. Das hintere Mediastinum beteiligt sich nicht an der Verlagerung. Die linke Lunge ist fleckig ödematös und zeigt beginnende zentrale Bronchopneumonie, besonders auch in Anlehnung an das Herz.

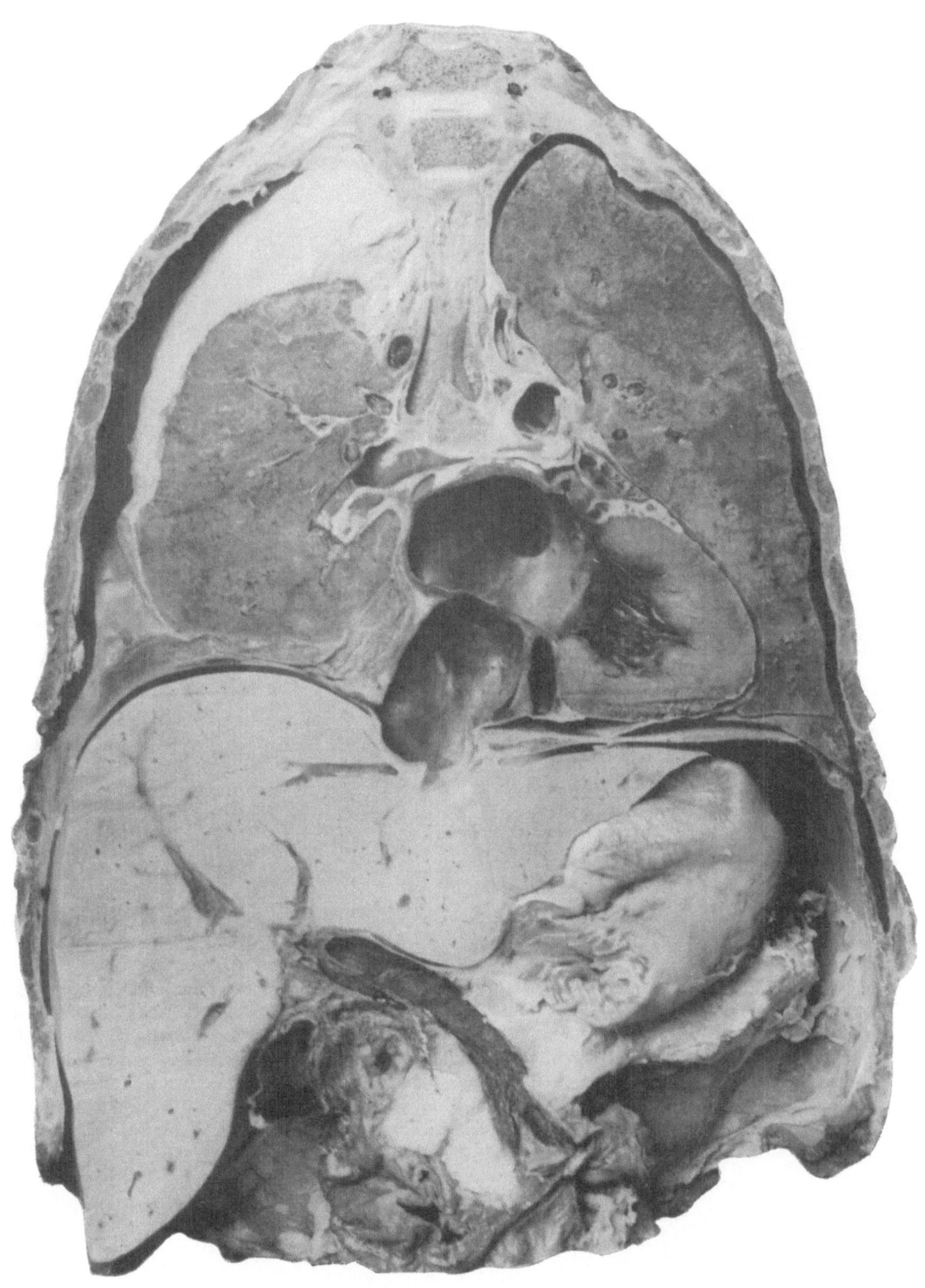

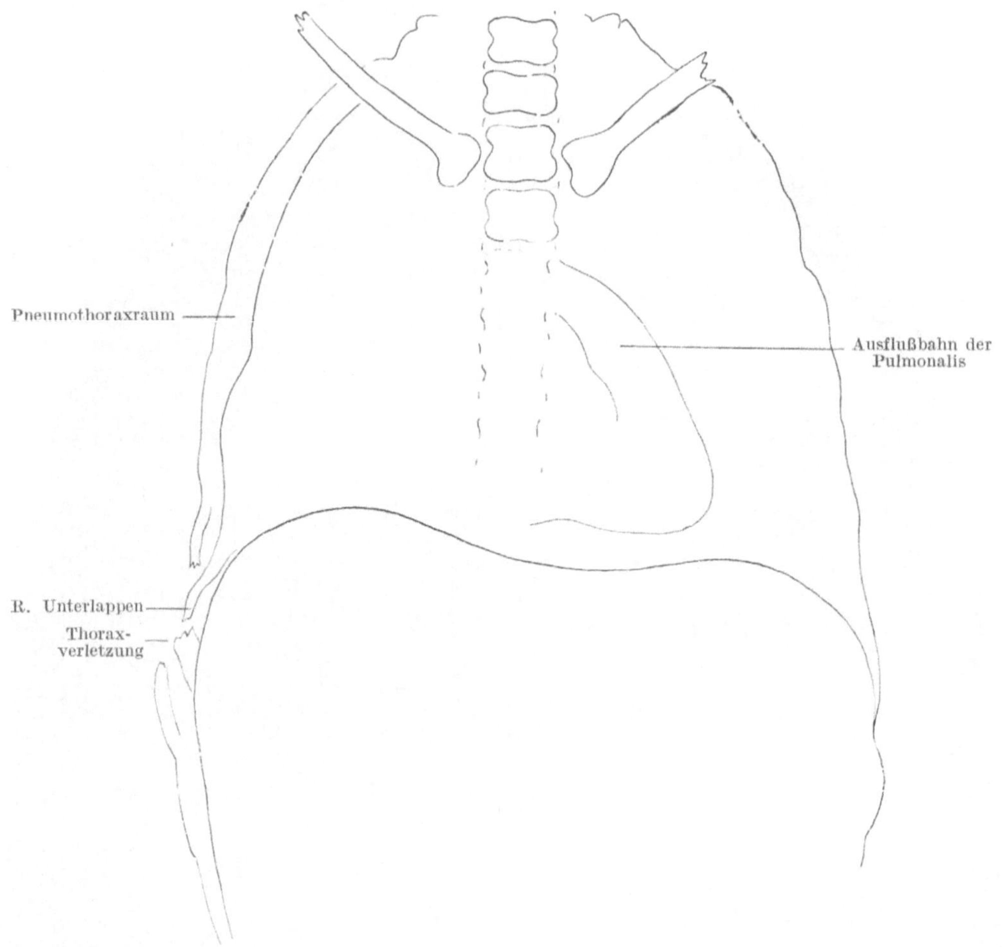

K.-N. 5361—5363.

Die Röntgenaufnahme des Leichenthorax zeigt die rechtsseitige Brustwandverletzung, die Einlagerung des unteren Lungenrandes des rechten Unterlappens in die Wundöffnung, die Abdrängung der rechten Lunge von der Brustwand durch Lufteintritt und die Verschiebung des Herzens nach links. Die links oben im Herzen gelegene röhrenförmige Aufhellung entspricht der Ausflußbahn der Pulmonalis, welche durch die Verschiebung des Herzens nach links wie insbesondere durch die gleichzeitige Verdrehung des Herzens nach links hinten diese auffällige Lagerung erfahren hat. Der rechte Vorhof ist fast völlig vor die Wirbelsäule gedrängt und daher nicht zu differenzieren.

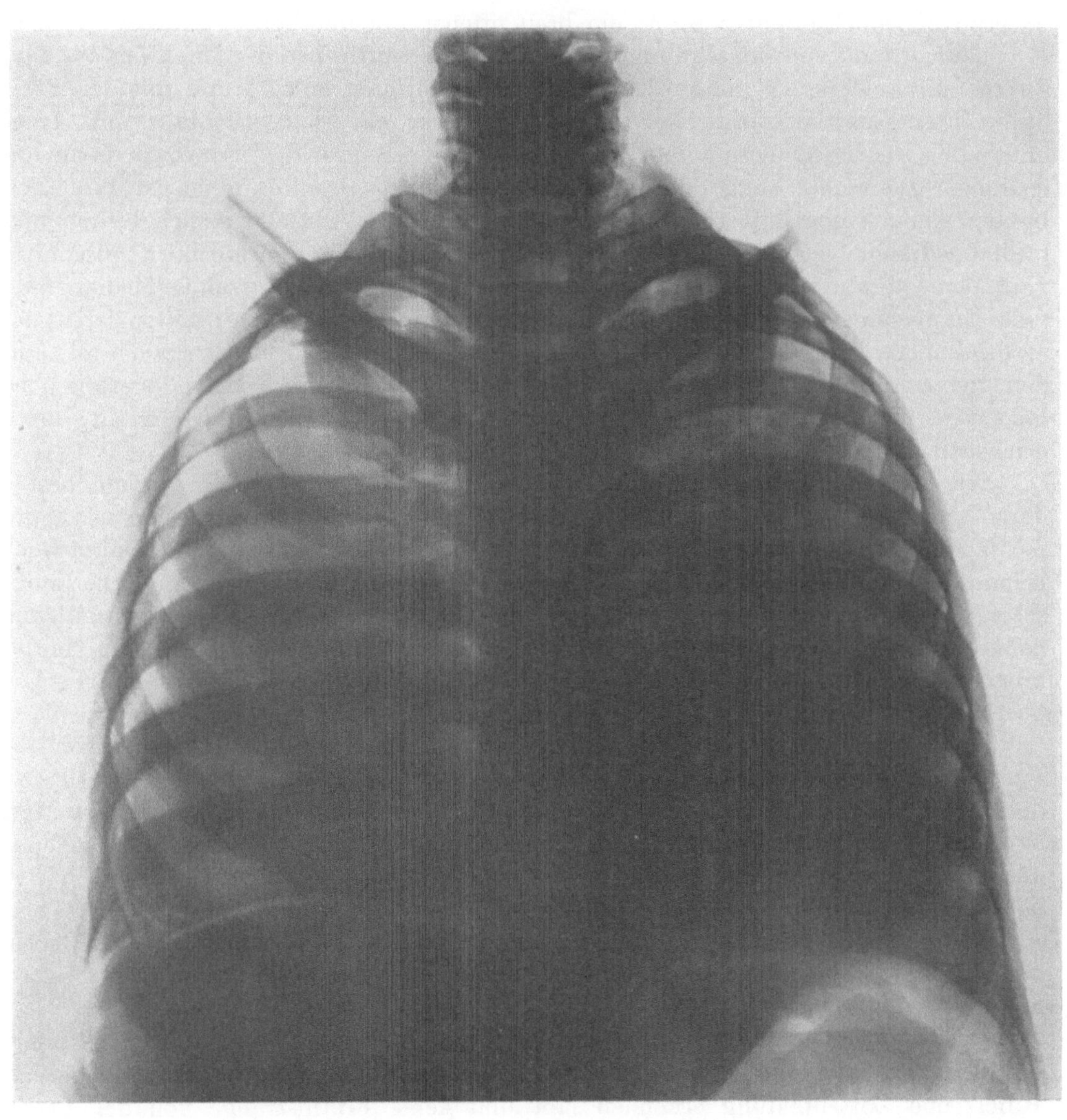

Epikrise.

Die Brustkorbverletzung ist 14 Tage alt. Es hat sich anscheinend um einen Tangentialschuß des Thorax gehandelt, bei welchem ein ca. 12 cm langer und ca. 4 cm breiter Defekt der Brustwand mit Beteiligung der 8., 9. und 10. Rippe gesetzt wurde. Über die ersten 12 Tage nach der Verwundung liegt kein Krankenblatt vor. Es bestand jedoch offenbar sofort ein breit offener Pneumothorax, der sich in einen Pyopneumothorax umwandelte und zwar durch Hereinkriechen der Infektion auf dem Zwerchfell, welches sich hauptsächlich der Wundöffnung anlegte und mit der Basis des rechten Lungenunterlappens verklebte. Dieser hat sich gleichfalls mit seiner unteren Kante zusammen mit dem Zwerchfell tamponierend in die Thoraxwunde hineingedrängt. Die rechte Lunge, die keine älteren Verwachsungen aufweist, ist durch den breiten Eintritt der Luft (bei dem liegenden Kranken) vor allem nach hinten und medial gedrängt. Gleichzeitig hatten sich aber auch die vorderen medialen Abschnitte vom Mediastinum gegen den Hilus zurückgezogen, so daß das gesamte Mediastinum (von Empyemmembran bedeckt und daher nicht im einzelnen zu differenzieren) bis an die Lungenwurzel heran freiliegt. Das vordere Mediastinum ist aber auch mitsamt dem Herzen nach links hin abgebogen. Das Herz hat dabei eine Totalverlagerung nach links, eine Querlagerung und eine Drehung mit der Herzspitze nach hinten durchgemacht.

Die Rückwärtsverlagerung und Kompression der rechten Lunge ist am besten daran zu erkennen, daß sie im ersten Schnitt überhaupt nicht getroffen wird, der rechte Pleuraabschnitt des 1. Präparates (vordere Brustwand) daher überhaupt noch keine Lungenteile zeigt, daß in Tiefe des 2. Schnittes (3. Präparat), wo die linke Lunge schon in größter Ausdehnung getroffen ist, die rechte Lunge im Kuppenteil vom Schnitt noch nicht erreicht wird. Auch ist in dieser Schnittebene der rechte Hauptbronchus erst getroffen, während der linke Hauptbronchus durch diesen Schnitt schon überholt wurde.

Durch die feste Verlagerung der rechten Lunge nach hinten und gegen die Wirbelsäule wird das hintere Mediastinum fixiert, so daß es sich im Gegensatz zu dem vorderen Mediastinum nicht mit nach links verschoben hat. Auch das Herz ist dadurch am linken Vorhof festgehalten, so daß es sich bei seiner Verschiebung nach links durch den Pneumothoraxdruck gleichzeitig im Spitzenteil nach hinten hebeln lassen mußte.

Trotz Pneumothorax und Empyem steht das rechte Zwerchfell relativ hoch, offenbar in dem Bestreben, die Brustwunde abzuschließen, wobei sich der rechte Unterlappen beteiligt.

Das Empyem muß einen stark eitrigen Charakter gehabt haben. Dafür spricht die die ganze Pleurahöhle auskleidende eitrige Membran, welche nur ganz geringe Riffel- und Zottenbildung erkennen läßt und keine Fibrinstränge von der Pleura visceralis zur Pleura parietalis entsendet.

Krankenblatt.

P., 42 Jahre alt.

29. 7. 18. Patient wurde heute aus einem durchfahrenden Hilfslazarettzug in Sedan ausgeladen. Krankenpapiere sind anscheinend im Zuge verblieben.

Am 16. 7. 18 durch A.G. rechte Brustseite verwundet.

Befund: In der rechten Brustseite findet sich ein weiter Durchschußkanal unterhalb des Schulterblattes, durch den die Lunge freigelegt ist. Die Luft weicht ein und aus. Die Wunde, welche drainiert ist, sondert reichlich Eiter ab. Atmung behindert.

Behandlung: Erneute Drainage, Wundreinigung, Verband.

29. 7. 18. Die Atemnoterscheinungen nehmen zu bei starker eitriger Absonderung aus der Wunde. Kranker erholt sich nicht mehr. Es erfolgt der Tod um 4,45 Uhr morgens als Folge obiger Verletzungserscheinungen.

Obduktionsprotokoll.

Der zugesandte formolinjizierte Thorax wird durch zwei Frontalschnitte zerlegt.

Der 1. Schnitt geht hinten durch das Manubrium sterni und unten durch die Knorpelansatzstelle der 7. Rippe. Dabei wird das Herz derart getroffen, daß der rechte Ventrikel an seiner vorderen Wand vor dem großen Papillarmuskel eröffnet wird und vom Vorhof der der Herzbasis anliegende Teil des Herzohres getroffen ist. Es muß vorher noch erwähnt werden, daß sich an der rechten Brustseite eine schwere Brustkorbverletzung befindet (durch A.G.), welche die 8. Rippe in Höhe der vorderen Axillarlinie, die 9. Rippe in Höhe der hinteren Axillarlinie breit zerschmettert hat, so daß 4—7 cm der Rippenschäfte fehlen. Die 10. Rippe ist hinten in der Nähe des Rippenwinkels noch an der oberen Kante verletzt. Durch diesen Granatsplitterstreifschuß liegt ein 12—13 cm langer und durchschnittlich 4 cm breiter Streifschußkanal zutage, in welchem etwas unterhalb der Zwerchfellkuppe der rechte Unterlappen der Lunge, mit fibrinöseitrigem Belag bedeckt, ventilartig eingeklemmt ist. Auf dem ersten Flachschnitt sieht man eine große Empyem- und Pneumothoraxhöhle sich präsentieren. Das Herz und vordere Mediastinum sind weit nach links gedrängt, so daß die linke Kammer nahe an die linke Brustwand reicht. Die linke Lunge ist nur in einem Schnittteil des Oberlappens ohne besondere Veränderungen zu sehen. Rechts ist die ganze Pleura mit einem gelben speckigen Überzug bedeckt. Der Unterlappen scheint gegen das Zwerchfell fixiert und nach hinten unten durch das Bestehen eines ausgesprochenen Pneumothorax zusammengedrängt. Der Ober- und Mittellappen ist nach hinten und medial gedrängt, so daß ein großer freier Pleuraraum besteht. Das zeigt sich besonders auch an der vorderen Brustwand, die ebenfalls mit speckigem Empyembelag ausgekleidet ist. Der Herzbeutel ist frei und zeigt keine besonderen Veränderungen.

Der 2. Schnitt trifft den Thorax ungefähr in der mittleren Achselhöhlenlinie; er zerteilt das Herz derart, daß linker Vorhof und linker Ventrikel ziemlich in der Mitte, letzterer etwas mehr nach hinten, getroffen sind. Vom rechten Vorhof liegt nur das Einströmungsgebiet der Cava inferior vor. Die Trachea ist an der Bifurkationsstelle getroffen. Zwerchfell und Leber sind auf der Kuppenhöhe getroffen. Auch auf diesem Schnitt sieht man die rechte Lunge im Ober- und einem Teil des Mittellappens von der Brustwand (durch Luft) abgedrängt und mit demselben speckigen Belag überzogen. Der Unterlappen dagegen ist nach abwärts gegen die Brustwand und in den Wundkanal hineingedrängt. Die Lunge, welche im Unterlappen, der nur auf schmaler Schnittfläche zu sehen ist, ziemlich atelaktatisch zu sein scheint, ist im übrigen von mehr grauer pneumonischer Farbe, enthält aber noch zum Teil Luft, ist jedenfalls nicht völlig hepatisiert. Die linke Lunge liegt ohne Verwachsung der Brustwand an und ist lufthaltig, zeigt nur im zentralen Teil in der Umgebung des Hilus eine mehr graue Färbung; man sieht auch hier noch die Verdrängung des Herzens nach links. An der Leber sind auf dem vorliegenden Schnitt keine Folgen der Brustwandverletzungen zu sehen. Erwähnt wird noch, daß das Herz in allen Höhlen prall mit Kruor und Speckhaut ausgefüllt war und keine besondere Auftreibung durch die Injektion, wenn nicht durch Einschwemmung von Blutmassen, zu erkennen war.

Hämatopneumothorax.

22jähriger Mann. K.-N. 6241—6243.

Klinische Diagnose: Brustdurchschuß links in Herzspitzenhöhe, fingerbreit außerhalb der Brustwarzenlinie. Verblutung in die Brusthöhle. (Krankenblatt s. S. 67.)

Hauptleiden: Schußverletzung des Brustkorbs (Selbstmord).

Todesursache: Innere Verblutung.

Pathologisch-anatomische Diagnose: Nahschußverletzung, über kalibergroß an der linken Brustseite im 6. Zwischenrippenraum an der Knochenknorpelgrenze mit Pulverschmauchhof (Einschuß). Kalibergroße Schußwunde an der linken Rückenseite handbreit unter dem Schulterblatt (Ausschuß). Durchschuß durch den Magen, linke Zwerchfellkuppe und den linken Lungenunterlappen von der Zwerchfellseite her nach der hinteren Kante. Hämatopneumothorax links. Lungeninfarkt im linken Unterlappen. Kontusionsinfarkt an der Lingula des Oberlappens. Durchschuß durch die 11. Rippe nahe der Wirbelsäule. Blut und Speisebrei in der Bauchhöhle. Abnorm gelappte Milz, verkalkte Mesenterialdrüsen. Deutliche Lymphknötchen im unteren Dünn- und Dickdarm. Völlige Verwachsung des Herzbeutels. (Obduktionsprotokoll s. S. 67.)

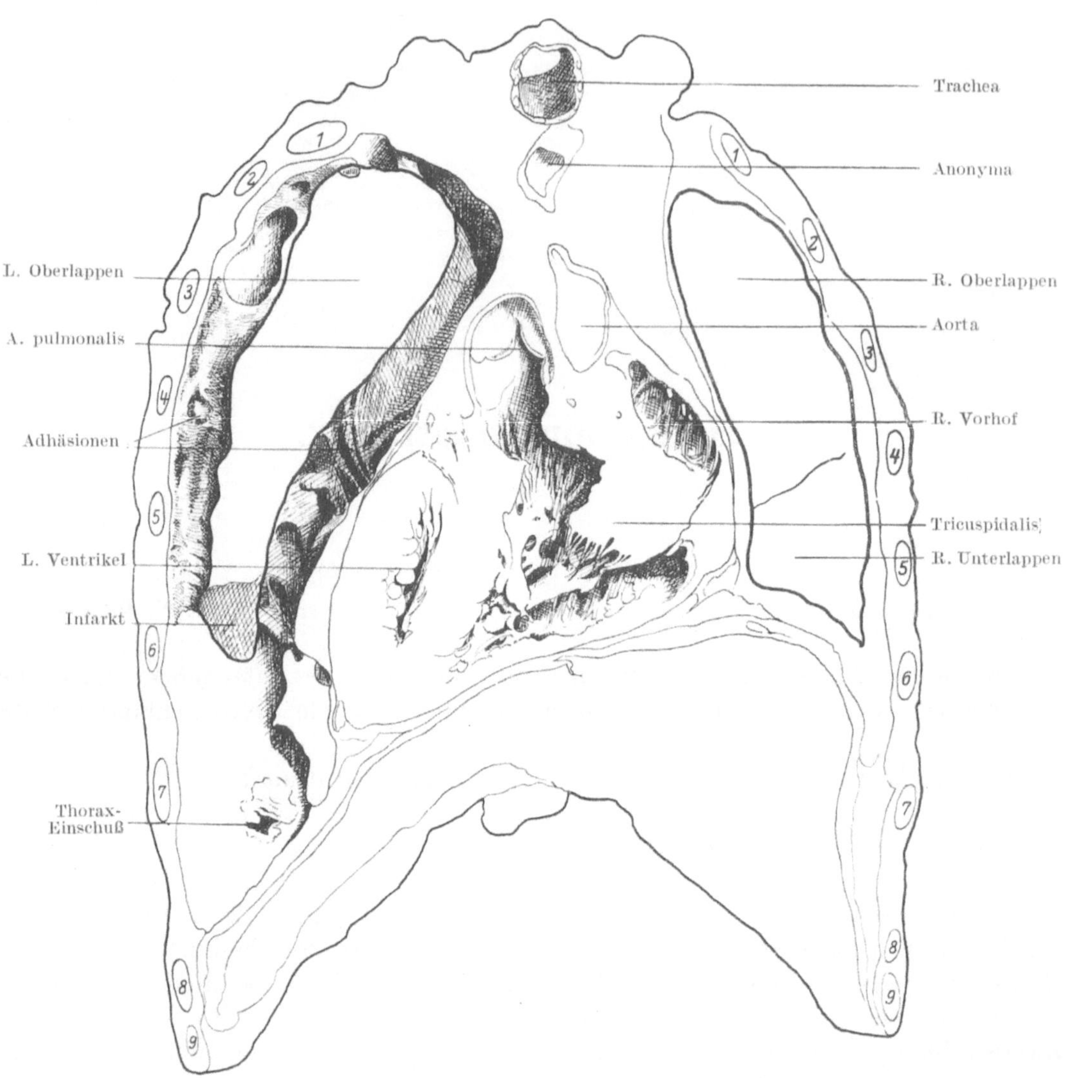

I. Schnitt. 1. Präparat. K.-N. 6241.

Linkerseits am oberen Rande der 7. Rippe dicht über dem Zwerchfellansatz findet sich eine über kalibergroße Einschußwunde. Hämatopneumothorax links. Die Lunge ist nicht nach hinten, wohl aber, soweit umfangreiche Adhäsionen erlauben, allseitig zusammengedrängt. Sie steht weitab vom Herzbeutel; hier nur einige Verwachsungsstränge. Abdrängung von der Brustwand wegen flächenhafter Verwachsungen geringer. Alle Verwachsungsstränge sind straff gespannt. In der Lingula des Oberlappens Projektilkontusionsinfarkt. Lingula jedoch durch Pneumothorax vom Einschuß nach oben gedrängt. (Es bestand außerdem großer Bluterguß in der linken Pleurahöhle.) Das dem Herzbeutel angelagerte Fett- und Schwartengewebe ist durch Blutung aufgetrieben.

Herz im linken und rechten Ventrikel getroffen. Von letzterem ist die vordere Hälfte der Einflußbahn mit großem Trikuspidalsegel und die Ausflußbahn der Pulmonalis zu übersehen. Herz nach rechts gedrängt, Spitze gesenkt. Herzbeutelblätter verwachsen. Blutung im Fettgewebe der Herzspitze und im Zellgewebe oberhalb des rechten Herzohrs (Fernwirkung). Rechte Lunge ebenfalls mit Brustwand verwachsen.

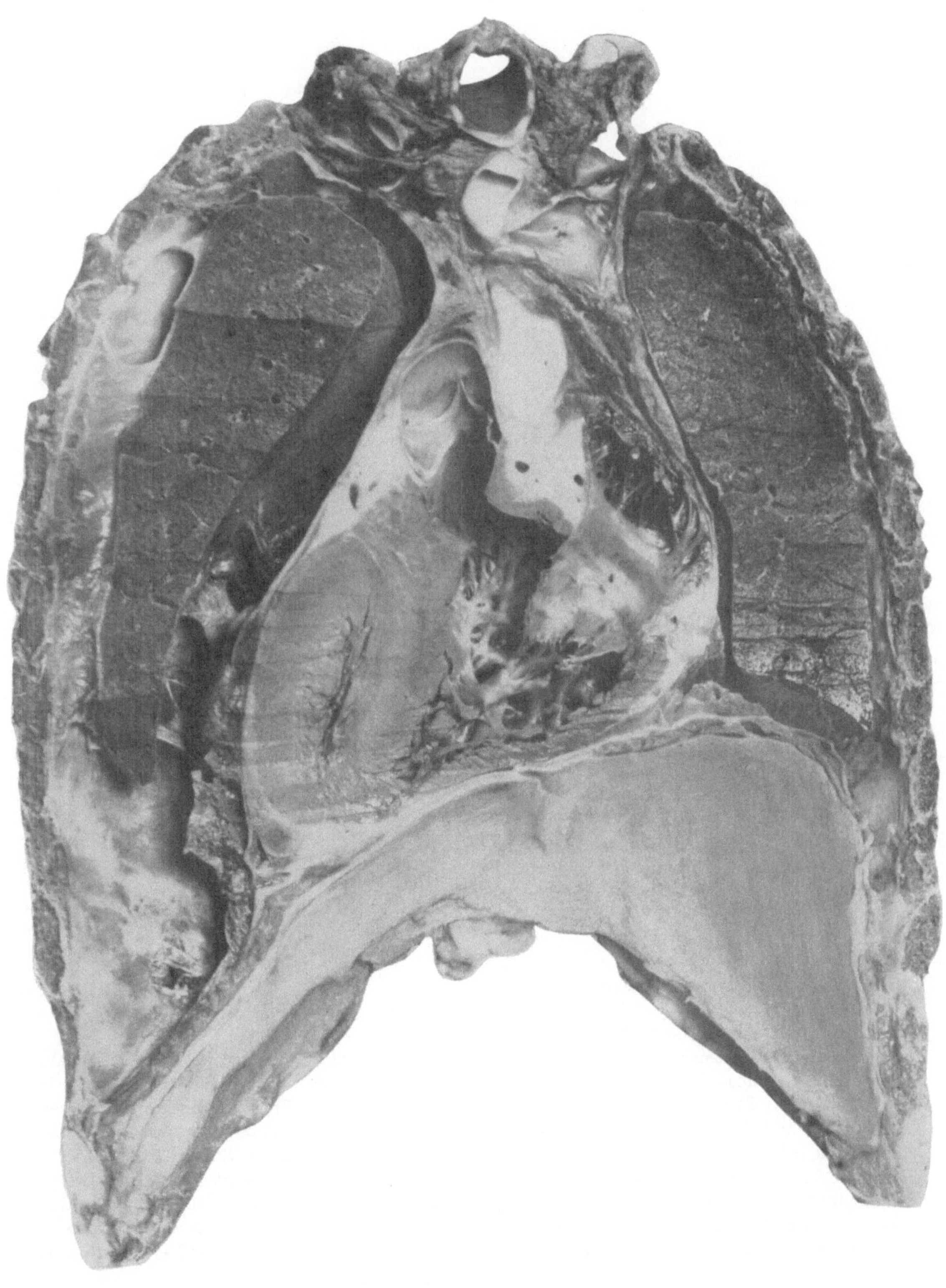

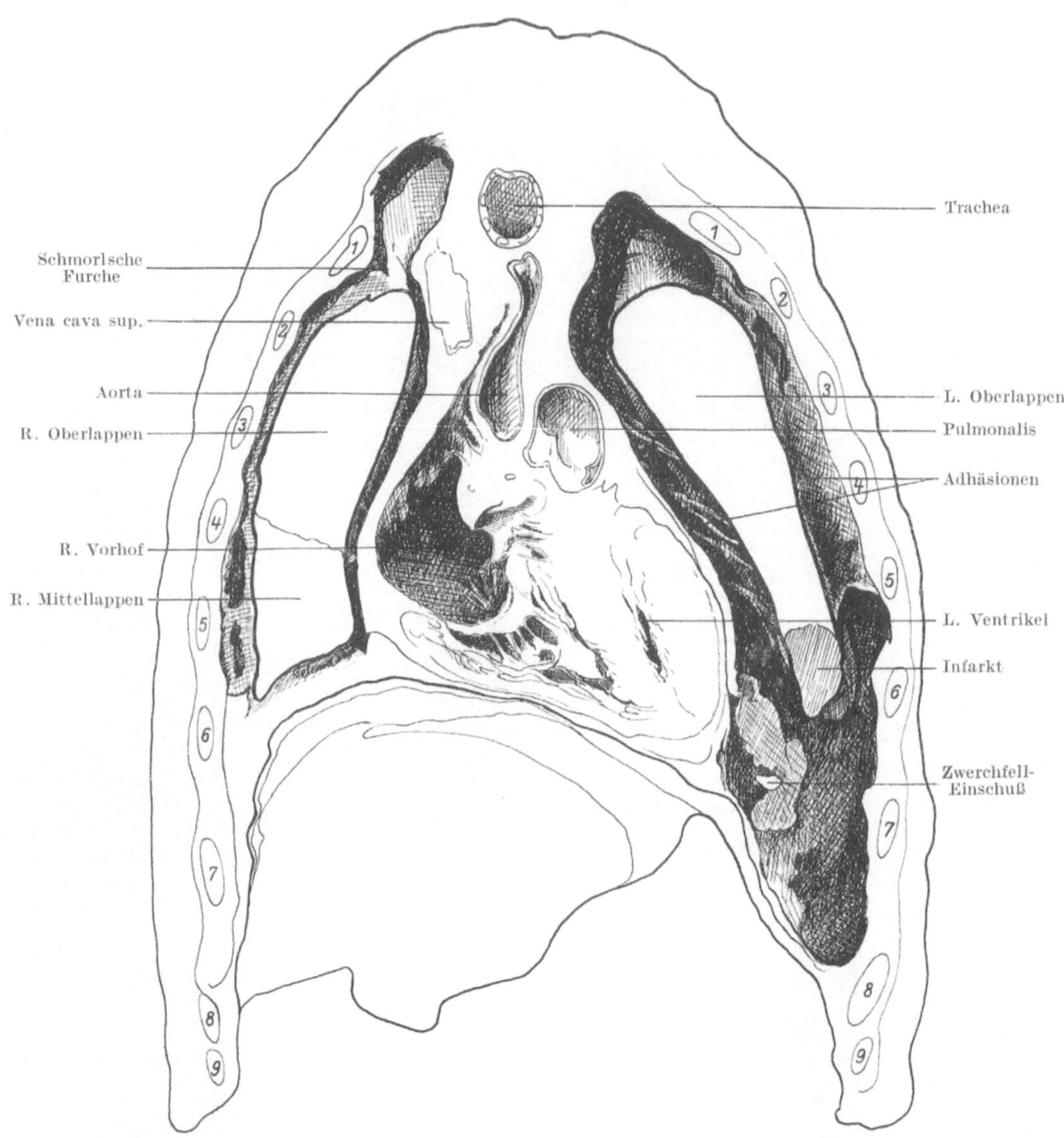

I. Schnitt. 2. Präparat. K.-N. 6242.

Das Herz ist in den hinteren Abschnitten des rechten Vorhofes und Ventrikels, die Pulmonalis im Klappengebiet zu übersehen. Linker Ventrikel und Aorta sind angeschnitten. Links unterhalb der Herzspitze liegt im durchbluteten mediastinalen Fettgewebe am Herzbeutel die Einschußwunde in das Zwerchfell. Die linke Zwerchfellhälfte ist schlaff und hängt beutelig in den Bauchraum, durch großen Bluterguß verdrängt. Die linke Lunge ist im Oberlappen getroffen. Sie ist durch alte fibröse Stränge an der Brustwand fixiert. Durch Pneumothorax ist sie überall, wo sie nachgibt, zusammengedrängt und sie steht weit vom Herzbeutel ab, zu welchem ebenfalls einige strangförmige Verwachsungen ziehen. Alle Stränge sind straff gespannt. In der Lingula Kontusionsinfarkt. Die rechte Lunge ist ebenfalls mit der Brustwand verwachsen. Die 1. Rippe bedingt unterhalb der Spitze eine tiefe Schmorlsche Druckfurche. Das Herz ist nach rechts verschoben, die Spitze ist gesenkt.

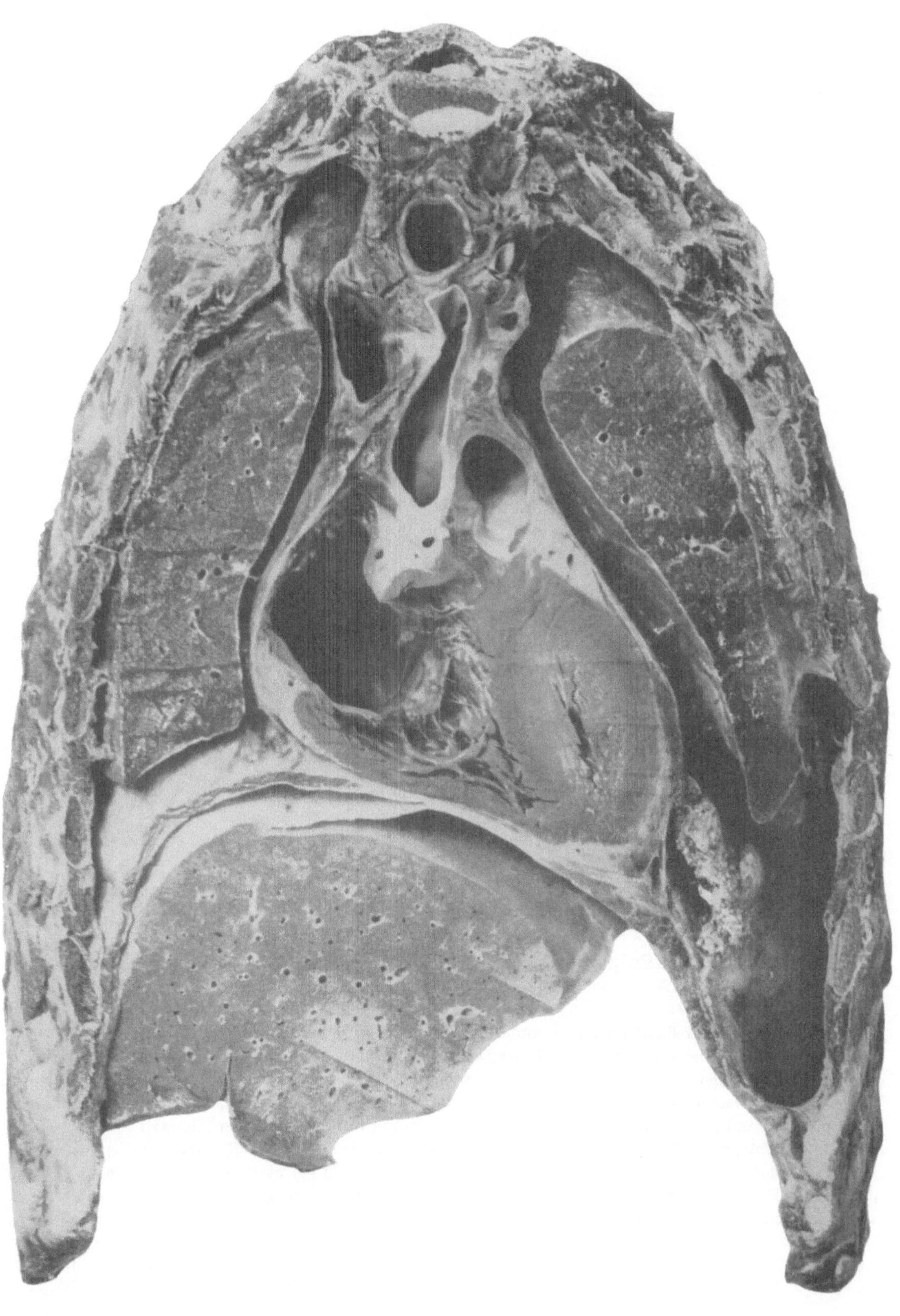

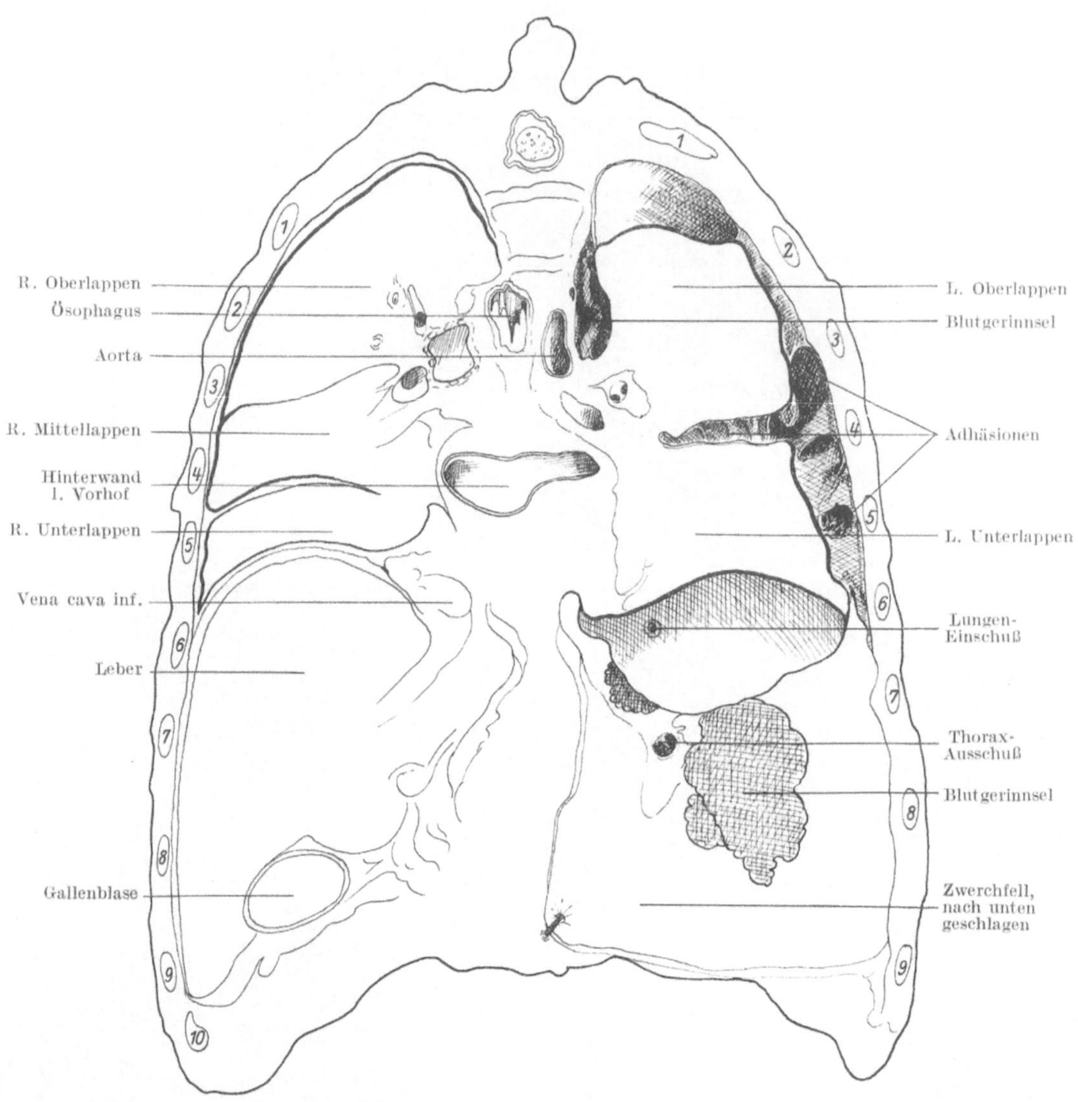

II. Schnitt. 3. Präparat. K.-N. 6243.

Die linke Zwerchfellhälfte ist nach unten geklappt. Sie hing als schlaffer, blutgefüllter Beutel in den Bauchraum. An der Hinterwand des Thorax sieht man noch dicke Blutgerinnsel, welche in der hinteren Zwerchfellnische liegen. Rechts neben den Gerinnseln ist der Ausschuß aus dem Thorax zu sehen. Darüber an der Basis der Lunge der Einschuß in die Lunge. Der Schußkanal durch die Lunge korrespondiert nicht mehr mit Ein- und Ausschuß des Thorax, da die Lunge durch Lufteintritt in den Thorax nach oben gegen den Hilus gedrängt ist. Die Abdrängung von der Brustwand wird durch straff gespannte Verwachsungsmembranen aufgehalten. Die freie Spitze der Lunge ist dagegen tief getreten. Zwischen Aorta und Lunge liegen ebenfalls noch Blutgerinnsel. Linker Ober- und Unterlappen sind gespreizt. Verwachsungsstränge zwischen ihnen zeigen Durchblutung.

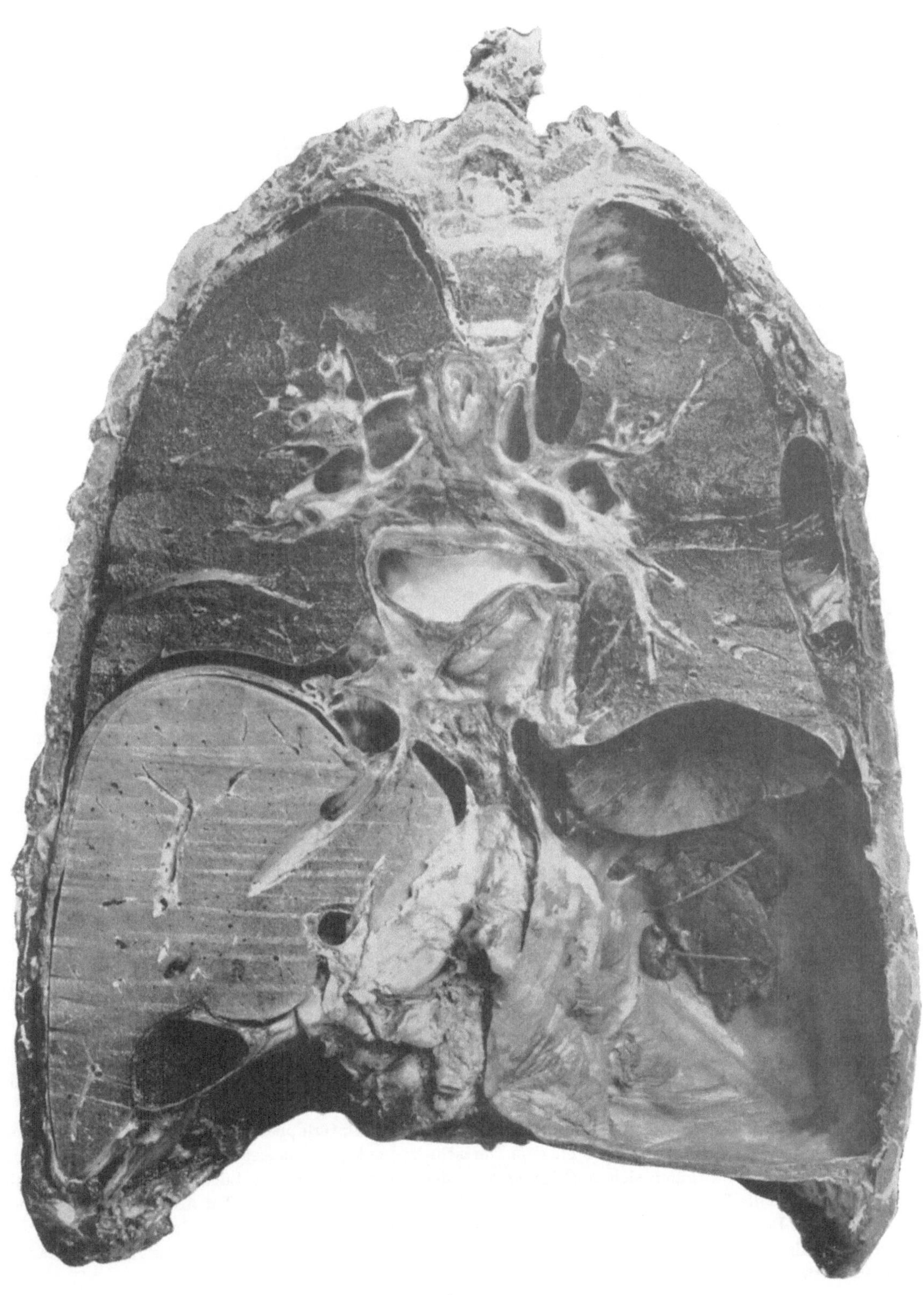

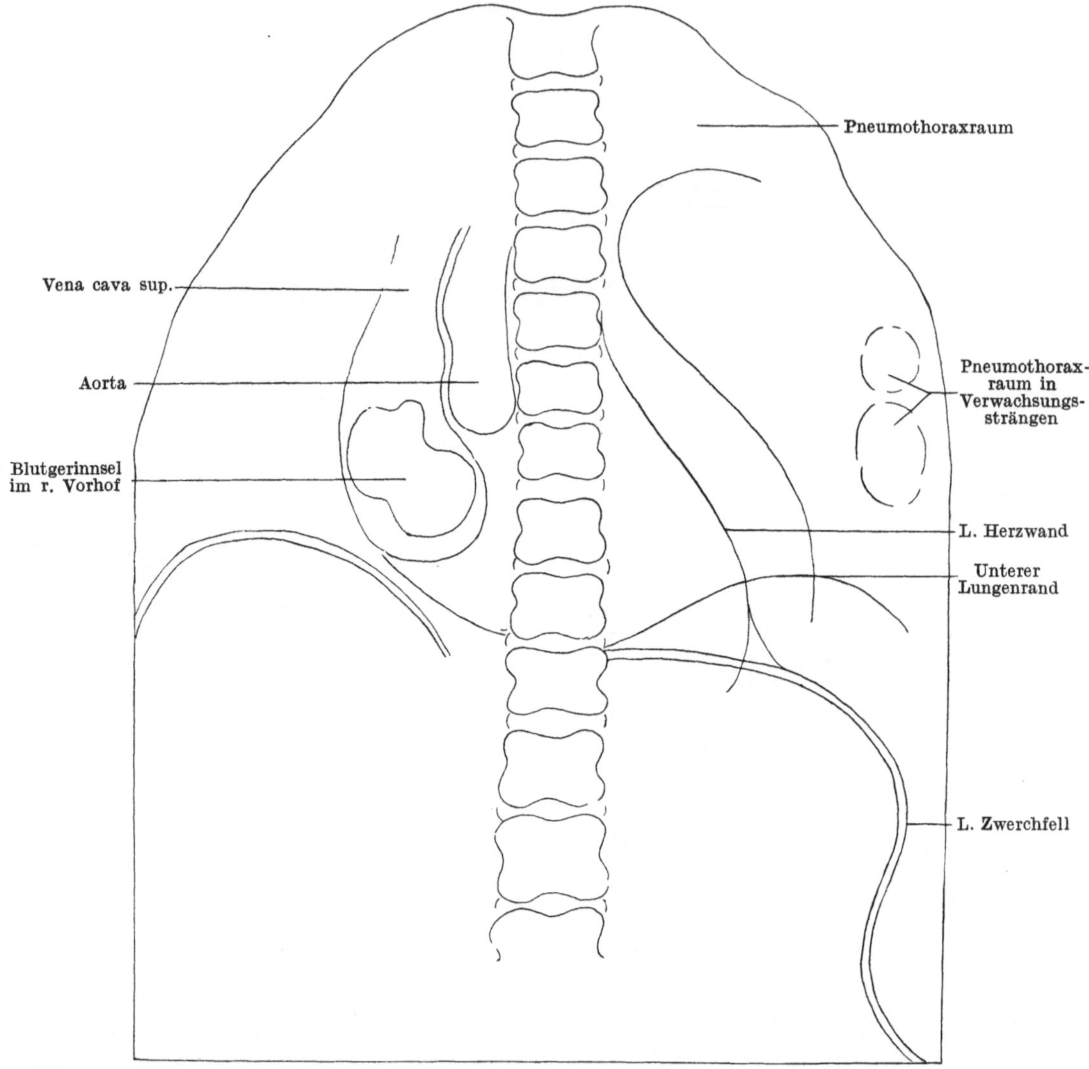

K.-N. 6241—6243.

Die Röntgenaufnahme des gehärteten Thorax zeigt das schlaffe Herabhängen des linken Zwerchfells, welches durch den linken Leberlappen zunächst noch wagerecht gehalten wird, dann aber fast rechtwinkelig nach unten abbiegt und breit von der Brustwand absteht. Über dem linken Zwerchfell zieht in breitem Abstande der Schatten des dicht infarzierten linken Unterlappens über den Herzschatten nach rechts. Die mediale Lungenseite ist breit vom Herzschatten entfernt, ebenso die Spitze der Lunge von der Pleurakuppel. Lateral finden sich Aufhellungen an der Brustwand, welche Luftkammern an den Stellen entsprechen, wo die Pleuraverwachsungen fehlten oder unterbrochen waren (s. Taf. 18). Der tiefe rundliche Schatten im Bereiche des rechten Vorhofes entspricht gehärteten Kruorgerinnseln in demselben. Die streifenförmige Aufhellung darüber rechts neben der Wirbelsäule ist die nach rechts verlagerte Aorta. Die Diastase zwischen rechtem Zwerchfell- und Leberschatten ist artefiziell.

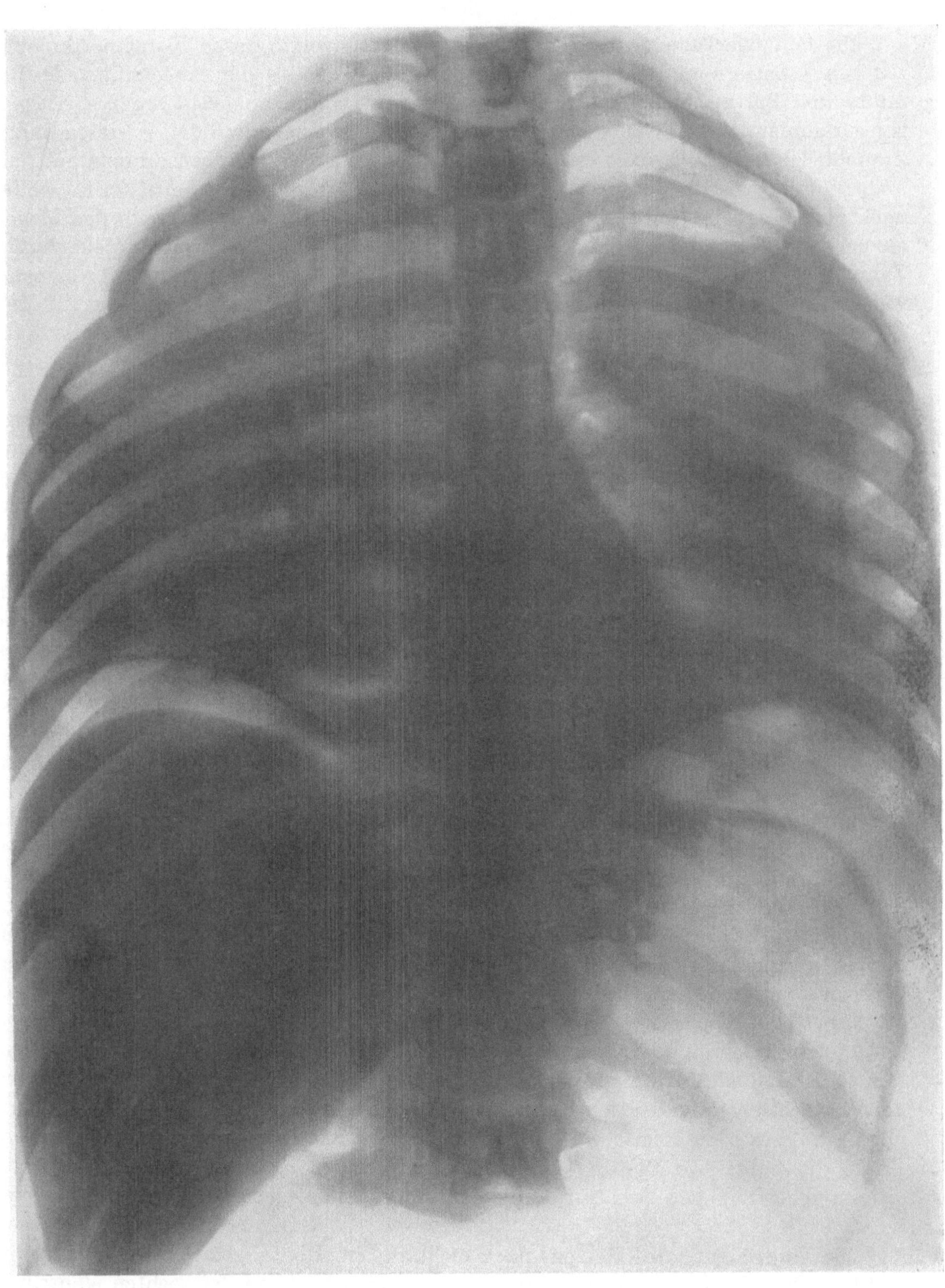

Epikrise.

Die Schußverletzung des Thorax (Selbstmord) erfolgte durch Karabinerprojektil aus naher Entfernung. Die Einschußwunde war größer als die Ausschußwunde und mit breitem Pulverschmauchhof umgeben. Der glatte Schußkanal geht vom 6. Zwischenrippenraum am oberen Rande der 7. Rippe (Knorpelgrenze) durch den vorderen linken Zwerchfell-Brustwandwinkel, wo die Lingula des linken Oberlappens gerade gestreift und (durch Brustwandquetschung?) geprellt wird. Der Schußkanal tritt weiter neben der Herzbeutelspitze durch das Zwerchfell in den Bauchraum, reißt den Magen an der Kante des oberen Fundus rinnenartig auf, tritt zum zweiten Male durchs Zwerchfell, weiter in die dem Zwerchfell anliegende Basis des linken Unterlappens, welcher an der hinteren Lungenkante den Ausschuß zeigt und verläßt den Thorax durch die linke 11. Rippe nahe der Wirbelsäule. Aus der hinteren Lungenausschußwunde quellen Blutgerinnsel, die sich in die Blutungen des Pleuraraumes direkt fortsetzen.

Der Pneumothorax hat sogleich eine Retraktion der Lunge verursacht. Die Lunge war an der Basis und den untersten Abschnitten des Unterlappens frei von Adhäsionen und hat sich nach oben zurückgezogen. Dadurch verläuft der Schußkanal der Lunge nicht mehr in der Achse des Thoraxein- und ausschusses, sondern beträchtlich höher. Auch der Kontusionsinfarkt in der Lingula des linken Oberlappens liegt nicht mehr im Bereiche des Thoraxeinschusses, sondern 3—4 cm höher.

Die hauptsächlichsten alten flächenhaften Adhäsionen der linken Lunge sitzen an der ganzen Außenfläche derselben bis vorn an das Brustbein heran. Daher ist die Verdrängung der Lunge nach hinten, wie sie bei Pneumothorax erwartet werden mußte, nicht erfolgt. Die Lunge ist aber überall hiluswärts zusammengeschnurrt, wo Adhäsionen sie nicht behinderten. So sehen wir sie von der Pleurakuppel nach abwärts, vor allem aber im ganzen Verlauf vom Herzen und großen Gefäßen abgedrängt, wo nur vereinzelte Adhäsionen bestehen. Der Zug, der an allen Verwachsungssträngen und -membranen ausgeübt wird, zeigt sich in der straffen Ausziehung derselben. An der Außenwand des Thorax zeigen die Verwachsungen zwischen dem Bereich des Ober- und Unterlappens größere Lücken, welche bei der auf dem Rücken liegenden Leiche ebenfalls mit Luft gefüllt gewesen sein müssen und daher auch im Röntgenbild Aufhellungsbezirke erkennen lassen.

Durch den nivellierenden Einfluß des Pneumothorax hat sich der Bluterguß horizontal eingestellt; bei dem liegenden Kranken mußten sich daher die Blutmassen längs der hinteren Lungenfläche ausbreiten. Das ist auch noch am anatomischen Präparat zu erkennen, wo nicht nur unter und hinter dem retrahierten Unterlappen sich dicke Blutgerinnsel finden, sondern auch noch hinter dem Oberlappen, wo sie medial neben der Aorta zum Vorschein kommen. Auch in den seitlichen Kammern der Verwachsungen finden sich Blutkoagula. Der Unterlappen ist, was auf den Bildern nicht gezeigt werden konnte, im Bereiche des Schußkanales bis an die unterste hintere Kante durch massige Blutung infarziert. Infolgedessen gibt die Lunge hier einen dichten scharfrandigen Schatten auf dem Röntgenbilde, der den Herzschatten quer schneidet.

Die Verdrängung des Herzens nach rechts ist im Röntgenbilde nicht nur an der vollständigen Verlagerung des rechten Vorhofes einschließlich der rechten Ventrikelbasis auf die rechte Seite der Wirbelsäule zu erkennen, sondern auch an dem ganz rechts gelegenen Aufhellungsbezirk der (an der Leiche leeren) Aorta.

Krankenblatt.

R., 22 Jahre alt.

3. 5. 20. Selbstmordversuch aus Liebesgram.

Befund: Kräftiger 22jähriger Mann in gutem Ernährungszustand. Brustschuß linke Brustseite. Einschuß: in Herzspitzenhöhe ca. 1 fingerbreit außerhalb der Brustwarzenlinie. Ausschuß: Rücken etwa in gleicher Höhe. Verband nicht durchblutet. Puls 84 voll, einmal Erbrechen (Speisereste). Leib weich, nicht druckempfindlich.

Befinden wesentlich unverändert. Keine Blutung durch den Verband, kein Emphysem, Leib normal, Puls 90.

4. 5. 20. Plötzliche Verschlimmerung des Zustandes, Zeichen innerer Blutung. Puls klein und erheblich beschleunigt. Leib druckempfindlich.

Tod an Verblutung in die Brusthöhle.

Ventilpneumothorax.

Obduktionsprotokoll.

Leiche eines 1,70 m großen, kräftig gebauten Mannes in gutem Ernährungszustande, von kräftiger Muskulatur und Knochenbau. Totenstarre vorhanden. An den Bauchdecken grünliche Verfärbung. An der linken Brustseite findet sich unterhalb der 6. Rippe, $8^1/_2$ cm von der Mittellinie entfernt, eine etwas über kaliberdicke Lochwunde mit leicht eingestülptem Rande und einem braunrötlichen schmalen Wundsaum. Die Wunde ist von einem $2^1/_2$—3 cm messenden, rundlichen Pulverschmauchhof umgeben. Aus der Wunde nach links seitlich läuft eine Straße flüssigen Blutes. Auf der Rückseite der Leiche findet sich handbreit unter dem Schulterblattwinkel und gut fingerbreit von der Mittellinie nach links eine nur wenig größere, leicht trichterförmig gestaltete Wunde mit kleinen grauen Gewebsfetzen an dem Wundrande. In etwas über Fünfmarkstückgröße schimmert die Haut in der Umgebung der Wunde bläulich durch. Es wird nun zunächst die Hautwunde umschnitten. Nach Abpräparieren derselben zeigt sich im 6. Interkostalraum ein der Hautwunde entsprechendes kaliberdickes Loch in der Zwischenrippenmuskulatur, welches am Rande leicht nekrotisch und schwärzlich aussieht. Zwerchfellstand rechts in Höhe der 4. Rippe, links 5. Interkostalraum.

Därme vom großen Netz bedeckt, halb gebläht. Leber überragt den Rippenrand nur wenig. Im kleinen Becken rötliche Flüssigkeit, welcher schleimig breiige Flocken beigemengt sind. Die Farbe der Flüssigkeit ist so dunkelrot, daß an richtige Blutbeimengung gedacht werden muß; die breiigen Bestandteile lassen an Mageninhalt denken. Bei Herausnahme des Dünndarms finden sich dabei im Mesenterium mehrere verkalkte und verschiedene vergrößerte, aber nicht verkalkte Lymphdrüsen. Wurmfortsatz ist frei. Stark geschlängeltes S-Romanum. Die Milz zeigt eine eigentümliche Deformierung, indem sie durch eine sehr tiefe Einkerbung hakenförmig gekrümmt ist; die Kapsel ist gerunzelt. Die Milz besitzt im übrigen annähernd gewöhnliche Größe, wird nicht seziert. Nebennieren flach, groß, wenig Lipoid, von blaßgelber Farbe, breites Mark. An den gehärteten Nieren, welche von regelrechter Größe sind, keine Besonderheiten. Blase fest kontrahiert; nur Spuren von Urin in der Blase. Schleimhaut der Blase stark gefaltet. Prostata ziemlich groß. In der Samenblase links wenig Samenflüssigkeit, rechts etwas mehr. Im Mastdarm dickbreiiger Kot; Schleimhaut zeigt auffallend reichlich hervortretende graue Lymphknötchen, die auch an der Ileozökalklappe und im weiteren Ileum hervortreten, nach der Mitte zu aber schon weniger werdend. An Hoden und Nebenhoden links keine Besonderheiten. Im Magen und Duodenum gelblicher Speisebrei. Gallenwege durchgängig. Galle dunkel und zähflüssig. Schleimhaut des Magens gewulstet. Am oberen Fundusteil an der Kante ist der Magen durch die Schußverletzung rinnenförmig aufgerissen. Die Schußverletzung ist kleinfingerkuppengroß mit Durchblutung und Ablösung der Schleimhaut in der Nachbarschaft. Oberhalb der rechten Nebenniere ist der Schuß anscheinend durch den Zwerchfellansatz und den komplementären Raum weitergezogen. In der Zwerchfellkuppe findet sich ein etwas schräggestelltes Loch von Fünfpfennigstückgröße. Das rechte Zwerchfell hängt schlaff wie eine Beutelwand nach unten. Das Pankreas zeigt keine Besonderheiten. Die Bauchaorta ist klein, schmal, von glatter Innenfläche.

In der linken Brusthöhle findet sich viel freie, fast rein blutige Flüssigkeit; die absolute Menge ist nicht mehr genau zu schätzen, da aus den Schußöffnungen viel ausgelaufen ist. Der Herzbeutel ist mit dem Herzen völlig verklebt durch ältere Stränge, die sich aber noch lösen lassen. Eine sichtbare Verletzung des Herzbeutels besteht nicht. Die Schußverletzung des Zwerchfells bleibt ca. 2 cm von der Herzspitze entfernt. In der Nachbarschaft dieser Schußöffnung und der Herzspitze wölbt sich durchblutetes Fettgewebe gegen den Pleuraraum vor. Auch neben dem linken Ventrikel zieht eine Blutung zwischen Pleura und

Herzbeutel ein Stück weit in die Höhe. Im rechten Vorhof des kräftig totenstarren Herzens sehr viel Kruor, aber keine Speckgerinnsel, ebenso in der Cava superior, Arteria pulmonalis und im linken Vorhof. Die linke Kammer ist leer. An den Klappen keine Besonderheiten. Rechts bestehen ausgedehnte ältere Verwachsungen der Lungenpleura mit dem Brustkorb, nur die Zwerchfellfläche und die oberste Lungenspitze sind frei davon. Links ebenfalls ältere Verwachsungsstränge, welche angespannt vorliegen, da die Lunge sowohl von der Kuppe her wie auch vom Herzen und von der Rippenwand durch den Pneumothorax abgedrängt ist. Außerdem finden sich in den hinteren Abschnitten des Pleuraraums bis oben fast zur Spitze reichende dicke Blutgerinnsel. Die Verwachsungen sind z. T. rotsulzig infiltriert. Am untersten Zipfel des linken Lungenoberlappens findet sich eine keilförmige Verhärtung, welche auf der Schnittfläche von schwarzroter Farbe ist. Eine Verletzung der Pleura oder ein Schußloch in der Lunge ist jedoch nicht zu erkennen. Die linke Lunge ist im ganzen lufthaltig, etwas blaß. An der Zwerchfellseite des Unterlappens findet sich ein bleistiftgroßes Loch, welches kleine Pleurafetzen umsäumen. Die Lunge fühlt sich an dieser Stelle sehr derb an und zeigt auf der Schnittfläche hämorrhagische Infarzierung. An der Rückseite des Unterlappens findet sich ein zweites kleinfingerkuppengroßes Loch, in welchem ein Blutpfropf sitzt, der sich in die Blutgerinnsel der Pleurahöhle direkt fortsetzt. Der ganze Schußkanal ist etwa 3 cm lang. Dicht unter der Lunge sieht man in der Pleura costalis ein ebenso großes Loch, in welchem man eine durchschossene Rippe sieht und fühlt. Es handelt sich um die 11. Rippe, welche nahe der Wirbelsäule unter Absprengung kleiner Knochensplitter ziemlich glatt durchschlagen ist. An Bronchien und Gefäßen sonst kein besonderer Befund. Die rechte Lunge ist sehr blutreich, ohne Herdbildung. Luftröhre o. B. Aorta o. B.

Pneumothorax. Chronische Phthise.

68jähriger Mann. K.-N. 4740, 4741.

Klinische Diagnose: Fehlt, gestorben im Flüchtlingsheim nach Austausch aus Internierungslager. (Kein Krankenblatt.)

Hauptleiden: Kavernöse Phthise.

Todesursache: Pneumothorax bei vorgeschrittener Tuberkulose.

Pathologisch-anatomische Diagnose: Chronische ulzeröse Phthise beider Lungen mit faustgroßer Kaverne der rechten Lungenspitze. Zirrhotische zentrale Herde rechts im Unterlappen. Käsig exsudative konfluierende Bronchopneumonie in beiden Unterlappen, in der Lingula und im rechten Mittellappen mit akuten Zerfallshöhlen. Mehr chronische Phthise mit kleinen Kavernen und umgebenden käsigen Bronchopneumonien im linken Oberlappen. Durchbruch einer subpleuralen Kaverne der Lingula. Pneumothorax. Frische eitrige Pleuritis links. Obliteration der rechten Pleurahöhle. Emphysem. Verlagerung des Herzens nach rechts. Starke Kyphose der oberen Brust- und Halswirbelsäule, Hühnerbrust. Retraktion der vorderen rechten, Ausbuchtung der linken Thoraxwand. Braune Atrophie des Herzens, der Milz. Fettleber. Chronische und frischere fibrinöse Strangbildung des Peritoneums. Keine Darmgeschwüre. (Obduktionsprotokoll s. S. 75.)

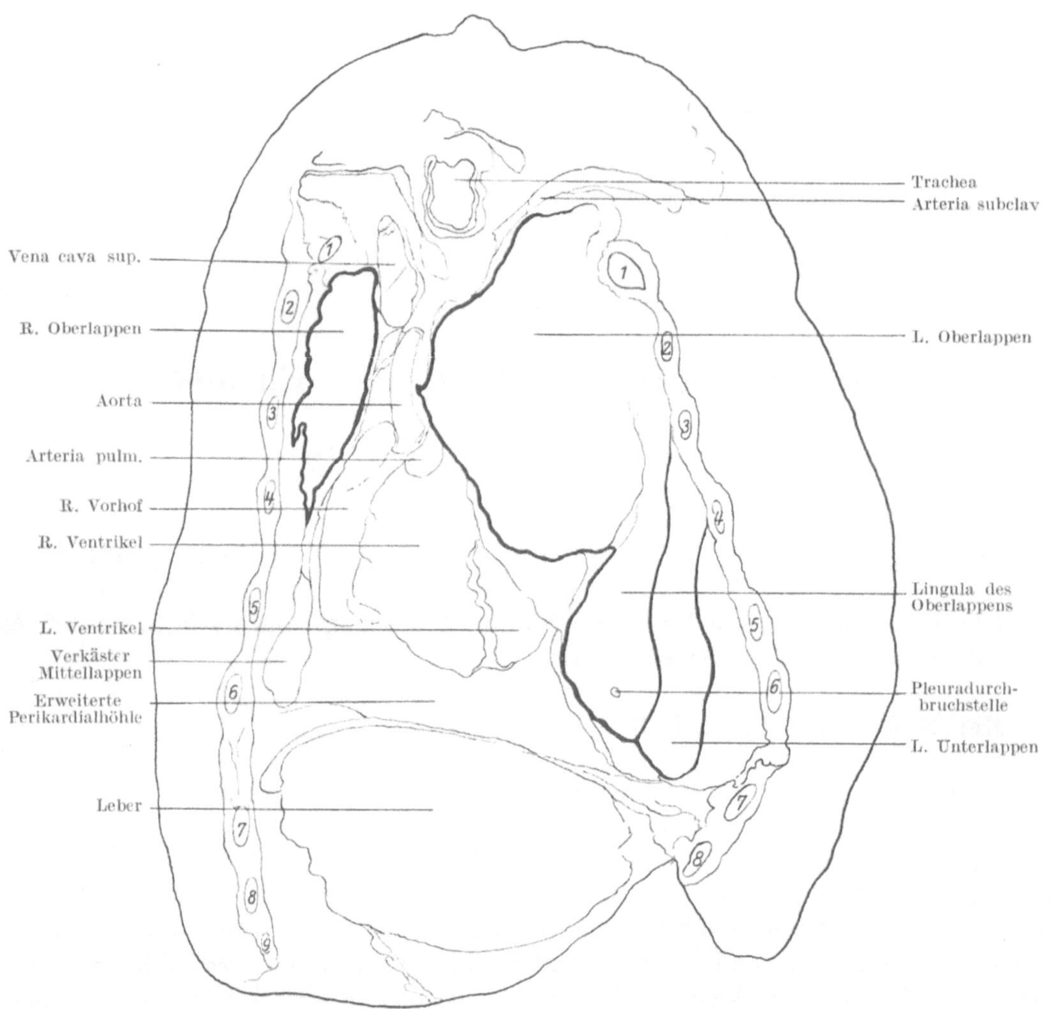

I. Schnitt. 2. Präparat. K.-N. 4741.

Linkerseits besteht ein Pneumothorax. An der Spitze der Lingula des linken Oberlappens Durchbruch einer subpleuralen akuten käsigen Zerfallshöhle (Sonde). Kompression der linken Lunge und Verdrängung derselben nach medial gegen den Hilus. Keine Verdrängung nach oben, da Lingula am Herzbeutel und unterer Lungenrand am Zwerchfell fixiert sind. Tiefstand des linken Zwerchfells. Verdrängung des stark atrophischen Herzens mit dem vorderen Mediastinum nach rechts. Sehr weite Perikardialhöhle, in welcher Hydrops bestand. Auswölbung der linken Brustseite. Retraktion der rechten Brustwand und schwielige Pleuraverwachsungen. Retraktion der rechten Lunge, welche nur im Oberlappen angeschnitten ist. Ödem, Emphysem und käsige Bronchopenumonien beider Lungen.

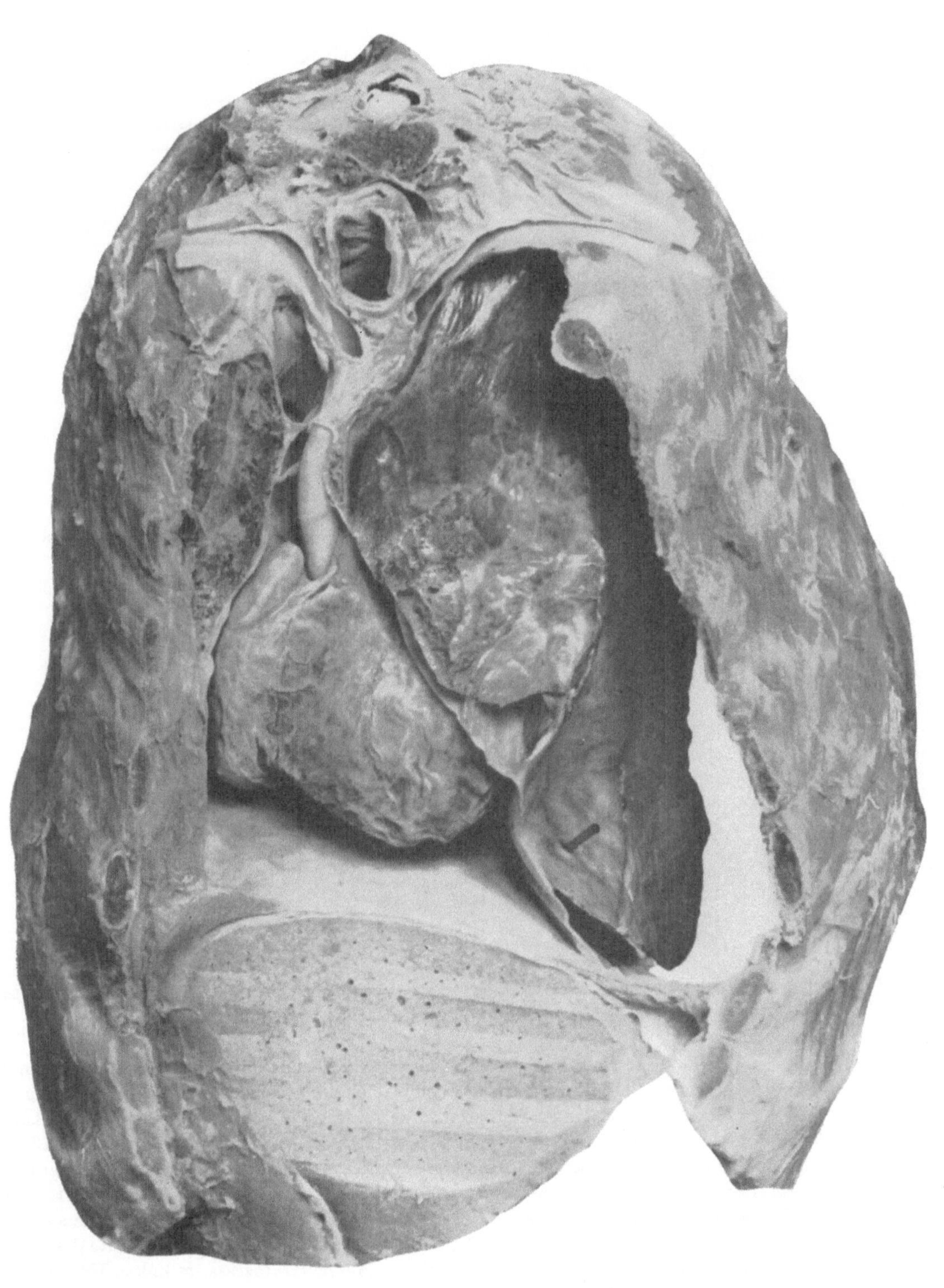

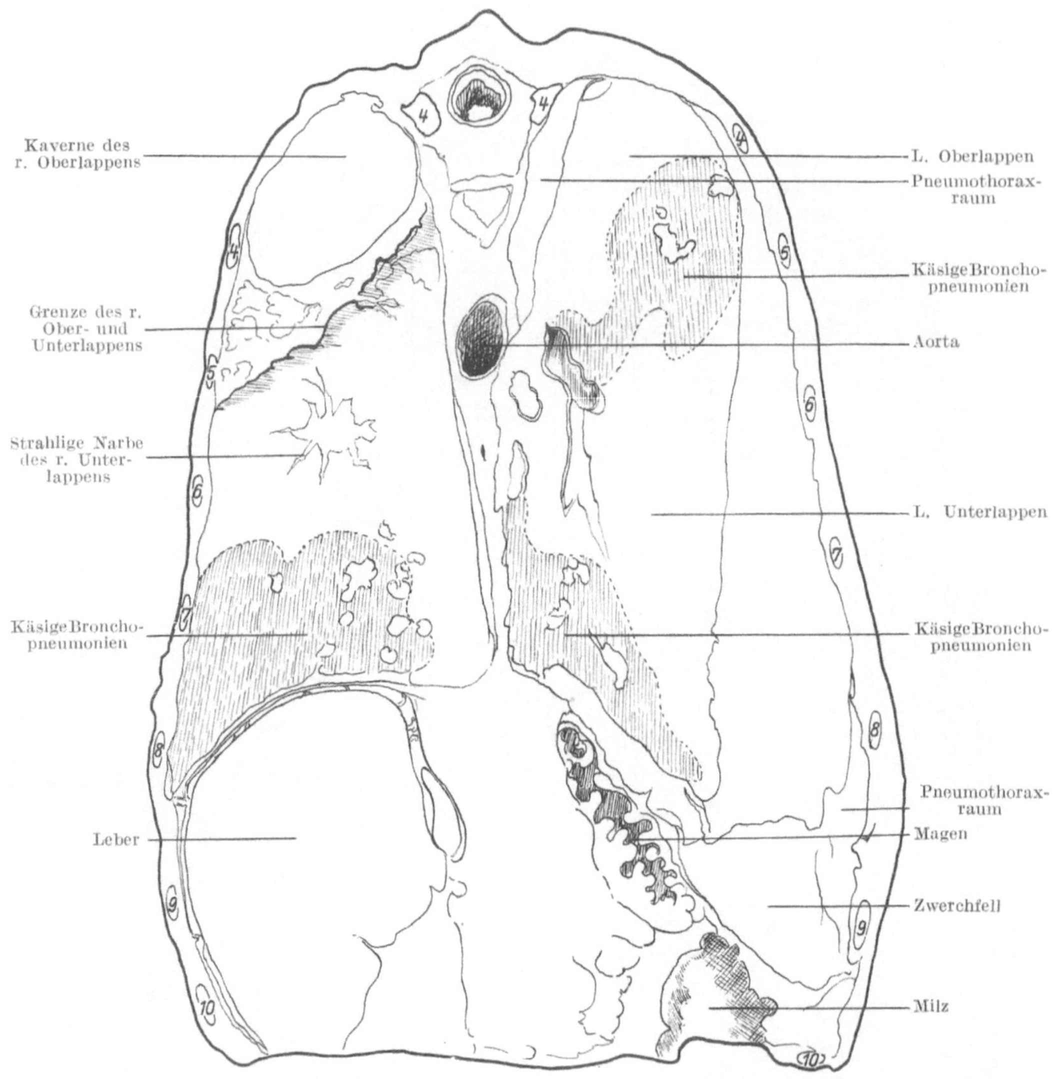

II. Schnitt. 3. Präparat. K.-N. 4740.

Der Thoraxschnitt geht dicht vor der Wirbelsäule her. Beide Lungen in größter Ausdehnung durchschnitten. Linkerseits ist unten die Verbreiterung des komplementären Raumes und die Verdrängung der Lunge nach medial zu sehen. In den oberen Abschnitten wegen fester Verwachsungen der Lungenkuppe mit der Thoraxkuppel keine wesentliche Verdrängung; dagegen Lunge von der Wirbelsäule oberhalb des Hilus abgedrängt. Der Unterlappen ist an seinem scharfen Rande mit dem Zwerchfell verklebt, daher keine wesentliche Aufwärtsbewegung der Lunge. Die gesamte rechte Spitze ist durch eine über faustgroße Kaverne eingenommen. Unterhalb derselben liegt neben den größeren Bronchien des Unterlappens eine strahlige fibröse Narbe, anscheinend von einem ausgeheilten Reinfekt herrührend. In der unteren Hälfte des Unterlappens käsige Bronchopneumonie mit akuten Zerfallshöhlen. Ähnliche Prozesse im linken Unterlappen, paravertebral, sowie im Oberlappen subapikal.

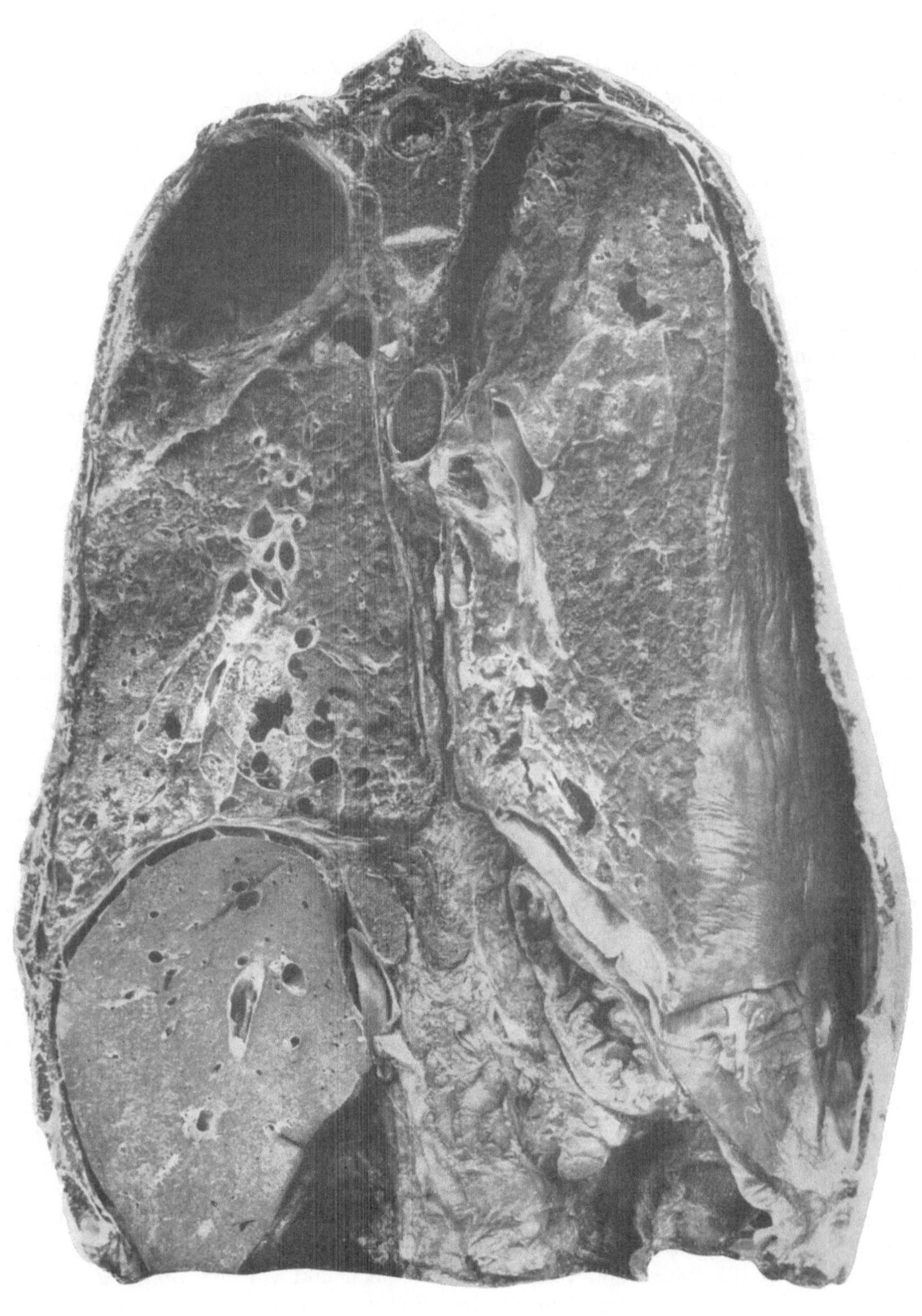

Epikrise.

Der 68jährige Mann ist als Zivilgefangener lange Zeit in rumänischer Internierung gewesen und hat daher wohl stark unter Nahrungsmangel zu leiden gehabt. Er ist bald nach seiner Wiederauslieferung im Flüchtlingsheim gestorben. Ein Krankheitsbericht fehlt.

Es bestand eine starke Kyphose der oberen Brust- und unteren Halswirbelsäule mit Vortreibung des Brustbeines, so daß eine Art Hühnerbrust sich entwickelt hatte, wobei das Brustbein etwas nach links disloziert war. Offenbar mit beeinflußt durch die dadurch bewirkte Raumbeengung im rechten oberen Thoraxraum hatte sich in der rechten Lungenspitze eine chronische Phthise entwickelt, die zu der großen Kaverne geführt hat, welche den gesamten Kuppelabschnitt der rechten Lunge einnimmt, die aber im ganzen gereinigt und von schwieligem Narbengewebe umschlossen ist. Die darunter befindliche Lungennarbe im Zentrum des rechten Unterlappens nahe dem Hilus erinnert anatomisch an einen ausgeheilten Reinfekt. Die gesamte Lunge ist, wie so oft bei Wirbelsäulenverkrümmungen, sehr stark anthrakotisch, außerdem besteht ausgesprochenes Emphysem mit diffuser Bronchektasie mäßigen Grades. Die Hilusdrüsen sind ebenfalls anthrakotisch, ohne stärkere phthisische Veränderungen, vor allem ohne Verkäsung. Auch eine Verkalkung ist nicht zu sehen oder zu fühlen. Jedoch ist eine vollständige Kontrolle der Drüsen wegen der Lage des Schnittes nicht möglich gewesen.

An diese chronische Lungenphthise hat sich, voraussichtlich im Gefolge der Entbehrungen und Strapazen während der Internierung, eine käsig exsudative Phthise angeschlossen, welche in Gestalt von konfluierenden, käsigen Bronchopneumonien mit zentralem Zerfall und Bildung frischer Höhlen sich vorwiegend in den unteren Abschnitten beider Lungen, in der Lingula des linken Oberlappens, im rechten Mittellappen, sowie linkerseits auch im Oberlappen in den subapikalen und zentralen Abschnitten entwickelte. Die größten käsigen Herde sitzen basal im rechten Unterlappen, wo die Pleura fest mit Zwerchfell und Brustwand verlötet ist. Ebenso sind der vordere rechte Lungenrand im Bezirk des Mittellappens, weiter die Spitze der Lingula, die Basis des linken Unterlappens paravertebral und die Kuppe des linken Oberlappens mit dem parietalen Pleurablatt fest verwachsen, so daß ganz offenbar die Abschnitte von der exsudativen finalen Phthise bevorzugt sind, welche durch Verwachsungen weniger gut ventiliert und vom Blut- und Lymphstrom versorgt wurden. Besonders an der linken Lunge sind die noch frei beweglichen Abschnitte auch von phthisischen, wenigstens käsigen Veränderungen verschont geblieben.

Die in der fixierten und emphysematös geblähten Lingula, die an und für sich ja nur einen sehr dünnen Lungenabschnitt darstellt, sich bildenden käsigen Prozesse haben schnell die Pleura erreicht und schließlich zu umschriebener Nekrose gebracht. Dem aus dieser Perforation sich speisenden Pneumothorax hat die Lunge durch Kollaps in Richtung auf den Hilus überall Folge gegeben, wo sie durch Verwachsung nicht behindert war. Die vorher erwähnten Verwachsungen fixierten die Lunge zum Teil am Zwerchfell, ferner am Herzbeutel, an der Kuppe und hinten, so daß die Lunge nur in den unteren $^2/_3$ nach medial und in den oberen Abschnitten nach hinten gedrängt werden konnte, die Retraktion von unten nach oben und von der Spitze gegen den Hilus jedoch ausgeblieben ist. Nur an der Wirbelsäulenseite der Lungenkuppe hat ebenfalls eine Abdrängung der Lunge stattgefunden, da die Spitzenverwachsungen nur die Außenbezirke der Lungenkuppel betreffen. Die eigentliche Pleurakuppel wird nebenbei nicht vom 1. Rippenring, sondern wegen der Abbiegung der Wirbelsäule nach vorn vom 3. und 4. Rippenring gebildet. Das linke Zwerchfell ist, da ohne Verklebungen im komplementären Raum, besonders breit abgedrängt. Die Rippenfellentzündung, die eine unausbleibliche Folge des Kavernendurchbruches sein mußte, ist noch ganz frisch und auf die untere Lungenhälfte beschränkt, da der Tod offenbar sehr bald nach Einsetzen des Spontanpneumothorax erfolgt ist.

Die auffällige Weite des Herzbeutels, der viel klare, gelbliche Flüssigkeit enthielt, ist bei der hochgradigen Herzatrophie mit Wahrscheinlichkeit als marantisches Hydroperikard zu deuten. Die Herzatrophie übersteigt das Maß der einfachen senilen sowie der bei Phthisikern beobachteten Atrophie, so daß sie mehr in das Bild der Kriegsödemkrankheit hineingehört.

Obduktionsprotokoll.

Leiche eines 1,58 m großen Mannes von grazilem Körperbau; Muskulatur und Fettpolster mäßig entwickelt; Hühnerbrust. Starke Krümmung der Halswirbelsäule nach vorn. Am linken Schienbein handtellergroße, bräunlich indurierte Narben. Die Leiche wird ca. 12 Stunden nach dem Tode durch Vena femoralis mit 7 l Formalin injiziert und 24 Stunden später nach gut vollzogener Härtung obduziert.

Leber überragt 1 Querfinger breit den unteren Rippenbogen. Därme zeigen zahlreiche Fibrinauflagerungen und strangförmige Verwachsungen. Auf Darmserosa und Mesenterium kleine weiße Knötchen. Linke Niere leicht abziehbare Kapsel, Gewicht 105 g (injiziert!). Schnittfläche deutliche Zeichnung, keinerlei krankhafte Veränderungen. Blase gut kontrahiert, enthält trüb-rötlichen Urin. Hoden klein, o. B. Thorax wird im Zusammenhang mit Milz, Leber, Magen und rechter Niere herausgenommen. Im Dickdarm keinerlei Geschwürsbildung.

Nach Eröffnung des vorn hühnerbrustartig auslaufenden Brustkorbes dicht hinter dem Brustbein, zeigt sich, daß linkerseits ein Pneumothorax besteht. Die Lunge ist völlig zurückgesunken und zurückgedrängt in Richtung auf die Lungenwurzel zu. Der komplementäre Raum ist muldenförmig ausgebuchtet. Das Zwerchfell nach unten gedrängt. Im Bereiche des Oberlappens bestehen einige Stränge, die die Lunge noch in der Richtung auf den Brustkorb fixieren. An der Spitze der Lingula zeigt sich eine abszeßartige, unter der Pleura liegende Stelle, welche ein Pleuraloch aufweist, aus welchem der Pneumothorax hervorgegangen zu sein scheint. Die Spitze der Lunge ist weit adhärent. Von der linken Lunge ist nur wenig zu sehen; soweit sie angeschnitten ist, sieht man einzelne käsige Partien in derselben. Soweit zu überblicken, ist die Lunge ringsherum adhärent. Die ganze rechte Brustkorbhälfte erscheint kleiner als die linke.

Das Herz, welches außerordentlich klein und atrophisch aussieht, zeigt stark geschlängelte Gefäße und großen Fettmangel unter dem Perikard. Es ist sehr weit nach rechts hinüber verschoben.

Der 2. Schnitt trifft beide Lungen in ihren größten Ausdehnungen. Dabei zeigt sich, daß die ganze rechte Lunge durch schwere kavernöse Phthise zerstört ist und der rechte Oberlappen in seiner oberen Hälfte so gut wie ganz durch eine Kaverne ersetzt wird, der Unterlappen auch überall kavernöse Prozesse in käsigen Bronchopneumonien aufweist. Der ganze Pleuraraum ist obliteriert. Die linke Lunge zeigt in den hinteren und unteren Abschnitten ganz leichte pleuritische Trübung. In der Spitze findet sich auf der Schnittfläche eine kirschgroße Kaverne mit dicken Kavernenbalken. Auch im Unterlappen einige kavernöse Hohlräume im Bereich azinös-käsiger Herde.

Pneumothorax.

34jähriger Mann. K.-N. 6402—6404.

Klinische Diagnose: Dementia praecox. Tuberkulose der Wirbelsäule. Kalte Abszesse in der Gegend der Wirbelsäule. (Krankenblatt s. S. 87.)

Hauptleiden: Käsige Bronchopneumonien, ulzeröse Darmtuberkulose. Tuberkulöse Wirbelkaries.

Todesursache: Linksseitiger Pneumothorax.

Pathologisch-anatomische Diagnose: Linksseitiger Pneumothorax, lobulär-käsig-pneumonische Herde in beiden Lappen der linken Lunge mit ausgedehnter Einschmelzung einzelner Herde bis an die Pleura, fibrinöse Pleuritis über der ganzen linken Lunge. Azinös-nodöse Herde in der rechten Lunge, völlige Verwachsung der rechten Lunge mit der Brustwand. Tuberkel in den Bifurkationslymphdrüsen. Zahlreiche tuberkulöse Geschwüre des Dünn- und Dickdarms; Serosatuberkel am Dünndarm. Verkäsung mesenterialer Lymphdrüsen. Tuberkulöse Karies des 1. Brustwirbels; tuberkulöse Pachymeningitis spinalis in der Höhe dieser Wirbel; tuberkulöse Fisteln in der Haut beiderseits neben den unteren Brust- und oberen Lendenwirbeldornen. Zystizerken von meist Erbsengröße in der Herzwand, unter dem Epi- und Endokard, sowie im Zwerchfell und in der Rückenmuskulatur. Starke Verfettung der Leber. Zahlreiche Tuberkel in der Milz. Thromben in den Prostatavenen, in der rechten Vena femoralis bis zur Vena iliaca com. dextr., Ödeme der Beine, besonders des rechten. Reitender Embolus in der linken Lunge. Hochgradige Abmagerung. (Obduktionsprotokoll s. S. 87.)

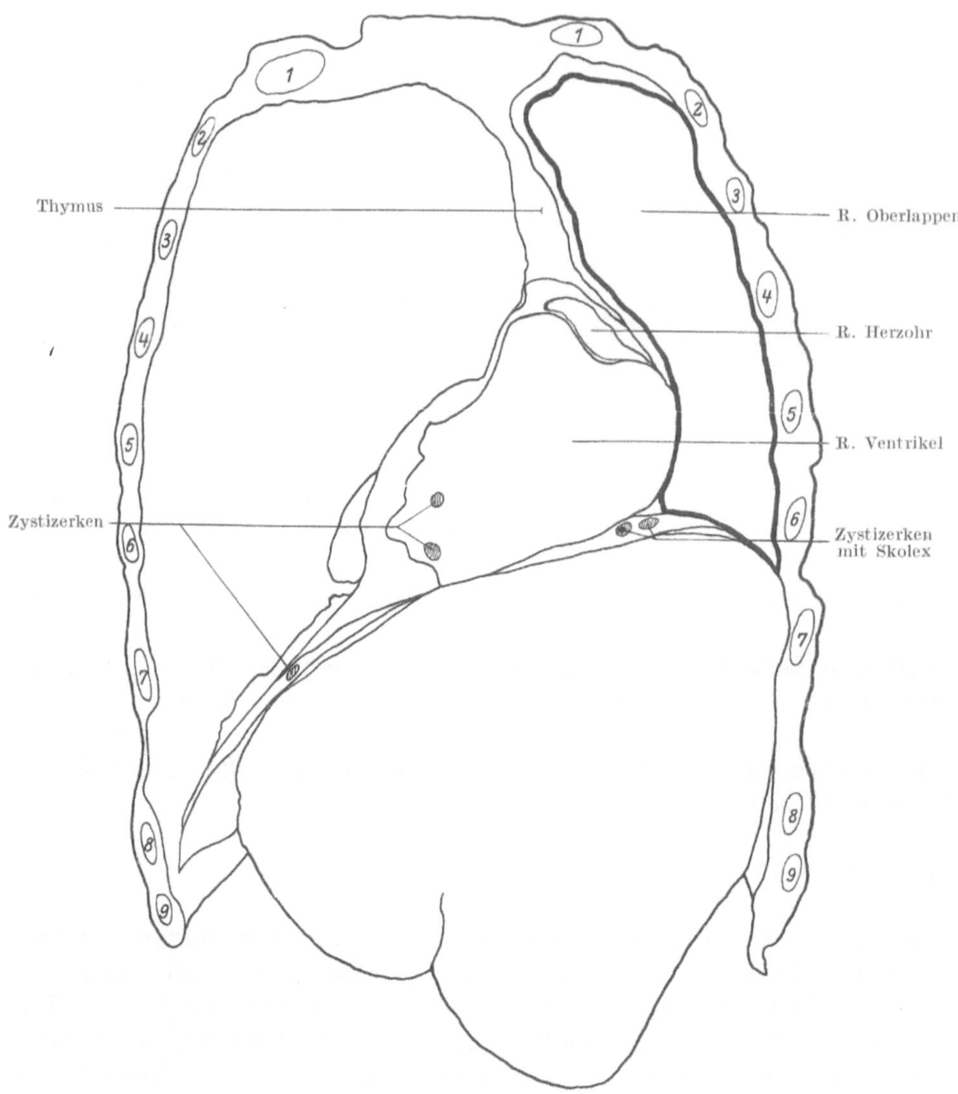

I. Schnitt. 1. Präparat. K.-N. 6402.

Der vorderste Thoraxwandabschnitt hinter dem Brustbein ist von innen her zu übersehen. Vom Herzen liegt nur der basale Teil der Vorderwand des rechten Ventrikels und Conus pulmonalis vor. Herz und Mediastinum sind durch Spontanpneumothorax scharf nach rechts gedrängt. Der vorliegende linke Pleuraabschnitt ist leer, da die linke Lunge durch Luft bei dem liegenden Kranken nach hinten gepreßt wurde. Die rechte Lunge ist im Oberlappen getroffen. Sie ist mit der Pleura costalis verwachsen. Über die ganze Schnittfläche verstreut finden sich verwaschene Käseherdchen, welche azinös angeordnet sind und im einzelnen nicht über Stecknadelkopfgröße hinausgehen. Die Aussaat ist locker und ziemlich gleichmäßig verteilt.

Im epikardialen Fettgewebe, sowie subendokardial, ferner im Zwerchfell mehrere Zystizerkenblasen. In einer derselben ist der Skolex zu sehen.

Große Fettleber.

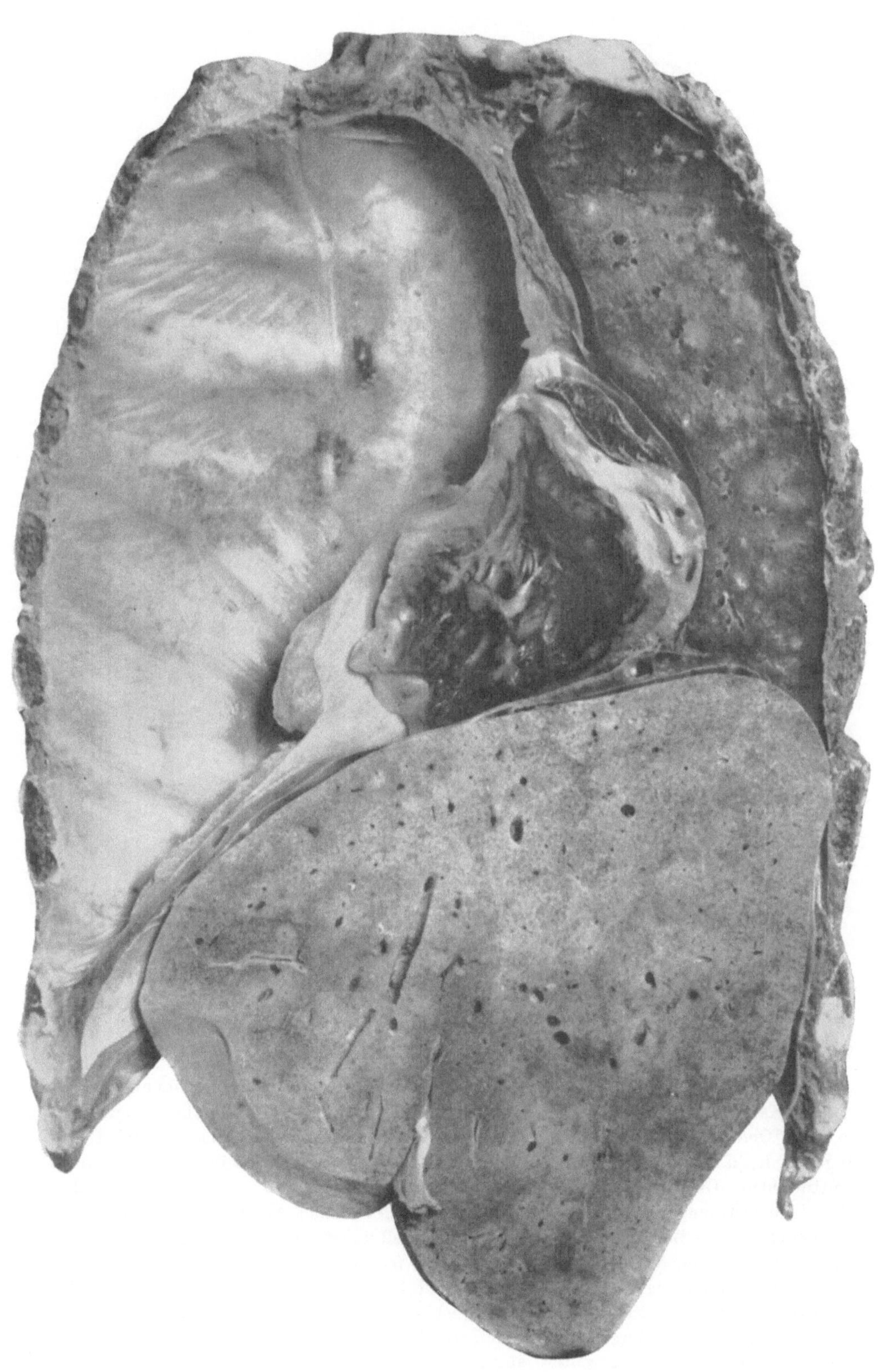

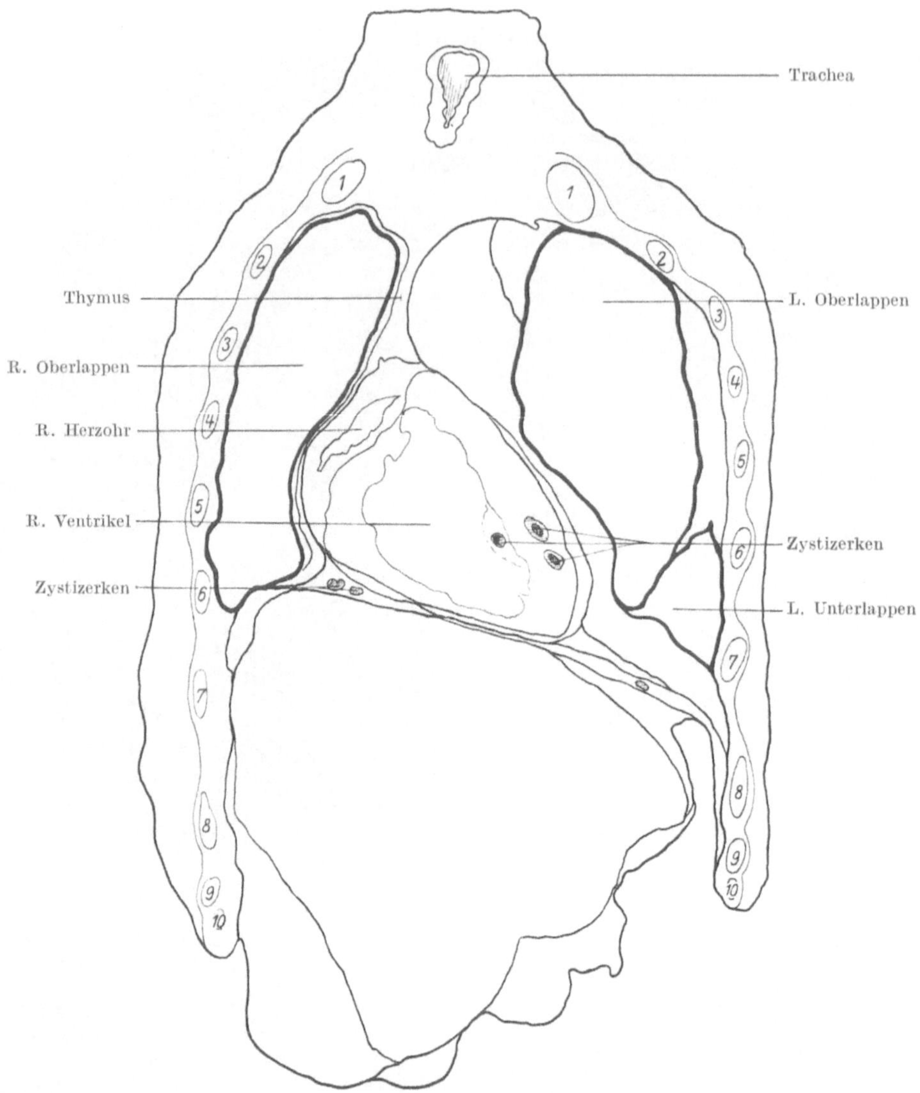

I. Schnitt. 2. Präparat. K.-N. 6403.

Vom Herzen ist die Vorderwand des rechten Ventrikels und rechten Herzohrs abgetrennt. Man sieht in die rechte Kammer, in welcher das große Trikuspidalsegel vorliegt. Die linke, allseitig zusammengedrängte Lunge ist im Oberlappen und einem Teil des Unterlappens zu übersehen. Da sie durch Luft nach hinten gedrängt wurde, hat sie der Schnitt noch nicht erreicht, während rechterseits schon die vorderen Lungenabschnitte fehlen. Die linke Lunge ist nicht nur von der Thoraxwand, sondern auch medial von Herzbeutel und Mediastinum abgedrängt. Eine Verdrängung der basalen Abschnitte nach oben gegen den Hilus ist nicht erfolgt, da die Lunge hinten unten am Zwerchfell fixiert ist. Die linke Zwerchfellkuppe steht tief. Es besteht frische trockene Pleuritis, ausgehend von bis an die Pleura reichenden Kavernen.

Die rechte Lunge zeigt das Spiegelbild der auf Tafel 22 beschriebenen Schnittfläche. Starke Verdrängung des Herzens und Mediastinums nach rechts, dabei leichte Vordrängung der Herzspitze. Durch das Epikard oberhalb des Herzbuckels schimmern 2 Zystizerkenblasen mit Skolex, daneben eine angeschnitten subendokardial und 3 weitere angeschnitten im Zwerchfell.

Große Fettleber.

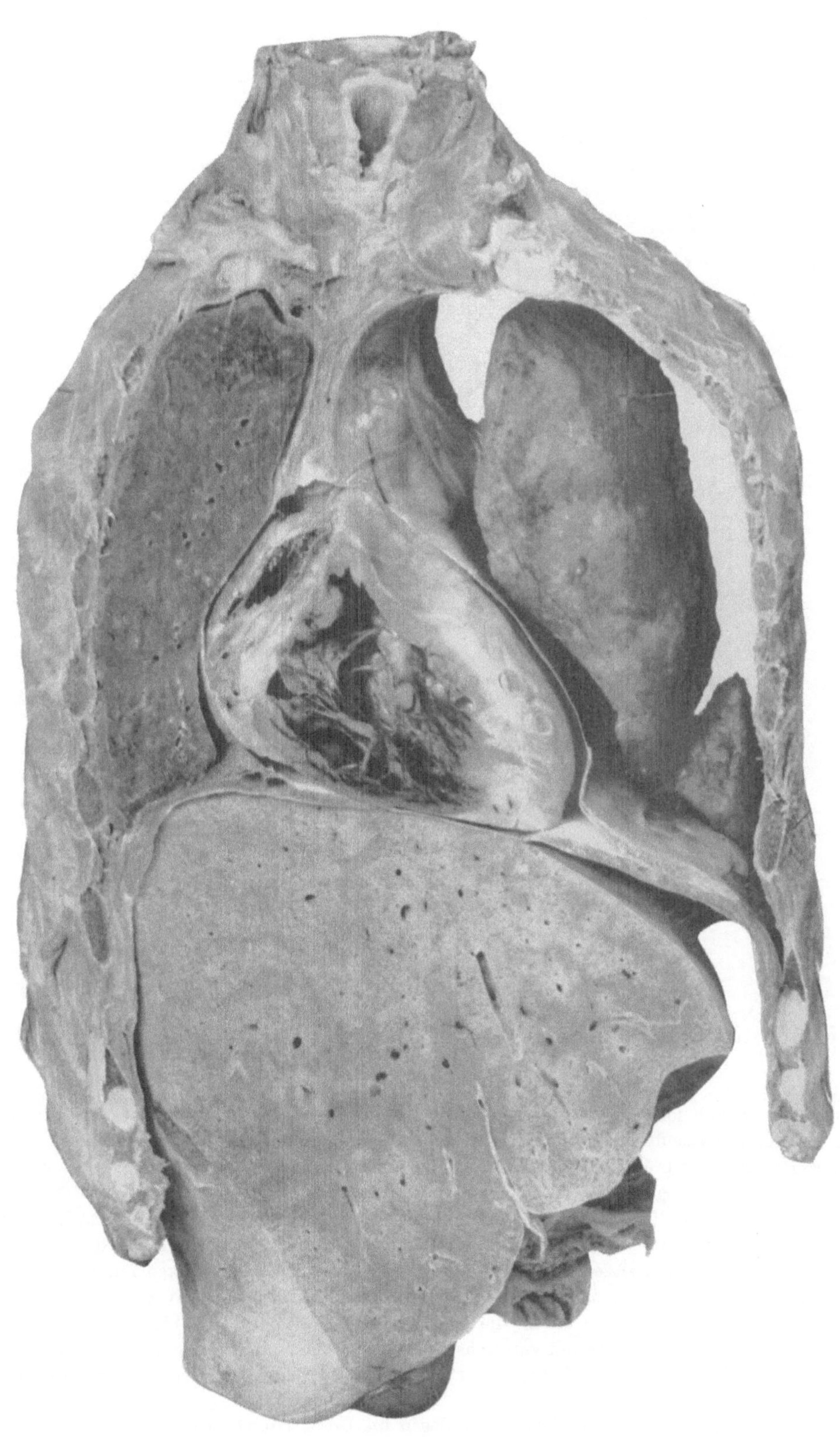

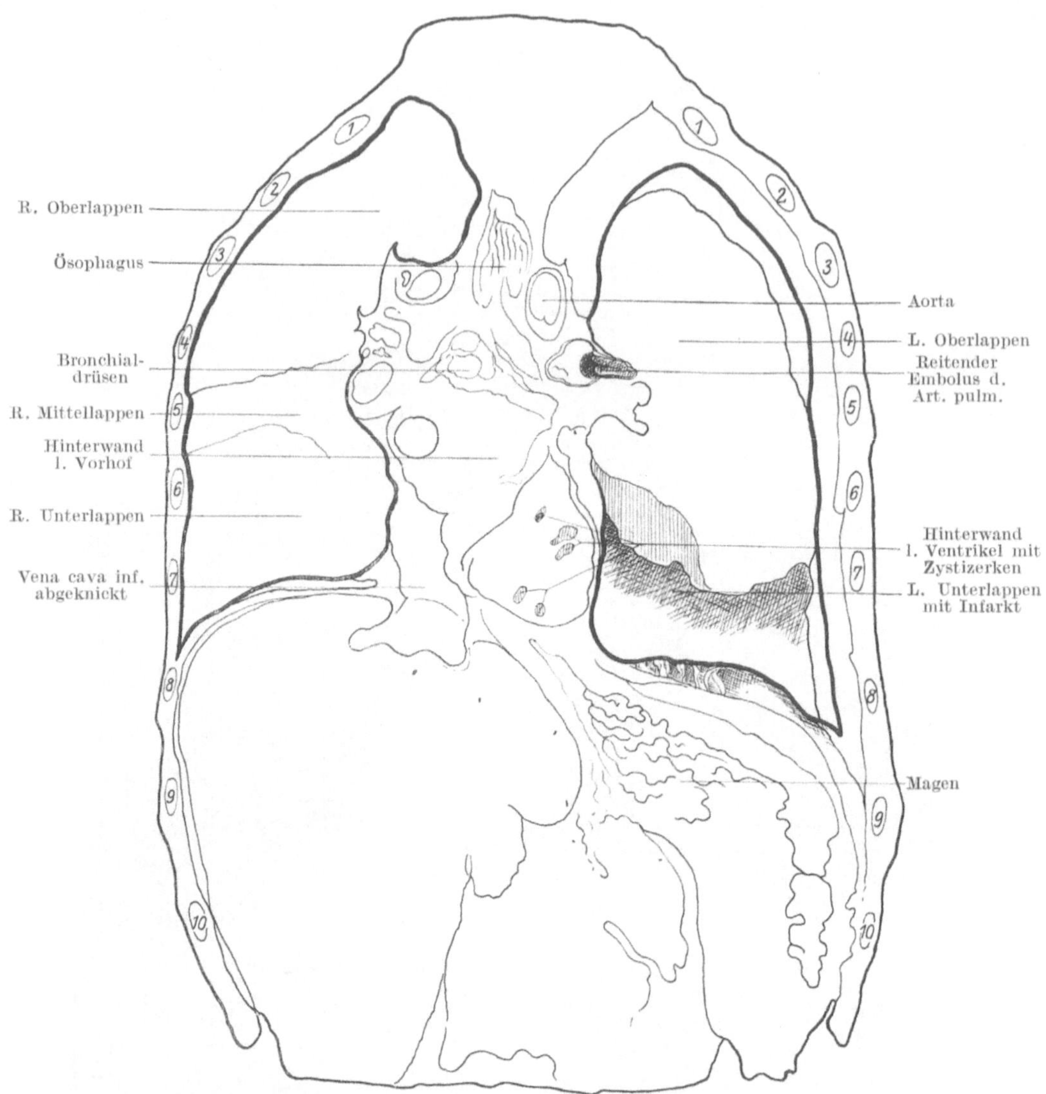

II. Schnitt. 3. Präparat. K.-N. 6404.

Das Herz ist nur noch im hinteren Abschnitt des linken Vorhofes und der linken Kammerwand getroffen. Die Hauptmasse der nach hinten gedrängten linken Lunge ist zu übersehen. Die Lunge ist gegen die hintere Brustwand gepreßt. Oben, medial und lateral ist sie allseitig durch Luft von der Thoraxwand ab- und gegen den Hilus zugedrängt. Unten bestehen ältere Verwachsungen mit dem ebenfalls tief gedrängten linken Zwerchfell. In der linken Arteria pulmonalis sitzt ein reitender Embolus (Femoralthrombose). Die dunkleren Lungenabschnitte an der Basis des Oberlappens medial und der anstoßenden Abschnitte des Unterlappens entsprechen infarziertem Gebiet. Die ganze Schnittfläche der linken Lunge ist durch schnell eingeschmolzene Käsemassen exsudativer lobulärer Phthise mit zahlreichen Kavernen bis zu Bohnengröße durchsetzt. Die Kavernen reichen bis an die Pleura, welche darüber z. T. spinngewebedünn ist.

Rechts in der mit der Brustwand verwachsenen Lunge, welche in ihren 3 Lappen getroffen ist, sieht man azinös angeordnete kleine Käseherde in verhältnismäßig geringer Zahl verstreut, vorwiegend um den Hilus. Zwerchfell rechts hochstehend.

In der Ventrikelmuskulatur 5 Zystizerkenblasen im Durchschnitt. In der obersten 1 Skolex.

Vena cava inferior durch Herzverdrängung leicht nach rechts abgeknickt. Große Fettleber.

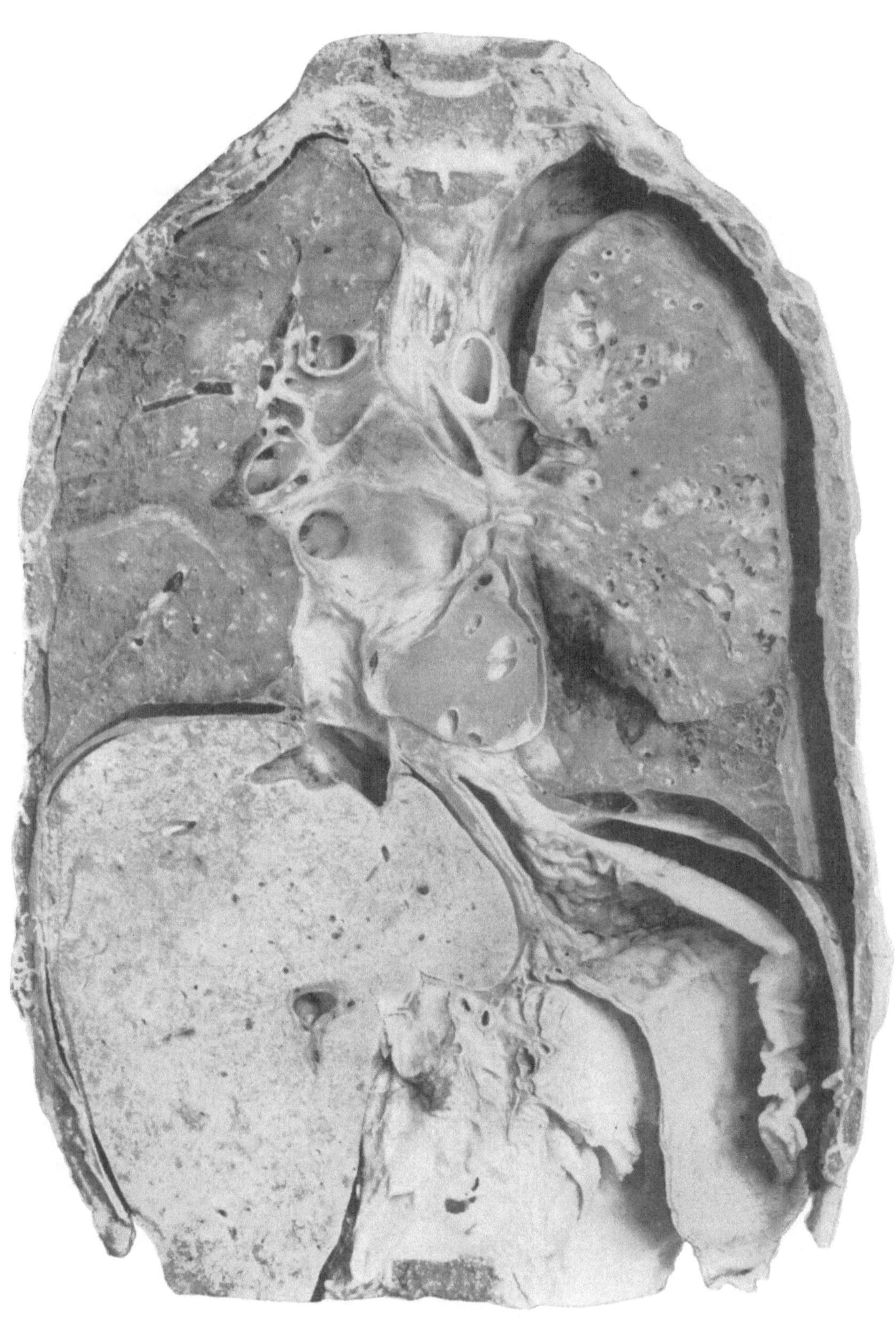

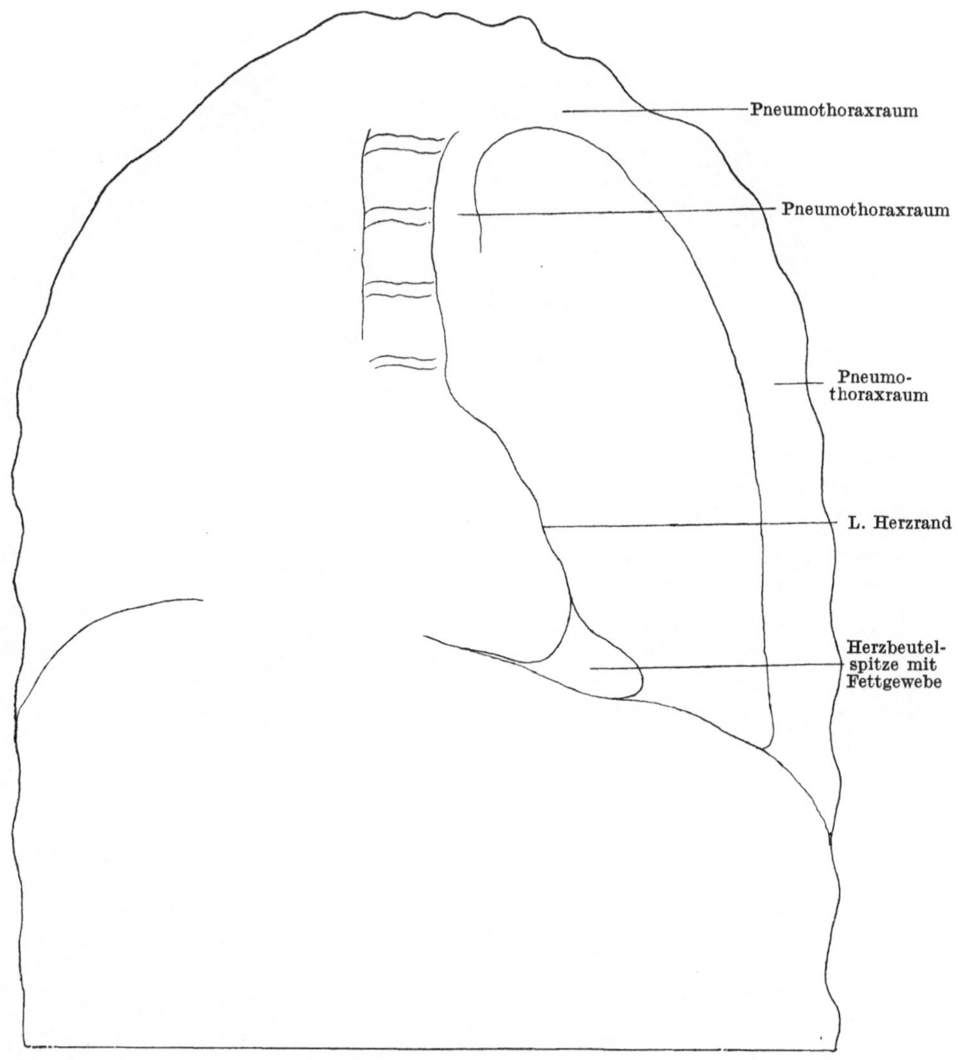

K.-N. 6402—6404.

Die Röntgenaufnahme des gehärteten Thorax zeigt die Abdrängung der linken Lunge von der Brustwand seitlich und oben und vom oberen Mediastinum, während die Lunge unten (wegen Verwachsungen) bis an das Zwerchfell heranreicht. Tiefstand des linken Zwerchfells. Steile Lage des nach rechts verdrängten Herzens. Aufhellungen im linken Lungenschatten, den Kavernen entsprechend. (Vgl. Tafel 24.)

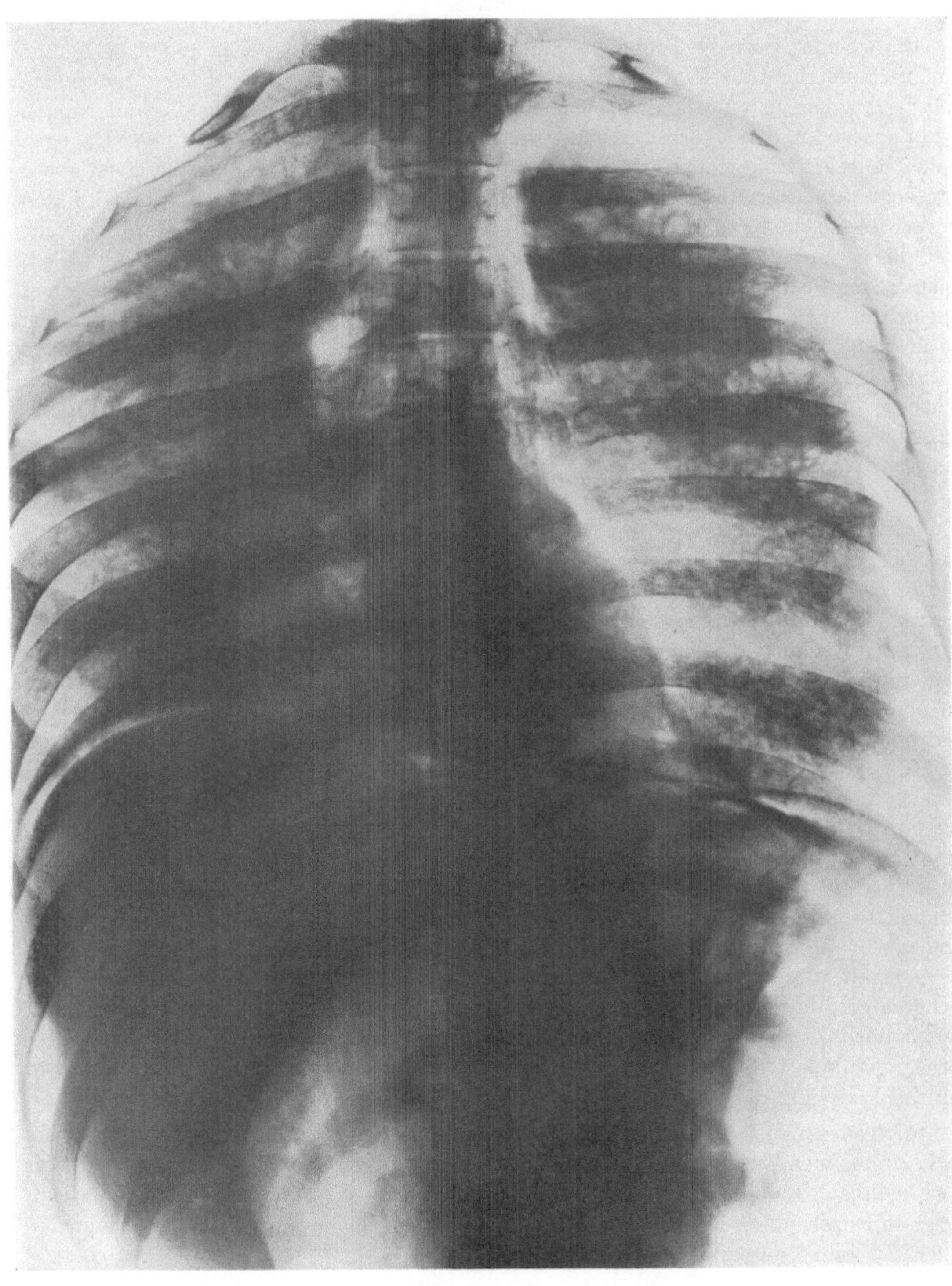

Epikrise.

Die exsudativ-käsige Bronchopneumonie der linken Lunge scheint ein besonders akut verlaufender Prozeß gewesen zu sein. Im Schnittpräparat der Lunge finden sich Tuberkelbazillen in auffallend großen Mengen. Chronisch-phthisische Veränderungen der Lunge sind in den Übersichtsschnittflächen der Lungen nicht zu erkennen. Dagegen besteht ältere phthisische Karies der Lendenwirbelsäule mit Senkungsabszessen sowie vorgeschrittene Darmphthise und Verkäsung der Mesenterialdrüsen. Von den Lungen ist vorwiegend die linke akut befallen. Die käsig lobulärpneumonischen Herde, welche über die gesamte Lunge verbreitet sind, zeigen rapide Einschmelzung zu multiplen, daher in der Größe nicht so sehr schwankenden glatten kleineren Kavernen, an denen so gut wie keine reaktive Abkapselung zu erkennen ist. Die Kavernen reichen an vielen Stellen bis unmittelbar unter die Pleura, die mehrfach als dünne kleine blasige Auftreibung gegen den Pleuraraum vorgewölbt ist. Eine eigentliche makroskopisch sichtbare Perforation ist zwar noch nicht zu finden. Doch ist die Pleuraschädigung an den Stellen, wo Kavernen unmittelbar unter ihr liegen, jedenfalls schon so weit vorgeschritten, daß es nicht nur zu frischer (trockener) fibrinöser Pleuritis, sondern auch zu Pneumothorax gekommen ist.

Dadurch hat die Lunge, im gewissen Sinne entgegengesetzt dem Verhalten bei Exsudat, eine Verdrängung vorwiegend nach hinten erfahren, da bei dem auf dem Rücken liegenden Patienten die Luft sich nach oben zu hinter der vorderen Brustwand ansammelte. Infolgedessen sieht man auf dem ersten Präparat (Taf. 23) den vorderen Brustwandabschnitt der linken Seite noch leer von Lunge, während rechterseits der Oberlappen schon in großer Ausdehnung getroffen ist. Man würde also, falls der Patient auf dem Bauche gelegen hätte und die Injektion der Leiche in derselben Lage vorgenommen wäre, entgegengesetzte Verhältnisse bekommen haben, d. h. Abdrängung der Lunge durch Luft von der hinteren Thoraxwand, was sich bei einem entsprechenden Versuch bestätigt fand. Weiterhin ist die linke Lunge aber auch von der seitlichen Brustwand, von der Pleurakuppel und vom oberen Mediastinum sowie vom Herzen abgedrängt. Nur die sonst für gewöhnlich ebenfalls ergiebige Abdrängung vom Zwerchfell ist, wenigstens für den Unterlappen, ausgeblieben, da derselbe durch alte strangförmige Adhäsionen mit seiner Unterfläche am Zwerchfell fixiert ist. Die Verwachsungen sind aber auch hier, soweit sie nachgiebig waren, durch Empordrängen der Lunge straff ausgespannt. Der Kollaps der Lunge ist im ganzen genommen kein sehr hochgradiger, da der Pneumothorax anscheinend erst im Entstehen begriffen war und vorerst noch durch geschädigte, aber noch nicht richtig perforierte Pleura sich füllte. Ferner verhinderten die käsig pneumonischen Ausfüllungen großer Lungenbezirke und die Fixierung der Lunge am Zwerchfell weitergehenden Kollaps.

Infolgedessen ist auch die Abdrängung des linken Zwerchfells noch nicht sehr stark, zumal auch Exsudat fehlte. Ein Tiefstand der linken Zwerchfellseite ist trotzdem unverkennbar. Er fällt nur nicht so sehr in die Augen, da die am Zwerchfell fixierte Lunge mit nach unten gezogen ist. Er wird aber deutlich, wenn man den Verlauf der linken Zwerchfellseite mit der rechten vergleicht.

Der in den Hauptästen der linken Arteria pulmonalis sitzende reitende Embolus stammt offenbar aus dem Thrombusgebiet der rechten Vena femoralis bzw. iliaca com. dextra. Er hat zu Infarzierung der unteren Abschnitte des linken Oberlappens und der benachbarten Abschnitte des Unterlappens geführt.

Die rechte Lunge zeigt fibröse Verwachsung der Pleurablätter. Die phthisischen Herde der rechten Lunge deuten in ihrer Anordnung auf bronchogene Metastase aus der linken Lunge hin.

Durch den linksseitigen Pneumothorax ist das Herz mit dem Mediastinum ziemlich stark nach rechts verlagert. Die Verschiebung des Mediastinums ist besonders am schrägen Verlauf der Trachea und des Thymus zu erkennen (Taf. 23). Das Herz liegt gut mit der Hälfte seiner Masse rechts von der Mitte der Wirbelsäule. Es hat außerdem eine leichte Drehung in dem Sinne erfahren, daß der linke Ventrikel mit dem Herzbuckel nach vorn gedrängt wurde. Außerdem besteht durch die Rechtsverschiebung des gesamten Herzens eine deutliche Abknickung der Vena cava inferior, in welche sich oberhalb von Leber und Zwerchfell die Ventrikelbasis spornartig einbuchtet

Die Zystizerken in Herz und Zwerchfell sitzen vorwiegend subendokardial und subperikardial bzw. subpleural. Auch in der Rückenmuskulatur fanden sich Blasen. Die Leiche wurde nicht weiter danach durchsucht, da die Zystizerken erst bei Zerlegung des Thorax bemerkt wurden. In mehreren Blasen deutliche Skolizes, welche im mikroskopischen Präparate Hakenkränze zeigen (Taenia solium).

Krankenblatt.

T., 34 Jahre alt.

Befund: Sehr elender Allgemeinzustand und Temperatur um 38, kleiner, weicher, jedoch unregelmäßiger Puls. Herz und Lungen ohne wesentliche Besonderheiten. Leib weich, jedoch diffus druckschmerzhaft, nicht aufgetrieben. Dünne wäßrige Stühle, die Patient, ebenso wie bisweilen Urin, unter sich entleert.

Im Gebiet der unteren Brustwirbelsäule sehr ausgeprägte Gibbusbildung. Links und rechts der Wirbelsäule in Höhe des Gibbus mehrere Fistelöffnungen, die stark sezernieren und in denen die Sonde auf Knochen führt.

Psychisch: still und ruhig, jedoch sehr weinerliches Wesen.

Krankheitsbezeichnung: Wirbelsäulentuberkulose.

Behandlung: In Anbetracht des sehr elenden Allgemeinzustandes muß von aktiver Behandlung an der Wirbelsäule abgesehen werden. Täglich Verband, Pflege.

Stark remittierendes, dabei unregelmäßiges Fieber, Allgemeinzustand noch sehr elend, objektiver Befund sonst unverändert.

Exitus abends.

Obduktionsprotokoll.

Leiche eines ca. 1,68 m großen Mannes in hochgradiger Abmagerung mit schmalem, langem Brustkorb, steilem Rippenverlauf und kleinem epigastrischem Winkel. Abhängige Partien diffus blaurot verfärbt. Wirbelsäule kyphoskoliotisch. In Höhe des 8.—10. Brustwirbels finden sich dicht neben der Wirbelsäule links drei 1—2 cm voneinander entfernte rundliche Hautdefekte. Die Haut ist weithin unterminiert, der Grund ist gelblich schmierig. Handbreit darunter und rechts von der Wirbelsäule finden sich zweimal je 3 Hautdefekte von der eben beschriebenen Art. Beide Füße und Unterschenkel sind geschwollen, besonders rechts. Zwerchfellstand rechts unterer Rand der 3. Rippe, links unterer Rand der 4. Rippe.

Linke Lunge: Die ganze linke Pleurahöhle ist mit Luft gefüllt, und zwar so, daß die ganze linke Lunge sowohl vorn, wie an den Seiten, an der Spitze und vorderen Basis, d. h. abgesehen vom Hilus, allseitig durch eine etwa 2 cm dicke Luftschicht von der Brustwand getrennt ist. Der Pleuraüberzug des Ober- und Unterlappens ist getrübt und sieht meist grauweißlich aus. Beide Lungenlappen fühlen sich großhöckrig infiltriert an. Auf der Schnittfläche ist der Oberlappen durchsetzt von zahlreichen bis erbsengroßen Höhlen mit glatten, gelblichen Wänden, deren Umgebung meist ebenfalls gelblich erscheint. Diese kleinen Höhlen reichen im unteren Teil des Oberlappens bis dicht unter die Pleura und schimmern hier wie kleine Blasen durch. Auch der Unterlappen enthält in seinem oberen Teil eine ganze Anzahl solcher, hier vor allem dicht unter der Pleura gelegenen Höhlen, die sich stellenweise unter der Pleura vorwölben. An der Gabelung eines Hauptastes der linken Pulmonalarterie liegt ein kleinfingerdicker grauroter, festhaftender Blutpfropf (reitender Embolus).

Die ganze rechte Lunge ist mit der Brustwand fest verwachsen; auf der Schnittfläche finden sich kleine stecknadelkopfgroße gelbe Herdchen, die meist zu 6—10 in einer Gruppe zusammenstehen. Die Bifurkationslymphdrüsen sind vergrößert, verwaschen und mit zahlreichen stecknadelkopfgroßen gelben Herdchen durchsetzt.

Das Herz entspricht etwa der Faustgröße; der Herzbeutel o. B. In der Gegend des Verlaufes des absteigenden Astes der linken Kranzarterie, $2^1/_2$ cm über der Herzspitze, wölben sich 2 erbsengroße Blasen vor, durch deren dünne Wände je ein stecknadelkopfgroßes, an der Innenfläche festsitzendes Knötchen durchschimmert; auf einem Schnitt durch das Kammerseptum erscheinen mehrere durchschnittene, über erbsengroße, längliche, glattwandige Höhlen; bisweilen sieht man an der Wand einer solchen Blase ein kleines knopfartiges, festhaftendes, graues Gebilde. Auch im Lumen des rechten Herzventrikels wölben sich kleine, subendokardial gelegene Bläschen der eben beschriebenen Art vor. In der Zwerchfellmuskulatur sind stellenweise gleichfalls die angeführten Bläschen wahrnehmbar.

Die Leber überragt mit ihrem rechten Lappen gut handbreit den rechten Rippenbogen; sie fühlt sich prall an und sieht hauptsächlich gelbbräunlich aus. Die Gallenwege sind ohne Veränderungen. Das Netz noch ziemlich fettreich. Die Darmschlingen nicht miteinander verklebt, zeigen aber in Abständen von 2 Finger- bis Handbreite in der im übrigen grau aussehenden Serosa in meist pfennigstückgroßen Bezirken stecknadelkopfgroße, dicht beisammenstehende graue Höcker inmitten eines stark geröteten Bezirkes. Die Serosa selbst, die sonst spiegelnd glatt ist, ist an diesen Stellen getrübt. Im unteren Dünndarm finden sich neben zahlreichen, etwa linsen- bis erbsengroßen, buchtigen Geschwüren größere, besonders unten nahe der Ileozökalklappe, wo ein Geschwür fast den ganzen Umfang der Darmschleimhaut ringförmig überzieht. Auch im Dickdarm zahlreiche kleine und größere Geschwüre. Mesenterium mäßig fettgewebsreich; Lymphdrüsen vergrößert fühlbar, auf Schnittfläche meist von ausgedehnter Verkäsung befallen. Im Mastdarm nur vereinzelt kleinere Geschwüre. Harnblase, Prostata, Samenblasen o. B. Beiderseits neben der Prostata federkieldicke Thromben. Auch in der rechten Vena iliaca und femoralis ein grauer Thrombus. Hoden, Nebenhoden, Samenstrang beiderseits o. B. Nieren: Kapsel leicht abziehbar; makroskopisch keine besonderen Veränderungen. Milz 13 : 9 : $4^1/_2$ cm, Kapsel bedeckt mit fibrinösen, leicht abschabbaren Auflagerungen, Schnittfläche fein gekörnt. Magenschleimhaut grau, etwas verdickt.

Die Rückenhaut unter den eingangs erwähnten Fistelöffnungen ist ausgedehnt unterminiert; an einer Stelle kann man 5 cm weit unter der Hautfläche vordringen. Die Fisteln führen auf die Wirbelknochen, von denen die oberen Lendenwirbel sehr morsch sind. Der 1. Lendenwirbel ist durch tuberkulöse Karies zum großen Teil eingeschmolzen. Tuberkulöses Granulationsgewebe dringt bis zur Dura des Rückenmarks vor, die Granulationen bleiben jedoch extradural.

Chronische Phthise. Käsige Pneumonie. Spontanpneumothorax.

35jährige Frau. K.-N. 6500—6502.

Klinische Diagnose: Lungen- und Darmphthise. (Krankenblatt s. S. 102.)

Hauptleiden: Chronische Lungenphthise.

Todesursache: Pneumothorax. Käsige Bronchopneumonie.

Pathologisch-anatomische Diagnose: Chronisch indurierende, kavernöse Phthise des rechten Lungenoberlappens mit apfelgroßer glattwandiger Kaverne und anthrakotisch-schwieliger Induration der umgebenden Lungenabschnitte mit eingelagerten käsig-bronchopneumonischen Herden. Käsige Bronchopneumonie, zum Teil konfluierend im rechten Mittel- und Unterlappen sowie ebenfalls ziemlich ausgebreitet in der linken Lunge, mit kleinen Einschmelzungsherden im rechten Mittellappen und der Lingula des linken Oberlappens. Durchbruch eines käsigen subpleuralen Herdes am oberen Rande des Mittellappens. Pneumothorax rechts mit trüb-serösem Erguß. Verkäsung der tracheobronchialen, mediastinalen, jugularen, zervikalen, axillaren, ileozökalen und portalen Lymphknoten. Schwere ulzeröse Phthise des Dickdarms. Kleinere Geschwüre im unteren Dünndarm. Milzschwellung. Große Fettleber. Hydrops der Gallenblase mit Steinen. (Obduktionsprotokoll s. S. 103.)

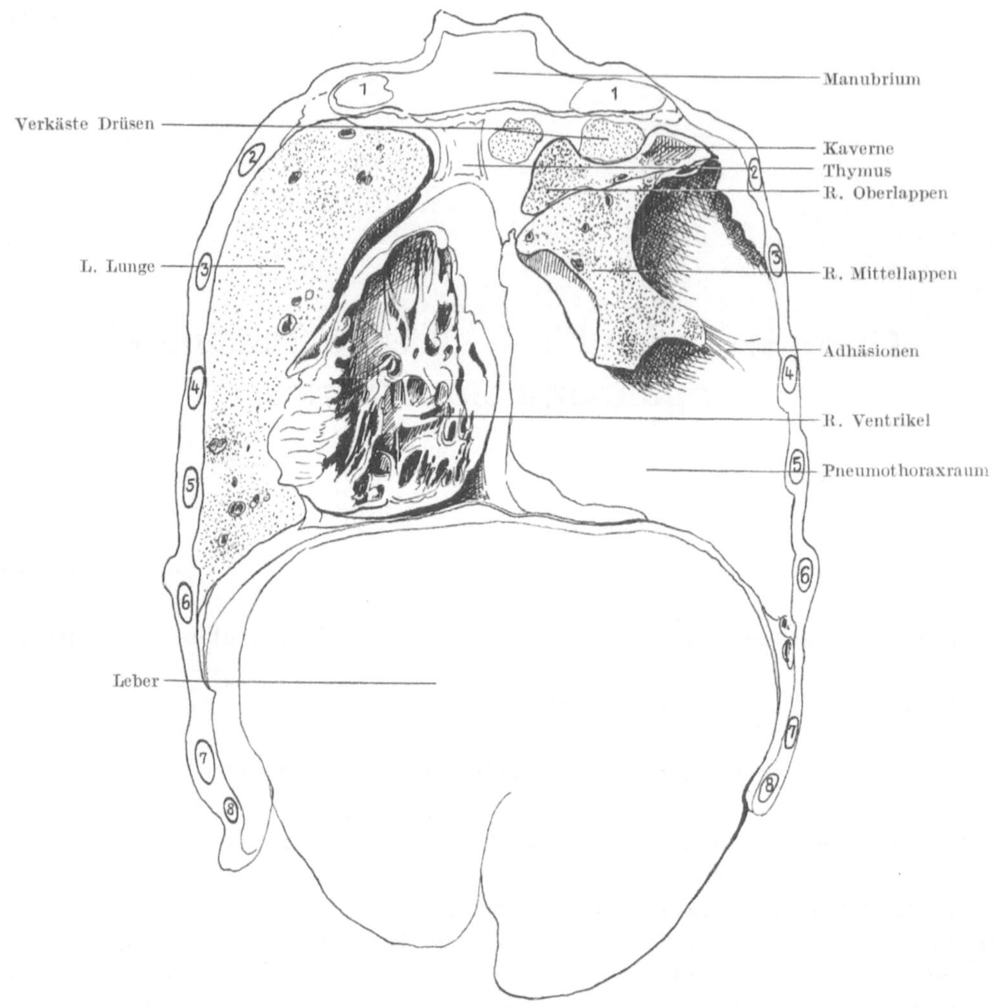

I. Schnitt. 1. Präparat. K.-N. 6500.

Ansicht der vorderen Brustwand von innen. Vom Herzen, welches mit dem Mediastinum nach links verlagert ist, ist die Vorderwand des rechten Ventrikels und des Conus pulmonalis zu sehen. Die vorderen Abschnitte des linken Lungenoberlappens füllen die Brustwand aus. Im Spitzenabschnitt besteht käsig bronchopneumonische Infiltration. In den tieferen Abschnitten, besonders in der Enge zwischen Herzbuckel und Brustwand, beginnende Einschmelzung käsiger Herde. Von der rechten Lunge ist nur ein Bruchteil des geschrumpften, mit der Brustwand verwachsenen, anthrakotischen Oberlappens zu sehen, in welchem unterhalb der 1. Rippe und neben einer unter der Rippe gelagerten verkästen Lymphdrüse eine alte Kaverne angeschnitten ist. Zwischen Thymus und Oberlappen eine zweite verkäste Drüse. Weiter ist der käsig bronchopneumonische, mit einigen Strängen an der Brustwand haftende vorderste Abschnitt des rechten Mittellappens getroffen. Im übrigen ist die rechte vordere Thoraxwand frei von Lunge, welche durch Pneumothorax nach hinten gedrängt wird. Große Fettleber. (Phthisische Veränderungen in der Skizze punktiert.)

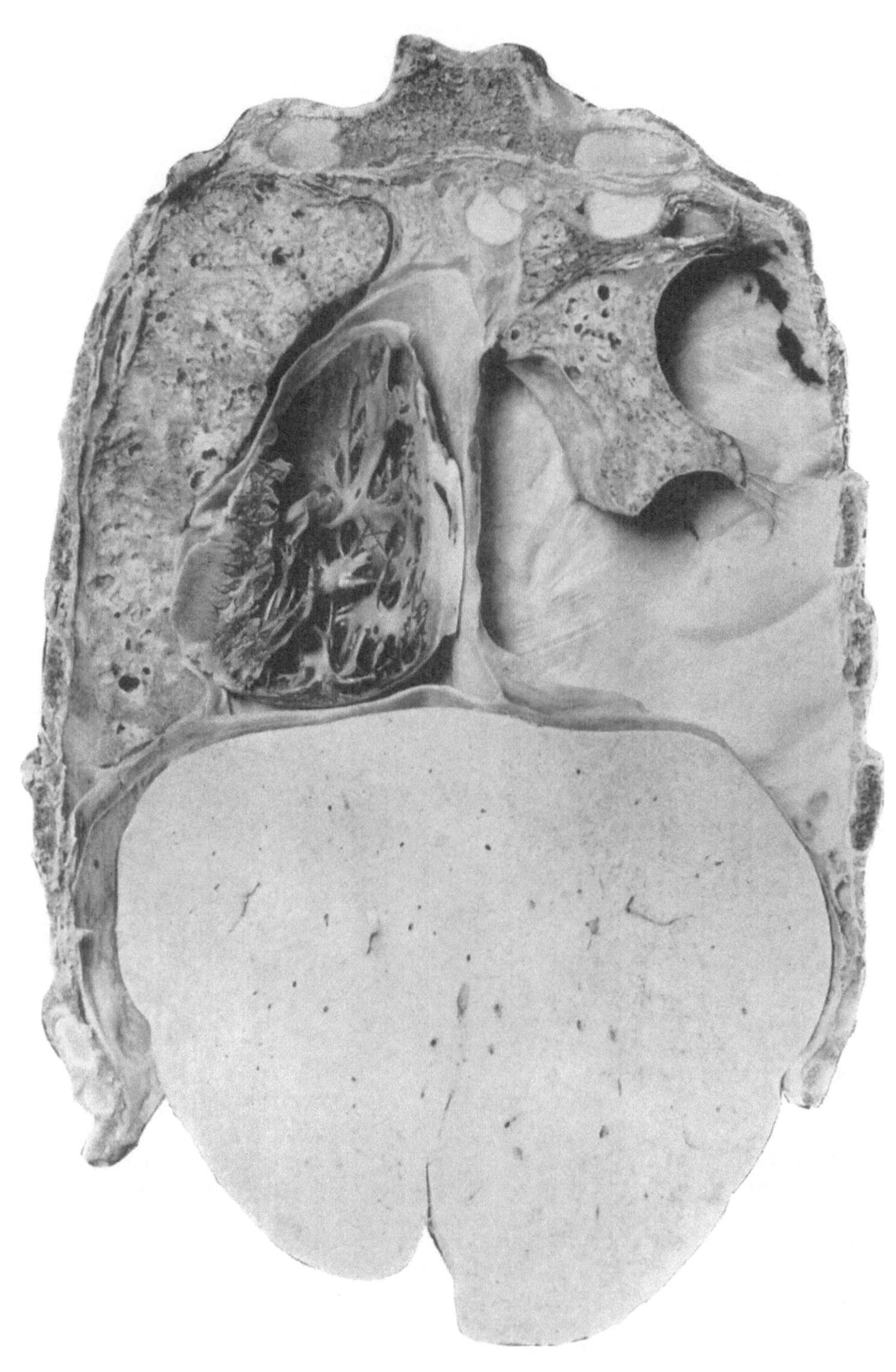

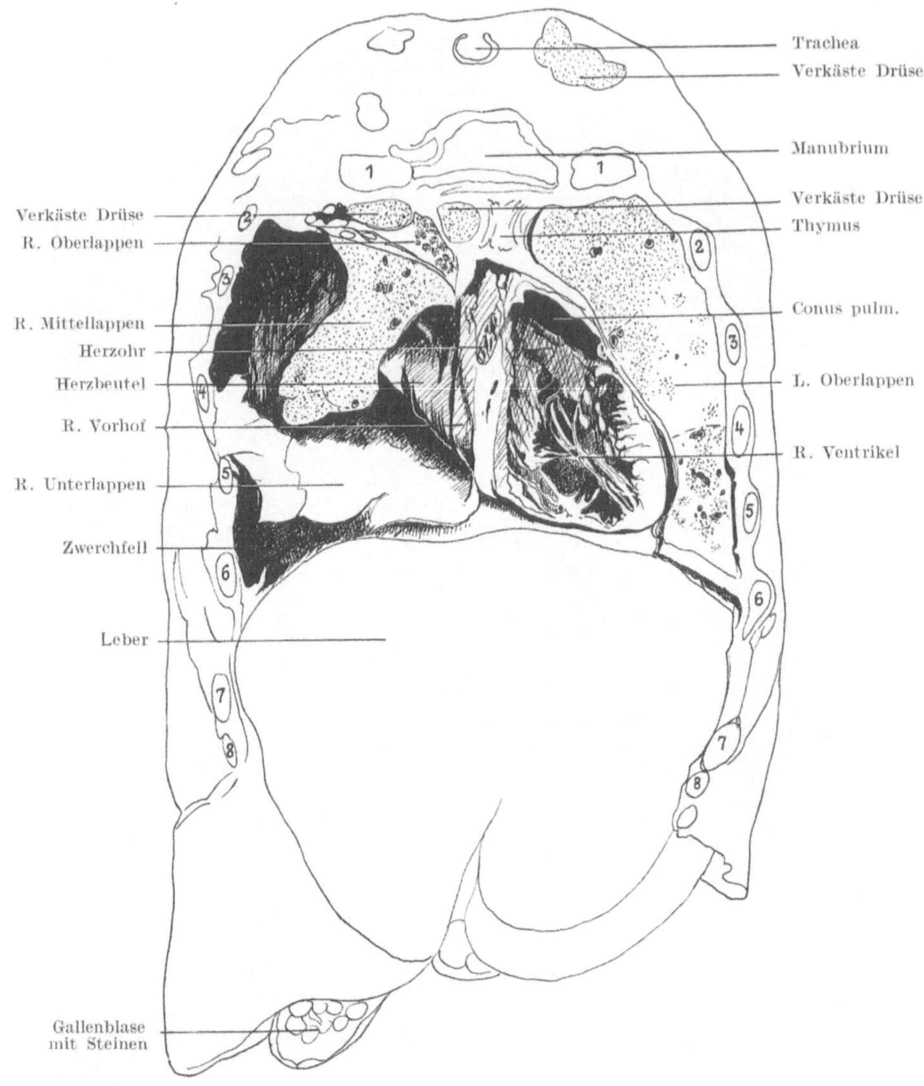

I. Schnitt. 2. Präparat. K.-N. 6501.

Das völlig nach links verdrängte kleine, birnenförmige Herz liegt mit der Innenansicht des rechten Ventrikels vor. Das rechte Herzohr ist angeschnitten, der rechte Vorhof infolge von Verdrängung nach links hinten jedoch noch nicht eröffnet. Die linke Lunge spiegelt die Veränderungen der vorhergehenden Tafel wieder. Die rechte Lunge ist durch Luftaustritt in den einzelnen Lappen, soweit Verwachsungen es zulassen, stufenförmig nach hinten und hiluswärts, der Mittellappen gleichzeitig auch vom Herzbeutel abgedrängt, da er an der Vorderwand haftete. Im Ober- und Mittellappen phthisische Veränderungen wie auf der vorhergehenden Tafel. Der weit zurückgelagerte Unterlappen ist noch nicht getroffen. Er haftet, straff ausgespannt, mit seinem unteren Rande am Zwerchfell und der seitlichen Brustwand. Der rechte komplementäre Raum ist frei von Verwachsungen. Im Pleuraraum fanden sich 200 ccm frischen, wenig getrübten Exsudates. Sehr große Fettleber. Hydrops der Gallenblase mit 56 facettierten Gallensteinen. (Phthisische Veränderungen in der Skizze punktiert.)

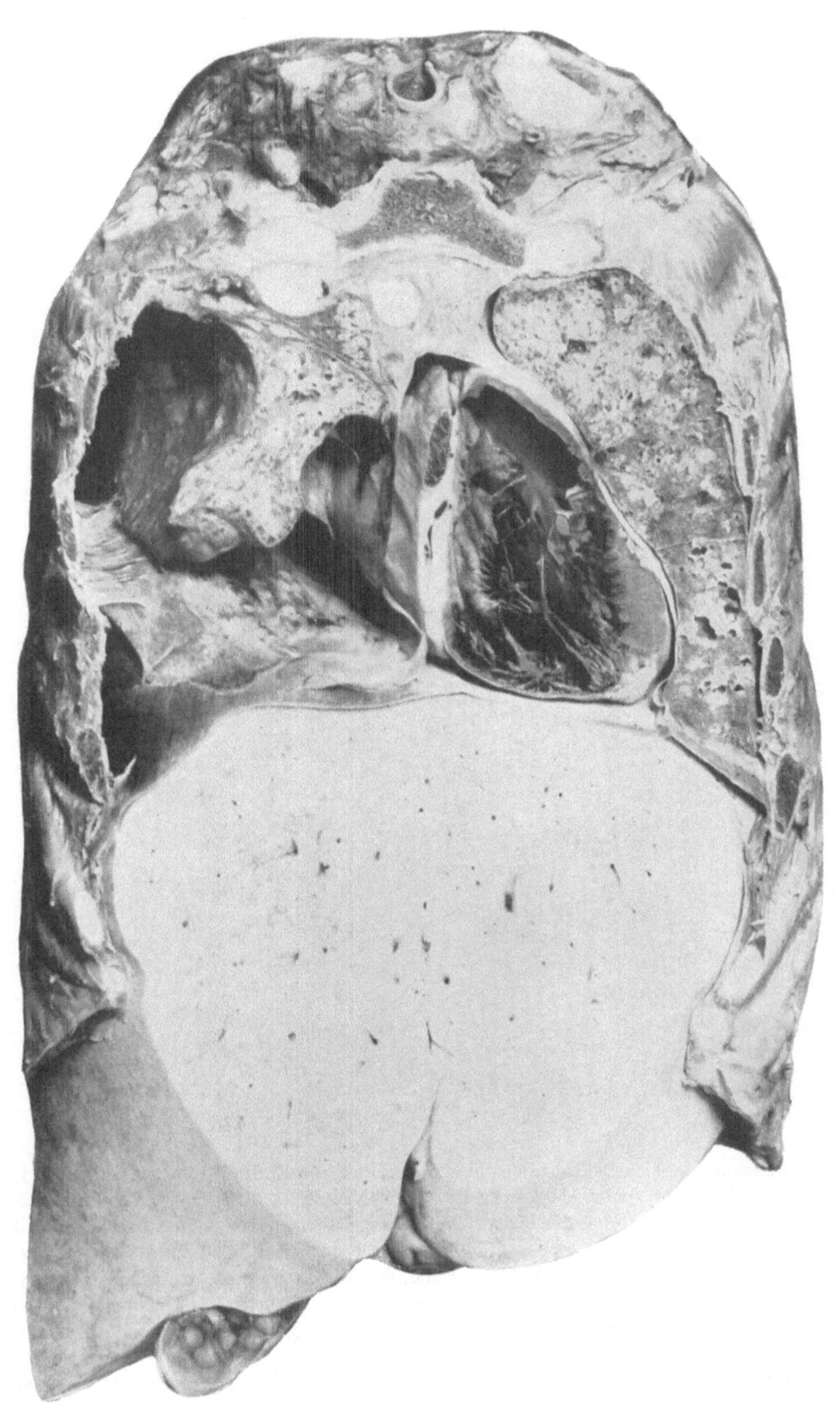

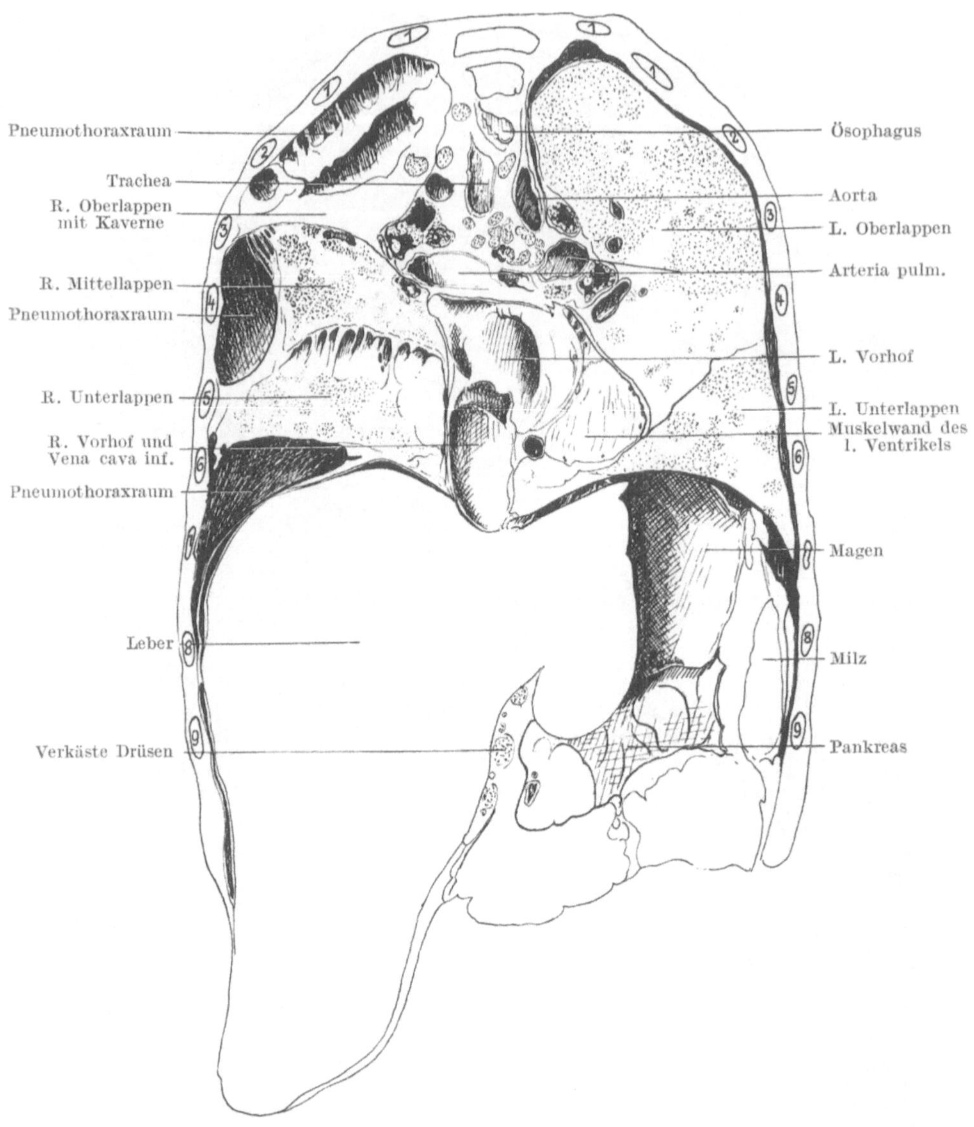

II. Schnitt. 3. Präparat. K.-N. 6502.

Vom Herzen ist die hintere Hälfte des linken Vorhofes, die Einflußbahn der Vena cava inferior und die Muskelwand des linken Ventrikels getroffen. In der linken Lunge bestehen ausgedehnte konfluierende käsige Bronchopneumonien, wobei der eigentliche Spitzenabschnitt relativ frei bleibt. Im linken Unterlappen noch reichlich lufthaltiges Gewebe. Die nach hinten und medial gedrängte rechte Lunge ist an der Basis des Ober- und Unterlappens an der Brustwand, der Mittellappen am Unterlappen durch straff ausgespannte Stränge fixiert. Im Oberlappen schiefrig indurierende, anthrakotische Veränderungen mit großer, glattwandiger, abgekapselter alter Kaverne. In Mittel- und Unterlappen käsige Bronchopneumonien. Auch in den stark anthrakotischen Lungenwurzel- und den paratrachealen Lymphdrüsen frische Verkäsung. Große, durch Schnürfurche im rechten Lappen lang ausgezogene Fettleber. Verkäsung der portalen Lymphknoten. (Phthisische Veränderungen in der Skizze punktiert.)

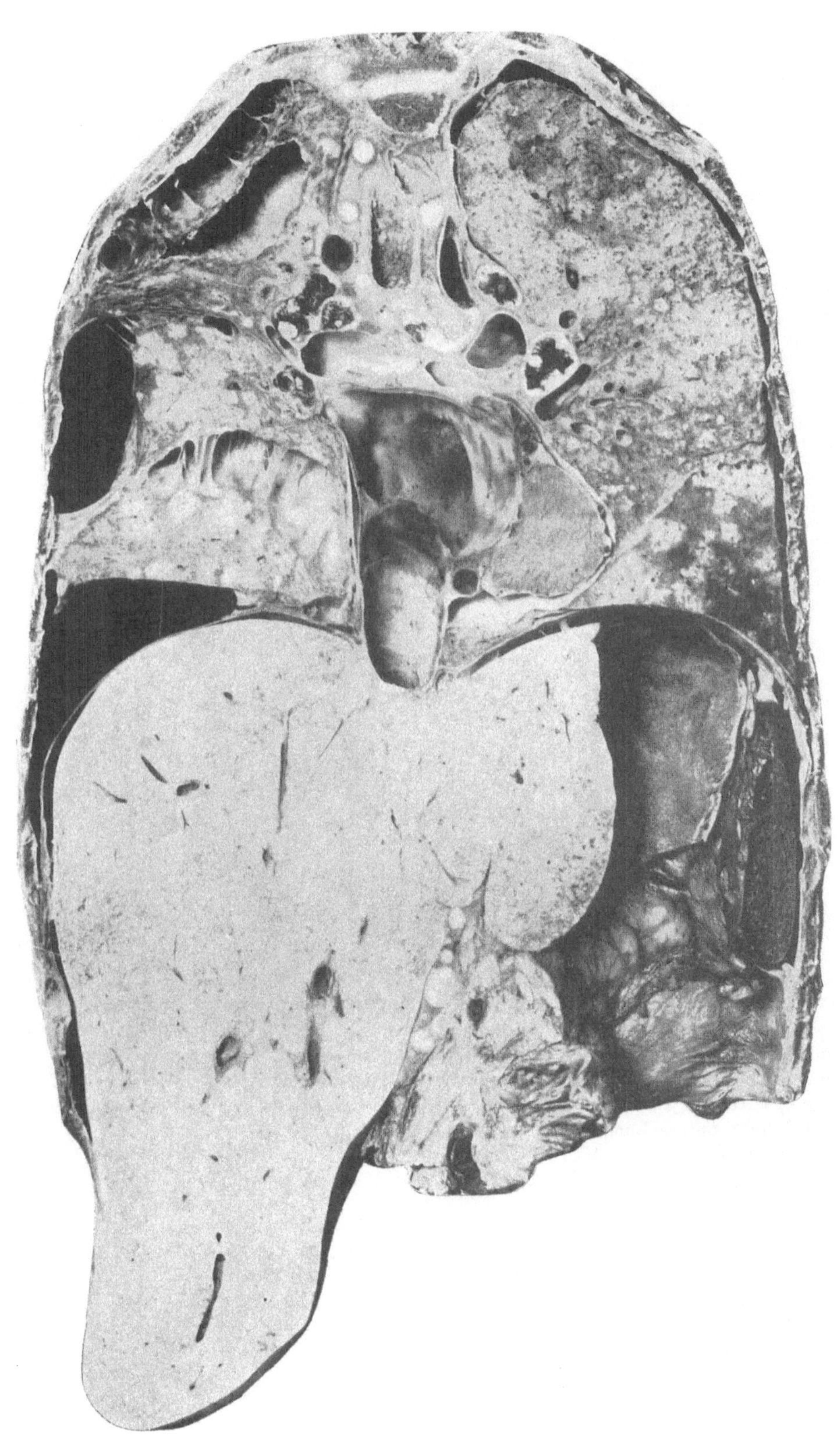

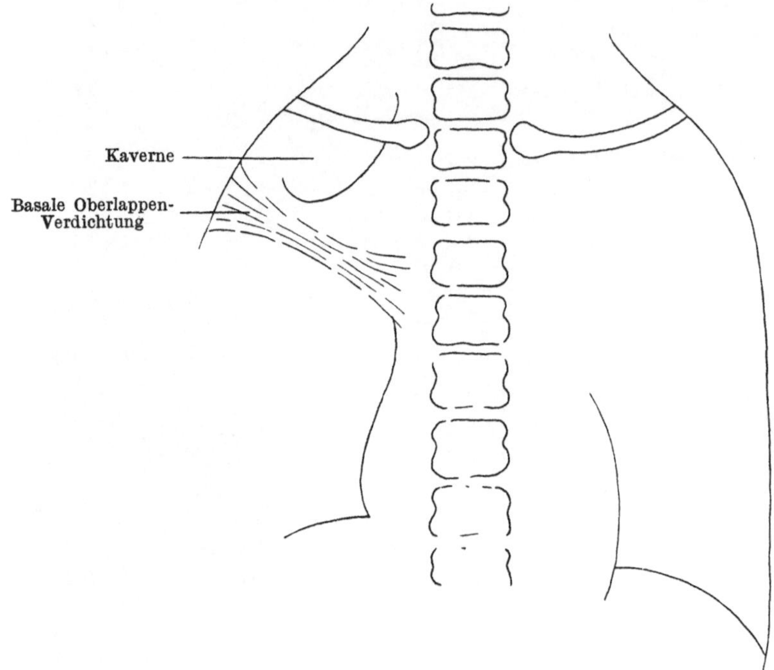

K.-N. 6500—6502.

Die klinische Röntgenplatte ist 2 Monate vor dem Tode aufgenommen. Man sieht intensive Verschattung an der Basis des geschrumpften Oberlappens, welche an der Brustwand straff fixiert ist (vgl. Tafel **28**). Die darüber liegende Aufhellung hinter dem rechten Schlüsselbein, welche lateral vom Schulterblatt begrenzt wird, entspricht wohl größtenteils der alten großen Oberlappenkaverne. Es besteht noch kein Pneumothorax (s. folgende Tafel). Dagegen sind unregelmäßig fleckige Schatten in Hilusnähe sowie längs des Herzens zu erkennen, welche als beginnende käsige Bronchopneumonie zu deuten sein könnten. Die linke untere Lungenhälfte ist relativ frei geblieben.

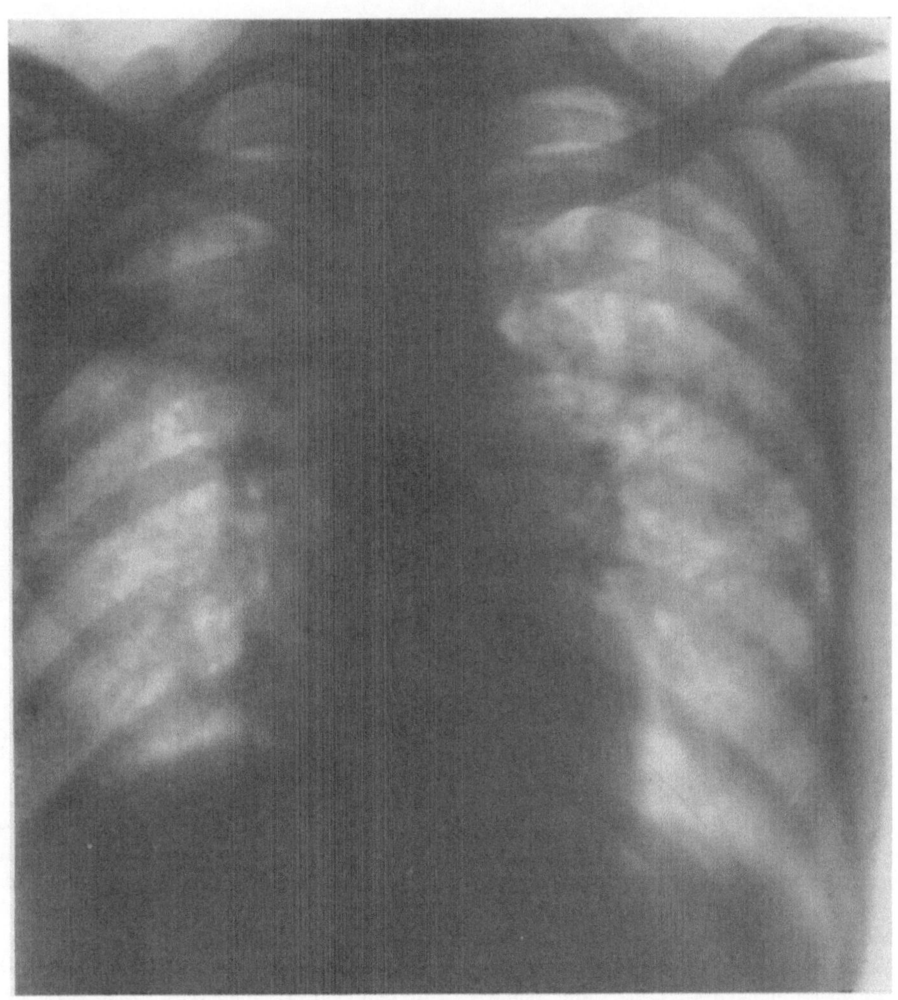

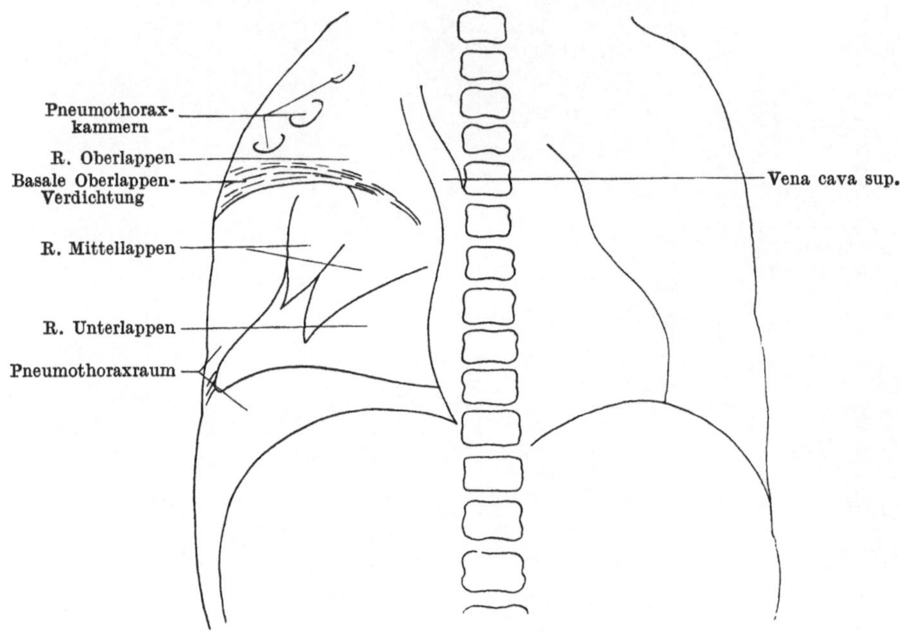

K.-N. 6500—6502.

Die vom Leichenthorax gewonnene Röntgenplatte gibt die anatomischen Verhältnisse wieder, wie sie hauptsächlich auf Tafel 28 zu erkennen sind. Der Spontanpneumothorax hat den rechten Oberlappen oberhalb der basalen derben Verwachsung unter Dehnung dünnerer, strangförmiger Verwachsungen mit Kompression der Oberlappenkaverne von der Brustwand abgedrängt. Der an der unteren Kante am Brustkorb fixierte Unterlappen ist basal hoch, bzw. Zwerchfell und Leber sind tiefer getreten. Zwischen basaler Verwachsung des Ober- und Unterlappens findet sich eine größere ovale Luftblase. Der Mittellappen liegt zusammengedrängt als tiefer Schatten auf dem Unterlappen (vgl. dazu Tafel 27).

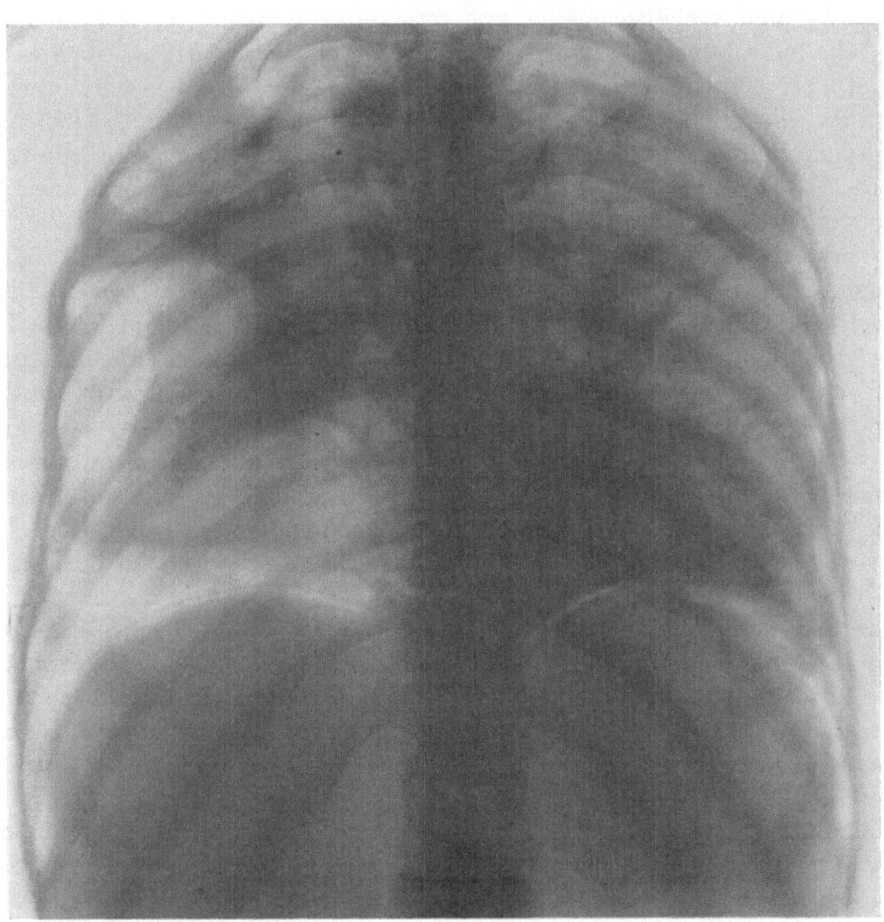

Epikrise.

Nach dem Krankenblatt ist die Patientin von der Mutter her, deren 3 Schwestern an Lungenphthise gestorben sind, erblich belastet gewesen. Bei ihr selbst reichen anamnestisch die Angaben, welche auf den Beginn phthisischer Erkrankung schließen lassen, bis auf 12 Jahre vor dem Tode, d. h. auf ihr 23. Lebensjahr zurück; 2 Jahre vor dem Tode ist sie spezifisch auf Phthise behandelt worden.

Das anatomische Bild zeigt einen älteren zirrhotischen Lungenprozeß mit großer abgekapselter und verhältnismäßig gut gereinigter Kaverne im rechten Oberlappen, während die linke Lunge so gut wie keine älteren phthisischen Prozesse erkennen läßt. Auch auf der rechten Seite scheint der Prozeß sich auf den Oberlappen zunächst beschränkt zu haben, der durch Verwachsungen, vor allem im basalen Gebiet, in ganzer Zirkumferenz sich in die obere Thoraxkuppel abgedichtet hatte. In den bronchialen Lymphdrüsen ist ausgesprochene Anthrakose; ältere phthisische Veränderungen waren auf der vorliegenden Schnittfläche nicht festzustellen, dagegen ist in allen Drüsen frische Verkäsung zu sehen, und diese Verkäsungen ziehen sich in den paratrachealen Lymphknoten nach aufwärts. Außerdem sind die Ober- und Unterschlüsselbeindrüsen und zum Teil noch diejenigen der Achselhöhlen und des Halses in käsige Pakete bis zu Apfelgröße umgewandelt. Die hauptsächlichsten verkästen Drüsengruppen sitzen demnach aufwärts vom Hilus, während man basal im Thorax, so z. B. am Zwerchfell, keine verkästen Drüsen antrifft. Dagegen findet sich eine zweite Gruppe verkäster Drüsen im Bauchraum, wo im Gekröse an der Ileozökalklappe und im portalen Bindegewebe des Leberhilus frische käsige Drüsenveränderungen gefunden werden, während die übrigen Bauchhöhlendrüsen, auch die eigentlichen mesenterialen, frei sind. Sämtliche Drüsenveränderungen haben akuten Charakter und entsprechen akut käsigen Prozessen in den Organen, zu deren Abflußgebiet sie gehören. Das trifft für die Lunge zu, insofern sich, offenbar ausgehend von der chronisch kavernösen Phthise des rechten Oberlappens, in sämtlichen übrigen Lungenabschnitten akut käsig-bronchopneumonische Prozesse entwickelt haben. Dabei sind der rechte Mittel- und Unterlappen am ausgedehntesten betroffen, während in der linken Lunge, besonders im Oberlappen, die Prozesse an Ausdehnung noch etwas nachstehen und im linken Unterlappen noch viel Luftgehalt zu erkennen ist. Das ganze Bild erinnert dabei am meisten an Herdbildung durch Aspiration und massige, ziemlich gleichzeitig erfolgende Infektion derjenigen Lungenabschnitte, die anscheinend bis in die letzten Monate vor dem Tode noch so gut wie frei von phthisischen Veränderungen gewesen sein müssen, d. h. der linken Lunge sowie des rechten Mittel- und Unterlappens. Die hier rapid einsetzenden käsigen Veränderungen haben zu entsprechenden käsigen Herden der zugehörigen Lymphdrüsen geführt. Der, wie auch klinisch nachgewiesene, stark bazillenhaltige Auswurf muß den Kehlkopf mitbeteiligt haben; die Halsorgane konnten aus äußeren Gründen zwar nicht seziert werden, doch ist klinisch die heisere Sprache besonders betont worden, so daß auch die Beziehungen der Halsdrüsenverkäsung und die teils wohl retrograde bzw. von der Pleura erfolgte Verkäsung der übrigen Drüsen des oberen Brustkorbs ihre Erklärung finden.

Weitere Impfmetastasen zeigt der Darm an typischer Stelle, d. h. vorwiegend im Zökum und oberen Dickdarm sowie im unteren Ileum. Auch hier muß es sich trotz der Größe der Geschwüre um akute Darmphthise gehandelt haben, wie die Verkäsung der zugehörigen und im Bauchraum isoliert ergriffenen Drüsengruppen zeigt, da bei chronischer Darmtuberkulose so gut wie nie Verkäsung der mesenterialen Drüsen gefunden wird, sondern wir die Verkäsung nur bei Primärinfektion oder bei finalen käsigen Prozessen bei Schwund aller spezifischen Abwehrkräfte des Körpers finden. Die Verkäsungen der portalen Lymphknoten sind nur die Etappenstraße aus der Ileozökalgegend und nicht auf regionäre phthisische Veränderungen zurückzuführen.

Der Gang der Infektion ist auf Grund des anatomischen Bildes, besonders auch auf Grund der Drüsenbefunde, derartig, daß von der chronisch kavernösen Phthise des rechten Oberlappens zunächst massiv alle übrigen Lungenlappen und sekundär der Kehlkopf und der Darm infiziert worden sind. Beziehungen zwischen Brust- und Bauchraum auf den Lymphbahnen bestehen dabei nicht.

Wie vielfach bei den akut käsigen Prozessen zu beobachten, sind die Lingula des linken Oberlappens und die vorderen Abschnitte des rechten Mittellappens besonders betroffen. Bei beiden Abschnitten handelt es sich um Lungenbezirke mit verhältnismäßig ungünstiger Zirkulation, wobei die Beziehungen zu dem Druck des Herzens ebenfalls noch mit in Anrechnung zu setzen sind. In diesen Abschnitten ist auch in vorliegendem Fall die beginnende Höhlenbildung in den käsigen Massen schon zu erkennen, die in den anderen Lungenabschnitten noch ausgeblieben ist.

Von der käsigen Pneumonie der rechten Lunge aus und zwar, soweit zu erkennen, von einem subpleuralen Herd des Mittellappens, ist es in den letzten Tagen vor dem Tode zu einem Spontanpneumothorax gekommen. Die Lunge ist dabei in typischer Weise nach hinten und hiluswärts gedrängt, d. h. nur soweit, als die Adhäsionen, welche rechterseits bestanden und welche straff ausgezogen sind, nachgegeben haben. Infolge von Verwachsung der Basis des Oberlappens und der Basis des Unterlappens am Brustkorb sowie des Mittellappens am Unterlappen und an der vorderen Brustwand ist es zu stufenförmiger Abdrängung der Lunge gekommen, wobei der Mittellappen infolge seiner Verwachsung an der vorderen Brustwand auch vom Herzen breit abgedrängt bzw. das Herz im rechten Vorhof nach links hinten verlagert wurde. Daher trifft auch der erste Schnitt den rechten Vorhof nicht, der sonst bei dieser Schnittführung ungefähr halbiert zu werden pflegt. Daß es sich um einen relativ frischen Pneumothorax handeln muß, zeigt die Beschaffenheit des Exsudates, welches keine Trübung aufwies und da auch auf der Lungenpleura sowie an der Pleura des Zwerchfells so gut wie keine Beläge zu erkennen sind. Dieses völlige Freibleiben der Pleura im Bereiche des Mittel- und Unterlappens bis auf die einzelnen, schon erwähnten Strangbildungen, welche auf die Zeit der länger zurückliegenden Erkrankung des rechten Oberlappens zurückzuführen sind, spricht auch, zumal bei der großen Ausdehnung der käsigen Prozesse in diesen unteren rechten Lungenabschnitten, dafür, daß es sich um ganz akute Prozesse, deren Alter wahrscheinlich nach Wochen zu zählen ist, gehandelt haben muß.

Das klinische Röntgenbild (Taf. 29) ist 2 Monate vor dem Tode aufgenommen. Es zeigt die tiefe Verschattung des chronisch phthisisch veränderten rechten Lungenoberlappens mit besonders tiefer Schattenbildung an der Basis desselben, die durch das 3. Präparat auf Tafel 28 erläutert wird. Die relative Aufhellung darüber medial vom Schulterblattschatten hinter dem Schlüsselbein entspricht wohl der im klinischen Bericht erwähnten pyramidenartigen Aufhellung, die in der großen Oberlappenkaverne ihre Ursache gehabt haben wird. Ein Pneumothorax hat damals sicher noch nicht bestanden; er kommt auf der 2 Monate später vom Leichenthorax gewonnenen Röntgenplatte zur Geltung, welche auch die stufenförmige Abdrängung der Lunge, von welcher Ober-, Mittel- und Unterlappen getrennt zu erkennen sind, gemäß den anatomischen Tafeln 26, 27, 28 deutlich wiedergibt. Dabei sind die scheinbar gehoben aussehende Basis des Unterlappens, die ihm aufgelagerte, allseitig zusammengedrängte Form des Mittellappens, die alte Verwachsung an der Basis des Oberlappens und die nur unvollkommene seitliche Kompression des Oberlappens mit den Verwachsungssträngen ganz den anatomischen Schattenbildern entsprechend; auch die völlige Verschiebung des Herzens nach links zeigt der Vergleich zwischen klinischer und vom Leichenthorax gewonnener Röntgenplatte.

Krankenblatt.

S., 35 Jahre alt.

Anamnese: Vater tot, Mutter starb an Herzleiden. 3 Schwestern der Mutter sind an Lungentuberkulose gestorben, 3 Brüder der Mutter sind gesund. Als Kind war Pat. immer gesund mit Ausnahme der üblichen Kinderkrankheiten, von denen einzeln die Pat. nichts mehr weiß. Nur Diphtherie habe sie mit Sicherheit nicht gehabt.

Menses seit dem 14. Jahre immer regelmäßig mit nur leichten Beschwerden. 1902—16 verheiratet. 1 Partus. 0 Aborte.

Der 14jährige Junge lebt, hat einen Herzfehler.

60 Pfund Gewicht. 1909 fühlte sich Pat. elend und war 13 Wochen in Behandlung; damals kein Husten, kein Schweiß. Kaltwasserbehandlung, Gewichtszunahme 24 Pfund. Dann immer Wohlbefinden.

1919 auf Rügen kalte Seebäder. Angeblich Lungenentzündung. Pat. wurde mit Höhensonne und Tuberkulin $^3/_4$ Jahr trotz Fiebers behandelt. Dabei von 122 auf 80 Pfund abgenommen.

1920 in Thüringen 10 Wochen gewesen.

1921 mit Dionin und Davoser Pulver behandelt. Frühjahr 1921 in Leipzig 9 Pfund zugenommen. Im Winter kam wieder viel Auswurf und Husten und Erbrechen nach dem Essen. Weihnachten 1921 des Erbrechens wegen in ärztlicher Behandlung gewesen. Ptosis ventriculi festgestellt. (Sollte operiert werden!) Seit 4 Wochen hat das Erbrechen aufgehört und Durchfall ist dafür aufgetreten; außerdem starker Nachtschweiß.

Befund: Schwächliche Frau mit mäßigem Fettpolster, leicht heisere Sprache, blasse Gesichtsfarbe, blasse Schleimhäute. Zunge belegt, Temperatur über 38°. Zahnprothese im Oberkiefer.

Thorax schlank, gleichmäßige Ausdehnung.

Lungengrenzen: beiderseits unten verschieblich, beiderseits hinten oben vom 3. Brustwirbeldorn an gedämpfter Klopfschall. Links hinten oben Atemgeräusch abgeschwächt, keine R.G., auch nach Husten nicht. Rechts hinten oben bronchiales Exspirium. Über den unteren Lungenpartien beiderseits regelrechtes Bläschenatmen vorn, über den Klavikeln rechts Dämpfung intensiv, links Schallabschwächung, unter den Klavikeln voller Schall. Atemgeräusch über beiden Spitzen verschärft; rechts in der vorderen Axillarlinie unter der Klavikula amphorisches Atmen.

Herz: Grenzen normal, Töne rein.

Puls: regelmäßig gut gefüllt.

Abdomen: Striae.

Deutliche Druckempfindlichkeit in der Ileozökalgegend

12. 4. 22. Röntgenaufnahme: Rechtes Ober- und Spitzenfeld intensiv verschattet mit horizontaler Begrenzung nach unten; darin eine pyramidenartige Aufhellung. Im rechten Mittelfeld in Hilusnähe großfleckige Schatten. Im linken Mittel-, Ober- und Spitzenfeld mittelgroßfleckige, teils gehäufte Schatten. Herz mittelständig.

Diagnose: Azinös-nodöse Phthise in rechten und linken oberen Lungenteilen mit Schwarte und Kaverne rechts oben.

Behandlung und Verlauf: Adstringentia und Opiate für den Darm mit reizloser Diät.

Abreiben und Atropin.

7. 5. Nachtschweiß geringer, morgendliches Erbrechen plagt sehr.

14. 5. Kalkwasser und Opiate. Belladonna Zäpfchen gegen die Diarrhöe und die Leibschmerzen.

19. 5. Der bisher spärliche Auswurf wird stärker. In ihm reichliche Tuberkelbazillen +. Keine Nachtschweiße mehr. Pat. wird elender. Sanatogen.

22. 5. Abends fast an 40° reichendes Fieber.

1. 6. Kalter Schweiß abends und 35,1°!

3. 6. Pat. kann das linke Bein und den linken Arm nicht bewegen. Über den Lungen hört man jetzt rechts und links feuchte und klingende R.G., links seitlich auch Rhonchi. Seit Wochen schon täglich 1—2 mal Erbrechen.

12. 6. Pat. ist völlig apathisch, ganz abgemagert.

17. 6. Exitus letalis.

Schlußdiagnose: Progrediente azinös-nodöse kaverne Lungenphthise, Darmphthise und allgemeine hämatogene Aussaat mit Gehirntuberkel.

Obduktionsprotokoll.

Leiche einer kleinen, stark abgemagerten, grazil gebauten Frau in reduziertem Ernährungszustand. Fettpolster geschwunden, von ausgesprochen gelblicher Farbe. Welke, kaum hervortretende Mammae. Schwangerschaftsnarben am Bauch.

Nach Eröffnung der Bauchhöhle entleert sich aus derselben etwas freie Flüssigkeit von gelblicher Farbe in einer Menge von ca. 2000 ccm. Die gelb gefärbte Leber überragt den Rippenbogen in über Handbreite. Das Netz bedeckt die Därme. Im Gekröse an der Ileozökalklappe zahlreiche verkäste Drüsen. Die übrigen Drüsen des eigentlichen Mesenteriums nicht verkäst.

Im Darm, welcher größtenteils kollabiert ist, finden sich im Dünndarm etwa von der Mitte nach abwärts vereinzelte rundliche, mit wallartigen Rändern umgebene bis bohnengroße Geschwüre. Dagegen ist das Zökum in seiner Schleimhaut völlig zerfressen und zeigt dicke Granulationen; normale Schleimhaut ist überhaupt kaum noch zu sehen. Im aufsteigenden Dickdarm und Querkolon große, die ganze Zirkumferenz des Darmes einnehmende, zackige Geschwüre mit unregelmäßigen Rändern. Im absteigenden Dickdarm nehmen die Geschwüre an Anzahl und Größe immer mehr ab, und im Rektum findet sich nur noch eine katarrhalische Rötung und Schwellung der Schleimhaut.

Die Leber, welche nicht nur heruntergedrängt erscheint, sondern auch in ihrem rechten Lappen ausgezogen und durch eine Schnürfurche abgedrängt ist, reicht mit ihrem rechten unteren Pol bis zur Mitte der Darmbeinschaufel.

Zu beiden Seiten des Thorax in den Infra- und Supraklavikulargruben bis in die Achselhöhle reichend, finden sich bis apfelgroße Drüsenpakete, die völlig verkäst sind. Auch am Halse dickere Knoten verkäster Drüsen, besonders links unterhalb des Kehlkopfes.

An den Geschlechtsorganen keine Besonderheiten.

Zwerchfellstand rechts oberer Rand der 5., links 4. Rippe. Nach Eröffnung des Brustkorbes können aus der rechten Brustseite ca. 200 ccm einer verhältnismäßig wenig getrübten Flüssigkeit entleert werden. Rechts besteht ein Pneumothorax, der die Lunge in sehr unregelmäßiger Form, und zwar jeden Lappen für sich, verdrängt hat. Der Oberlappen ist weitgehend verwachsen; seitlich vorn in Höhe der 1. und 2. Rippe haben die Verwachsungen auf gut Fingerbreite dem Luftdruck nachgegeben, während die Basis des geschrumpften und nach oben gedrängten Oberlappens in Höhe der 3. und 4. Rippe fest verwachsen ist. Der Mittellappen ist nach hinten und gegen den Hilus gedrängt, steht dabei treppenförmig nach medial eingerückt, 2 Querfinger breit von der Brustwand ab und wird auch vom Unterlappen, mit dem er durch einige Stränge verwachsen ist, bis über 2 Querfinger breit abgehoben. Die Verwachsungen des Mittellappens mit der vorderen Brustwand an umschriebener Stelle und mit seiner rechten Kante am Unterlappen bedingen, daß der Mittellappen auch vom Herzen fast 2 Querfinger breit absteht. Der Unterlappen ist mit seinem vorderen Rande am Zwerchfell und außerdem mit seiner unteren Kante seitlich etwa an der 6. Rippe fixiert. Er ist im ganzen nach hinten gedrängt, oberhalb der Verwachsungsstelle auch nach medial und in seinen hinteren Abschnitten auch breit vom Zwerchfell abstehend.

Das Herz ist stark nach links verdrängt, so daß es zu $^5/_6$ links von der Mittellinie liegt. Das Herz ist klein, von spitzer, tropfenartiger Form, Muskulatur blaß bräunlich; am Klappenapparat des Herzens keine Besonderheiten. Der rechte Vorhof ist durch den Pneumothorax leicht zusammengedrängt. Die Aorta ist schmal, elastisch.

Die linke Lunge zeigt keine besonderen Verwachsungen. Der rechte Lungenoberlappen wird durch eine kleinapfelgroße Kaverne eingenommen, die bis an die Thoraxkuppe reicht. Die Kaverne ist völlig glattwandig, mit schmierigen Belägen bedeckt. Der umgebende Oberlappen ist schwielig-atelektatisch, stark kohlepigmentiert. Vorn oberhalb des Oberlappens sitzt eine bohnengroße verkäste Drüse der Lunge auf und eine zweite gleichartige zwischen Thymus und Oberlappen. Auch medial neben der Kaverne nach außen von der schwieligen Kavernenkapsel rundliche Käseherde. Mittel- und Unterlappen sind völlig von käsig-bronchopneumonischen Herden infiltriert, ebenso zeigt die linke Lunge von oben bis unten dichtstehende, käsigbronchopneumonische Herdbildungen, die an einzelnen Stellen, z. B. zwischen Herz und Brustwand, beginnenden Zerfall in Gestalt von bis erbsengroßen Höhlen aufweisen.

Die bronchialen und Bifurkationslymphdrüsen zeigen neben mehr zentral gelegener Anthrakose völlige Verkäsung bei ziemlicher Vergrößerung. Auch die paratrachealen Lymphdrüsen sind größtenteils verkäst.

Die Halsorgane sind nicht seziert.

Milz verhältnismäßig groß, etwas weich, mit deutlichen Lymphknötchen. Nieren o. B., desgl. Pankreas. Magen gebläht, enthält ziemlich reichlich dünnbreiige Flüssigkeit. Schleimhaut des Magens leicht geschwollen. An der Leberpforte und Pankreaskopf ebenfalls verkäste Drüsen. Die Leber selbst ist beträchtlich vergrößert, füllt den ganzen Oberbauch aus, sie hat eine Breite von 20 cm und eine größte Länge von 24 cm. Der unter dem rechten Rippenbogen leicht eingeschnürte rechte Leberlappen ragt als langer keilförmiger Fortsatz weit nach unten. Die Leber ist von ausgesprochen fettgelber Farbe, Läppchenzeichnung sehr verwaschen. In der Gallenblase finden sich 56 facettierte, gelbe, durchschnittlich etwas über erbsengroße, im Zentrum dunkelbraune Gallensteine in zäh-weißlichen Schleim gehüllt. Die Schleimhaut ist blaßgrau, ohne jegliche frischere Entzündungserscheinungen.

Seropneumothorax.

73jährige Frau. K.-N. 6543–6544.

Klinische Diagnose: Pleuritis exsudativa haemorrhagica. Seropneumothorax dexter. Tumor pulmon.? (Krankenblatt s. S. 114.)

Hauptleiden: Lungenphthise.

Todesursache: Spannungspneumothorax, Pleuraerguß.

Pathologisch-anatomische Diagnose: Phthise der rechten Lunge (Wahrscheinlichkeitsdiagnose, Lungen nicht aufgeschnitten). Hochgradiger Seropneumothorax der Brusthöhle. Spannungspneumothorax mit ca. 1 Liter Erguß. Starke Verdrängung des Herzens nach links. Kollaps der rechten Lunge mit Verdrängung derselben nach hinten und gegen den Hilus. Alte straff ausgezogene Pleuramembranen und -stränge vorn seitlich zwischen 2.–4. Rippe und Ober- bzw. Mittellappen. Retraktion der Lunge von der Pleurakuppel, Verklebung des rechten Unterlappens mit dem Zwerchfell. Chronische Peritonealphthise mit starken Verwachsungen und Verklebungen der Bauchorgane. Tiefstand der Leber und der rechten Niere. Kyphoskoliose der Brustwirbelsäule nach rechts mit Einziehung der linken hinteren, seitlichen Rippenwand. (Obduktionsprotokoll s. S. 115.)

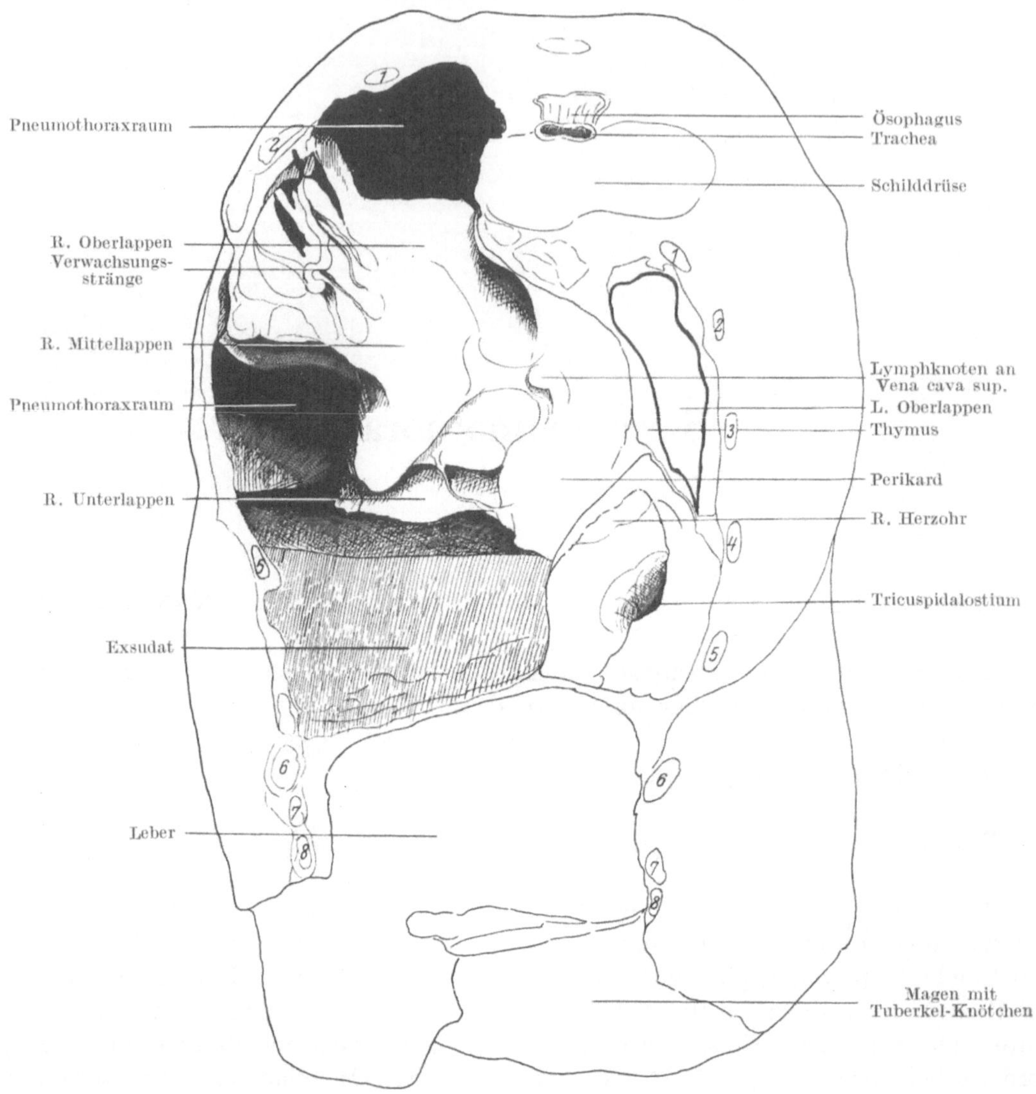

I. Schnitt. 2. Präparat. K.-N. 6544.

(Aus der rechten Pleurahöhle sind vor Eröffnung des Brustkorbes 800 ccm Exsudat durch Punktion entleert und 500 ccm Gelatine, bei aufrechter Stellung des Thorax, wieder injiziert worden.) Die Schnittebene eröffnet gerade den rechten Vorhof vorn an der Basis. Die linke Lunge ist angeschnitten; die rechte, nicht getroffene Lunge liegt bei hochgradigem Spannungspneumothorax weit hinten und auf den Hilus zu retrahiert. Der atelektatische Unterlappen ist mit dem Zwerchfell verklebt und taucht in Exsudat, welches sich infolge des Luftgehaltes der Pleurahöhle nivellierend eingestellt hat. Zwischen 2. bis 4. Rippe und Ober- bzw. Mittellappen spannen sich drei Reihen fester Pleurastränge und -membranen aus und verhindern völligen Kollaps des Oberlappens. Weitere Stränge ziehen zu einer verkalkten Drüse an der Vena cava sup. und weiter unten zum Herzbeutel. Herz und Mediastinum sind völlig auf die linke Seite, das Herz bis an die linke Brustwand gedrängt. Letzteres ist dabei mit der Spitze nach links hinten verdreht. Die Brustwirbelsäule ist kyphoskoliotisch nach rechts ausgebogen mit Rippenbuckel rechts vorn und Rippendelle links hinten.

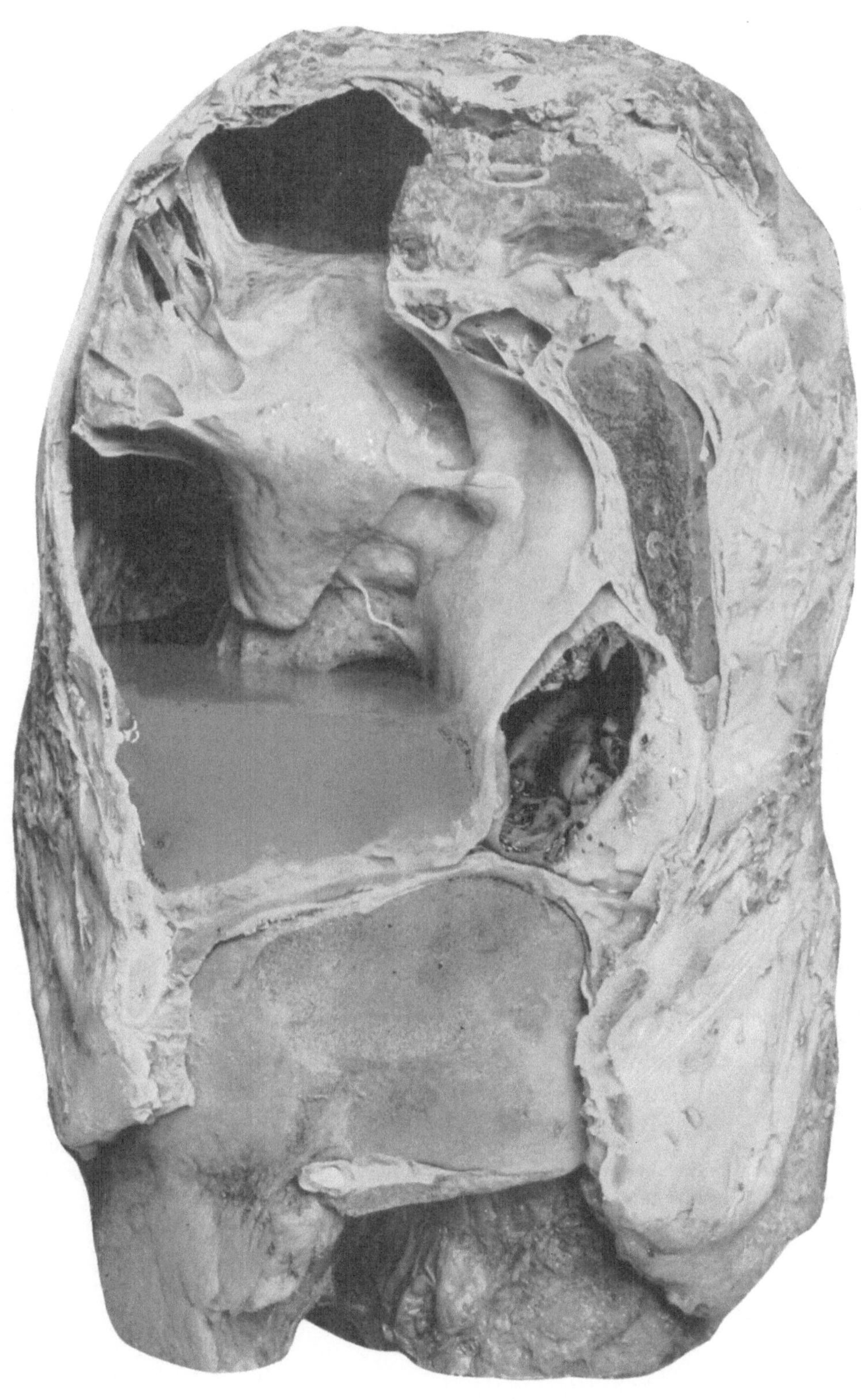

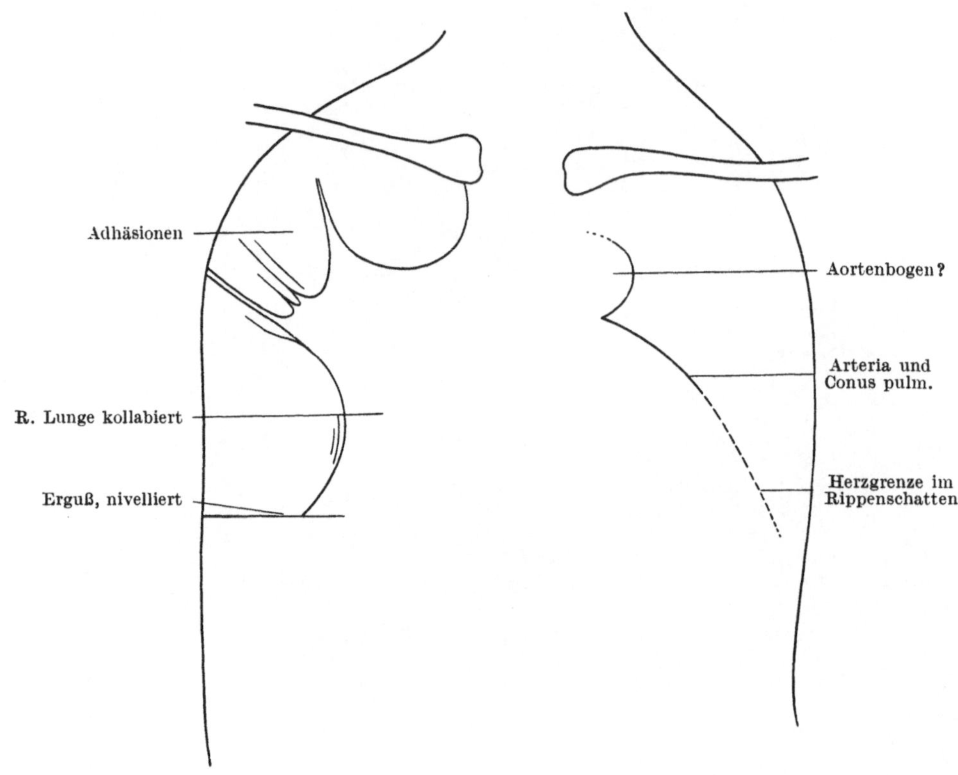

K.-N. 6543—6544.

Das klinische Röntgenbild ist 2 Tage vor dem Tode aufgenommen worden, nachdem weitere 2 Tage zuvor 2400 ccm Exsudat durch Punktion entleert worden waren. Der Schatten der kollabierten rechten Lunge geht in den Herzschatten über. Die Lunge ist auch aus der Brustkorbkuppe völlig gegen den Hilus gedrängt. Nach unten taucht sie in nivelliert eingestelltes, handbreit über dem Zwerchfell stehendes Exsudat ein. Die spitzen Ausziehungen des Lungenschattens entsprechen den Adhäsionen, wie sie das anatomische Präparat auf Tafel 31 zeigt. Der rundliche Schatten oberhalb des Herzens ist wahrscheinlich auf den nach links verdrängten Aortenbogen zu beziehen, während der darunter gelegene Schattenrand links in großer Ausdehnung dem Conus pulmonalis und der Arteria pulmonalis angehören, die durch Verdrehung des Herzens nach links hinten breit in die Randbegrenzung gelangt sind. Das eigentliche linksseitige Kammerherz beginnt erst hart an der Brustwand.

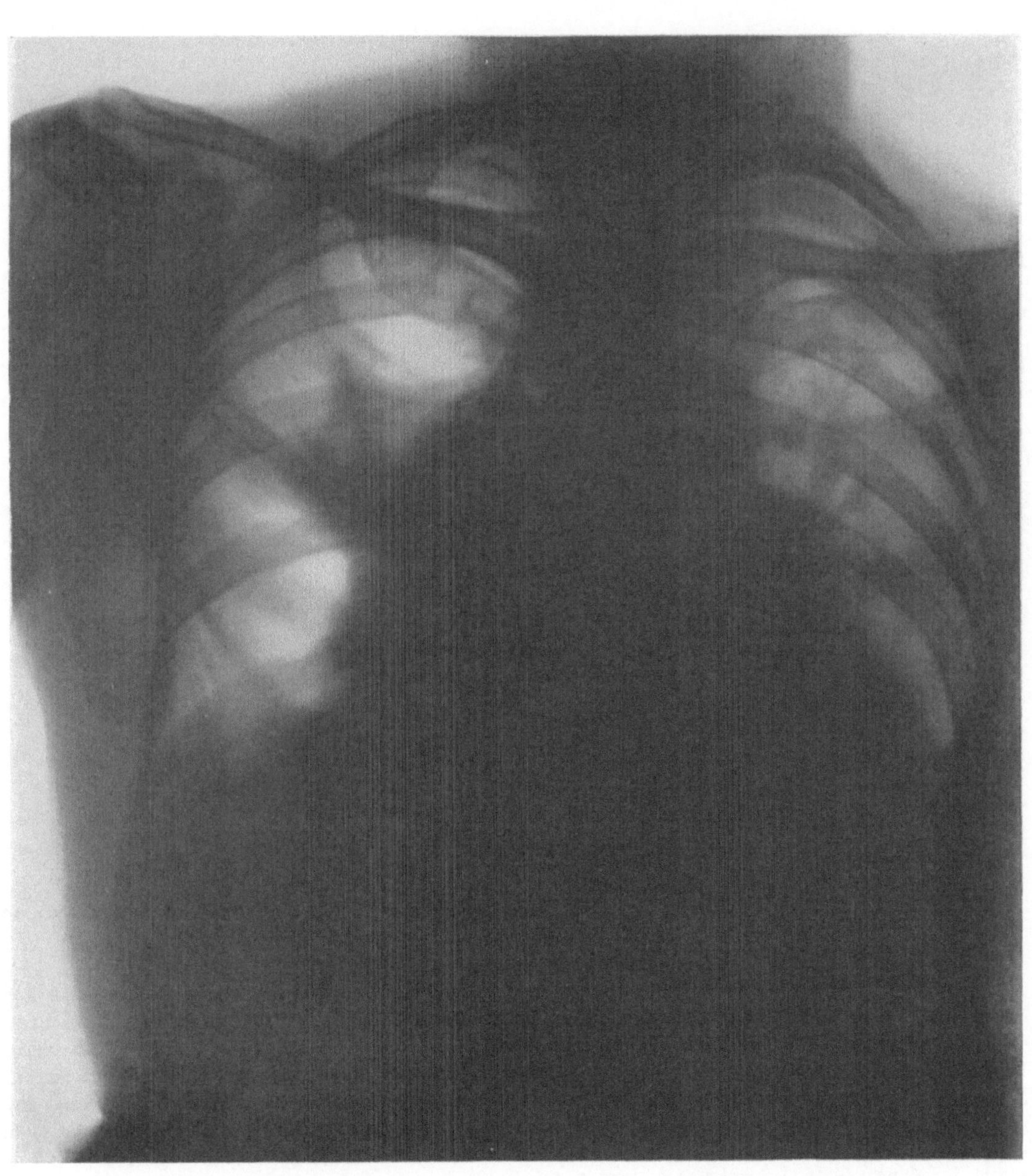

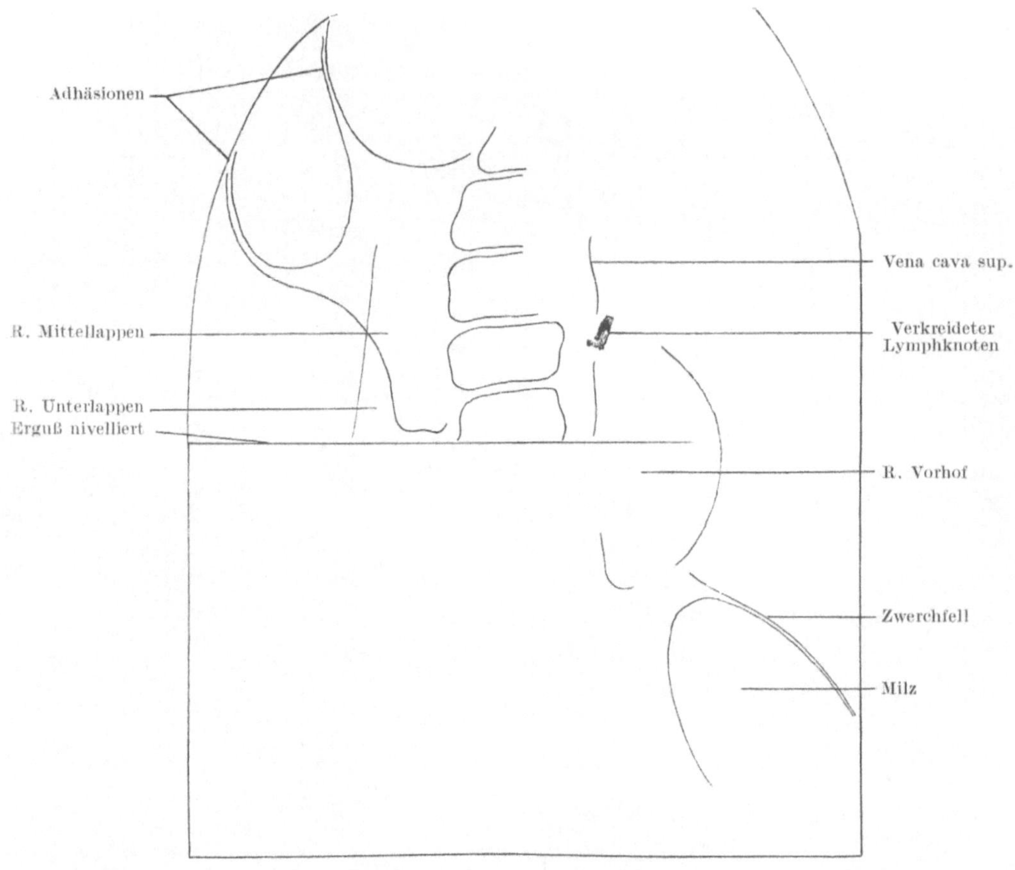

K.-N. 6543–6544.

Das Röntgenbild des Leichenthorax ist vom uneröffneten senkrecht aufgestellten Brustkorb gewonnen. Das natürliche Exsudat der rechten Pleurahöhle ist bis weit in den Bereich der linken Brustseite zu erkennen. Die einzelnen Lungenabschnitte und Adhäsionsstränge der rechten kollabierten Lunge können annähernd abgegrenzt werden. Bei dem ganz nach links von der Wirbelsäule verlagerten Herzen läßt sich die rechte Begrenzung aus dem Schatten des an der Einmündungsstelle der Vena cava sup. gelegenen verkreideten Lymphknotens bestimmen. Die links unterhalb dieses Kreideherdes sichtbare, bis unter das Niveau des nivellierten Exsudates reichende Aufhellung entspricht grob dem (an der Leiche lufthaltigen) rechten Vorhof (vgl. Taf. 31).

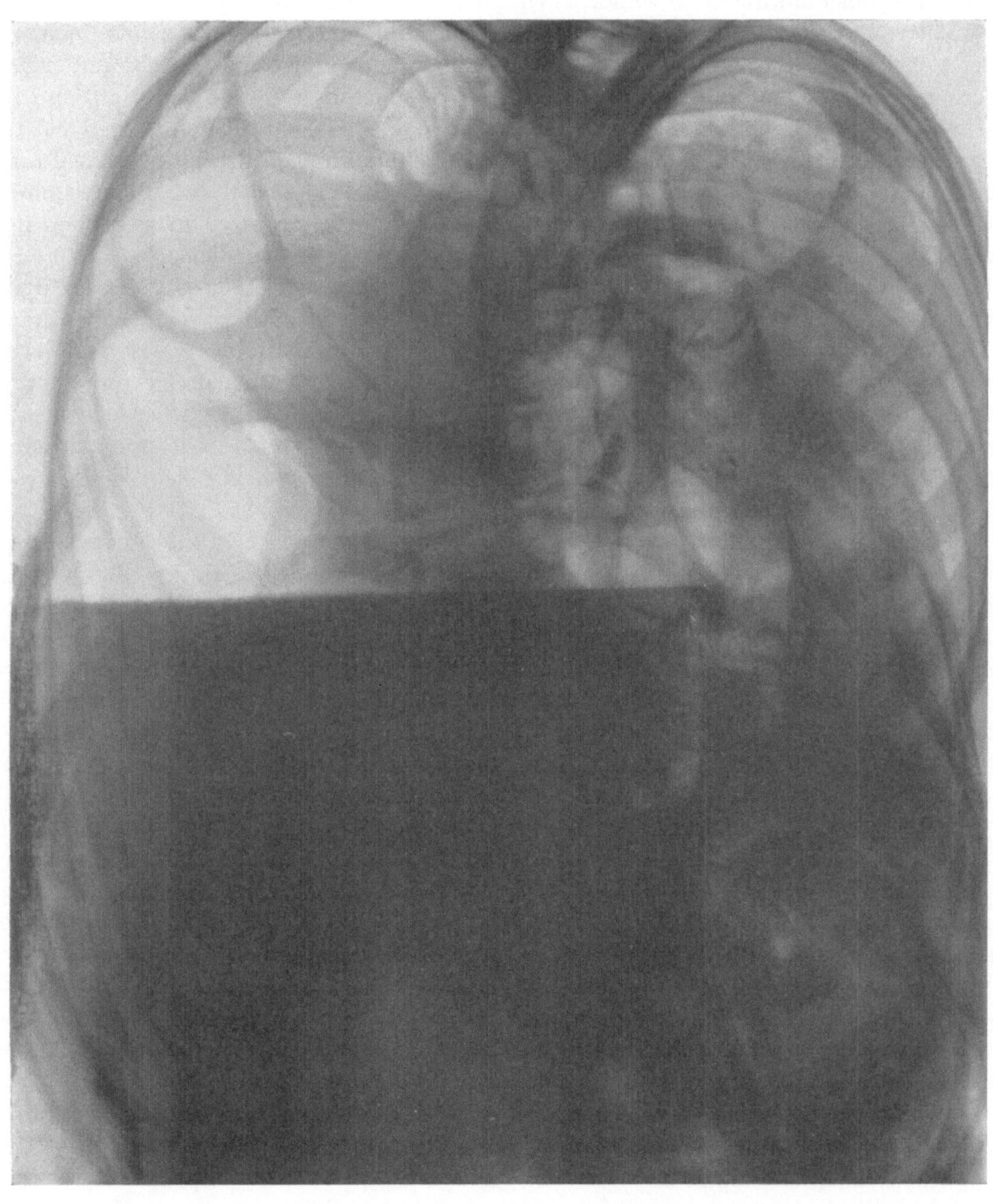

Epikrise.

Von dem Thorax ist nur ein Schnitt angefertigt worden, um den hochgradigen Spannungspneumothorax in seiner Form zu erhalten und die topographischen Lageveränderungen der Brustorgane demonstrieren zu können. Es ist daher auch von der Sektion der Lungen abgesehen, so daß über deren anatomischen Befund nichts Sicheres auszusagen ist. Offenbar ist aber, wenigstens auf der rechten Seite, an schwerere phthisische, wahrscheinlich exsudative Prozesse zu denken, zumal bei den peritonealen diffusen Verwachsungen und Knötchenbildungen der phthisische Prozeß histologisch festgestellt wurde. Auch der Sitz der Perforation der Pleura konnte wegen der pleuritischen Auflagerungen und wegen des Ergusses nicht sicher festgelegt werden. Aus der rechten Brusthöhle wurden 4 Tage vor dem Tode 2400 ccm Exsudat entleert und aus dem Leichenthorax konnten noch 800--1000 ccm durch Punktion entfernt werden, nachdem die Röntgendurchleuchtung des Leichenthorax die Anwesenheit eines größeren, horizontal eingestellten Ergusses ergeben hatte. An Stelle des Punktates wurde Gelatine eingespritzt, aber nur eine Menge von 500 ccm, um an dem anatomischen Präparat nicht zu viel von der Lunge zu verdecken. Bis zur Erstarrung der Gelatine wurde der Thorax aufrecht hingestellt, um denselben horizontalen Spiegel zu erhalten, wie er bei der klinischen und viel deutlicher bei der Leichenthorax-Röntgenplatte zu erkennen ist (s. Tafel 32 u. 33).

Wie das Krankenblatt aussagt, ist die Mutter der Patientin an Blutsturz gestorben, und die Mutter der Mutter soll lungenleidend gewesen sein. Die akuten Beschwerden der 73jährigen Frau setzten 14 Tage vor dem Tode mit starker Atemnot, aber ohne Husten und Auswurf ein. Ferner machte sich ein starker Druck auf den Magen bemerkbar. Bei der klinischen Röntgendurchleuchtung wurde der rechtsseitige Seropneumothorax festgestellt. Wegen der hämorrhagischen Beschaffenheit des Exsudates und dem Fehlen sicherer Anhaltspunkte für Lungenphthise wurde bei der kurzen klinischen Beobachtung auch an Lungengeschwulst gedacht. Das hat sich nicht bestätigt, wenigstens soweit die einfache Eröffnung des Brustkorbes es feststellen ließ.

Wie die Abbildung zeigt, ist die Verdrängungswirkung des Pneumothorax eine außerordentlich starke. Die rechte Lunge ist allseitig auf den Hilus zusammengeschnurrt, wobei sie nur unten am Zwerchfell und seitlich oben an der 2.—4. Rippe durch Verwachsungen festgehalten wird. Der im Exsudat eintauchende Unterlappen ist zu fleischigem Wulst zusammengedrängt. Die membran- und strangförmigen Verwachsungen des Ober- bzw. Mittellappens sind zu langen Fäden und Häuten ausgezogen. Dadurch, daß der Unterlappen mit dem Zwerchfell, welches durch Exsudat und Luftdruck besonders tief gestellt wurde, ebenfalls tiefer treten mußte, ist auch die Lunge im ganzen tief gestellt, und durch Retraktion und Überdruck ist es zu ausnahmsweise starker Zurückziehung der Lungenspitzen aus der Thoraxkuppel gekommen. Ja, es ist an dem anatomischen Präparat kaum noch möglich, an dem oben abgeflachten Lungenabschnitt die eigentliche anatomische Spitze zu erkennen und der Mittellappen, der durch Strangbildung zu den Rippen und zum Mediastinum in einer zentralen Lage gehalten wird, erreicht bis auf $1^1/_2$ Querfingerbreite mit seiner oberen Begrenzung die jetzt vorliegende Lungenkuppe.

An der Einstellung der Lunge beteiligen sich Exsudat und Pneumothorax in gleicher Weise, d. h. der Pneumothorax hat die Lunge nach hinten und gegen den Hilus, das Exsudat die Lunge nach vorn und gegen den Hilus gedrängt. Es ist dabei zu berücksichtigen, daß die Leiche in liegender Stellung mit Formol injiziert worden ist.

Wegen dieser Doppelwirkung findet man rechts vorn und seitlich den großen Luftkammerraum, und die rechte Lunge steht von der Schnittebene, welche die linke Lunge, die außerdem noch nach hinten verdrängt ist, schon angeschnitten hat, mit ihrem am weitesten nach vorn reichenden Mittellappenabschnitt noch fast um 2 Querfingerbreite entfernt. Wir finden aber die Lunge nicht in die hinteren Rippenwinkel hineingedrängt und diese mehr oder weniger ausfüllend, wie beim einfachen Pneumothorax, sondern infolge der gleichzeitigen Exsudatwirkung steht die scharf zusammengedrängte Lunge auch von der hinteren Brustwand schätzungsweise um 2 Querfingerbreite ab, so daß sie zentral als fleischiger Wulst längs der vorderen Wirbelsäulenkante ausgestreckt ist.

Ihre allseitige Retraktion und Kompression wird durch die erwähnten Strangbildungen zum Teil aufgehalten; das macht sich am Unterlappen noch verhältnismäßig wenig bemerkbar. Derselbe scheint flächenhaft, aber wohl nur mit Aschoffschen Randverwachsungen in der hinteren Hälfte seiner Zirkumferenz mit dem Zwerchfell verwachsen zu sein. Sicheres ist darüber nicht auszusagen, da er unten durch die Gelatine verdeckt wird. Vorn ist er jedenfalls nicht verwachsen, da die ganze vordere Zwerchfellhälfte in über Handtellergröße durch die Gelatine hindurch zu übersehen ist, der Unterlappen also nach hinten stark ausweichen konnte und man die Lungenbasis vorn gehoben sieht. Dagegen haben Ober- und Mittellappen bei ihrer Rückzugsrichtung auf den Hilus die strangförmigen Verwachsungen nur bis zu einem gewissen Grade überwinden können. Auffällig ist jedenfalls auch hier, wie stark die Zugwirkung gewesen sein muß, da die Adhäsionen zu teils dünnen bindfadenartigen Strängen, teils zu flachen Membranen bis zu 3 cm Länge ausgezogen sind, und man nicht berechtigt ist, bei der vorher noch entfalteten Lunge, die der Brustwand bei der Atmung folgen konnte, solche lang ausgezogenen Gebilde anzunehmen. Durch diese Verwachsungsstränge ist, je nach der Breite der Insertion der Membranen oder fadenartigen Stränge, die Lunge unregelmäßig spitz, zeltförmig ausgezogen, und offenbar zieht sich Lungenparenchym in zugespitzter Form in die großen Membranen hinein, so daß man bei etwaigem Durchbrennen solcher Verwachsungsstränge die Gefahr mit in Kauf nehmen müßte, die Lunge mit zu verletzen. Im übrigen lassen sich an diesen Verwachsungen ganz geordnete Reihen erkennen, die mit ihrem kostalen Ansatz genau dem Verlauf der 2.—4. Rippe entsprechen, was auf der Abbildung nicht genügend wiedergegeben wird.

Die Wirkung des Pneumothorax- und Exsudatdruckes auf das Mediastinum und Herz ist eine maximale. Das Herz liegt eng an die linke Brustwand gepreßt und ist mit seiner Spitze stark nach links hinten gedreht. Der vorderen Brustwand liegt nur die Basis des rechten Vorhofes an, und zwar bis zum Herzohr hinauf. Der rechte Ventrikel ruht an der linken Brustwand. Das Trikuspidalostium entspricht dem kostalen Ende des 4.—5. linken Rippenknorpels. Der rechte Vorhof ist von rechts vorn nach links hinten stark seitlich zusammengedrängt. Die übrigen Herzverhältnisse lassen sich nicht weiter übersehen. In Höhe der Umschlagstelle des Perikards an der Vena cava sup. sitzt subpleural ein kleinkirschgroßer, anthrakotischer, verkreideter Lymphknoten auf dem Herzbeutel, zu welchem ein straff ausgespannter dicker Pleurastrang vom Mittellappen zieht. Das gesamte rechte äußere Perikardialblatt ist unbedeckt von Lunge.

Bei dieser außerordentlichen Verdrängung ist jedoch zu berücksichtigen, daß die Wirbelsäule etwa in Höhe des 4.—6. Brustwirbels eine starke Biegung nach vorn und gleichzeitig eine skoliotische Ausbiegung nach rechts erkennen läßt, so daß die Linksverlagerung der mediastinalen Organe dadurch noch viel mehr in Erscheinung tritt, als sie es beim symmetrischen Thorax vielleicht getan hätte. In diesem Falle ist die Verschiebung auf die andere Seite jedenfalls eine so hochgradige, daß das gesamte Herz einschließlich des rechten Vorhofes bis auf die linke Seite der Wirbelsäule verlagert ist, und es wird dadurch auch verständlich, daß die bei der klinischen Röntgendurchleuchtung erwähnten verkalkten linksseitigen Hilusdrüsen leichter sichtbar werden konnten, wenngleich es fraglich bleiben muß, ob die auf der klinischen Platte sichtbaren linksseitigen Hilusschatten tatsächlich verkalkten Drüsen entsprechen, zumal die Röntgenplatte des Leichenthorax ausweist, daß eine weitgehende Verkalkung der gesamten Rippenknorpel des Brustkorbes besteht, welche auch in den linken Hilusschatten hineinreicht. Dagegen ist die an dem anatomischen Präparat an der Vena cava sup. gelegene verkalkte Drüse auf der Röntgenplatte des Leichenthorax gut zu erkennen, wird aber auf der klinischen Röntgenplatte in dem dichten Schatten der bluthaltigen Räume nicht sichtbar.

Krankenblatt.

R., 73 Jahre alt.

Familien-Anamnese: Vater gestorben an Altersschwäche, Mutter mit 49 Jahren an Blutsturz, ein Bruder an Schwäche. 3 Geschwister gesund. Die Mutter der Mutter war lungenleidend. In der Familie sonst keine Nerven-, Leber-, Stoffwechselkrankheiten.

Persönliche Anamnese: Als Kind Windpocken. Erste Menses mit 18 Jahren, Menopause mit 50 Jahren, Partus 3, ein Sohn gesund, 2 Kinder als Säuglinge gestorben, Fehlgeburt 1, Inf. vener. neg.

1869 hat Pat. an Nervenfieber gelitten. Sonst ist Pat. immer gesund gewesen.

Jetzige Krankheit: Seit dem 9. Sept. 1923 kann Pat. nicht mehr laufen und mußte sich festhalten. Gleichzeitig bekam sie starke Atemnot, kein Husten oder Auswurf. In den nächsten 14 Tagen wurde die Atemnot schlimmer; außerdem hatte sie einen starken Druck in der Magengegend. Das Essen schmeckte ihr alles bitter, und sie hatte keinen Appetit. Der Stuhlgang war immer in Ordnung. Der Druck auf den Magen trat immer nach dem Essen auf. Seit Pfingsten 1923 hat Pat. stark abgenommen und oft Schmerzen in der Magengegend nach dem Essen gehabt. Außerdem 8 Tage lang Durchfall, der dann wieder besser wurde. Sie hat aber immer leichte Kost zu sich genommen und ist sehr heruntergekommen. Der Arzt schickt sie nun ins Krankenhaus.

Status praesens: Alte Frau in äußerst schlechtem Ernährungszustand. Haut und Schleimhäute mäßig gut durchblutet. Muskulatur schlaff, Fettpolster stark reduziert. Haut welk, trocken, schilfernd, läßt sich in Falten abheben. Sensorium frei. Kein Ödem, kein Exanthem. Mundhöhle und Rachen: o. B.; Hals: keine Drüsen tastbar. Thorax: starke Kyphose der linken Seite; Skoliose der Brustwirbelsäule. Stark gewölbt, wenig verschieblich. Lungen: Grenzen schwer zu bestimmen (perkutorischer und auskultatorischer Befund im Schema wiedergegeben). Cor: Grenzen nicht zu bestimmen wegen Überlagerung der Lungen. Spitzenstoß in der vorderen Axillarlinie im 6. Interkostalraum Auskultation: Aktion regelmäßig, Töne nicht sehr laut, pendelnd; keine Geräusche. A. T. und P. T. o. B. Puls: 84, regelmäßig; mäßig geschlängelt, hart hebend, schwer unterdrückbar. R. R. 215/115. Hgl. 78/90, Temp. 37. Abdomen: links Leistenbruch mäßigen Grades. In beiden Inguines erbsen-kirschkerngroße Drüsen. Leib aufgetrieben; kein Aszites. Nabel etwas vereitert. Milz und Leber nicht vergrößert, nicht tastbar. Nervensystem: Pupillen reagieren auf L. und C., Katarakt beiderseits, Reflexe normal.

Verlauf: 20. Sept. 1923: Hgl. 78/90, R. R. 215/115. Pleurapunktion ergibt 2400 ccm. Spez. Gew. 1017. Rivalta ++. Mikroskopisch: Erythrozyten, Lymphozyten. Exsudat stark hämorrhagisch. Bakteriologisch steril.

22. Sept. 1923. Durchleuchtung: Exsudat rechts handbreit über Diaphragma. Horizontaler Flüssigkeitsspiegel. Rechte Lunge kollabiert. Zwei derbe Adhäsionsstränge nach oben. Lungenspitze hell. Linker Hilus einige verkalkte Drüsen. Herz nach links verbreitert und verkürzt.

24 Sept. 1923. Pat. verfällt plötzlich. Es bestand erst starke Atemnot. Auf M. Beruhigung. Gegen Morgen Exitus letalis.

Es handelte sich um eine exsudative hämorrhagische Pleuritis, deren Ätiologie nicht eruiert werden konnte. Es besteht Verdacht auf einen Lungentumor. Von einem aktiven Tuberkuloseprozeß ließ sich nichts nachweisen. Sputum konnte nicht untersucht werden, da Pat. nichts abhustete.

Obduktionsprotokoll.

Leiche eines mittelgroßen Weibes mit gut entwickelter Muskulatur und mäßigem Fettpolster. Allgemeine Totenstarre, die an Kiefer und den oberen Extremitäten leicht, an den unteren Extremitäten schwer löslich ist. Die abhängigen Partien der Leiche zeigen ausgedehnte flächenhafte blaurote Verfärbung der Haut. Pupillen sind mittelweit, gleichgroß, rund. In der linken Leistenbeuge findet sich eine etwa apfelgroße weiche Vorwölbung, die sich von der Mitte der Inguinalfalte bis zum oberen Ende der linken großen Schamlippe erstreckt.

Bei Eröffnung der Bauchhöhle zeigt sich, daß die ganzen Darmschlingen, Leber, Netz, Bauchwand zusammen verbacken sind. Die Dickdarmschlingen sind ziemlich weit, die Dünndarmschlingen fast durchweg kollabiert. Die Serosa zeigt massenhaft kleine, grauweiße Knötchen. Die Farbe der Darmschlingen ist sehr intensiv dunkelrot, teilweise schwarzgrün. Nach Entfernung des Darmes zeigt sich, daß die Leber handbreit unter dem rechten Rippenbogen steht und daß die Niere vollkommen heruntergedrängt ist und am Eingang des großen Beckens steht. Die Serosa der Gallenblase zeigt dieselben Knötchen wie das Bauchfell. Nebennieren o. B. Rechte Niere vergrößert, linke Niere hat ungefähr normale Größe. Die Oberfläche der Nieren ist glatt, Rinde und Mark deutlich differenzierbar. Im linken Nierenbecken ein etwa haselnußgroßes bröckliges Knötchen, das in der Mitte nabelförmig eingesunken ist. Die Farbe ist grau-weißlich. Harnblasenschleimhaut glatt. Trigonum leicht gerötet. Uterus klein, derb.

Nach Eröffnung der Brusthöhle zeigt sich, daß rechts ein hochgradiger Pneumothorax besteht und gleichzeitig ein trübseröser Erguß von $^3/_4$—1 Liter Menge in der Brusthöhle vorhanden ist. Das Herz ist völlig auf die linke Seite gedrängt, und zwar in toto bis jenseits der Wirbelsäule. Die Lunge ist zu einem doppelfaustgroßen Klumpen zusammen geschnurrt, der ganz nach hinten und gegen die Wirbelsäule zu an den Hilus gedrängt wird. Die vordere Zwerchfellhälfte liegt fast in Handtellergröße frei und seitlich ist die Lunge in 3 Querfingerbreite von der Rippenwand abgedrängt. Auch von der Thoraxkuppel steht die Lunge 3—4 Querfinger breit ab. Der Oberlappen ist von mehreren Reihen von bindfadenartigen Pleurasträngen und zeltförmigen Membranen an der seitlichen oberen Thoraxwand adhärent. Die mehr fadenartigen Stränge ziehen zur zweiten Rippe, und zwar im Bereiche der Mamillarlinie bis zur vorderen Axillarlinie. In gleicher Ausdehnung befinden sich zur 3.—4. Rippe ziehend in zweiter tieferer Reihe mehr flächenhafte Membranen, welche z. T. noch kleine abgekapselte, mit kleinen Ergußmassen gefüllte Höhlen umkleiden. Infolgedessen ist der Oberlappen in diesem Bezirk nicht ganz kollabiert. Die Stränge erreichen eine Länge von $2^1/_2$ Querfingerbreite. Der Oberlappen ist daher auch vom hinteren Mediastinum weit abstehend. Zu dem Herzbeutel hat die gesamte Lunge wegen ihrer starken Verdrängung nach hinten überhaupt keine Beziehungen mehr. Der Mittellappen ist, da die Lunge gleichmäßig mit grauen schmierigen Belägen bedeckt ist, nur undeutlich abzugrenzen, er liegt infolge teilweiser Verbindung mit der untersten Strangreihe in der Mitte des rechten Pleuraraums; von ihm aus zieht ein derber kurzer Pleurastrang zu einer anthrakotischen Lymphdrüse zwischen Herz und Hilus. Die Perforationsstelle der Pleura ist nicht sicher zu erkennen. Der Unterlappen ist am stärksten komprimiert, höchstens noch klein faustgroß, und er taucht völlig in die Flüssigkeit unter. Er ist ganz nach hinten, medial und gegen die Wirbelsäule gedrängt und mit dem Zwerchfell verklebt. Die linke Lunge ist in den vorderen Abschnitten lufthaltig, hyperämisch und ohne wesentliche Veränderungen. Die Gesamterkrankung der Lunge ist offenbar tuberkulöser Natur, da auch die peritonealen Knötchen sich mikroskopisch als Tuberkel erweisen. Da das gesamte Brusthöhlenpräparat als Schaupräparat aufgehoben werden soll, wird von weiterer Obduktion der Lungen abgesehen, so daß ihr Befund im einzelnen nicht gegeben werden kann. Dasselbe gilt für das Herz, von welchem nur die rechtsseitigen Höhlen zu übersehen sind, welche keine Besonderheiten bieten. Die obere Brustwirbelsäule ist stark nach vorn gebeugt, die mittlere Brustwirbelsäule nach rechts skoliotisch ausgebogen. Am rechten hinteren Rippenbogen besteht ein leichter Rippenbuckel, während links im Bereiche der 7.—9. Rippe eine Einziehung des Rippenkäfigs seitlich hinten zu erkennen ist.

Artefizieller Pneumothorax.

26 jähriger Mann. K.-N. 6369/70.

Klinische Diagnose: Doppelseitige exsudative Form der Lungentuberkulose, links III., rechts II. Stadium mit künstlichem Pneumothorax links, unter Exsudatbildung links unten mit Pleuritis sicca links hinten in der Mitte und Amyloidose der Nieren. (Krankenblatt s. S. 125.)

Hauptleiden: Lungentuberkulose.

Todesursache: Amyloid, käsige Bronchopneumonie bei Pneumothorax.

Pathologisch-anatomische Diagnose: Status nach artefiziellem linksseitigen Pneumothorax, ältere ulzeröse Tuberkulose der linken Lunge im Bereiche des Oberlappens, Kollaps der linken Lunge durch Pneumothorax bis auf den kranialen Abschnitt. Ausziehung der Spitzenkaverne durch seitlichen alten Pleurastrang. Verwachsung der Lungenbasis mit dem Zwerchfell, trübes Exsudat im Pneumothoraxraum, bronchogene kleinere Gruppenmetastasen im linken Unterlappen. Käsige Bronchopneumonie in den basalen und vorderen Abschnitten des rechten Oberlappens mit großen und mehreren kleineren Zerfallshöhlen, relatives Freibleiben der Spitze und der hinteren Lungenabschnitte, bronchogene käsige Gruppenmetastasen im Mittel- und Unterlappen, geringe Verkäsung der rechtsseitigen Bronchialdrüsen. Schwere geschwürige Dickdarm- und Dünndarmtuberkulose. Amyloid von Leber, Milz und Nieren. Schrumpfung und Exspirationsstellung der linken Brustwand. (Obduktionsprotokoll s. S. 126.)

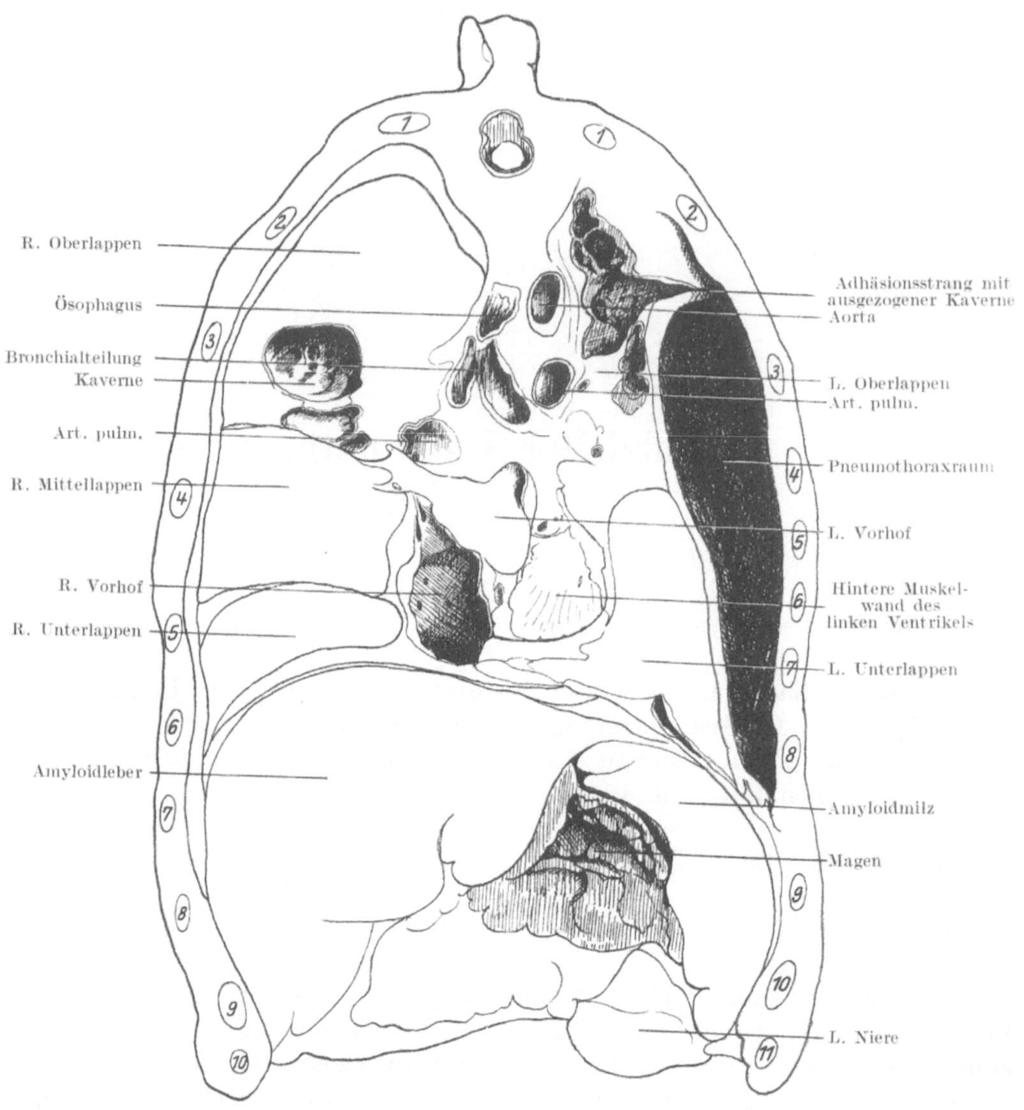

I. Schnitt. 2. Präparat. K.-N. 6370.

Der Thorax ist nur durch einen Schnitt eröffnet, welcher gerade durch die Bifurkation geht. Vom Herzen ist die Einflußbahn der Vena cav. inf., die Hinterwand des linken Vorhofes und ein Teil der Kammerwand des linken Ventrikels zu sehen. Links besteht ein Pneumothorax. Die an der Basis am Zwerchfell und im Kuppengebiet bis zum zweiten Interkostalraum verwachsene Lunge ist allseitig von der Brustwand abgedrängt. Im linken Oberlappen findet sich eine zerklüftete Kaverne, welche sich 3 cm weit in die breite Adhäsion des Oberlappens bis in die Nähe der Rippen hineinzieht. Die linke Brustwand ist eingesunken. Herz und Mediastinum sind leicht nach rechts verlagert. Die rechte Lunge zeigt käsige bronchogene Metastasen, welche hauptsächlich vorn und basal im Oberlappen liegen und in kavernösem Zerfall begriffen sind. Im rechten Mittel- und Unterlappen, weniger im kollabierten linken Unterlappen sieht man vereinzelte käsige Aspirations-Gruppenherde. Links bestand ein etwa bis zur 5. Rippe reichendes Exsudat von ca. 250 ccm. Die große Milz und Leber enthalten Amyloid. Die Milz ist nach vorn gedrängt und breit getroffen.

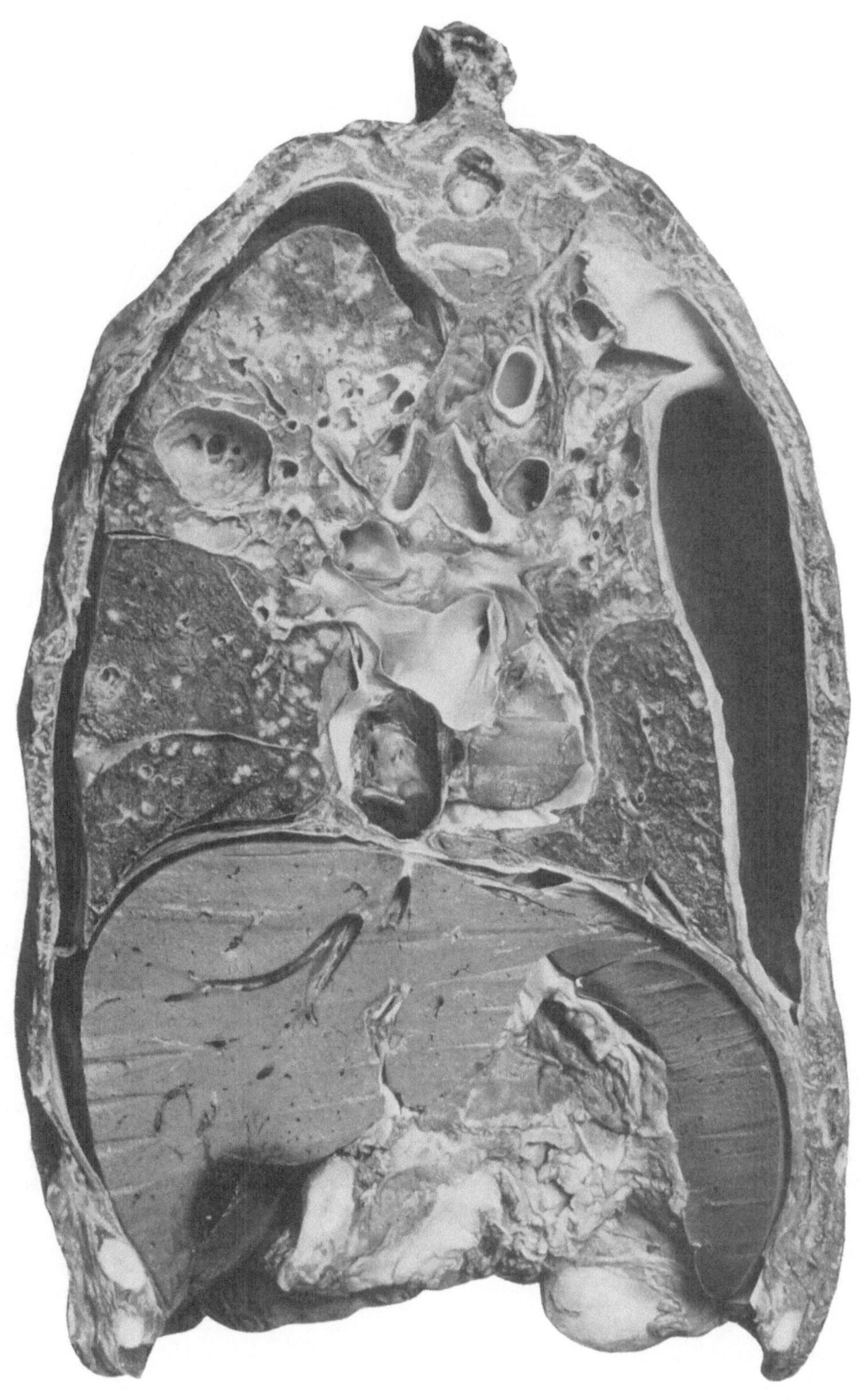

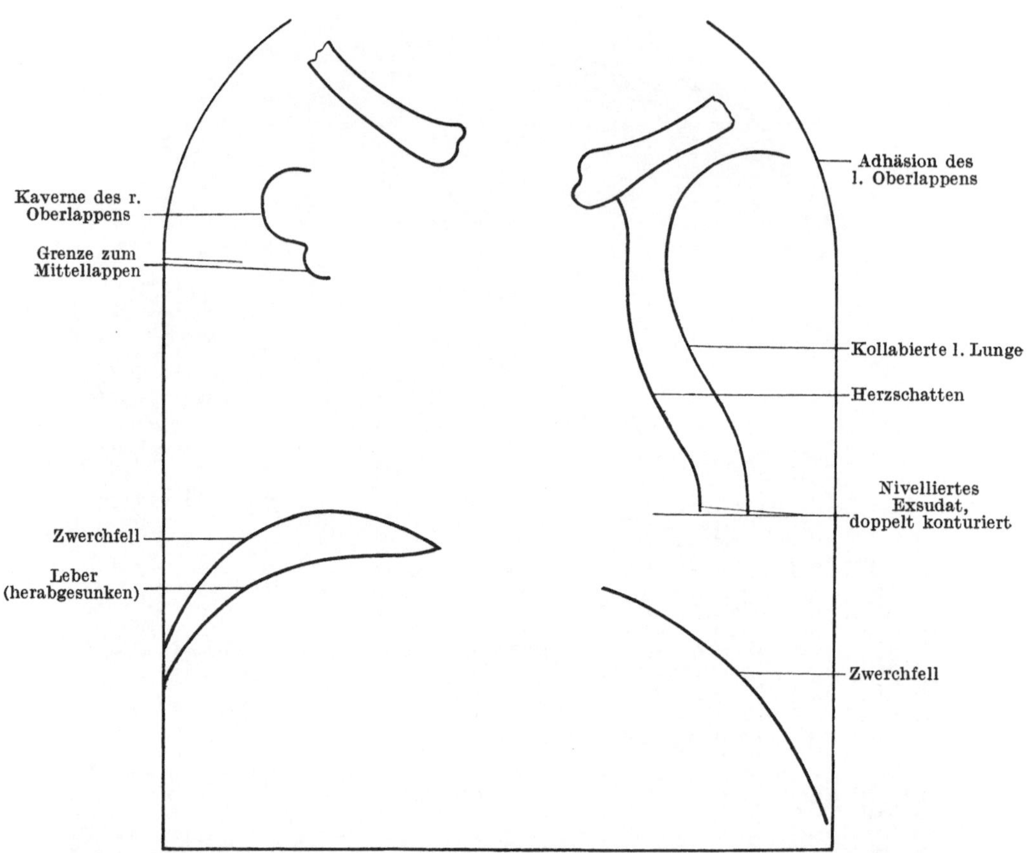

K.-N. 6369/70.

Die Röntgenaufnahme des uneröffneten Leichenthorax zeigt ein bis etwa zur 5. Rippe reichendes nivelliert eingestelltes Exsudat im linksseitigen Pneumothoraxraum. An dem Exsudat ist der Flächenspiegel durch doppelte Konturierung angedeutet. Die linke Lunge, im Kuppenteil und am Zwerchfell adhärend, schmiegt sich kollabiert dem Herzschatten an und läuft mit ihrem Grenzschatten nach oben bogenförmig in den zur Rippenwand ziehenden Adhäsionsstrang aus. Rechts ist die große Oberlappenkaverne bis zur Mittellappenfurche zu erkennen.

Die Luftschicht unter dem Zwerchfell ist durch Herabsinken der Leber bei der Aufnahme entstanden.

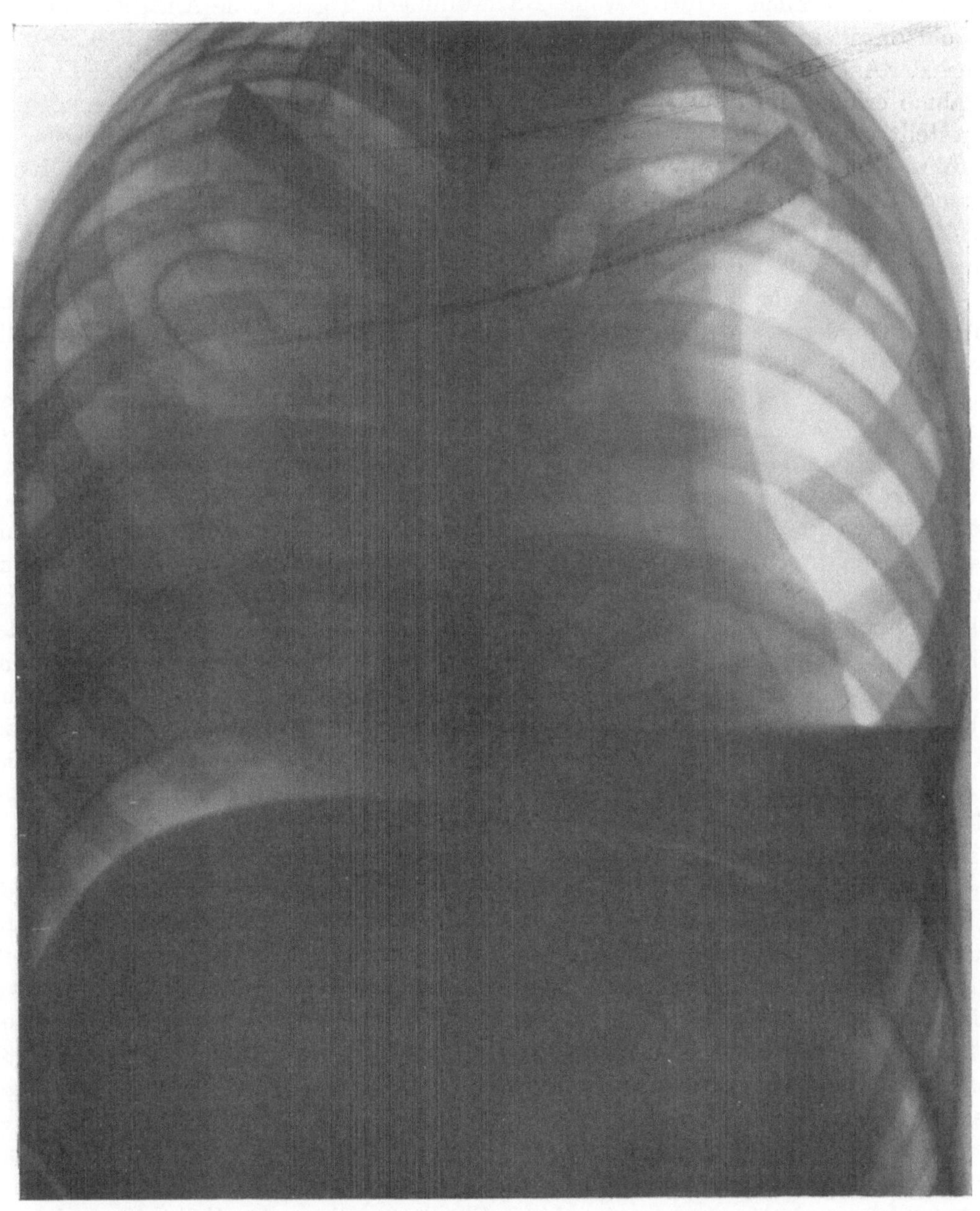

Epikrise.

Dem Krankenblatt nach ist der Pneumothorax erstmalig etwa $2^1/_2$ Jahre vor dem Tode angelegt worden. Über etwaige Nachfüllungen liegen keine Angaben vor, doch ist wohl anzunehmen, daß während des Aufenthaltes in Lungenheilstätten, der sich zeitlich der Anlage anschloß, der Pneumothorax unterhalten wurde. Die letzte Lazarettaufnahme erfolgte im Juni 1923. Hier wurde bei der Aufnahme der Pneumothorax festgestellt und laut Bericht des Krankenblattes Ende Juli 1923 nach Ablassen von 250 ccm leicht trüben Exsudats mit 550 ccm Luft neu gefüllt. Weitere Nachfüllungen sind nicht erwähnt; es scheint, als wenn die Amyloidose der Nieren und später auch die phthisische Darmerkrankung mit diarrhoischen Stühlen das Krankheitsbild beherrschten. Der Tod erfolgte 3 Monate nach der letzten Auffüllung.

Das anatomische Präparat zeigt einen Pneumothorax, der in gewissem Sinne von den Befunden beim Spontanpneumothorax, wie er in den vorhergehenden Fällen beschrieben ist, abweicht. Das gilt hauptsächlich für die Stellung der Lunge im Pneumothoraxraum. Während bei den Fällen von Spontanpneumothorax, bei denen es sich allerdings wohl durchweg um schon länger bettlägerige Kranke handelte, die Luftblase sich hauptsächlich vorn oben und seitlich befand und die Lunge daher in die hintere Rippenfurche gedrängt war, außerdem natürlich hiluswärts sich zurückgezogen hatte, soweit nicht mechanische Hindernisse in- oder außerhalb der Lunge diese Bewegung beschränkten, sehen wir hier eine mantelförmige Umhüllung der Lunge von allen Seiten, so daß die Lunge bis auf bestimmte Verwachsungsstellen, von denen noch zu sprechen sein wird, allseitig von der Brustwand absteht. Das gilt insbesondere auch von der Hinterwand des Brustkorbes, wohin, wie gesagt, beim Spontanpneumothorax des Bettlägerigen die Lunge sonst vorzugsweise verdrängt wird. Es ist hier mit zu bemerken, daß, wie auf der Röntgenplatte des Leichenthorax zu erkennen ist, und wie ja auch aus dem Krankenbericht hervorgeht, kleine Exsudate mit im Spiele gewesen sind. In der Ausdehnung jedoch, wie sie bei der letzten klinischen Punktion und bei der Sektion des Thorax gefunden wurden (ca. 250 ccm), können sie für die Einstellung der Lunge nicht verantwortlich gemacht werden, zumal auch die weiter unten noch zu erörternden Verwachsungen mit dagegen sprechen. Es fragt sich daher, wodurch dieses besondere Verhalten beim künstlichen Pneumothorax zu erklären ist und welche physikalischen Ursachen in Frage kommen. Die Rückschlüsse, welche man auf Grund der anatomischen Präparate machen kann, sind natürlich nur von bedingtem Wert, da die erstmalige Anlegung des Pneumothorax $2^1/_2$ Jahre zurückliegt und es mir als sicher erscheint, daß die Einstellung der Lunge nach dem ersten künstlichen Kollaps für ihr ganzes ferneres topographisches Verhalten in großen Zügen ausschlaggebend bleibt. Es ist allerdings zuzugeben, daß komplizierende Pleuritiden mit großem Exsudat nachträglich noch gewisse Modifikationen der Lungenstellung bewirken können und zwar besonders dann, wenn ungenügende Nachfüllung eine gewisse Wiederentfaltung der Lunge gestattet hat. Für den vorliegenden Fall ist es nicht sehr wahrscheinlich, daß größere durch Infektion bedingte echte pleuritische Exsudate bestanden haben, da mit Ausnahme von ganz bestimmten alten Adhäsionssträngen der gesamte Pneumothoraxraum frei von Verwachsungen ist und trotz einer gewissen Trübung der Pleura und des Pleuraexsudates doch nicht von etwaigem Empyem zu sprechen ist, welches die pleuritische Membranen weggedaut haben könnte.

Da dieser Thorax im Gegensatz zu dem der klinischen Untersuchung so reichlich zur Verfügung stehendem Material der einzigste mir zugängige ist, die Klinik außerdem mit der Röntgendurchleuchtung gerade beim Pneumothorax ein so günstiges Beobachtungsfeld hat, bin ich gezwungen, von verallgemeinernden Schlüssen mich möglichst fern zu halten, und ich muß mich daher mehr auf die Analyse dieses speziellen Falles beschränken. Für die zentrale Kollapseinstellung der Lunge scheint mir daher bei dem vorliegenden Thorax von ausschlaggebender, wenn nicht von hauptsächlicher Bedeutung zu sein, daß der Patient nach Anlage des Pneumothorax nicht bettlägerig gewesen ist, sondern umhergehen konnte. Der Druckausgleich bzw. die Verminderung des negativen Pleuradruckes haben daher die Retraktion der Lunge hiluswärts im Gefolge gehabt, und bei der gleichmäßigen allseitigen Zusammenziehung der Lunge muß dieselbe natürlich auch von der hinteren Brustwand sich entfernen, wenn nicht wie bei bettlägerigen Kranken die Luftblase, zumal wenn sie, wie vielfach beim Spontanpneumothorax, positive Druckwerte erreichen sollte, die Lunge in die hintere Rippenfurche drängt. Ob komplizierendes Exsudat von größerer Ausdehnung gleich nach Anlage des Pneumothorax doch zunächst mit im Spiel gewesen ist und die breite Abdrängung der Lunge besonders auch von der hinteren Brustwand mit unterstützt hat, ist nicht mehr zu entscheiden.

Dagegen müssen bestimmte Adhäsionen, die hier auf der linken Seite zwischen den Pleurablättern sich finden, noch besonders berücksichtigt werden. Im Kuppengebiet der linken Lunge besteht eine sichelartige Verwachsung zwischen seitlicher Brustwand und Lungenoberlappen, welche sich scheidewandartig von der Pleurakuppe bis zum 2. Interkostalraum ausspannt; außerdem ist der Unterlappen flächenhaft an seiner Basis mit dem Zwerchfell verwachsen, und endlich haftet der vordere Lungenrand in ganzer Linie der vorderen Brustwand an, wobei in Höhe des 1. und 2. Rippenknorpels noch zwei kurze rundliche isolierte Stränge sich anspannen. Von allen diesen Verwachsungen ist zu sagen, daß es sich um alte Prozesse handelt, die voraussichtlich auf eine begleitende Pleuritis aus der Zeit der erstmaligen Erkrankung der linken Lungenspitze zurückzuführen sind und schon vorhanden waren, als der Pneumothorax angelegt wurde. Da nun beim Herabdrängen des Zwerchfells durch den Pneumothorax die an der Basis und an der Spitze fixierte Lunge straff ausgezogen wurde (was an dem anatomischen Präparat noch deutlich zu erkennen ist), war ein Zurückschnellen der Lunge von der Basis und von der Spitze her nicht möglich, was bei Kollaps der Lunge zu breiterem Abrücken der nicht verwachsenen Lungenabschnitte von den Brustwandungen Veranlassung geben mußte. Da aber, wie vorher gesagt, auch der vordere Lungenrand in ganzer Ausdehnung mit der vorderen Brustwand gratartig verwachsen war, während nach hinten hin überhaupt keine Verwachsungen bestanden, ist es noch mehr erklärlich, daß die kollabierte Lunge nächst dem Abrücken von den vorderen und seitlichen Brustwandflächen besonders von der Rückwand so auffällig weit sich retrahierte, und ich glaube, daß auch damit die Stellung der Lunge im Thoraxraum sich genügend erklärt.

Bei der Betrachtung der breiten seitlichen Kuppenadhäsionen der linken Lunge fällt als besonders eindrucksvoll auf, daß sich die dort befindliche große zerklüftete Kaverne, die offenbar im Bereiche des ältesten und zur Zeit der Anlegung des Pneumothorax auch wohl einzigsten Erkrankungsherdes der Lungen gelegen ist, sich außerordentlich tief, d. h. bis nahe an die Thoraxwand heran in den Adhäsionsstrang hineinzieht oder besser gesagt, daß die nahe der Brustwand fixierte äußere Kavernenwand durch den Kollaps der darunter liegenden Lungenabschnitte trichterförmig ausgezogen und die Kaverne dadurch klaffend erhalten wird. Wenn es natürlich auch schwierig zu erörtern ist, welcher Art der Lungenspitzenprozeß bei Anlage des Pneumothorax gewesen sein wird, so lassen doch die schon breiten und derben Kuppenverwachsungen, die nach Anlage des Pneumothorax sicher nicht erst entstanden oder mächtiger geworden sind, darauf schließen, daß wahrscheinlich damals schon eine ausgebildete Kaverne bestand. Mit der Anlegung des Pneumothorax — so möchte man vom anatomischen Gesichtspunkte aus schließen — war alsdann das Schicksal des Kranken ziemlich sicher in ungünstiger Richtung entschieden, da eine durch Adhäsionen einerseits, durch Pneumothoraxkollaps der Lunge andererseits klaffend gehaltene Kaverne nicht nur sehr viel ungünstigere Bedingungen für Abkapselung und Schrumpfung hat, sondern auch für Ansammlung von Sekret günstigere Bedingungen bietet, als wenn ihre topographischen Lageverhältnisse nicht durch Pneumothorax beeinflußt werden. Solche Kavernen sind dann die speisende Quelle für die käsigen Aspirationsmetastasen der anderen Lunge, an deren akut sich ausbreitenden phthisischen Prozessen die Kranken schließlich viel eher zugrunde gehen als wie am Fortschreiten des Prozesses in der primär erkrankten Lunge. Bei der letzteren macht sich die günstige Wirkung des Kollapses an den von Verwachsung freien Abschnitten geltend, und sie bleibt meistens in diesen Gebieten relativ verschont. Allerdings ist die klaffende Kaverne auch für sie eine lokale Gefahr, da das mit Zerfallsprodukten durchsetzte Sekret der Kaverne minierend und sich senkend zu Vergrößerung der Kaverne führt. Weiterhin sind Kehlkopf und Darm durch den Kaverneninhalt gefährdet, was wieder neue Komplikationen wie Kehlkopf- und Darmphthise mit Amyloidose im Gefolge haben kann. Alles dieses trifft für diesen speziellen Fall zu, kann vielleicht auch allgemeiner in Betracht gezogen werden, was sich schon durch klinische Beobachtung entscheiden ließe. Man gewinnt so den Eindruck, als wenn es für diesen Fall vielleicht besser gewesen wäre, den Pneumothorax nicht anzulegen oder schnell wieder eingehen zu lassen und andere bewährte Mittel für die Heilung zu versuchen. Anatomisch wird man ein großes Material topographischer Präparate abwarten müssen, um aus den Einzelbildern verschiedener Fälle verallgemeinernde Schlüsse zu ziehen.

Die Verdrängungserscheinungen von Herz und Mediastinum durch den künstlichen Pneumothorax sind im ganzen nicht bedeutend. Das Herz ist durch Tiefertreten des Zwerchfells mit seiner Spitze gesenkt und steht zentral, ohne wesentlich nach rechts verschoben zu sein. Die Fixierung der Lungenbasis verbietet auch schon ein zu weit gehendes Herüberdrängen der Lunge und damit des Herzens. Das ganze anatomische Bild deutet mehr auf Einsinken des Brustkorbes und einfachen Kollaps der Lunge, soweit die Adhäsionen es gestatten. Nur im Bereiche der unteren Hälfte des Oberlappens und der oberen Hälfte des Unterlappens macht sich eine etwas stärkere Verschiebung des Mediastinums, besonders im Bereiche der Bronchialteilung, geltend. Anatomisch betrachtet kann man sich des Eindrucks nicht erwehren, daß diese Verschiebung zu gewisser Einengung der korrespondierenden vorderen und unteren Abschnitte des rechten Oberlappens geführt hat und daß für diese Abschnitte eine besondere lokale Disposition für die käsigen Aspirationsherde geschaffen wurde. Jedenfalls sitzen die schwersten akuten Prozesse gerade hier und haben hier auch zu großer akuter Kavernenbildung geführt. Auch dem rechten Bronchus angelagert liegen ausgedehnte käsig pneumonische Herde, während das eigentliche Spitzengebiet, wenn auch nicht unbeteiligt, so doch mehr mit einzelnen Gruppenherden besetzt ist. Auch im Mittel- und Unterlappen sitzen die sehr viel geringeren Herdbildungen vorwiegend längs des rechten Vorhofes und unter der Rippenwand. Die hinteren Lungenabschnitte sind relativ frei geblieben, zeigen aber in der unteren Lungenhälfte katarrhalisch-pneumonische Veränderungen.

Krankenblatt.

Vorgeschichte: Eltern und 2 Geschwister leben und sind gesund. Ein Bruder mit zwei Jahren gestorben. Kein Tuberkulosefall in der Familie, will in der Jugend nie ernstlich krank gewesen sein. Hat als Marineingenieur-Anwärter gelernt, deshalb erst 1917 eingezogen. Kam Mai 1917 ins Feld, 31. Dez. 1917 Gasvergiftung, März 1918 wieder ins Feld, Revierbehandlung. Juni 1918 Grippe; 17. Sept. 1918 Oberschenkeldurchschuß A. G.; Januar 1919 entlassen, hat als kaufmännischer Lehrling gearbeitet bis 12. Jan. 1920; dann krank. März 1920 Feststellung von Tuberkulose. Sanatorium Grothenburg, Juni 1920 bis Mai 1921 Davos. 12. Mai 1921 Pneumothorax in Berlin. Sept. 1921 bis April 1922 Görbersdorf; seitdem gearbeitet bis 1. Mai 1923. 8. Juni 1923 bis 18. Juni 1923 Universitätsklinik Berlin.

Befund: 25 Jahre alt, 175 cm groß, 61,9 kg schwer. Körperbau mäßig. Ernährungszustand genügend. Muskulatur leidlich vorhanden. Fettpolster mäßig, Gesicht und sichtbare Schleimhäute blaß. Haut glatt. Temperatur 38, Puls 90, regelmäßig, mittelkräftig. Zunge feucht, etwas belegt, Gebiß in Ordnung. Rachenring: Leichte Pharyngitis granularis.

Drüsenschwellungen keine. Brustkorb: Ludwigscher Winkel springt stärker hervor, unterhalb desselben eine starke Abflachung. Lungenbefund s. Schema. Husten: hauptsächlich nachts. Auswurf in 24 Stunden ca. 15 ccm schleimig, eitrig. Herz: 2. Pulmonalton betont, sonst o. B. Leib: Die Palpation ergibt keine Besonderheiten. Appetit gering, Stuhlgang regelmäßig, Leber und Milz nicht vergrößert.

Urin: Spez. Gewicht 1015. Sach.-Alb. 10‰. Sed.: Leukozyten. Nervensystem o. B.

Röntgendurchleuchtung: Beide Spitzen verschattet, besonders die linke, darunter links ein ausgedehnter Pneumothorax, der die Lunge stark kollabiert erhält mit leicht schierendem Exsudat der Basis. Rechtsseitig stärkere Hilusdrüsenmassen, besonders oben, von denen aus peribronchitische Stränge in das Lungenfeld hineingehen. Rechts unten ausgedehntes vikariierendes Emphysem.

Verlauf: 19. Juli 1923. Röntgendurchleuchtung: Im rechten Oberfeld fein- und grobfleckige Beschattung, und zwar mehr zum Mittelfeld hinreichend. Schatten sind ziemlich unverändert, das Spitzenfeld ist relativ frei. Im linken Brustraum großer Pneumothorax mit handbreitem Flüssigkeitserguß. Zwerchfellspange rechts gut beweglich. R. v. o. interlobäre Schwarte. 21. Juli 1923 Röntgendurchleuchtung: Nach Ablassen von 250 ccm etwas trüben Exsudats und Einfüllung von 550 ccm Luft ist der Pneumothorax fast wieder vollständig geworden. Man sieht nur noch einen ungefähr fingerbreiten Flüssigkeitsspiegel. Urin: Spez. Gewicht 1010, Alb. +. Sed.: Leukozyten, Erythrozyten, Epith., hyaline und granuläre Zylinder. 16. Aug. 1923. Lungenbefund: Grenzen 11. Dornfortsatz. Linke und rechte Lungengrenze ganz geringe Verschieblichkeit. Beide Obergrätengruben Schallabschwächung, ebenso Untergrätengruben. Rechts vom Schulterblattwinkel etwa abwärts etwas tympanitischer Klang, links von der Mitte der Skapula. R. h. spärliche Rasselgeräusche; über der Obergrätengrube mittelgroßblasige, ebenso Untergrätengrube neben scharf bronchialem Atmen, von da ab nach abwärts verschärftes Bronchialatmen ohne Nebengeräusche. Linke Obergrätengrube bronchovesikuläres Atmen, ebenso nach abwärts über der ganzen Lunge, keine deutlichen Rasselgeräusche. Im ganzen ist das Atmungsgeräusch gegenüber rechts abgeschwächt. V. l. Schallabschwächung über der Oberschlüsselbeingrube, stärker in der Unterschlüsselbeingrube übergehend in die Herzdämpfung. Schallabschwächung über der rechten Oberschlüsselbeingrube. Auskultatorisch r. v. o. spärlich großblasige Rasselgeräusche. Schallabschwächung auch im oberen Teil der Oberschlüsselbeingrube, ebenso in der Unterschlüsselbeingrube bronchovesikuläres Atmen. Nach abwärts verschärftes Atmen. Links über der ganzen Lunge abgeschwächtes, z. T. aufgehobenes Atmen mit etwas metallischem Beiklang. Rasselgeräusche sind nicht hörbar. Die Herzdämpfung nach links 2 Finger breit von der Brustwarzenlinie, rechter Brustbeinrand. Herzaktion regelmäßig. Herztöne rein, beschleunigt.

17. Sept. 1923. Bandwurmkur (auf besonderen Wunsch des Pat.). Bandwurm geht ab. 19. Sept. Große allgemeine Schwäche, die Übelkeit der Tage zuvor soll gebessert sein. R. v. bis 3. Rippe Schallabschwächung, l. v. bis in die Herzdämpfung, l. h. Dämpfung bis Angulus scapulae, r. Angulus scapulae, r. h. Lungenränder verschieblich, links nicht, r. v. o. mäßig reichlich kleinblasige Rasselgeräusche, r. v. u. bronchovesikuläres Atmen, keine Rasselgeräusche. L. h. o. mäßig reichlich kleinblasige Rasselgeräusche und Knacken. R. h. u. reichlich mittelblasiges Rasseln; vom Angulus scapulae abwärts verschärftes Atmen. L. v. o. stark abgeschwächtes Atmen, spärliche Rasselgeräusche. L. h. o abgeschwächtes Atmen, weiter abwärts etwas lauter vom Angulus scapulae metallischer Beiklang. Herzgrenzen o. B. Herztöne rein.

25. Sept. Röntgendurchleuchtung: Linke Lunge ist noch größtenteils kollabiert, außerdem findet sich ein ungefähr 3 Finger breiter Flüssigkeitserguß im Pleuraraum.

12. Okt. Am rechten Herzrande systolische reibende Geräusche (Herzbeutelentzündung?).

19. Okt. Urin: Spez. Gewicht 1005. Sacch. — —, Alb. +, 10‰. Sed.: viel hyalin-granuläre Zylinder, verfettete Epithel. Leukozyten. Die früheren Durchfälle sind jetzt einer Verstopfung gewichen. Die Herzkraft läßt dauernd nach, deshalb 3×15 Tropfen Digipuratum.

30. Okt. Rascher Kräfteverfall, dabei hochgradige Euphorie.

31. Okt. 1923. Abends $11^1/_2$ Uhr erfolgt unter den Erscheinungen der Herzschwäche der tödliche Ausgang.

Obduktionsprotokoll.

Leiche eines abgemagerten Mannes mit schmalem Brustkorb und langem dünnen Halse. Zwerchfellstand links 5. Rippe, rechts oberer Rand 4. Rippe. Bauchhöhle ohne fremden Inhalt. Darmschlingen von glattem Überzuge, frei von Verklebungen oder Verwachsungen. Im Dünndarm, besonders im mittleren Abschnitt, eine ganze Reihe flacher tuberkulöser Geschwüre, meist von erbsengroßem Durchmesser, nach der Klappe zu in etwas abnehmender Zahl. Dagegen ist das ganze Cökum bedeckt mit dichtstehenden meist ineinanderfließenden Geschwüren, die auch an den Flexuren in großer Zahl vorhanden, aber immer klein geblieben sind. In dem abgemagerten Gekröse schimmern braunrote kaum als vergrößert zu bezeichnende Lymphdrüsen durch, die aber nirgends Zeichen von Tuberkulose aufweisen. Harnblase, Prostata, Samenblase, Hoden und Nebenhoden ohne Zeichen von Tuberkulose.

Nach Eröffnung der Brusthöhle zeigt sich, daß links ein Pneumothorax besteht. Die Lunge ist dabei stark nach medial gegen den Hilus gedrängt, sie liegt nicht, wie sonst beim Pneumothorax, in der hinteren Rippenfurche, sondern steht wie bei gleichzeitigem Exsudat weit von der Hinterwand ab. Vorn ist sie ebenfalls von der Brustwand abgesetzt, aber mit der vorderen Kante und mit einem Teil der vorderen Fläche an der Brustwand adhärent. Etwas getrübtes Exsudat findet sich zur Zeit ebenfalls in der Brusthöhle, aber schätzungsweise nur $^1/_4$ Liter. Die Lunge steht im Bereiche des Oberlappens von der Hinterwand $3^1/_2$—4 cm, im Bereiche des Unterlappens $2^1/_2$—3 cm, seitlich im Bereiche der mittleren Oberlappenabschnitte 4 cm, im Unterlappen 2 cm von der Brustwand ab. Im Spitzenbereich zieht auf eine Strecke von 5 cm bis zum oberen Rand der dritten Rippe nach der Seite hin eine flächenhafte Membran, welche die Lunge gespannt erhält, aber selbst eine Länge von 3 cm hat. Im Bereiche dieser Membran zeigt die Lunge alte zerklüftete Kavernen, die von Kohlepigment umgeben, aber anscheinend noch im Fortschreiten begriffen sind. Wie sich beim Aufschneiden der seitlichen Kavernenwand zeigt ist die Lunge in die Membran trichterförmig ausgezogen, so daß man die Kaverne bis 3 cm in die Verwachsungsmembran hinein verfolgen kann. Es zeigt sich also, daß trotz des Kollapses der Lunge, durch die Verwachsung die Oberlappenkaverne breit klaffend gehalten ist. Von den zerklüfteten Kavernenkammern reichen noch Senkungshöhlen bis 3 cm unter die Membran, dann folgt schiefrig induriertes mit käsigen Knötchen durchsetztes Gewebe. Der Unterlappen ist im ganzen lufthaltig und zeigt nur vereinzelte azinös-nodöse Gruppenherdchen. Er ist am Zwerchfell mit seiner Basis fast völlig verwachsen und daher auch nur zum Teil kollabiert. Die im ganzen nur wenig verdickte Pleura ist gleichmäßig graugelblich gefärbt und nicht mehr durchscheinend. An vereinzelten Stellen sind kleine gelbliche Verdickungen, die wie Reste von fibrinösen Strängen aussehen; im übrigen spannen sich keinerlei frischere Fibrinmembranen zwischen Lunge und Brustwand aus, sondern man hat mit Ausnahme der alten Verwachsungsmembran an der Spitze eine freie Pleurahöhle wie beim Empyem. In der rechten Lunge finden sich akut käsige Bronchopneumonien mit Zerfalls- und Höhlenbildung. Hauptsächlich betroffen ist die untere Hälfte des Oberlappens, wo sich eine über walnußgroße mit pyogener Membran ausgekleidete, wie ausgestanzt aussehende Kaverne befindet, welche nur ganz geringe Abkapselungszeichen aufweist. Die Kaverne liegt in Höhe der 3. Rippe seitlich und vorn bis fast an den Sternalrand sich erstreckend; sie stößt unten an den Mittellappen an. Nach oberhalb davon finden sich käsige Bronchopneumonien mit kleineren unregelmäßigen Zerfallshöhlen; in der eigentlichen Spitze werden die Veränderungen geringer, alte tuberkulöse Veränderungen finden sich hier nicht. Im Mittel- und Unterlappen sind etwas reichlichere bronchogene Metastasen in kleinen Gruppenherden und mit nur angedeutetem Zerfall. Mittel- und Unterlappen sind im übrigen noch weitgehend lufthaltig. Die gesamten tuberkulösen Veränderungen der rechten Lunge spielen sich mehr in der mittleren und vorderen Lungenhälfte ab, wogegen die hinteren Abschnitte ziemlich frei sind. Durch den linksseitigen Pneumothoraxdruck sind das Mediastinum und das Herz nach rechts gedrängt, so daß letzteres eine völlig zentrale Lage erreicht. Gegen den am schwersten veränderten Abschnitt des rechten Oberlappens drängt sich inbesondere der Bronchialhilus bzw. die Bifurkation. Im übrigen ist die rechte Lunge nirgends verwachsen. Das linke Zwerchfell steht unter geringer Entfaltung des komplementären Raumes nach abwärts gedrängt.

Am Herzen keine Besonderheiten, Klappenapparat intakt. Die Leber ist von etwas glasiger Beschaffenheit und undeutlicher Läppchenzeichnung. Die Milz ist vergrößert und ebenfalls gleichmäßig glasig. Die Nieren sind vergrößert von gelblicher anämischer Farbe, Rinde verbreitert und opak. Magen und Pankreas o. B.

Lungengangrän.

20jähriger Mann. K.-N. 4733.

Klinische Diagnose: Tuberkulöse Halsfisteln, Lungentuberkulose. Skrofulöse Hornhaut-Bindehautentzündung des linken Auges. (Krankenblatt s. S. 131.)

Hauptleiden: Ruhr und Drüsentuberkulose.

Todesursache: Pleuritis.

Pathologisch-anatomische Diagnose: Schwere ulzeröse Ruhr des gesamten Dickdarms mit eigenartigen bis haselnußgroßen Zysten mit hämorrhagischem Inhalt im Mastdarm. Abnehmen der Ruhr im aufsteigenden Dickdarm, Aufhören an der Blinddarmklappe. Hochgradige verkäsende Tuberkulose der gesamten zervikalen, supra-, infraklavikularen und axillaren Lymphdrüsen. Operativ erweiterte Fistel der linken Halsseite. Fettleber, große derbe Milz mit verkästen Tuberkeln. Kleine tuberkulöse Infarktnarbe der rechten Niere. Obliterierende Pleuritis der rechten Lunge, große Aspirationsgangränkaverne des linken Oberlappens, mit dem Bronchus kommunizierend, mit drohendem Durchbruch durch die Pleura. Fortgeleitete fibrinös hämorrhagische Pleuritis links mit Erguß. Pleuritische Verwachsungen zwischen linker Lunge und Zwerchfell. Zentrale Bronchopneumonie um die Gangränhöhle. Von der Pleura zum Hilus ziehende zentrale Lungennarbe des rechten Oberlappens. Ganz vereinzelte phthisische Knötchen verstreut in beiden Lungen. (Obduktionsprotokoll s. S. 131.)

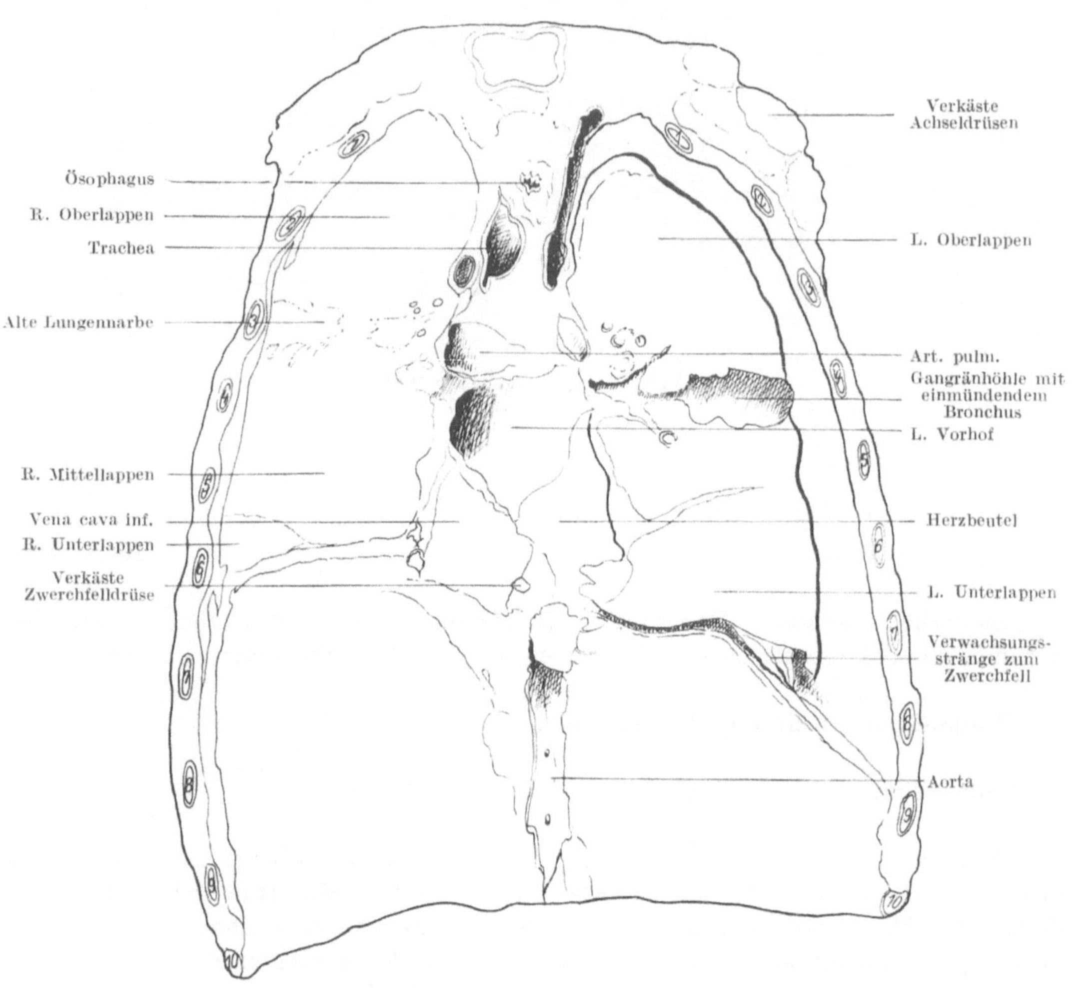

II. Schnitt. 3. Präparat. K.-N. 4733.

Der Schnitt liegt in der Ebene der Lungenwurzel. Vom Herzen ist noch die Hinterwand des linken Vorhofes und der Vena cava inferior zu sehen. Die linksseitigen Axillarlymphdrüsen sind völlig verkäst, ebenso eine Drüse in der Zwerchfellwurzel. In der linken Lunge findet sich im Oberlappen, nahe der Unterlappengrenze, eine aus der Hilusgegend bis zur Pleura reichende Gangränhöhle, welche mit einem Bronchus breit kommuniziert. Die Pleura am Rande der Gangränhöhle ist eingesunken, z. T. papierdünn und in beginnender Nekrose. Um die Höhle zieht sich eine Zone hämorrhagischer Bronchopneumonie. Es besteht fortgeleitete frische, hämorrhagische Pleuritis. Das Exsudat hat die Lunge hiluswärts, aber nicht nach oben gedrängt, da der Unterlappen mit dem Zwerchfell fest verwachsen ist. Gleichzeitige Verdrängung der Lunge nach hinten und Abdrängung der Spitze, so daß an beginnenden Pneumothorax zu denken ist. Tiefstand und Abflachung des linken Zwerchfells. In der Mitte der rechten Lunge eine vom Hilus nach der Pleura ziehende strahlige Narbe.

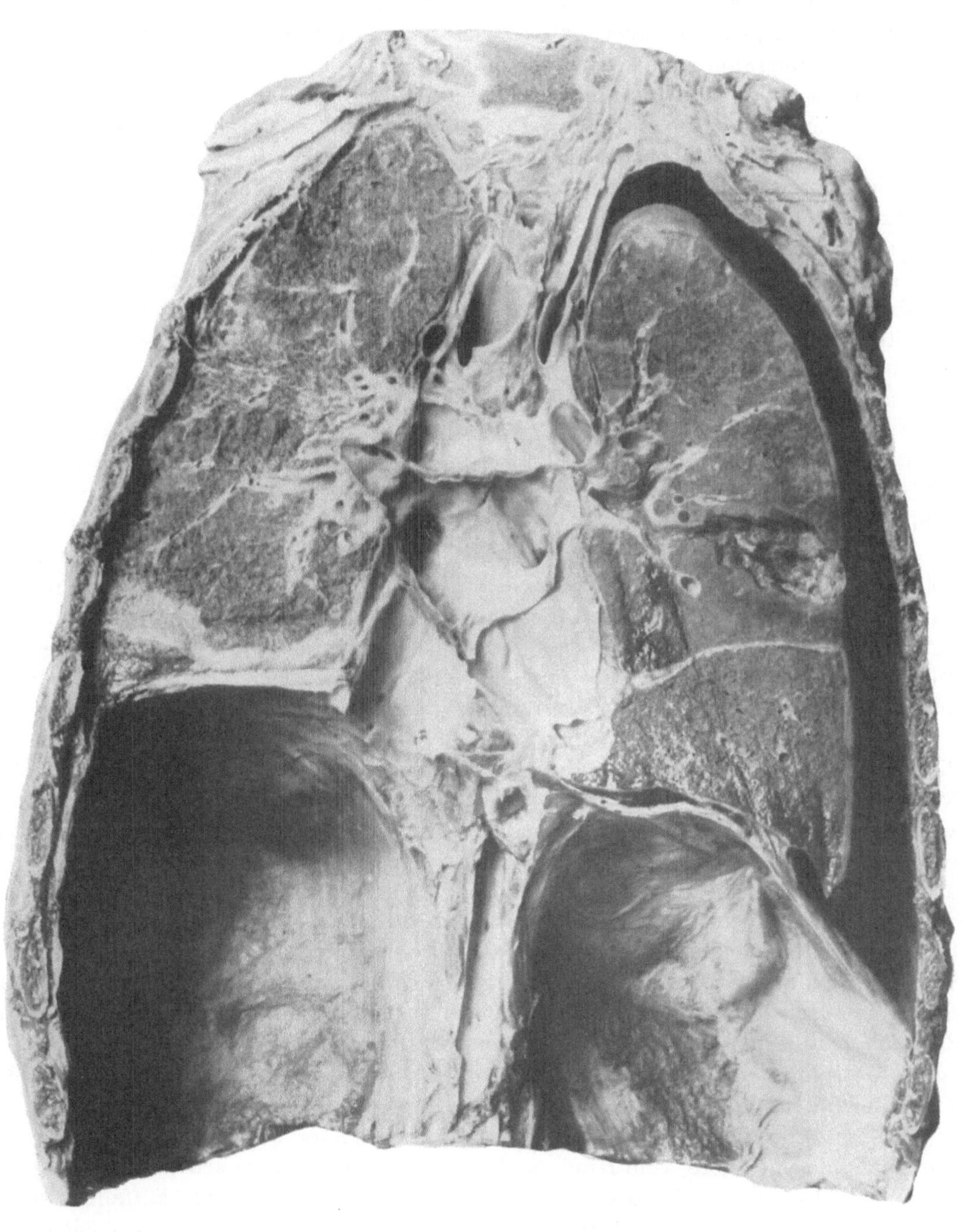

Epikrise.

Das Präparat stammt von einem türkischen Bauern, der als Kind öfter an entzündeten Augen gelitten haben will. Zirka 4 Monate vor seinem Tode trat wieder Augenentzündung auf; außerdem sollen seit ca. 1 Jahre Halsdrüsenschwellungen bestanden haben. Nach dem klinischen Befunde handelte es sich bei der Augenerkrankung um eine skrofulöse Hornhaut-Bindehautentzündung. Die Drüsenerkrankung, klinisch und histologisch phthisischer Natur, beschränkte sich nach dem Obduktionsergebnis auf die Hals- und Schultergürteldrüsen. Hier waren die gesamten Drüsen allerdings aufs schwerste ergriffen und durchweg verkäst, wobei (wie an den Augen) die linke Seite vorzugsweise ergriffen war. Hals-, Nacken-, Schlüsselbein- und Achselhöhlendrüsen bildeten große wulstförmige Pakete. Linkerseits zogen die Drüsen als massiver Strang unter dem Unterkiefer her, reichten nach oben bis vor das Ohr und breiteten sich nach innen hinter die Halsorgane und vor der Wirbelsäule bis an die Schädelbasis aus.

Bei dem Fehlen jeglicher Veränderungen am Bronchialbaum oder an der Lunge selbst, welche das Entstehen der Gangränhöhle erklären könnten, bleibt es am wahrscheinlichsten, daß die den Unterkiefer wie ein Kragen einmauernden und zwischen Speiseröhre und Wirbelsäule sich schiebenden stark vergrößerten Lymphknoten zu Schluckstörungen, zu Verschlucken und zu Aspiration von Mundinhalt geführt haben.

Dafür spricht auch die Kommunikation des Bronchialbaumes mit der Gangränhöhle. Es ist gerade der Bronchus betroffen, welcher die direkte Fortsetzung des linken Hauptbronchus bildet, und die Gangränhöhle korrespondiert mit der auch bei phthisischen Primärinfekten bevorzugten Lokalisation in den unteren, aber relativ hilusnahen Abschnitten des Oberlappens, welchem die obere Hälfte des ebenfalls vorzugsweise betroffenen Unterlappens schräg hinterlagert ist.

Die Gangrän, welche nach dem Krankenblatt ca. $3^1/_2$ Wochen alt ist, ist bis an die Pleura vorgeschritten, die an dieser Stelle eingesunken ist und dicht vor der Perforation durch Nekrose steht. Daß sie schon für Keime durchlässig geworden war, zeigt die fibrinös-hämorrhagische exsudative Pleuritis. Nach den Lagerungsverhältnissen der linken Lunge jedoch, welche nicht nur hiluswärts, sondern auch nach hinten und von der Thoraxkuppel abwärts gedrängt war, ist mit Sicherheit anzunehmen, daß auch schon Luft die verdünnte Pleurastelle durchwandert hatte und ein Pneumothorax im Entstehen begriffen war, ohne daß eine sichtbare Perforation der Pleura vorlag. Jedenfalls hätte ein Flüssigkeitserguß allein die Lunge nie nach hinten, sondern im Gegenteil nach vorn gedrängt. Auch die Abdrängung der Spitze spricht mehr für die Kombination mit Pneumothorax, wenn auch zu bedenken ist, daß die linke Lunge an der Basis mit dem Zwerchfell verwachsen war und durch das Tiefertreten des linken Zwerchfells in ihrer Gesamtheit mit abwärts gezogen wurde.

In der rechten Lunge bestand an korrespondierender Stelle zu der linksseitigen Gangränhöhle eine ältere, vom Hilus zur Pleura ziehende Lungennarbe, welche sich vorwiegend an interstitielle Prozesse angeschlossen hatte und in welcher auffallend weite Bronchien, von Resten kleinzelliger Infiltrate umgeben, verliefen. Die Ätiologie dieser Narbe ist nicht sicher zu deuten. Der symmetrische Sitz zu der linksseitigen Gangränhöhle läßt daran denken, daß es sich um Ausheilungsvorgänge nach früheren, vielleicht schubweise aufgetretenen kleineren Schluckgangränen handelt. Da jedoch die Narbe für die in Betracht kommende Zeit zu alt aussieht, auch in ihrer Form nicht eigentlich an ausgeheilte Höhlenbildung erinnert, glaube ich, in der Narbe, trotz fehlender sicherer Beweise, die lymphangitischen Folgen eines abgeheilten Primärkomplexes zu sehen, wie sie von Ranke beschrieben werden. Der Zug der Narbe vom Hilus zur Pleura, die schwieligen Prozesse im Hilusgebiet selbst, die Periadenitis mit Erdrückung der Lymphdrüsen, schließlich auch die wohl im Anschluß an die seinerzeit erfolgte erstmalige Lungeninfektion entstandene Obliteration der rechten Pleurahöhle sprechen dafür, obwohl der eigentliche Primäraffekt selbst nicht mehr zu finden war, der jedoch ganz in Pleuranähe gesessen haben muß, da die Narbe bis an die Pleura reicht, die hier deutlich eingezogen ist.

Wenn die Deutung der Lungennarbe richtig ist, so wäre, bei dem symmetrischen Sitz derselben zu der Aspirationsgangrän auf der linken Seite, in dem Präparat ein demonstrativer Beweis für die bronchogene Entstehung der phthisischen Primärinfekte und für die Bevorzugung der auf dem Bronchialwege leicht zu erreichenden, auch hier befallenen Lungenabschnitte gegeben.

Krankenblatt.

A. o. O., 20 Jahre alt.

Patient gibt an, als Kind öfter entzündete Augen gehabt zu haben. Vor 15 Tagen kam nach einer Eisenbahnnachtfahrt Blut aus dem linken Auge, gleichzeitig sei zuckender Schmerz aufgetreten. Er meldete sich krank und kam ins Lazarett. Die Drüsen am Hals seien schon seit 7 Monaten angeschwollen. Vor $2^1/_2$ Monaten sei er schon einmal daran operiert worden.

3. 10. 17. Befund: Es besteht starke Drüsenschwellung an beiden Halsseiten und im Nacken, z. T. fluktuierend. Linkes Auge: Lidränder gereizt, mit kleinen Geschwüren bedeckt. Am Hornhautrand zahlreiche skrofulöse Geschwüre. Auge sehr gereizt, Regenbogenhaut hyperämisch.

12. 10. 17. Geschwürsbildung an der Hornhaut geringer, doch noch nicht völlig abgeheilt. Abszedierung der Nackendrüsen fortgeschritten.

18. 10. 17. An der linken Halsseite kleine Perforationsstelle mit geringer Absonderung.

25. 10. 17. Temperatur war anfangs stark erhöht. Absonderung lebhaft.

2. 11. 17. Temperatur regelrecht. Allgemeinbefinden hebt sich. Auge abgeheilt.

8. 11. 17. Absonderung unverändert.

14. 11. 17. Absonderung gering.

2. 12. 17. Keine Absonderung mehr. Patient fühlt sich matt. Klagt über Appetitlosigkeit.

16. 12. 17. Pat. klagt über Schmerzen im linken Auge. Augenlider gerötet.

17. 12. 17. Befund der Augenstation: Links skrofulöse Lidrand- und Bindehautentzündung. Augenhintergrund normal. Wird ambulant behandelt. Allgemeinbefinden von Pat. sonst gut.

20. 12. 17. Die Halsfisteln vermindern sich. Sekret vermindert. Pat. ist sehr abgezehrt.

9. 1. 18. Pat. hat mäßiges Fieber, sieht sehr schlecht aus. Trotz der guten Verpflegung nimmt er ab.

21. 1. 18. Die Heilung der Halsfistel macht Fortschritte. Pat. hustet jetzt ein wenig. An beiden Lungen Erscheinungen eines Spitzenkatarrhs.

1. 2. 18. Pat. hat Durchfall. Die Ernährungsfähigkeit sehr vermindert.

8. 2. 18. Keine Änderung im allgemeinen Zustande. 8 Stühle täglich und große Unterleibsschmerzen.

13. 2. 18. Pat. kann das Bett nicht mehr verlassen, er ist sehr abgemagert. Durchfall nicht gebessert, trotz Diät und Behandlung.

17. 2. 18. Pat. ist heute morgen 9 Uhr gestorben.

Obduktionsprotokoll.

Leiche eines 1,60 m großen Mannes, schlechter Ernährungszustand; Haut trocken und mit Schuppen bedeckt. Ödeme an den Knöcheln. An der linken Halsseite unter dem Kiefer Schwellungen bis zu Kastaniengröße, über denen an einer Stelle sich eine Hautfistel befindet, in welcher ein Gazestreifen steckt.

Die Leiche wird mit ca. 5 l Formalin injiziert. Sektion 36 Stunden später. Die Leiche ist gut durchgehärtet. Fettarmes Netz, Wurmfortsatz frei. Leber von gelblicher Farbe, überragt den Rippenbogen um 2 Querfinger. Mesenterialdrüsen leicht vergrößert, von roter Farbe, ohne Herdbildung. Sehr starke Haustrenbildung am Blinddarm und aufsteigenden Dickdarm, weniger am Querdarm. In der Blase klarer

Urin. Blasenschleimhaut o. B. Prostata o. B. Die Schleimhaut des Mastdarms zeigt rötliche Farbe, zackig begrenzte Geschwüre, die stellenweise zu kirschengroßen bis apfelgroßen Zysten sich zusammenlegen. In den Geschwüren schwärzlich breiige Massen. Das dazwischenliegende Gewebe sieht grobhöckrig aus, wie mit Granulationen bedeckt. Der weitere Dickdarm zeigt ähnliche Prozesse; nur der aufsteigende Ast zeigt dazwischengelegene Schleimhautpartien, an denen die Geschwüre weniger hervortreten. An dilatierten Stellen des Darmes sieht die Darmwand auffallend glatt aus, pergamentartig, mit nur schwach vorspringenden Falten, auf denen vereinzelte Blutpunkte sitzen. Die Milz ist ziemlich groß, von gleichmäßig derber Konsistenz, auf der angelegten Schnittfläche zeigt sich ein erbsengroßer gelber Punkt. Auf weiteren Schnitten finden sich ebenfalls noch kleinere Knoten ähnlicher Beschaffenheit. Die linke Niere ist blaß, läßt die Kapsel gut abziehen, o. B. auf der Schnittfläche. Zwerchfellstand rechts 4. Rippe, links 4. I. C. R.

Im Dünndarm keine besonderen Veränderungen. Die linke Nebenniere ist lipoidarm, ohne sonstige Besonderheiten. Die rechte Niere wie die linke, nur zeigt dieselbe an einer Stelle eine gelbliche narbige Einziehung. Hoden o. B.

Bei der Präparation des Halses zeigen sich an der Hals- und Nackenseite und in den Schlüsselbeingruben bis in die Achselhöhlen hinab verkäste kleinere und größere Drüsenpakete. An der linken Seite ziehen sich die verkästen Drüsen bis hinter und vor das Ohr hinauf bis in die vorher erwähnte Fistelgegend. Die Drüsen bilden, besonders linkerseits, einen mit dem Unterkiefer links parallel verlaufenden Wulst. Beim Lospräparieren der Halsorgane zeigt sich, daß die seitlichen Halsdrüsen bis vor die Wirbelsäule bis unter die Schädelbasis sich als dicke verkäste Pakete vorschieben.

Der Magen ist ziemlich kontrahiert, zeigt wohl ausgebildete Magenrinne, sonst o. B. Duodenum und Pankreas o. B.

Auf einem Flachschnitt durch den Thorax, welcher das Herz in Höhe der beiden Vorhöfe, besonders des linken trifft, zeigt sich, daß die rechte Lunge vollständig mit der Pleura verwachsen ist. Die Lunge erscheint überall lufthaltig und zeigt auf der Schnittfläche nur zwei einzelne weiße Knötchen im Oberlappen. Die linke Lunge ist etwas zurückgedrängt. Desgleichen ist der komplementäre Raum des Zwerchfells ziemlich breit und reicht auf der Schnittfläche bis zur 9. Rippe. Die Pleura, sowohl die kostale wie die pulmonale, ist lebhaft gerötet und getrübt. Die linke Lunge zeigt vereinzelte graue Knötchen im Bereiche des Oberlappens, auf der vorliegenden Schnittfläche nur zwei oder drei. In der Mitte des Oberlappens, entsprechend etwa dem Hilus, sieht man eine lebhaft injizierte, etwa fünfmarkstückgroße, keilförmige Partie, in welcher ein graues Knötchen zu sehen ist. Dieser Herd geht bis an die Pleura. Wälzt man die Lunge aus dem Thorax heraus, so zeigt sich eine kleinhandtellergroße lebhafte Injektion der Pleura mit eingesunkenem, etwa pfennigstückgroßem und intensiv gelb gefärbtem Zentrum. Auf einem Parallelschnitt durch das Zentrum dieser Stelle zeigt sich eine birnenförmige, kleinapfelgroße, glattwandige Kaverne, die mit ihrem spitzen Teil auf den Hilus zuführt und einen kleinen Bronchus längs getroffen erkennen läßt, welcher in die Kaverne mündet. Die Kaverne ist von einem breiten, lebhaft roten Saum umgeben und reicht bis an die Pleura, welche hier papierdünn ist. Neben dem einmündenden Bronchus kleine, graue, unregelmäßige Herde, die weniger wie Tuberkel als wie Bronchopneumonien aussehen. Am oberen Rande der Kaverne, in der hämorrhagischen Zone, zwei graue Knötchen oberhalb eines Gefäßes, die eher an Tuberkel erinnern. Die Lunge ist in der Umgebung der Kaverne sehr fest und von etwas glasigem Aussehen, im übrigen lufthaltig. An der Zwerchfellseite einige Stränge.

Ältere Lungengangrän.

38 jähriger Mann. K.-N. 4743, 4742.

Klinische Diagnose: Pneumonie. Lungengangrän. (Kein Krankenblatt.)

Hauptleiden: Lungenentzündung.

Todesursache: Lungengangrän.

Pathologisch-anatomische Diagnose: Chronische Pneumonie der linken Lunge, besonders in der unteren Hälfte. Schwerste gangränöse Zerstörung der gesamten hinteren Hälfte der linken Lunge bis auf paravertebralen Lungenstumpf des Unterlappens und verklebte Reste des Ober- und Unterlappens an der hinteren Furche. Walnußgroßes Aneurysma einer Lungenarterie in der Gangränhöhle an der Basis des Lungenstumpfes über dem Zwerchfell. Bohnengroßes zweites Aneurysma weiter vorn oben am Lungenstumpf. Aashaft riechender Höhleninhalt. Linke Lunge hinten bis auf Rippenpleura zerstört, Abgrenzung der Gangränhöhle durch seitliche Verwachsungen gegen den vorderen Pleuraraum. Bronchopneumonie und Ödem der rechten Lunge. Vorlagerung der linken Lunge, wahrscheinlich durch früheren Erguß. (Obduktionsprotokoll s. S. 139.)

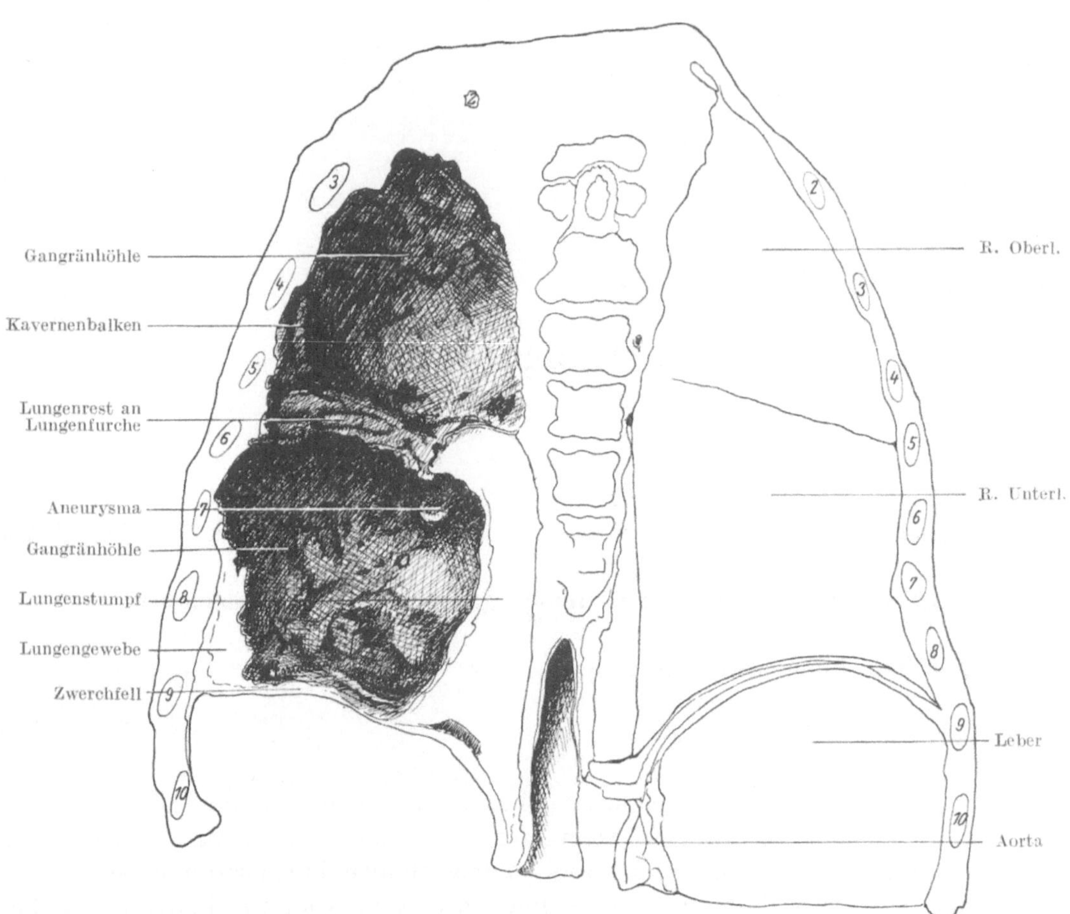

II. Schnitt. 2. Präparat (Rückseite). K.-N. 4743.

(Die Vorderseite des Präparates in der 1. Schnittebene zeigt allseitig verwachsene Lungen mit chronischer Pneumonie im linken Unterlappen und Bronchopneumonien der übrigen Abschnitte.)

In der vorliegenden Tafel führt der Schnitt durch die obere Hälfte der Brustwirbelsäule hinter der Aorta her, die unten angeschnitten ist. Die rückwärtigen Abschnitte der linken Lunge sind völlig durch große Gangränhöhle zerstört, welche nach vorn durch Lungengewebe abgegrenzt und in der Mitte durch Lungenreste des Ober- und Unterlappens längs der Lungenfurche unvollkommen geteilt ist. Neben der Wirbelsäule bzw. Aorta steht noch ein fleischiger, luftleerer Lungenstumpf, dem ein kleines Aneurysma vorn oben anhaftet. Geringe Lungenreste an der äußeren Thoraxwand am Zwerchfell. Im oberen Gangränfach ein wandständiger Kavernenbalken. Die Höhle ist mit speckig blutigen Belägen ausgekleidet und enthielt große Mengen stinkenden fetzigen Inhaltes.

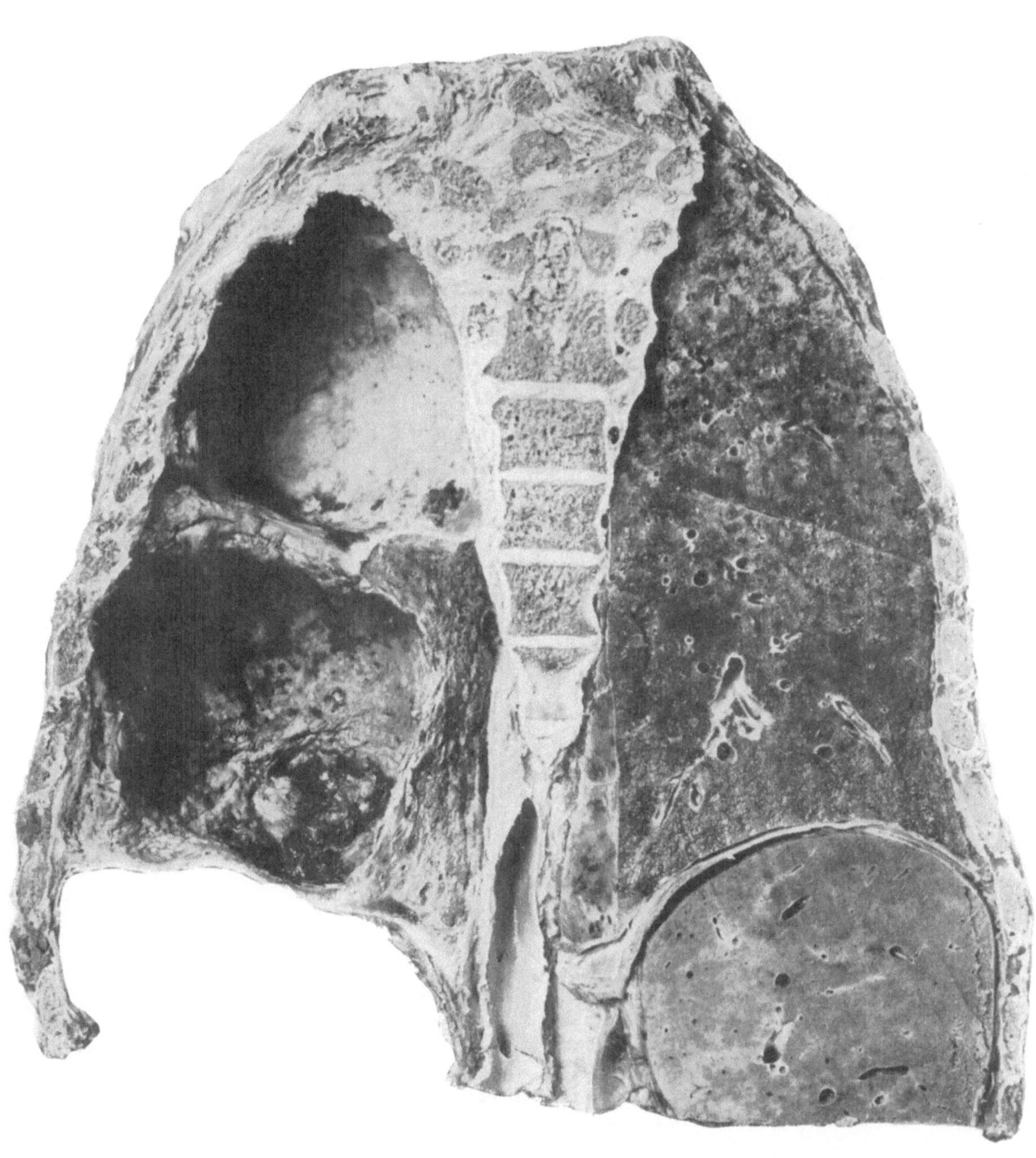

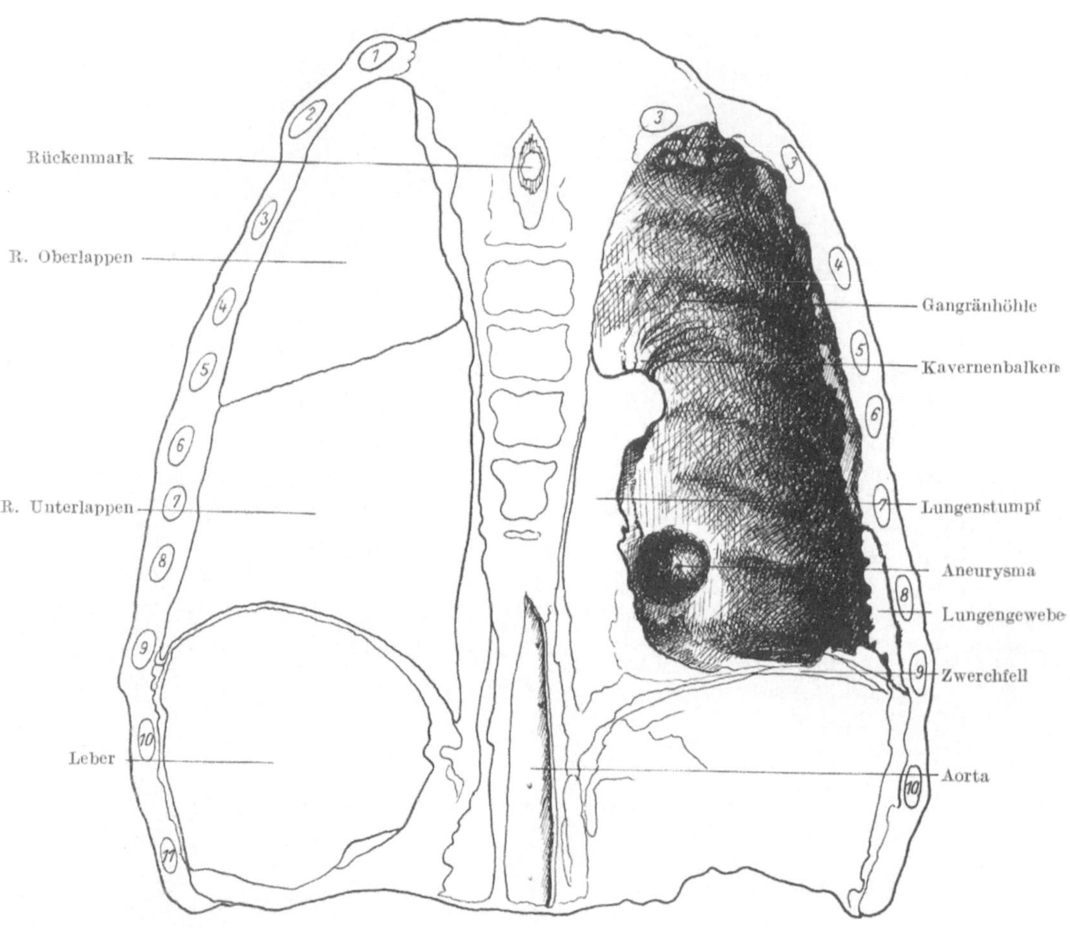

II. Schnitt. 3. Präparat. K.-N. 4742.

Der Situs der rückwärtigen Brustkorbabschnitte ist zu übersehen. Auf der linken Seite ist das Lungengewebe bis auf den vorerwähnten paravertebralen Stumpf völlig zerstört. Man sieht den Rippenverlauf an der Hinterwand der Gangränhöhle so deutlich, daß die Wand der Höhle, die nach vorn durch Verwachsungen der erhaltenen vorderen Lungenabschnitte mit der Brustwand abgedichtet ist, fast nur noch aus Pleura bestehen kann. Dem Lungenstumpf an seiner hinteren, unteren Kante über dem Zwerchfell anhaftend sitzt ein kastaniengroßes Aneurysma, wahrscheinlich einer Pulmonalarterie.

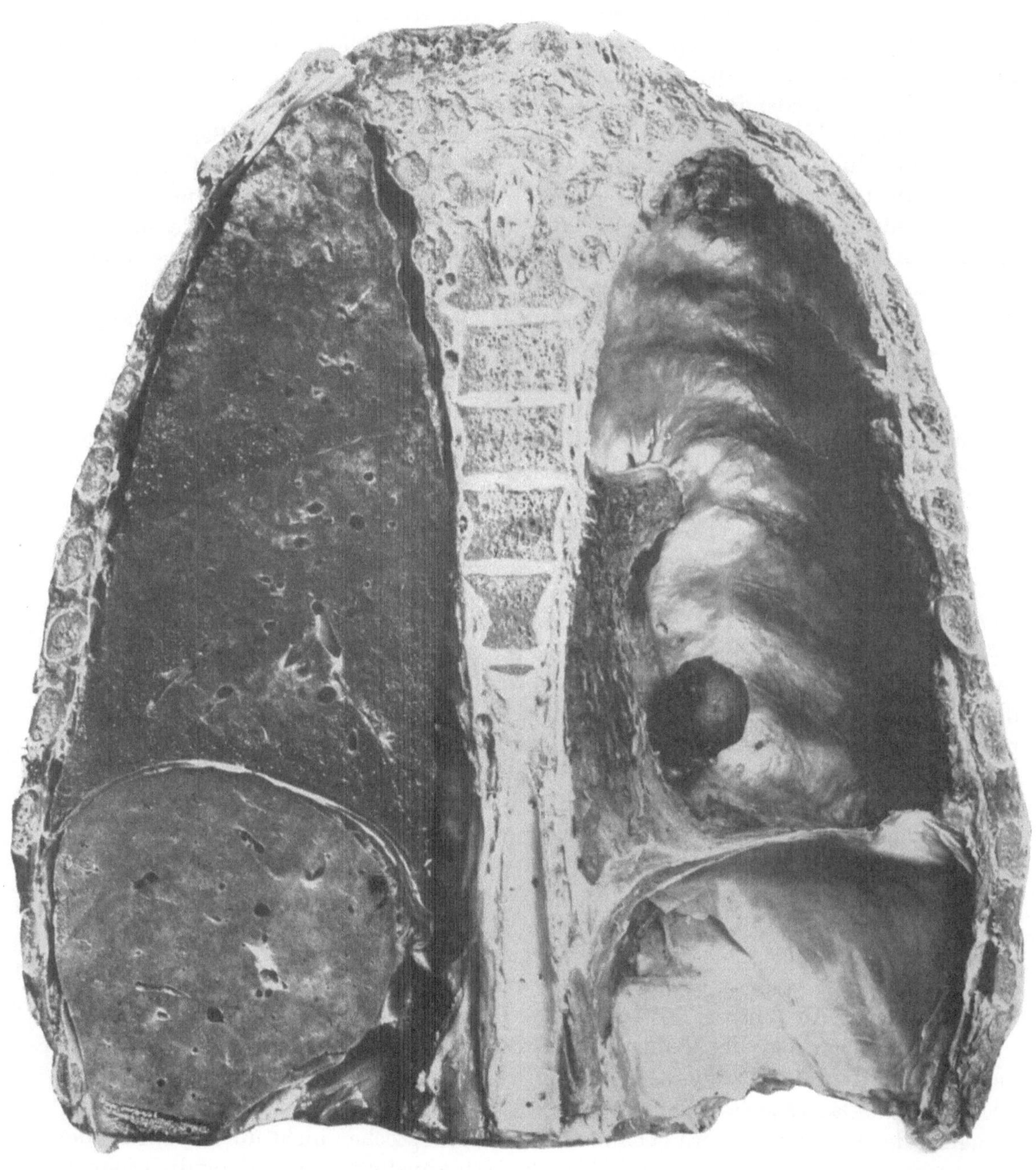

Epikrise.

Als klinische Diagnose ist für den vorliegenden Fall Pneumonie und Lungengangrän angegeben; es liegt jedoch kein Krankenblatt vor, so daß über die Entwicklung der Erkrankung nichts auszusagen ist; die Eigenart und Ausdehnung des Prozesses hat mich jedoch bestimmt, den Fall trotzdem in den Atlas mit aufzunehmen. Allerdings ist von der Wiedergabe des 1. Schnittes zur Tafelersparung abgesehen worden. Dieser Schnitt trifft das Herz etwa im linken Vorhof und in der Cava inferior. Bei der Betrachtung dieses Schnittes, in welchem beide Lungen in ganzer Ausdehnung auf der Schnittfläche zu übersehen sind, vermutet man die überaus große Gangränhöhle nicht, welche in den wiedergegebenen Tafeln zu sehen ist. Man sieht vielmehr auf diesem nichtreproduzierten Schnitte, daß beide Lungen völlig mit der Brustwand fibrös verwachsen sind. Die linke Lunge, die besonders feste Verklebungen mit dem hochstehenden Zwerchfell hat, ist in ihrer gesamten unteren Hälfte und im Bereiche des Oberlappens, hauptsächlich in der Umgebung des Hilus, von derb pneumonischen Prozessen infiltriert, während die rechte Lunge außer Ödem mehr vereinzelte kleinere Bronchopneumonien zeigt. Für die Beurteilung des Gangränprozesses ist vielleicht noch von Wichtigkeit, daß in diesem Schnitt die Hilusabschnitte linkerseits, besonders deutlich durch die breitgetroffenen Bronchien, schon breit vorliegen, während rechterseits im Schnitt der Hilus überhaupt noch nicht getroffen ist, so daß an einer Vorlagerung der linken Lunge nicht gezweifelt werden kann.

Wenn man daher die ausgedehnte Zerstörung der linken Lunge durch Gangrän, wie die Tafeln sie zeigen, in den rückwärtigen Lungenabschnitten sieht, so ist man zu der Annahme geneigt, daß außer der Lungengangrän auch noch eine frühere exsudative Pleuritis bestanden hat, welche die linke Lunge in der üblichen Weise hauptsächlich nach vorn gegen die vordere Brustwand drängte. Dieser Eindruck wird noch dadurch verstärkt, daß man auf der letzten Tafel die hintere Thoraxwand völlig entblößt in ihrem Rippenverlauf vorliegen sieht. Falls die zu überblickenden rückwärtigen Brustwandabschnitte, die nur mit einem dünnen speckigen Belag bedeckt sind, gleichzeitig, wie man annehmen muß, die rückwärtige Wand der großen Gangränhöhle bilden, könnten nur zarteste Reste der Lungenpleura auf der Brustwand als Begrenzung der Gangränhöhle angenommen werden; es ist aber nicht ausgeschlossen, daß die Gangränhöhle der Lunge sich mit einer vorher vorhanden gewesenen Exsudathöhle des Pleuraraumes durch völlig gangränösen Zerfall der hinteren Lungenabschnitte vereinigt hat. Vor dem Entstehen eines allgemeinen Pneumothorax ist die linke Brustseite jedoch durch völliges Verwachsensein der Lunge mit Brustwand und Zwerchfell in den vorderen Abschnitten bewahrt gewesen.

Jedenfalls hat man den Eindruck, daß durch Exsudatdruck die linke Lunge, wie besonders auch an dem paravertebralen Lungenstumpf zu erkennen ist, stark komprimiert wurde. Daß es sich aber nicht um ein einfaches abgesacktes Empyem mit Verdrängung der Lunge nach vorn gehandelt hat, dafür sprechen nicht nur die stinkenden und jauchigen Zerfallsmassen, welche die große Höhle ausfüllten und die auf die Diagnose Gangrän hinweisen, sondern ebenso sehr die allerdings nur spärlich und nur an den Randabschnitten der Lungenstümpfe stehen gebliebenen Balken vom Charakter der Kavernenbalken. Weiterhin sprechen dafür die Aneurysmen, von denen das kastaniengroße Aneurysma der letzten Tafel dieses Falles besonders in die Augen springt. Ohne Präparation, die zur Schonung des Präparats nicht möglich war, ist es nicht ohne weiteres zu entscheiden, ob es sich um ein Aneurysma der Pulmonal- oder einer Interkostalarterie handelt. Da aber noch ein zweites kleines Aneurysma direkt am Lungengewebe, fern von der Brustwand, gefunden wurde und derartige Aneurysmen bei Zerfallsprozessen der Lunge, wenn auch nicht in dieser Größe, nichts Seltenes sind, so ist die Annahme eines Pulmonalarterienaneurysmas wohl das Näherliegende.

Es ist natürlich nicht unbedingt notwendig, für die Vorlagerung der linken Lunge ein pleuritisches Exsudat annehmen zu müssen, da die Zersetzungsmassen in der großen Gangränhöhle, wie die Sektion ergab, zu Gasbildung geführt haben, die allein schon die Lunge unter starkem Druck halten und bei den ringförmigen Verklebungen der Lunge mit der Brustwand die vorderen Lungenabschnitte nach vorn drängen konnte.

Für die Gangrän typisch ist die Lokalisation der gesamten Prozesse in die hinteren Lungenabschnitte, die so ausschließlich von dem Zerfallsprozeß für sich betroffen sind, daß, wie erwähnt, auf dem 1. Schnitt noch nichts von den schweren Lungenzerstörungen und den abnorm großen Gangränhöhlen zu vermuten war, wie sie der 2. Schnitt offenbarte.

Obduktionsprotokoll.

Leiche eines 1,67 m großen Mannes in gutem Ernährungszustand; Totenstarre vorhanden. Die Leiche wird 16 Stunden nach dem Tode mit 7,5 l 25%igen Formalins injiziert und 24 Stunden danach seziert.

Die Bauchsektion ergibt keinerlei krankhafte Veränderungen.

Auf einem ersten Thoraxflachschnitt sieht man das Herz im linken Vorhof getroffen, ferner je ein Stück von der Rückwand der Vena cava superior und inferior. An dem entsprechenden Spiegelschnitt des Herzens keine Besonderheiten. Beide Lungen, besonders die linke, mit dem Brustkorb verwachsen. Lungen im übrigen, besonders wiederum links, von gelatinösem Aussehen mit eingesprengten grauen Herden, wie Bronchopneumonien. Der Unterlappen links ist von ausgesprochen grauer Farbe, sieht leicht kollabiert aus und läßt die Bronchien und Gefäße besonders deutlich hervortreten. Die unteren Abschnitte sehen gelbgrau gesprenkelt aus. In diesen gelbgrauen Abschnitten rote Partien wie bei fibrinöser Lungenentzündung im Stadium der roten und grauen Hepatisation. Die rechte Lunge im wesentlichen lufthaltig, außer leichten Bronchopneumonien o. B.

Ganz anders wird das Bild beim 2. Schnitt, welcher hinter dem Herzen etwa durch die Aorta geht. Schon beim Einschneiden in den Brustkorb entleeren sich aus der linken Seite aashaft stinkende Lungenfetzen und nach völliger Abhebung können etwa 2 Hände voll dieser mit Blut durchsetzten jauchigen Masse aus großen Gangränhöhlen entfernt werden. Die beiden Gangränhöhlen ersetzen vollständig die ganze Lunge, von der nur ein 1—2 cm breiter Stumpf an der Wirbelsäule im Bereich des Unterlappens stehen geblieben ist. Alles andere bildet eine hinten noch durch ein Septum unvollkommen unterteilte, ziemlich glattwandige Höhle, in deren unterem Fach sich am Lungenstumpf im unteren hinteren Kavernenwinkel ein walnußgroßer pendelnder Tumor findet, der sich bei näherer Betrachtung als pendelndes Aneursyma erweist. Beide Kavernen sind nach den vorderen Lungenabschnitten zu völlig abgeschlossen. Auch an der vorderen Kavernenwand des unteren Fachs bzw. am Übergang der vorderen Wand zu dem stehengebliebenen Lungenstumpf findet sich noch ein zweites, etwa bohnengroßes Aneurysma. Die linke Lunge in ihren hinteren Abschnitten zeigt sich ebenfalls etwas verdichtet und weist hämorrhagisch-pneumonische Herde auf.

Eine Ursache für die Gangrän ist aus den Schnitten nicht zu erkennen.

Kinderphthise. Primärinfekt.

1 Jahr 5 Monate alter Knabe. K.-N. 6509—6510.

Klinische Diagnose: Bronchialdrüsentuberkulose. (Krankenblatt s. S. 150.)

Hauptleiden: Lungenphthise.

Todesursache: Bronchopneumonie, Darmphthise, Ekzem.

Pathologisch-anatomische Diagnose: Umschriebene käsig-pneumonische Herdbildung (Primärinfekt) in beiden Lungenunterlappen, links hinten subpleural, rechts basal, in Abkapselung und beginnender Verkreidung. Schwielige Lymphangitis vom rechten Herd zum Lungenhilus mit Bronchiektasie. Käseherd in Bezirkslymphdrüse des Hilus. Kleine verkäste Drüse medial am rechten Unterlappen. Verkäsung von Halslymphdrüsen. Bronchogene azinös-nodöse Phthise beider Lungen in Einzelgruppen in allen Lungenteilen, auch in den Spitzen und besonders im rechten Unterlappen. Obliteration der rechten Pleurahöhle. Unregelmäßige phthisische Dünndarmgeschwüre. Keine sichere Mesenterialdrüsentuberkulose. Ekzem des Kopfes und der Körperhaut, besonders der Beine. Gesichtsödem. Meckelsches Divertikel. Fettleber. (Obduktionsprotokoll s. S. 151.)

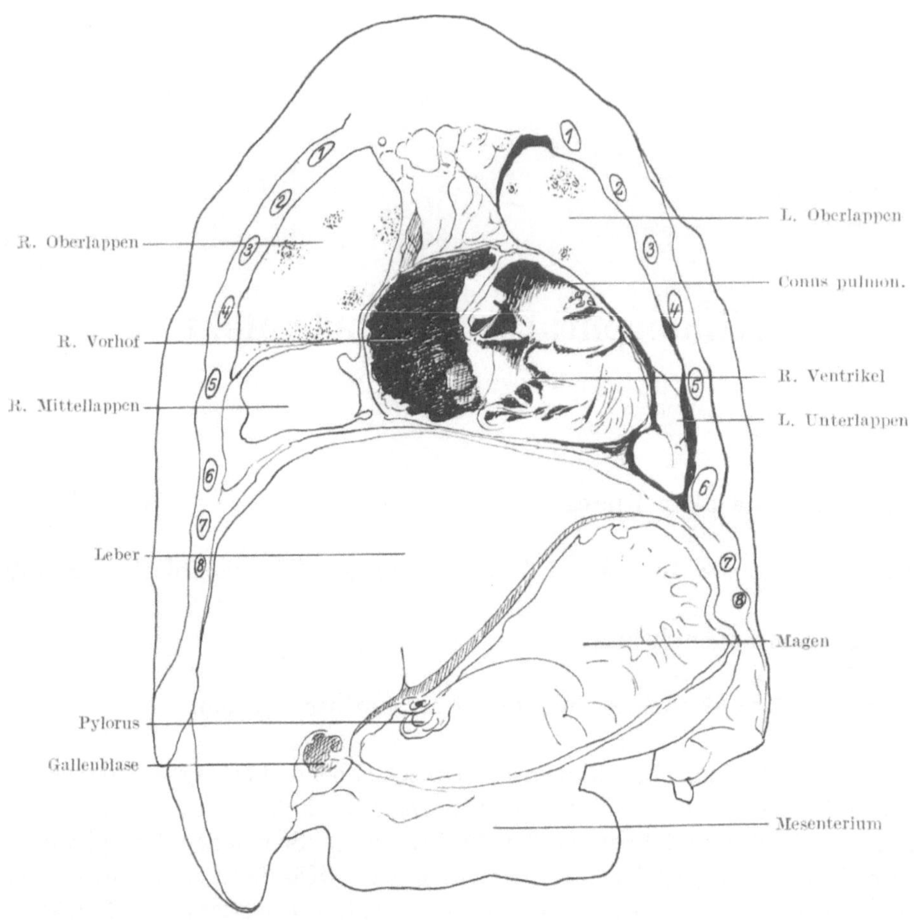

I. Schnitt. 2. Präparat. K.-N. 6509.

Das bei großer Leber quergelagerte Herz ist im rechten Vorhof und in den basalen Abschnitten des rechten Ventrikels bzw. dem Conus pulmonalis eröffnet. Ihm sitzt der große kindliche Thymus auf. Der rechte Pleuraraum ist obliteriert. In beiden Lungen finden sich azinös-nodöse Gruppenherde, welche links vorwiegend im Spitzengebiet unter der 1. Rippe, rechts zerstreut im Ober-, weniger im Mittellappen sitzen. (Phthisische Veränderungen in der Skizze punktiert.)

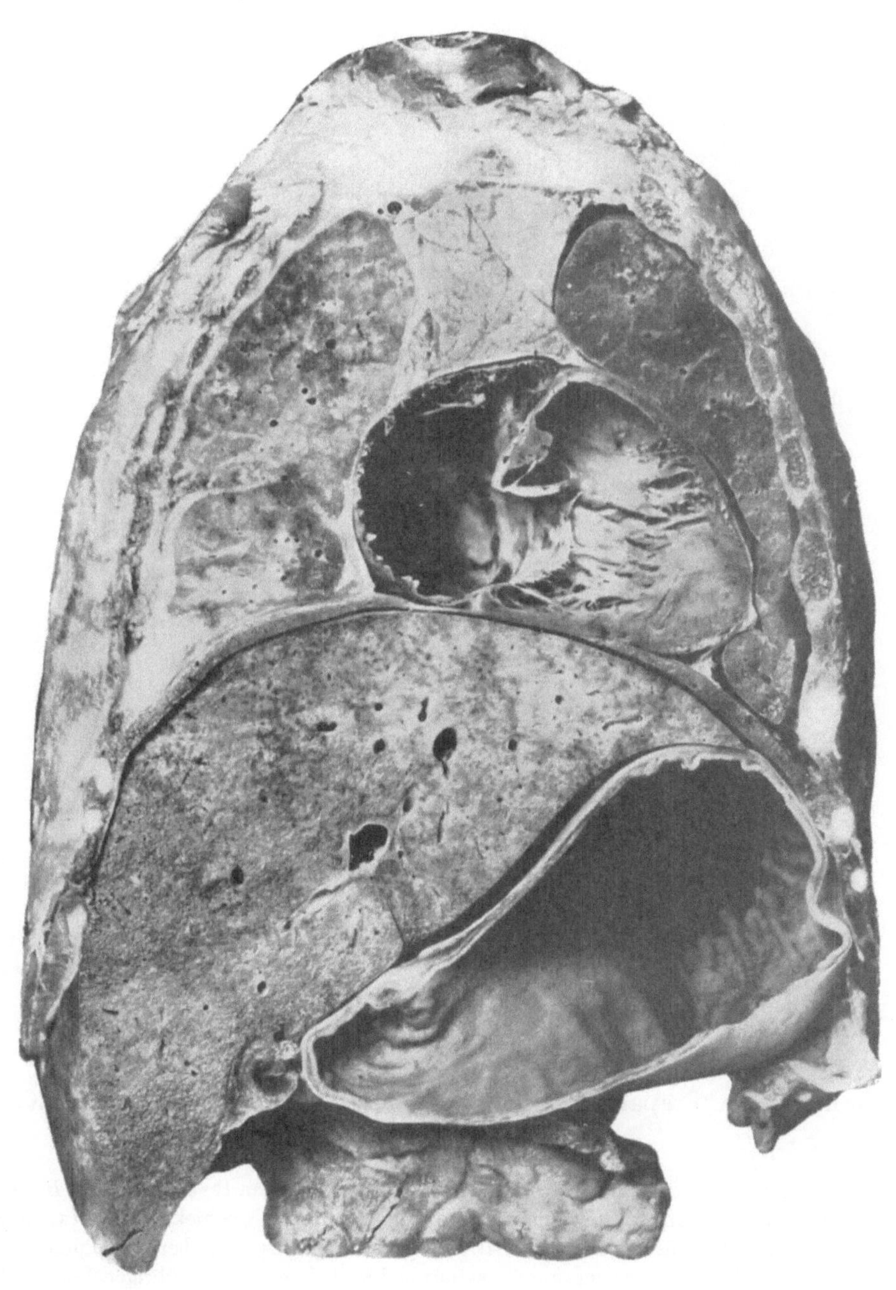

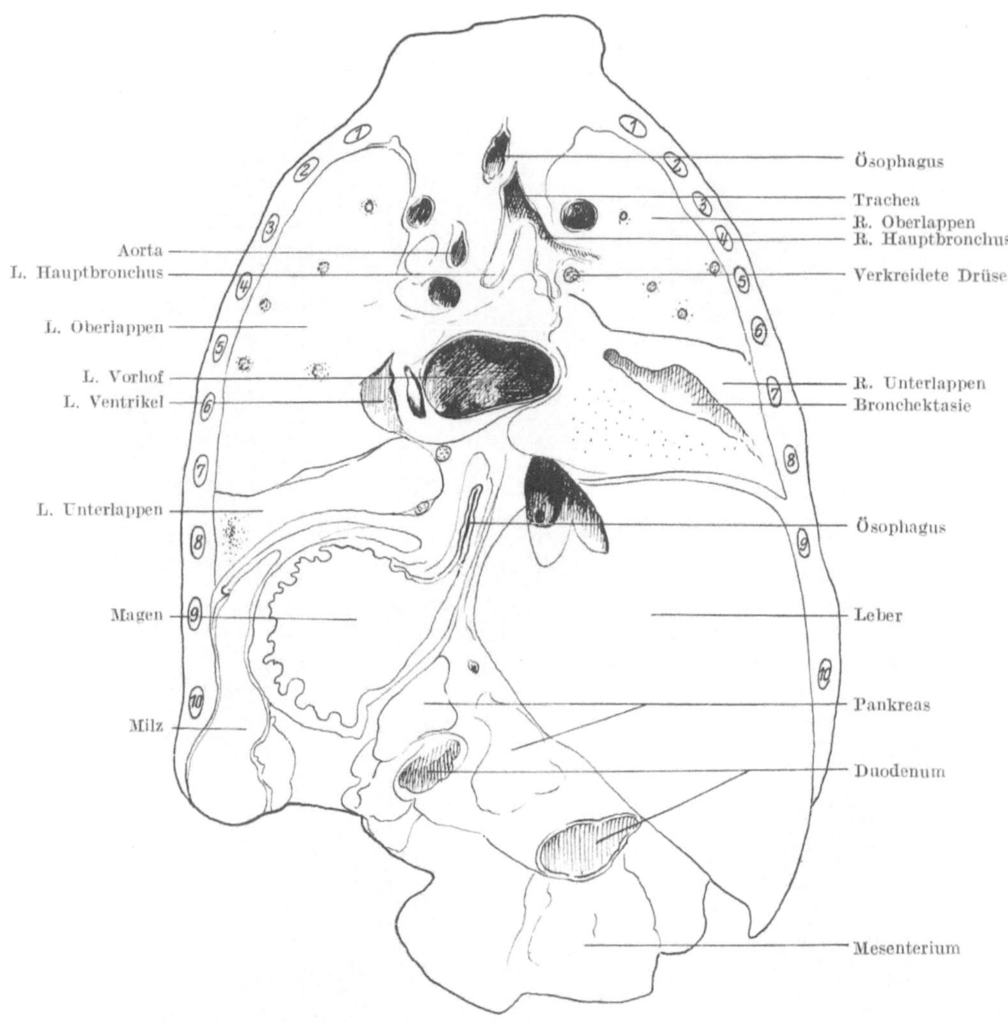

II. Schnitt. 2. Präparat. (Rückseite.) K.-N. 6509.

Ansicht des vorhergehenden Präparates von der Rückseite. Der Schnitt geht durch die Bifurkation und eröffnet den linken Vorhof. Im rechten Unterlappen ziehen diffuse Bronchiektasien aufwärts zum Hilus zu einer verkreideten Hilusdrüse. Die Bronchiektasie ist von lymphangitischer Strangbildung begleitet. Unterhalb der Bronchiektasie kleine zerstreute, azinös-nodöse Herde. In den übrigen Lungenabschnitten ähnliche Gruppenherde. Unterhalb des Herzens links medial eine pleurale verkäste Lymphdrüse. Obliteration des rechten Pleuraraumes mit Verziehung des Bronchialbaumes nach rechts. (Phthisische Veränderungen in der Skizze punktiert.)

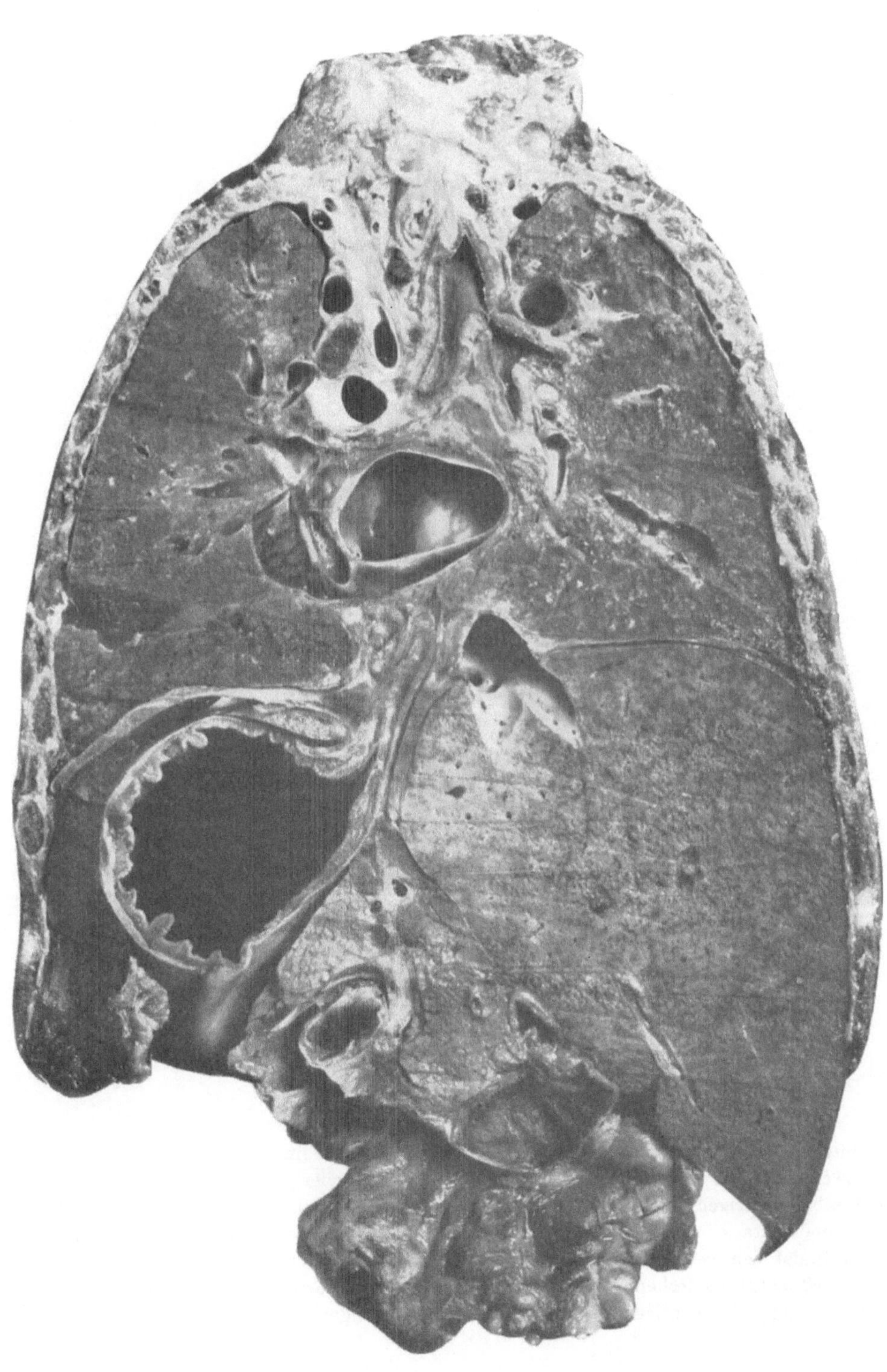

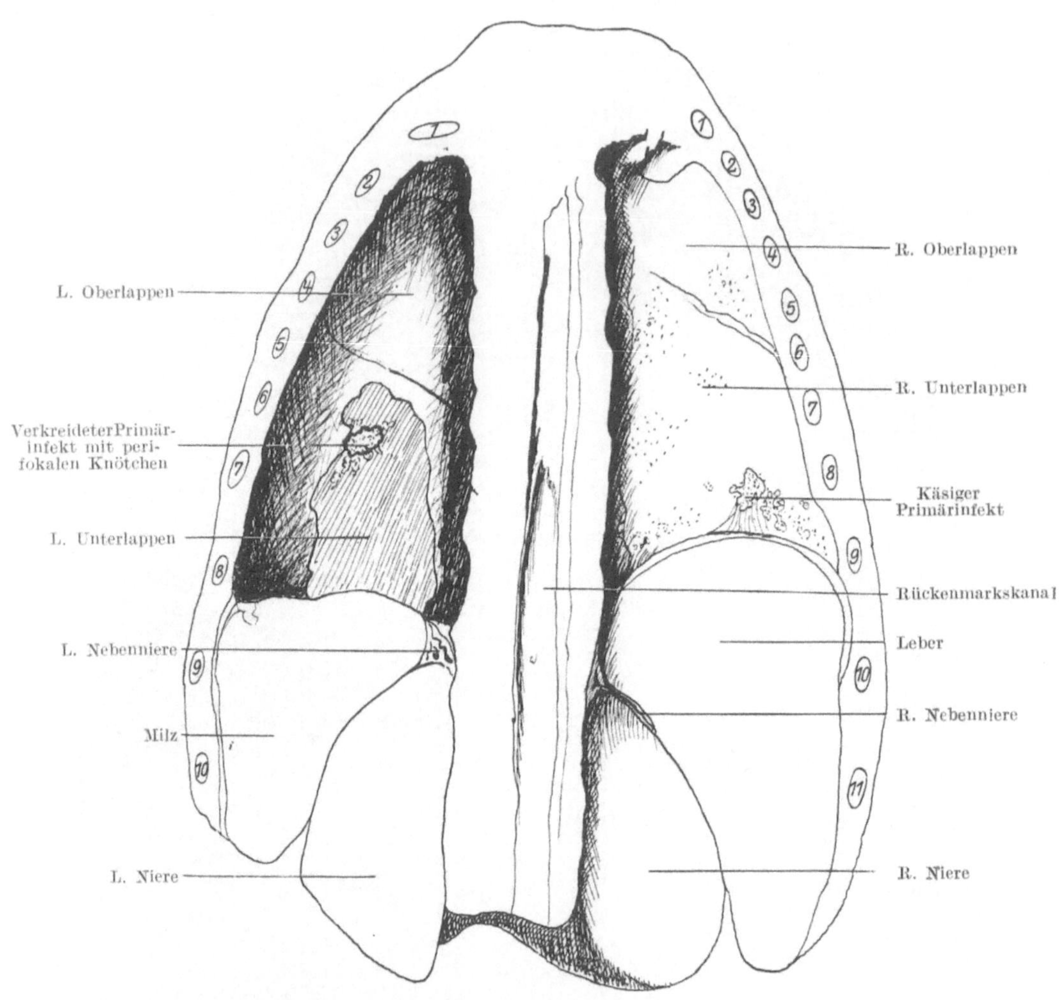

III. Schnitt. 3. Präparat. (Rückseite.) K.-N. 6510.

Die hintere Brustwand ist entfernt, rechts etwas tiefer als links. Im rechten Unterlappen dicht über dem Zwerchfell sitzt ein zackiger, käsig bronchopneumonischer phthisischer Herd (Primärinfekt) mit lymphangitischen Strängen in der Umgebung. Zu diesem Herd führt die auf der vorhergehenden Tafel sichtbare Bronchiektasie. In der übrigen rechten Lunge azinös-nodöse Gruppenherde. Im linken Unterlappen findet sich weit hinten subpleural ein zweiter, mehr abgekapselter und verkreideter Primärinfekt mit perifokalen Knötchen. Obliteration der rechten Pleurahöhle. Pleuritische Adhäsionen der hinteren linksseitigen Lungenfläche. (Phthisische Veränderungen in der Skizze punktiert.)

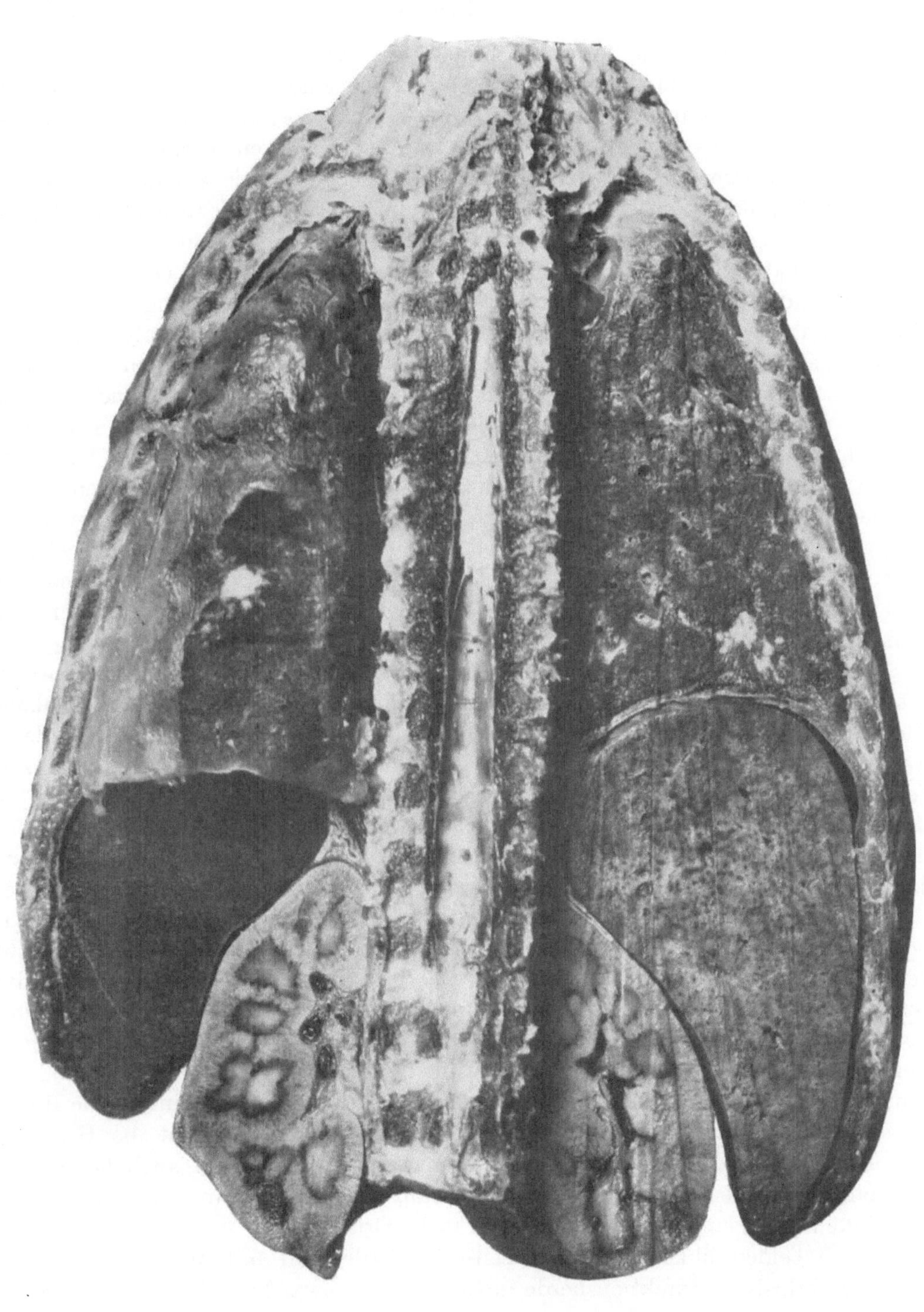

Epikrise.

Das bei seinem Tode 1 Jahr 5 Monate alte Kind, welches aus phthisischer Umgebung stammt, ist im Alter von 5 Monaten in elendem Allgemeinzustand mit den klinischen Erscheinungen der Bronchialdrüsenphthise und starken Asthmas aufgenommen worden und hat sich während der 1jährigen Krankenhausbehandlung anscheinend durch geeignete Diät und spezifische Therapie zunächst besonders zufriedenstellend erholt, hat aber später Erscheinungen urtikarieller Ausschläge bekommen. Der Tod erfolgte aus gutem Allgemeinbefinden unerwartet schnell.

Das anatomische Präparat, welches die vorhergehenden Tafeln zeigen, mehr noch aber die histologische Untersuchung lassen den Werdegang der phthisischen Erkrankung, welche hier vorgelegen hat, einigermaßen genau analysieren. Bei der Aufnahme des Kindes, im Alter von 5 Monaten, wo wahrscheinlich die phthisische Infektion eingesetzt hatte, wurden fleckige Herde im rechten Mittel- und Unterlappen, auf das Zwerchfell zuziehend, gefunden. Außerdem wurden größere Schatten oberhalb des Herzens als Thymusschatten angesprochen. Es sei vorweg bemerkt, daß außer mehreren verkästen Halsdrüsen größere erkrankte Drüsengruppen im oberen Mediastinum bzw. an der Lungenspitze bei der Sektion nicht gefunden wurden, daß dagegen der Thymus des Kindes, dem Alter entsprechend, noch gut entwickelt war und 1 Jahr vorher sehr wohl in dem Größenverhältnis zum Herzen gestanden haben kann, daß der im klinischen Bericht als Thymus angesprochene Schatten wirklich dem Thymus entsprach.

Es finden sich nun bei dem Kinde im Lungenbereich zweierlei Arten phthisischer Veränderungen, ältere, in Abkapselung begriffene und verkreidete, mehr lokalisierte Herde und frischere disseminierte, anscheinend dem Bronchialsystem folgende, diffus verstreute Herdbildungen. Im rechten Lungenunterlappen sitzt oberhalb des Zwerchfells ein umschriebener, käsig pneumonischer, aber mit Fortsätzen ausgestatteter Herd mit perifokalen, etwas kleineren Gruppenherden. Im linken Unterlappen, $1^1/_2$ Finger breit oberhalb der Basis, sitzt dicht unter der Pleura an der hinteren Lungenkante ein zweiter, noch schärfer umschriebener verkreideter Herd, in dessen weiterer Umgebung ebenfalls kleine umschriebene Verkäsungen zu sehen sind. Von dem rechtsseitigen Herd gehen lymphangitische strangartige Narben nach unten zum Zwerchfell und schräg nach vorn oben und medial zum Hilus. Diese aufsteigenden lymphangitischen Strangbildungen begleiten stark erweiterte Bronchialäste, welche in ihrer Lichtung den Hauptbronchien gleich kommen. Dort, wo die Bronchien in den Hilusbereich eintreten, ist die ganze Lungenwurzel zwischen Gefäß- und Bronchialverzweigungen besonders schwielig verändert, und hier findet sich auch eine kleine Bronchialdrüse mit käsig-kreidiger Umwandlung. Auf der linken Seite ist die Hilusschwiele geringer. Soweit das Präparat ein Suchen gestattete, ließ sich auch keine verkäste Lymphdrüse finden. Dagegen sitzt unterhalb des Herzens an der medialen Pleura des linken Unterlappens eine kleine verkäste Drüse.

Diese beiden links- und rechtsseitigen Herde sind mit Wahrscheinlichkeit als primäre phthisische Infektionsherde anzusprechen. Zwar ließ die mehr unregelmäßige Gestalt des rechtsseitigen Herdes und seine noch nicht so fortgeschrittene Verkreidung wie auf der linken Seite, ferner die Teilung des rechtsseitigen Herdes in einen unregelmäßig größeren und noch unregelmäßigeren, etwas kleineren Herd daran denken, daß es sich hier auf der rechten Seite um einen endogenen Reinfektionsherd hätte handeln können. Der ziemlich symmetrische Sitz zu dem linksseitigen Herd jedoch, das ganze Aussehen des immerhin ziemlich umschriebenen käsigen Prozesses, der mikroskopisch nachweisbare Kalkgehalt und die Verkalkung der Bronchialdrüse im Abflußgebiet lassen im Verein damit, daß klinisch an derselben Stelle der Krankheitsbeginn beobachtet und röntgenologisch festgestellt wurde, doch die Annahme gerechtfertigt erscheinen, daß beide Herde im linken und rechten Unterlappen als multiple Primärinfekte zu deuten sind, welche nur in verschiedenen Stadien der Vernarbung begriffen sind.

Den rechtsseitigen Herd als Primärherd aufzufassen, wird des weiteren dadurch unterstützt, daß von ihm aus besonders deutliche lymphangitische Strangschwielen in die Zwerchfellabflußbahnen einerseits, zum Hilus andererseits abzweigen. Die letzteren begleiten die erwähnten, sehr ausgesprochenen Bronchiektasien, von denen nur schwer zu entscheiden ist, ob man sie als angeborene Bronchiektasien oder als erworbene ansprechen will. Man könnte den kongenitalen Charakter damit begründen, daß solche Bronchiektasien frühzeitig und ohne erkennbare erworbene Entstehung und ohne phthisische Veränderungen beim Kinde gefunden werden. Da aber zu dem linksseitigen Primärherd keine Bronchiektasien führen, dieser Herd auch mehr abgekapselt ist als der rechtsseitige, die peribronchialen Lymphstrangschwielen und lymphangitischen Hilusschwielen auf der rechten Seite so ausgesprochen sind, da ferner die Bronchialdrüse einen deutlichen Kreideherd aufweist, möchte ich mehr zu der Annahme neigen, daß die phthisisch-entzündlichen peribronchialen Veränderungen, vor allem die im Hilusgebiet, die Ursache der Bronchiektasiebildung gewesen sind. Vielleicht spielt auch die Fixation der Lunge am Zwerchfell eine unterstützende Rolle dabei.

Um die weiteren phthisischen Veränderungen dieser kindlichen Leiche zu verstehen, ist ein kurzes Eingehen auf den histologischen Befund der Primärherde notwendig, welcher auch von Aschoff und Puhl kontrolliert wurde. Der linksseitige Primärinfekt ist im ganzen gut abgekapselt und in schon ausgesprochener käsiger Verkreidung. Es finden sich aber innerhalb seiner nicht spezifischen Kapsel noch frische Tuberkel und auch in den abziehenden, zur Pleura und zu dem Hilus gehenden Lymphbahnen sind frische phthisische Granulome zu erkennen. Es ist also anzunehmen, daß der Herd entweder noch nicht ganz zur Ruhe gekommen oder in frischer Aufflammung begriffen ist. Der rechtsseitige Herd weicht, wie gesagt, schon makroskopisch, besonders aber auch mikroskopisch, etwas von dem Bilde des sich abkapselnden Primärinfektes ab. Er ist stark verästelt, weniger zusammenhängend, noch ausgesprochen an den Bronchialbaum gebunden und von induriertem Lungengewebe umgeben, zeigt aber trotzdem die immerhin noch lokalisierte käsige Bronchopneumonie mit etwas geringerer Verkreidung als auf der linken Seite. Rechterseits ist außerdem die perifokale Tuberkelbildung, die phthisische Lymphangitis sehr viel ausgesprochener. An diesem Herd ist aber nun besonders wichtig, daß man, auf Serienschnitten über größere Strecken zu verfolgen, eine käsige Bronchitis mit Hineinragen käsiger Massen in einem ziemlich weiten Bronchus verfolgen kann. In diesem Prozeß finden die über die Lungen verstreuten Aspirationsherde ihre Erklärung, die als endogen entstandene Aspirationsherdchen zu deuten sind. Des weiteren wird man mit diesem Bronchialeinbruch auch die frische Dünndarmphthise ohne weiteres erklären können. Die bronchogenen Aspirationsherde sind sehr unregelmäßig verstreut und in allen Lungenabschnitten der linken und rechten Seite zu finden. Die rechte Seite ist dabei im Bereiche des Unterlappens, aber auch im Oberlappen, stärker beteiligt als die linke, wogegen an der linken Seite die Lokalisation eines größeren Gruppenherdes in der Spitze unter der 1. Rippe besonders auffällt.

Man könnte also den Werdegang der phthisischen Erkrankung kurz dahin zusammenfassen, daß das Kind ca. im 5. Lebensmonat aus seiner phthisischen Umgebung einen doppelseitigen Primärinfekt in beiden Lungenunterlappen sich zugezogen hat und im Stadium der Blüte dieser Primärinfekte ins Krankenhaus aufgenommen wurde. Hier trat unter der Einwirkung therapeutischer, vielleicht besonders der spezifisch therapeutischen Maßnahmen ein Ausheilen der Primärinfekte ein, welches bei dem linksseitigen subpleural gelegenen Primärinfekt zu weitgehender Abkapselung und Vernarbung führte, während rechterseits der Herd im Unterlappen nur unvollkommene Heilungserscheinungen zeitigte. Wodurch die Unterschiede in dem Verhalten der beiden Herde bedingt sind, darüber kann man nur Vermutungen hegen. Der linksseitige Herd saß unmittelbar unter der Pleura noch ca. 2 Finger breit oberhalb des Zwerchfells der hinteren Brustwand anliegend, die Lungenpleura war hier fest mit dem Rippenfell verwachsen und eine gewisse Ruhigstellung in diesem Bezirke, in dem auch die Rippen nur geringe Exkursionen machen, ist als gegeben anzunehmen. Der rechte Herd dagegen saß nahe der Lungenbasis in der Mitte des Lungenlappens und dieser Lungenabschnitt konnte wohl kaum in gleicher Weise sich ruhig stellen, zumal die Lunge mit dem Zwerchfell dicht unter dem Herde verwachsen war. Der ganzen Form dieses rechtsseitigen Herdes nach zu urteilen, ist außerdem die Möglichkeit noch vorhanden, daß es sich um ein Konglomerat von benachbarten Einzelherden handelt. Ob man nun annehmen will, daß es sich um Wiederaufflackern des phthisischen Prozesses von den Primärinfekten handelt oder sie als nicht zur Ruhe gekommen bezeichnen will, läuft wohl praktisch auf dasselbe hinaus. Jedenfalls ist das letztere für den rechten Lungenherd das wahrscheinliche, und von ihm aus ist durch käsigen Einbruch in einen großen Bronchus des Herdes die endogene Metastasierung auf dem Bronchialwege und die frische Dünndarmphthise zu erklären.

Vom klinischen Gesichtspunkt aus ist es jedenfalls als eine gewisse Besonderheit im Ablauf der phthisischen Prozesse zu bezeichnen, daß in diesem Falle bei dem erst gerade jenseits des Säuglingsalters stehenden Kinde nicht der sonst gewöhnliche Verlauf der Phthise im Anschluß an einen Primärinfekt, nämlich die Ausbreitung auf käsigpneumonischem Wege oder die Generalisierung durch Blutbahneinbruch in Gestalt der Miliartuberkulose, sich eingestellt hat, sondern daß hier mehr die Form einer Phthise des höheren Alters, wenn auch wahrscheinlich nicht durch exogene, sondern durch bronchial-endogene Metastasierung zu beobachten ist, bei welcher azinös-nodöse Gruppenherde schon mit gewisser Spitzenlokalisation in der Lunge sich ausbreiteten und Darmphthise durch Bronchialsputum hervorgerufen wurde. Es fehlen deshalb auch, mit Ausnahme an den Halsdrüsen, deren Veränderungen wahrscheinlich mit dem Primärinfekt zusammengehen, die käsigen Drüsenveränderungen der Brusthöhlen- und der mesenterialen Lymphdrüsen, und auch die großen Bauchorgane, Leber, Milz und Nieren, lassen keine Tuberkelbildung erkennen. Wieweit dieser abweichende Verlauf der Phthise im jüngsten Kindesalter mit der Ernährung und spezifischen angewandten Therapie in Zusammenhang zu bringen ist, unterliegt der Beurteilung klinischer Erfahrung.

Krankenblatt.

S., 1 Jahr 5 Monate alt.

Das Kind stammt aus tuberkulösem Milieu.

Aufnahmebefund: Stark abgemagertes Kind, mit welker, blasser Haut, die Schleimhäute sind gut durchblutet. Der Bauch ist etwas aufgetrieben, allgemein schlechter Turgor. Milz und Leber sind tastbar. Der Thorax steht in Inspirationsstellung, fühlt sich etwas starr an. Keine Dämpfung, Rasselgeräusche diffus über beide Lungen verteilt. Deutliche exspiratorische Dispnoe, etwas Flankenatmen.

Die Röntgenplatte zeigt: Im rechten Mittellappen und Unterfelde Schatten, die vom rechten Hilus nach dem flachen Zwerchfell ziehen, dazwischen einzelne größere Fleckschatten. In der rechten Hilusgegend eine nach außen ziemlich scharf begrenzte, bis zur Spitze hinaufziehende Schattenbildung (Thymus ?). Das linke Ober- und Mittelfeld ist diffus getrübt.

Pirquet stark positiv. Im Auswurf werden keine Tuberkelbazillen gefunden.

Diagnose: Bronchialdrüsentuberkulose.

Behandlung: Vom 28. 8. an $^1/_2$ Milch (600,0), einmal Gemüse, zweimal Brei, dazu Zitronensaft, rohen Apfel und rohe Mohrrüben.

Vom 4. 9. an 14tägl. wiederholte Tuberkulin-Flächenimpfungen nach Ponndorf, in den Zwischenpausen Bestrahlungen mit der Höhensonne. Meist, besonders nach den ersten drei Impfungen, starke Reaktion mit Fieber und Anstieg der Leukozyten von 11 500 auf 15 400 bzw. von 12 000 auf 19 600, Neutrophilie und Verjüngung des Blutbildes. Temperatur und Gewichtsverlauf zeigen gewisse Zusammenhänge: Bis ca. Ende Februar hält sich das Gewicht auf 4600, das Fieber steigt abends mit ziemlicher Regelmäßigkeit auf 38, dann aber beginnt das Gewicht langsam zu steigen, erreicht Ende März 4900 und das Fieber übersteigt sehr selten 37,4, bleibt meist unter 37. Kurz vorher hatte sich auch der Appetit erheblich gebessert. Auch der Turgor zeigt eine gewisse Besserung. Desgleichen haben sich die ca. im Dezember 1921 besonders starken urtikariellen Hauterscheinungen gebessert. Das Blutbild zeigt ein auffallend konstantes Verhalten. Von zahlreichen Zählungen seien nur zwei erwähnt:

	Blutbild vom 6. 12. 21.	Blutbild vom 24. 3. 22.
Basophile	0,5	—
Eosinophile	10	12
Myelozyten	—	—
Metamyelozyten	0,5	—
Stabkernige	9	9
Segmentkernige	37	36
Lymphozyten	36,5	33
Gr. Mononukleäre	6,5	10

Beide Befunde stimmen auffallend überein und zeigen also eine geringe Linksverschiebung mit Neutrophilie. Die gerade zu diesen Zeiten, im Gegensatz zu den sonstigen Zählungen, starke Eosinophilie koinzidiert zeitlich mit Exazerbationen des ekzematös juckenden urtikariellen Ausschlages (anaphylaktische Eosinophilie ?). Der Zustand verläuft weiter mit meist ziemlich normalen Temperaturen, die gelegentlich von kurzdauernden Fiebererhebungen unterbrochen werden.

Als Lungenbefund wird während dieser Zeit festgestellt: Verlängertes Exspirium giemend, brummend, keine Rasselgeräusche, vorn übersonorer Klopfschall (27. 4. 22). Die Lymphdrüsen am Halse und in der Achselhöhle bleiben weiter stark vergrößert, eigentliche „Pakete“ lassen sich nicht nachweisen.

Am 14. 2. 22 betrug die Länge 64,5 cm, der Kopfumfang 41 cm, der Brustumfang 40 cm.

Am 3. 7. 22 trat eine akute Verschlimmerung der Schwellung des Kopfes und des Halses ein, die das Kind fast zur Unkenntlichkeit veränderte. Sonstige Schwellungen nicht nachweisbar.

Herz und Urin o. B. Desgleichen verstärkte exspiratorische Dispnoe.

Gleichzeitig mit der Schwellung des Kopfes tritt ein plötzlicher Gewichtsanstieg von ca. 400 g in 5 Tagen ein.

Am 6. 7. 22 tritt unter weiterer Verstärkung der Schwellung, Dispnoe und plötzlichem Fieberanstieg der Tod ein.

Anaphylaktische (urtikarielle) Schwellungen ?

Obduktionsprotokoll.

1 Jahr 5 Monate altes Kind, dickes, gedunsenes, rötliches Gesicht, Haare hellblond, spärlich. Auf dem behaarten Kopf, besonders vorn unten, bis fast pfenniggroße, trockene Schorfe. Am Rumpf und an den Gliedern zeigt die Haut zahlreiche, stecknadelkopfgroße, helle Stellen, die besonders deutlich an den dunkel pigmentierten Unterschenkeln hervortreten und an Händen und Füßen in etwa hanfkorn- bis erbsengroße, mit dicken Krusten bedeckte Partien übergehen.

Im Gekröse treten die Lymphknoten stark hervor und sind leicht gerötet, streifig, nirgends Verkäsung sichtbar. Darmschlingen nicht verwachsen; etwa 50 cm über der Klappe findet sich im Dünndarm ein Meckelsches Divertikel. 1,50 m oberhalb der Klappe beginnen in Abständen von mehreren Handbreiten unregelmäßig zackig umrandete Geschwüre, die sich besonders an die Einzelknötchen halten. Gegen Ende des unteren Dünndarms treten an mehreren Enden die Peyerschen Haufen stärker hervor. Mastdarmschleimhaut gerötet, zeigt punktförmige Blutungen, die bis handbreit über den Anus hinaufreichen. Harnblasenschleimhaut weiß, fest zusammengezogen.

Mehrere Halslymphdrüsen sind verkäst.

Das Herz ist gut faustgroß, im rechten Ventrikel stark mit Speckhaut angefüllt. Perikard und Endokard sind glatt und spiegelnd. An den Klappen keine Besonderheiten. Herzmuskulatur sehr blaß.

Die rechte Lunge ist allenthalben mit der Brustwand verwachsen. An den hinteren Abschnitten der Lunge über dem Unterlappen etwas frischere Pleuritis. Die linke Lunge ebenfalls im Bereiche des Unterlappens verwachsen.

Thymus dem Alter entsprechend parenchymatös.

In der linken Lunge sieht man in der Spitze in Anlehnung an die erste Rippe kleine, kleeblattförmige Knötchen in einer isolierten Gruppe, neben welcher dicht unter der Pleura ein halblinsengroßes verkästes Knötchen sitzt. Im übrigen Oberlappen noch an einzelnen Stellen verstreut weitere isolierte ähnlich beschaffene Knötchen, und zwar sowohl im unteren Abschnitt des Oberlappens wie auch im Unterlappen. Die Knötchengruppen sitzen vorwiegend peripher mehr nach der Pleura zu. Die Gesamtzahl ist nicht sehr groß. In den hinteren Abschnitten des linken Unterlappens, im Bereiche fester Verwachsungen der Lunge mit den Rippen findet sich im Unterlappen 2 Finger breit oberhalb des Zwerchfells ein erbsengroßer abgekapselter Käseherd mit Verkreidung, in dessen Umgebung einzelne kleinere Knötchen zu erkennen sind.

Die rechte Lunge ist in den vorderen Abschnitten etwas gebläht, weiter hinten sieht sie eher etwas geschrumpft aus. In dieser Lunge finden sich verhältnismäßig zahlreiche gleichartige Knötchengruppen wie links, und zwar sowohl im Ober- wie im Unterlappen. In letzterem finden sich, vom Hilus bis fast an die Pleura reichend, ausgesprochene Bronchiektasien. Die Bronchien erreichen dabei fast Bleistiftdicke und sind mit gelbem, geronnenem Eiter ausgefüllt. Neben den Bronchien hergehend ist das Lungengewebe streifenförmig schwielig-bindegewebig verändert. Die Bronchiektasien führen nach unten zu einer kirschkerngroßen Verkäsung mit narbiger Umgebung dicht über dem Zwerchfell. Neben diesem mehr rundlichen Käseherd liegen noch kleinere, ebenfalls verhältnismäßig feste Käseknötchen. Das ganze erinnert an einen in Abheilung begriffenen Primärherd mit perifokaler Aussaat. In einer im Abflußgebiet dieses Lungenlappens liegenden Hilusdrüse findet sich ein kleiner umschriebener, ziemlich fester Käseknoten. Außerdem finden sich verkäste Drüsen neben dem linken Lungenunterlappen über dem Zwerchfell nahe der Speiseröhre und oberhalb der rechten Lungenspitze extrapleural.

Die Bifurkationsdrüsen scheinen schwielig induriert. In Trachea und Bronchien sehr viel gelber Schleim. In der rechten Lunge im Unterlappen umschriebene Bronchopneumonien.

Die Leber ist groß und fettreich. Milz mittelgroß, o. B. Nebennieren lipoidreich. Im Magen flüssiger, mit braunen Bröckeln untermischter Speisebrei. Korpus des Magens faltig erweitert. Isthmus des Magens erweitert und ziemlich faltenlos. Pankreas o. B., desgleichen Nieren o. B. Mesenterialdrüsen ohne sichere phthisische Veränderungen.

Phthisischer Primärinfekt. Perikarditis.

17jähriger Mann. K.-N. 6513—6514.

Klinische Diagnose: Pericarditis exsudativa sanguinol. (Krankenblatt s. S. 162.)

Hauptleiden: Käsige Lungenphthise.

Todesursache: Phthisische Perikarditis.

Pathologisch-anatomische Diagnose: Umschriebener käsig-bronchopneumonischer Herd im rechten Mittellappen über dem Zwerchfell (Primärinfekt?). Frische Verkäsung der Bifurkationslymphdrüsen. Phthisisch-hämorrhagische exsudative Perikarditis. Miliare Bauchfellphthise mit großem Exsudat. Ausgedehnte alte Pleuraadhäsionen der linken Lunge mit rezidivierender exsudativer Pleuritis. Kompression der linken Lunge und Kollapsatelektase derselben. Subpleurales kleines Käseknötchen unterhalb der rechten Spitze. (Obduktionsprotokoll s. S. 162).

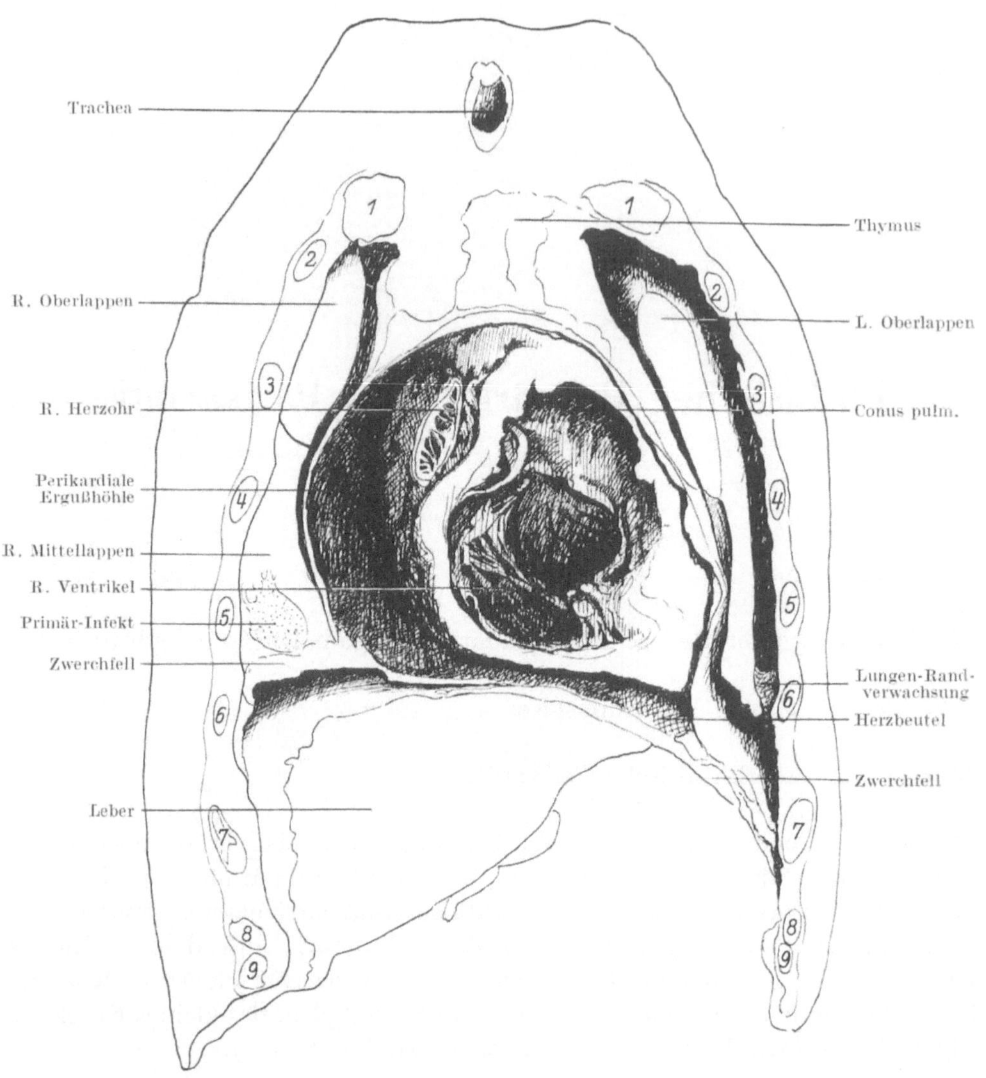

I. Schnitt. 2. Präparat. K.-N. 6513.

Das Bild wird beherrscht von dem stark erweiterten Herzbeutel, dessen Innenblatt, wie das Herzfell, mit hämorrhagischen Fibrinzotten bedeckt ist. Das Herz ist im rechten Ventrikel eröffnet, das rechte Herzohr angeschnitten. Der perikardiale Erguß hat sich vorwiegend rechterseits gesammelt, da ein linksseitiger Pleuraerguß gegen das Herz drängte, die Herzspitze vorhebelte und senkte. Im rechten Mittellappen ist dicht am Zwerchfell ein käsig-bronchopneumonischer Herd mit frischer Abkapselung und oben gelegener perifokaler Knötchenbildung getroffen. Der Käseherd stellt einen phthisischen Primärinfekt dar. Am linken unteren Oberlappenrande eine alte Adhäsion. Keine sonstige Zeichen von Phthise in den vorliegenden Lungenabschnitten. (Phthisische Veränderungen in der Skizze punktiert.)

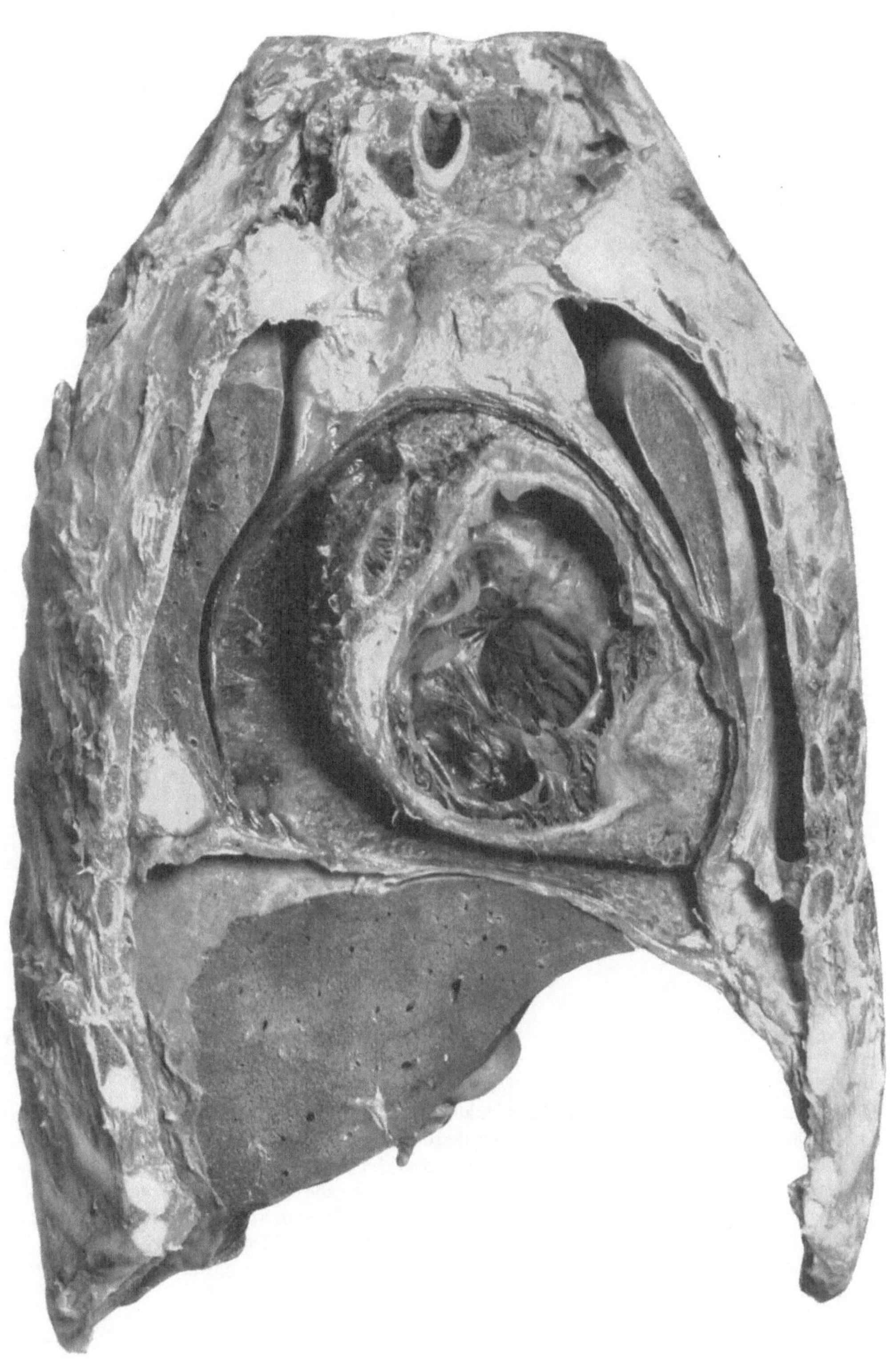

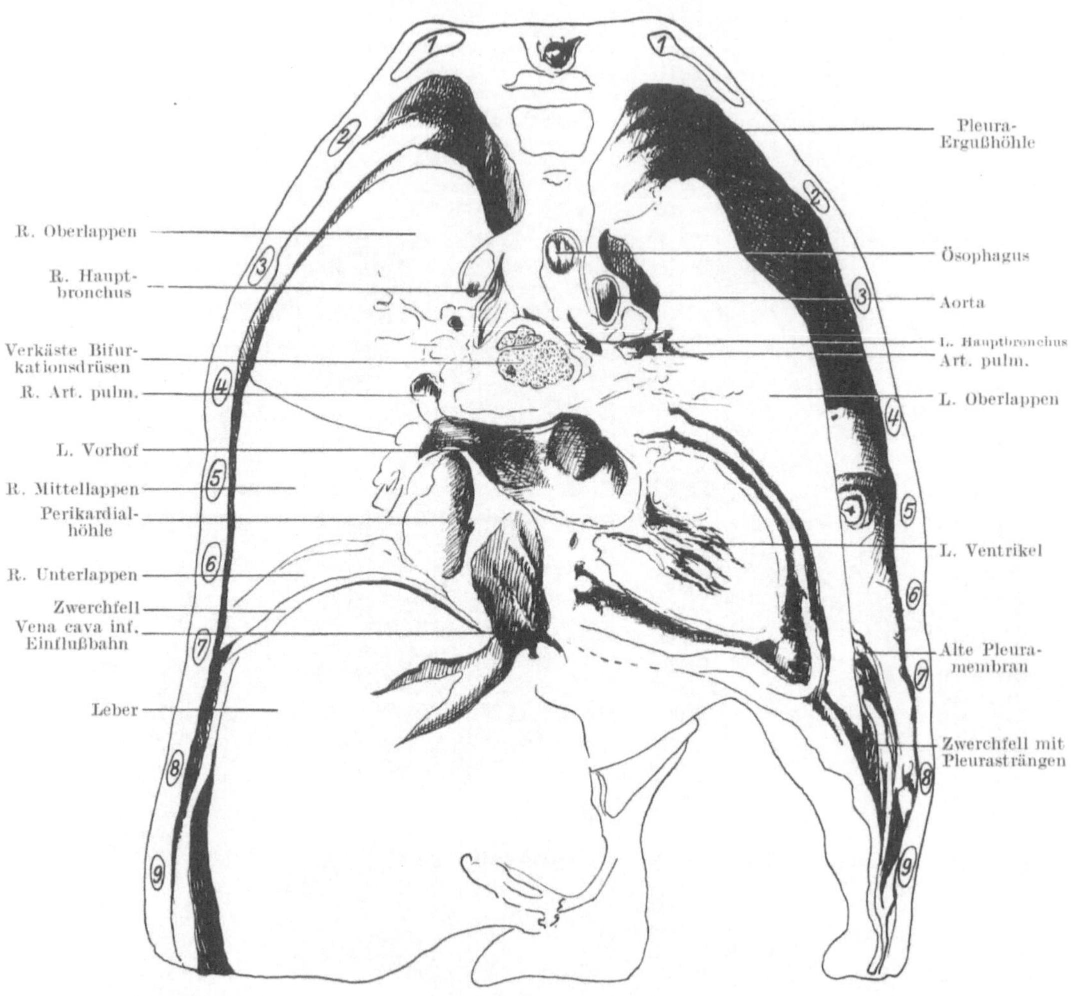

II. Schnitt. 3. Präparat. K.-N. 6514.

Vom Herzen sieht man die Rückwand des linken Ventrikels, linken Vorhofes und die Einströmungsbahn der Vena cava inf. Das Herz schwimmt in perikardialem Erguß. Auf den Herzbeutelblättern hämorrhagische Fibrinbeläge. Die Bifurkationslymphdrüsen sind (im Anschluß an den auf der vorhergehenden Tafel sichtbaren Primärinfekt) völlig verkäst und reichen bis an die Umschlagstelle des Perikards. Die linke Lunge ist durch alte, im Untergeschoß sitzende fibröse Membranen an der Brustwand fixiert, durch großen Erguß nach vorn und medial gedrängt und mit dem tief stehenden linken Zwerchfell herabgezogen. Lungen bis auf ganz vereinzelte verstreute miliare Herde frei von phthisischen Veränderungen. (Phthisische Veränderungen in der Skizze punktiert.)

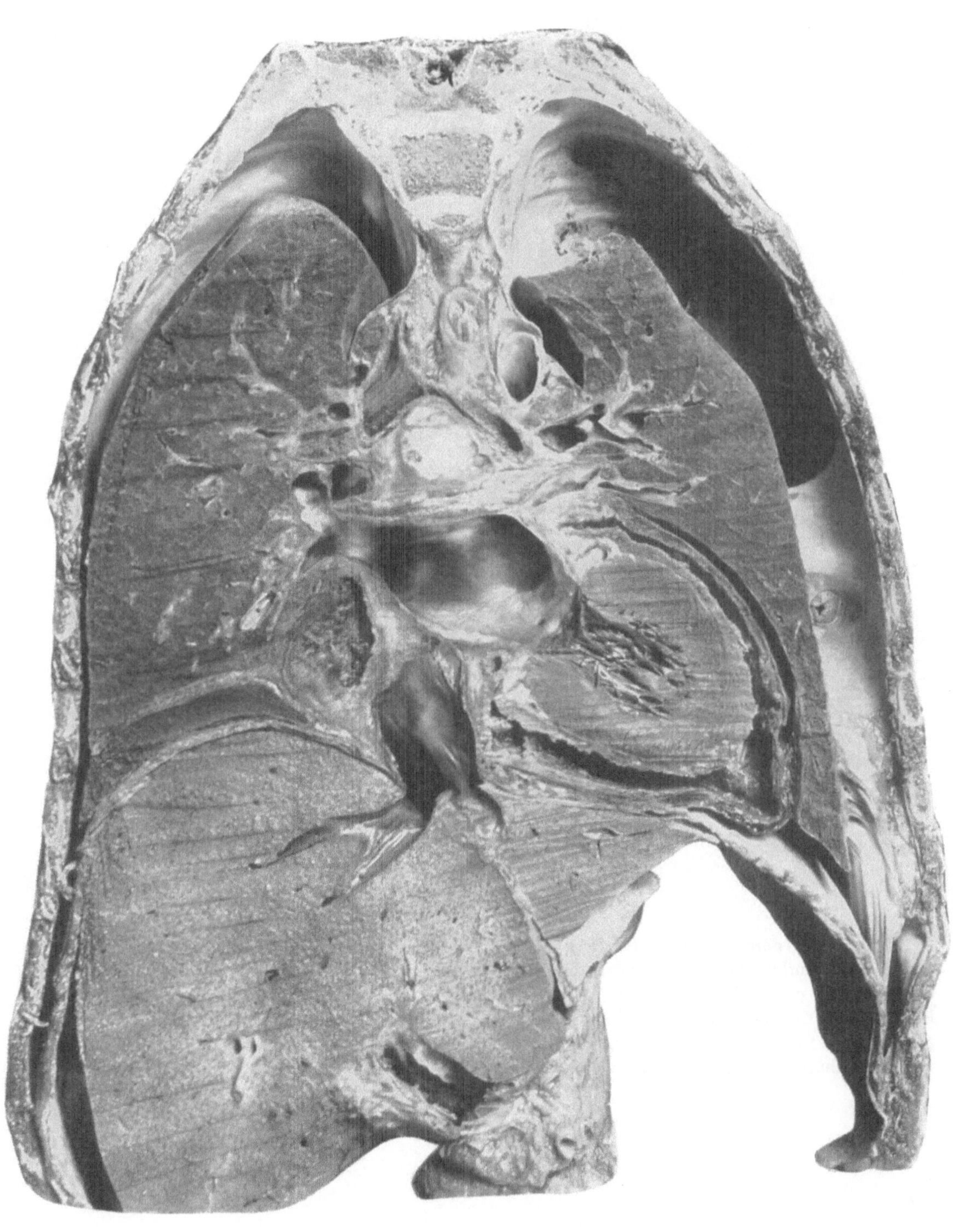

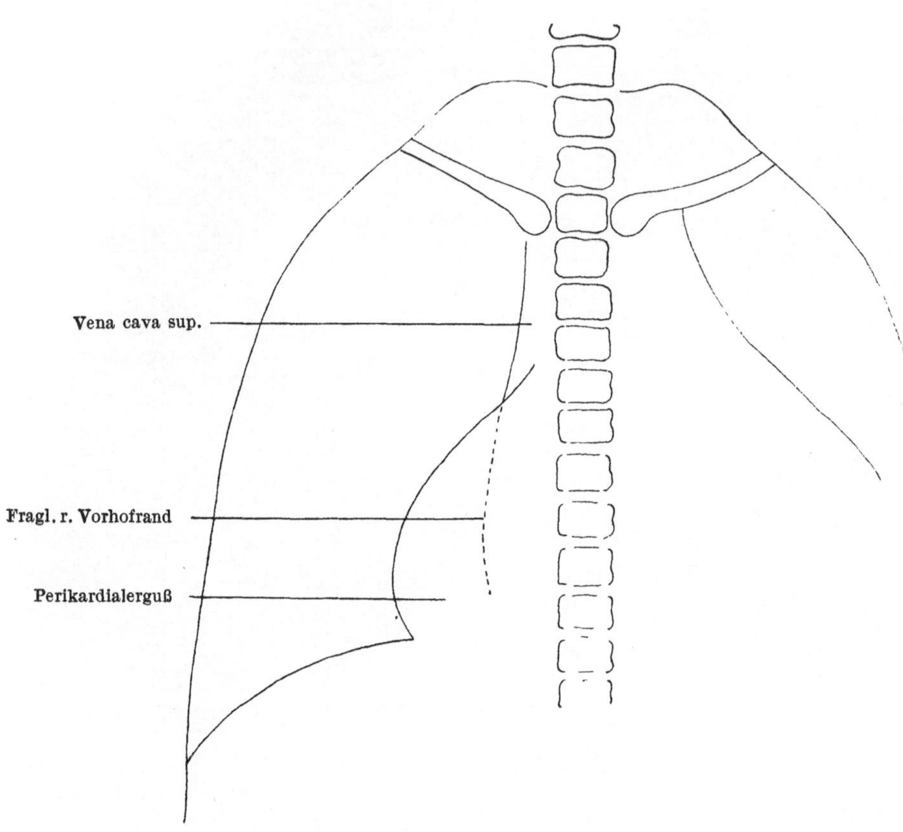

K.-N. 6513, 6514.

Die ventro-dorsale klinische Röntgenplatte ist am Tage des Todes aufgenommen worden. Sie zeigt die Aufblähung des Perikards durch den Erguß. Ob der in der Skizze punktierte, im Verlauf der Vena cava sup. nach unten in den Perikardialraum sich fortsetzende Kernschatten den rechten Vorhof innerhalb des Ergusses darstellt, muß offen bleiben, erscheint aber unter Vergleich mit Tafel 42 nicht ausgeschlossen. Der käsige Primärherd, welcher dem anatomischen Befunde nach im Bereich des Leberzwerchfellschattens gelegen war, ist nicht zu erkennen.

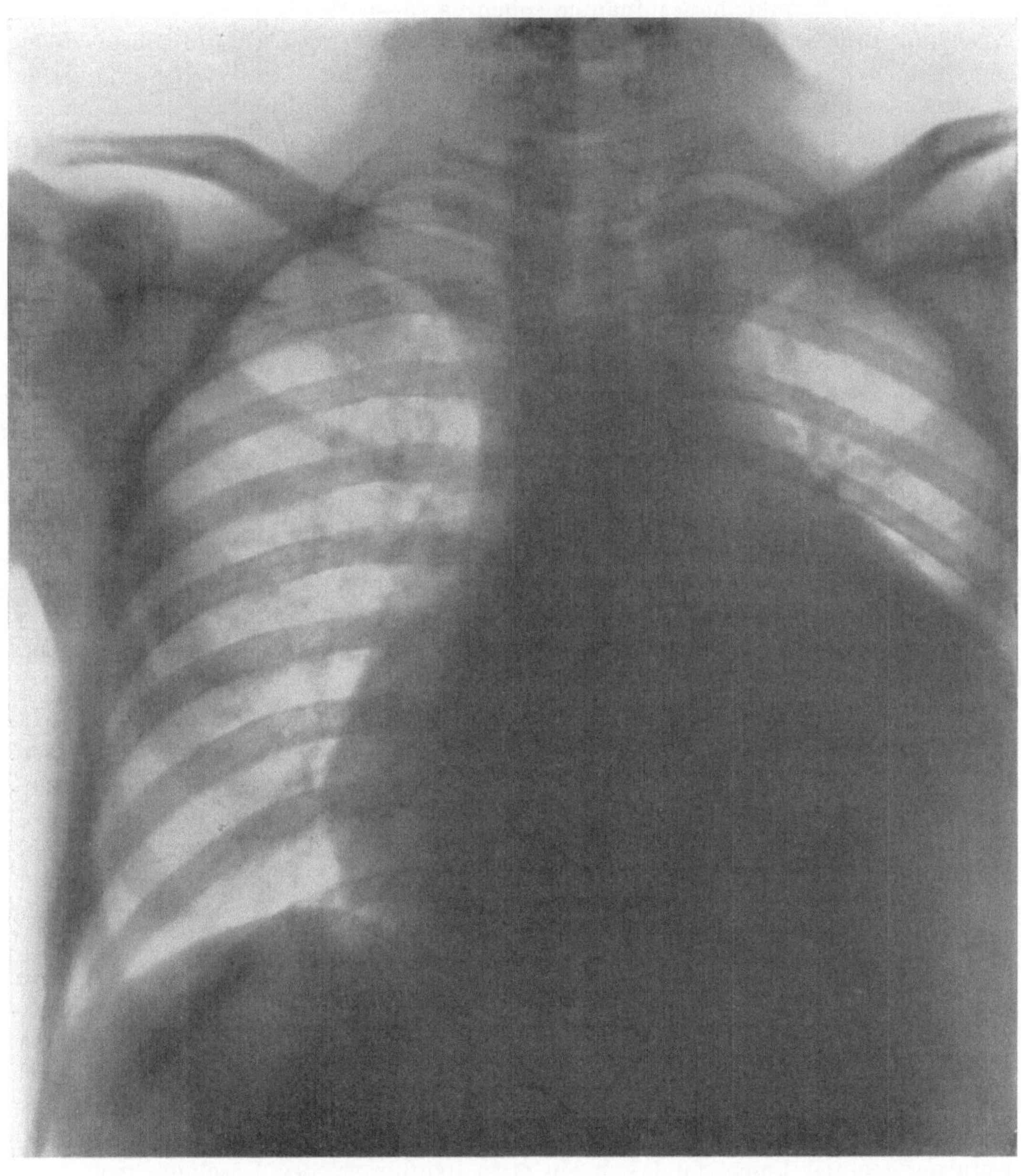

Epikrise.

Nach dem Krankenblatt soll der 17jährige junge Mann früher nie ernstlich krank gewesen sein bis auf Masern, welche er als Kind durchgemacht hat; erst etwa $^1/_4$ Jahr vor der letzten Krankenhausaufnahme sollen ca. 5—6 Wochen lang Krankheitssymptome mit Brustschmerzen bestanden haben. Ein 14tägiger Urlaub führte zu leidlicher Erholung. Etwa 14 Tage vor dem Tode wurde der Mann wieder kränker und bekam Fieber mit Husten; die linke Brustseite „schwoll" an, und wegen zunehmender Verschlechterung des Befindens mußte Krankenhausaufnahme erfolgen. Bei der Untersuchung wurde eine Dämpfung links unten über der Lunge und eine stark verbreiterte Herzdämpfung gefunden. Durch Perikardpunktionen wurden einmal 450, das zweite Mal an demselben Tage 400 ccm hämorrhagischen Exsudats entleert. Der Tod trat schon nach einem Tage ein.

Der käsig-bronchopneumonische Herd des rechten Mittellappens ist auf Grund des makroskopischen und mikroskopischen Befundes als ein phthisischer Primärherd aufzufassen. Er ist von einer frischen Kapsel umgeben, zeigt aber nach oben hin Durchbruch durch die Kapsel und perifokale Knötchenaussaat. Das mikroskopische Bild zeigt frische Verkäsung mit Randtuberkelbildung, aber ohne Verkalkung. Zu dem primären Komplex zugehörig sind die ebenfalls frisch verkästen, nur an den Randabschnitten Tuberkel zeigenden und ebenfalls unverkreideten Bifurkationsdrüsen. Genaues Durchsuchen der Lunge, auch mit Röntgenaufnahme, läßt nirgends Residuen eines früheren Infektes, sei es im Lungengewebe, sei es in den Drüsen, erkennen. Es bestehen weiterhin keine chronisch-phthisischen Herde der Lunge, in deren Gefolge eine käsige Bronchopneumonie sich hatte einstellen können. Schließlich sind auch die Darmschleimhaut und die mesenterialen Lymphdrüsen frei von phthisischen Veränderungen.

Es bleibt somit nur die Annahme möglich, die auch durch den makroskopischen und mikroskopischen Befund gestützt wird, daß es sich bei diesem im 17. Lebensjahre stehenden Manne mit den vorerwähnten käsigen Lungen- und Bifurkationsdrüsenherden um einen relativ spät aufgetretenen Primärkomplex handelt. Der Primärinfekt, der dem Krankenblatt nach und in Übereinstimmung mit dem anatomischen Befunde nur ca. $^1/_4$—$^1/_2$ Jahr alt ist, hat die übliche Neigung zu Abkapselung gezeigt, ist jedoch nicht ganz stationär geblieben, wie perifokale, allerdings hart am Primärinfekt liegende Knötchenaussaat zeigt.

Es bestehen nun aber außer diesem Primärkomplex ausgedehnte Zeichen sekundärer Phthise an serösen Häuten des Brust- und Bauchraumes, und zwar eine miliare Bauchfelltuberkulose und noch frischere hämorrhagisch exsudative phthisische Perikarditis. Die Bauchorgane sind, soweit kontrolliert, im Parenchym ohne wesentliche Tuberkelaussaat. Dagegen finden sich in der rechten Lunge ganz vereinzelte und unregelmäßig verstreute umschriebene miliare Knötchen; nur an der Obergeschoßpleura der rechten Lunge fand sich ein etwa hanfkorngroßes Käseknötchen.

Der Gang der Infektion für die sekundäre Ausbreitung der Phthise ist nur mit einiger Wahrscheinlichkeit zu verfolgen. Für die vereinzelten Lungenherdchen ist wohl hämatogene Metastasierung durch Einschwemmung in die Blutbahn vom Primärkomplex aus als wahrscheinlich anzunehmen. Dieselbe Deutung könnte für die Miliartuberkulose des Peritoneums Gültigkeit haben, wenn man nicht direkte Infektionsbahnen vom Lungenprimärherd durch das Zwerchfell hindurch annehmen will, da der Lungenherd bis hart ans Zwerchfell heranreicht und der rechte Mittellappen hier fest mit dem Zwerchfell verwachsen ist und auch die Leber zu der anderen Seite des Zwerchfells strangförmige Verwachsungen zeigt.

Für die phthisische Perikarditis scheinen mir die Bifurkationslymphdrüsen verantwortlich zu sein, und zwar weniger im Sinne retrograder Verschleppung, sondern durch direktes Übergreifen des käsigen Prozesses auf das Perikard, da die käsigen Lymphdrüsen bis an die Umschlagstelle des Perikards über dem linken Vorhof unmittelbar heranreichen.

Die Deutung des Falles wird nun aber kompliziert durch ausgedehnte flächenhafte ältere Pleuramembranstränge, die sich zwischen linker Lunge und Brustwand, den Rippen folgend, ausbreiten sowie durch einen Erguß im linken Pleuraraum, der mit Wahrscheinlichkeit bestanden hat. Durch Verletzung des linken Zwerchfells bei der Herausnahme des Thorax aus der Leiche ist über das Bestehen eines Flüssigkeitsergusses links keine unbedingt sichere Entscheidung möglich. Die Verdrängung der Lunge jedoch nach vorn sowie die starke Kompression derselben machen es wahrscheinlich, und es ist anzunehmen, daß der 3 Liter fassende Erguß der Bauchhöhle, welcher bei der Obduktion gefunden wurde, sich aus Brustfell- und Bauchfellerguß nach Verletzung des linken Zwerchfells zusammensetzte.

Es liegt natürlich, wo überhaupt phthisische Veränderungen vorliegen, am nächsten, auch die alten Pleuraadhäsionen der linken Lunge auf eine schon früher erfolgte phthisische Infektion zurückzuführen, und man geht nur mit einem gewissen Widerstreben an eine andere Deutung heran. Trotzdem glaube ich die alten pleuritischen Adhäsionen der linken Lunge in diesem Falle nicht als phthisiogenetischer Natur ansprechen zu dürfen. Hält man sie doch für phthisischen Ursprungs, so muß schon ein früherer Primärinfekt außer dem jetzt bestehenden vorgelegen haben. Zwei zeitlich in größeren Intervallen aufeinander folgende „primäre“ Infektionen sind aber nicht möglich bzw. nach unseren jetzigen Erfahrungen nicht anzunehmen, und an dem Charakter des jetzigen käsigen Mittellappenherdes im Zusammenhang mit dem käsigen Bifurkationsdrüsenprozeß als Primärkomplex ist, wie schon vorher erwähnt, kaum zu zweifeln. Nicht ausschlaggebend, aber doch mit zu verwerten ist auch der Sitz der Adhäsionen seitlich und hinten in der unteren Hälfte der Lunge, da gerade bei nicht spezifisch phthisischen Pleuritiden diese Abschnitte bevorzugt werden. Ich möchte daher annehmen, daß die alten Adhäsionen der linken Lunge auf einen schon vor Jahren stattgehabten unspezifischen Pleuraerguß zurückzuführen sind und halte es nicht für ausgeschlossen, daß nach der Masernerkrankung, welche in der Anamnese erwähnt wird, im Anschluß an eine Kapillärbronchitis eine exsudative Pleuritis die Veranlassung zu den jetzt deutlichen fibrösen alten Pleuraverwachsungen gewesen ist.

Der letzthin gefundene frische Erguß der linken Pleurahöhle, den wir unter Berücksichtigung der Verdrängungserscheinungen der Lunge als vorhanden gewesen annehmen müssen, ist dagegen wieder mit der phthisischen Primär- und Sekundärphthise in Zusammenhang zu bringen. Da die Pleura der linken Lunge außer den alten Membranen, abgesehen von Spuren von Gerinnseln zwischen denselben, keine frische fibrinöse Auflagerung zeigt, glaube ich, daß der frische Erguß, der sich durch Dämpfung klinisch schon bemerkbar machte, einerseits durch toxische Einflüsse, andererseits durch Zirkulationsstörungen, welche die alten Pleuraverwachsungen zeitigen mußten und durch die Herzschwäche bei dem großen Perikardialerguß zustande gekommen ist und erst agonal eine gewisse Größe erreichte. Jedenfalls ist auf der rechten Seite, wo die Lunge mit Ausnahme von der Basis, die am Zwerchfell fixiert ist, völlig frei von Verwachsungen ist, keine exsudative Pleuritis zur Ausbildung gelangt, trotzdem hier der käsige Primärherd seinen Sitz hatte.

Krankenblatt.

Sch., 17 Jahre alt.

Vorgeschichte: Eltern und fünf Geschwister sind gesund. Kinderkrankheiten: Masern. Frühere Krankheiten: Pat. war nie ernstlich krank gewesen; im Sommer dieses Jahres war Pat. 5–6 Wochen mit Schmerzen in der Brust erkrankt. Er war dann noch 14 Tage zur Erholung; er erholte sich leidlich.

Jetzige Krankheit: Seit 14 Tagen war Pat. etwas kränklich geworden; er hatte Fieber bekommen, der Appetit ließ nach und Pat. wollte viel trinken. Der behandelnde Arzt gab Antipyretika und Hustenmittel. Es wurde mit dem Befinden des Pat. immer schlechter. Die Eltern bemerkten, daß die linke Seite anschwoll. Der behandelnde Arzt ließ den Pat. in das Krankenhaus überführen.

Befund: Es handelt sich um einen sehr blassen und schwächlichen jungen Menschen in schlechtem Ernährungszustand. Sichtbare Schleimhäute sind blaß, die Pupillen reagieren auf Lichteinfall, die Zunge ist feucht und belegt, der Rachen ist leicht gerötet.

Der Thorax ist normal gebaut, der epigastrische Winkel ist ein rechter. Der Perkussionsschall ist über der rechten Klavikula und darunter etwas verkürzt, sonst ist der Lungenschall vorn über beiden Lungen normal. Vorn ist die Lungengrenze rechts etwas verschieblich, hinten steht die Lungengrenze in der Höhe des 9. Brustwirbels, die linke untere Grenze steht etwa 2 Querfinger höher als die rechte. Hinten sind beide Lungengrenzen leicht verschieblich.

Auskultatorisch findet man rechts allgemein verschärftes Atmen, Knarren, Giemen mit kleinblasigen Rasselgeräuschen; über der rechten Spitze Bronchialatmen. Links Skoliose der Wirbelsäule.

Die Herzdämpfung ist nach beiden Seiten stark verbreitert; die rechte Herzgrenze liegt etwa 3 Querfinger rechts vom rechten Sternalrand, dabei ist die Linie nach außen konvex. Die linke relative Herzdämpfung reicht links bis in die hintere Axillarlinie. Die Herztöne sind leise und rein. Es finden sich frustrane Herzkontraktionen. Der Leib ist stark meteoristisch aufgetrieben.

Die Lungen-Lebergrenze rechts oberer Rand der 6. Rippe, nach unten reicht die Leber bis 3 Querfinger unter den Rippenbogen. Im Abdomen findet sich Aszitesdämpfung, die in die Milzdämpfung übergeht. Der Traubesche Raum ist ausgefüllt.

Diagnose: Pericarditis exsudativa sanguinolenta.

31. 10. 22. Verlauf: Bettruhe, 8 ccm Koffein, 12 ccm Kampfer, Strophantin intravenös, Novasurol 0,1. Zwei Perikardpunktionen, dabei wird sanguinolentes Exsudat entleert, nachmittags 450 ccm, abends 400 ccm. Im Ausstrich der Perikardpunktion Segmentkernige 36%, Lymphozyten 61%, Gr. M. 3%, drei Reizzellen wie Leukozytenschatten. Das durch Kurzatmigkeit und Schwäche gestörte Befinden des Kranken führte abends zum Exitus letalis.

Obduktionsprotokoll.

Leiche eines 17jährigen, schlank gewachsenen Mannes mit starker Blaufärbung der Nägel.

Nach Eröffnung der Bauchhöhle fließen 3 Liter gelblich klarer Flüssigkeit ab. Der ganze peritoneale Überzug der Därme, Leber, Milz ist bedeckt mit stecknadelkopfgroßen gelben bis erbsengroßen Knötchen. Nieren groß, blutreich, Zeichen von Tuberkulose makroskopisch nicht sichtbar. Auch an der Milz nichts sichtbar. Im Darm keine Geschwüre. Im Mesenterium sind die Lymphdrüsen leicht geschwollen.

Im linken Pleuraraum, welcher durch Verletzung des Zwerchfells bei Herausnahme der Milz schon eröffnet war, voraussichtlich größeres Exsudat, welches mit dem Bauchhöhlenexsudat zusammengeflossen ist. Linke Lunge zeigt vorn über der Zwerchfellnische, dann aber vor allem hinten seitlich und nach der Hinterwand zu, straff ausgespannte, membranartige Verwachsungsstränge und Häute, die zum Teil wie sulzig aufgequollen und ödematös erscheinen. Die Lunge ist im ganzen nach medial und vorn gedrängt und von der Spitze heruntergezogen, steht von der Brustwand weit ab. Die rechte Lunge zeigt nur an der untersten medialen Kante vorn Verklebung mit dem Zwerchfell und auch an der hinteren unteren Kante einige Adhäsionen; sonst ist sie frei.

Der Herzbeutel füllt in 3 Faustgröße die gesamte vordere Brusthöhle aus und verdrängt die Lungen; er ist schwappend. Nach Eröffnung desselben entleeren sich aus ihm ca. $^1/_4$ Liter stark blutig gefärbten und stark getrübten Exsudats und speckige Gerinnsel. Die gesamte Innenfläche des Herzbeutels sowie die Außenfläche des Herzens sind mit fibrinösen Zotten bedeckt. Das Herz ist $1^1/_2$ faustgroß, fühlt sich sehr schlaff an. In sämtlichen Herzhöhlen viel Blutgerinnsel; rechts vornehmlich Speckhaut. Rechter Ventrikel ist erweitert. An der Trikuspidal- und den Pulmonalklappen keine Besonderheiten. Auch der linke Ventrikel zeigt etwas Dilatation. An der Mitralis wie an den Aortenklappen keine Veränderungen. Aorta auffallend eng und steil ansteigend.

In der dem Zwerchfell aufliegenden Spitze des rechten Mittellappens findet sich eine fast walnußgroße, rundliche Verkäsung, die verhältnismäßig scharf abgekapselt ist und nur nach oben zu etwas unschärfer wird und kleine, dicht anliegende Einzelknötchen erkennen läßt; sonst findet sich nichts von phthisischen Veränderungen in der Lunge. Die linke Lunge fühlt sich auffallend derb an; in den hinteren Abschnitten ist sie fast fleischig und so gut wie luftleer, von tief dunkelroter Farbe. Spitzenherde finden sich nicht; auch sonst keine phthisischen Veränderungen.

Die Bifurkationsdrüsen sind völlig verkäst mit kleinen exzentrisch gelegenen Anthrakoseinseln. Die Drüsen sind über kirschgroß und man sieht einzelne käsige Streifen von ihnen aus zu der Umschlagstelle des Perikards ziehen. In den eigentlichen bronchialen Drüsen ist nur Anthrakose, aber nichts von Phthise zu sehen.

Nachträglich wird unterhalb der rechten Lungenspitze, etwa dem 2. Interkostalraum entsprechend, ein subpleurales, hanfkorngroßes, rundliches, käsiges Knötchen gefunden.

Halsorgane nicht seziert. Leber bräunlich, mit deutlichen Läppchen, ohne sichere phthisische Veränderungen.

Phthisischer Lungen- und Darminfekt. Käsige Pleuritis.

43jähriger Mann. K.-N. 6325, 6326.

Klinische Diagnose: Kriegsödem. Tuberkulose der Lunge (des Bauchfells?). (Krankenblatt s. S. 174.)

Hauptleiden: Bauchfell- und Darmtuberkulose.

Todesursache: Chron. Infektion.

Pathologisch-anatomische Diagnose: Großknotige Tuberkulose des Bauchfells und des Netzes. Verwachsungen der Darmschlingen untereinander und mit dem parietalen Bauchfell. Multiple tuberkulöse Ulzerationen des Dünndarms. Großknotige Tuberkulose beider Nieren. Mäßige Atrophie der grauen Substanz des Gehirns. Hochgradiger Marasmus. Großknotige Mesenterialdrüsentuberkulose. Käsige Tuberkulose des subpleuralen linksseitigen Lymphgefäßnetzes mit Obliteration der linken Pleurahöhle. Kleiner umschriebener, subpleuraler Tuberkuloseherd im linken Oberlappen. Linksseitiger Bronchialdrüsenkäseherd. Großknotige Tuberkulose der Milz und Leber mit Verwachsungen ihres Überzuges. Malariamilz (?). (Obduktionsprotokoll s. S. 175.)

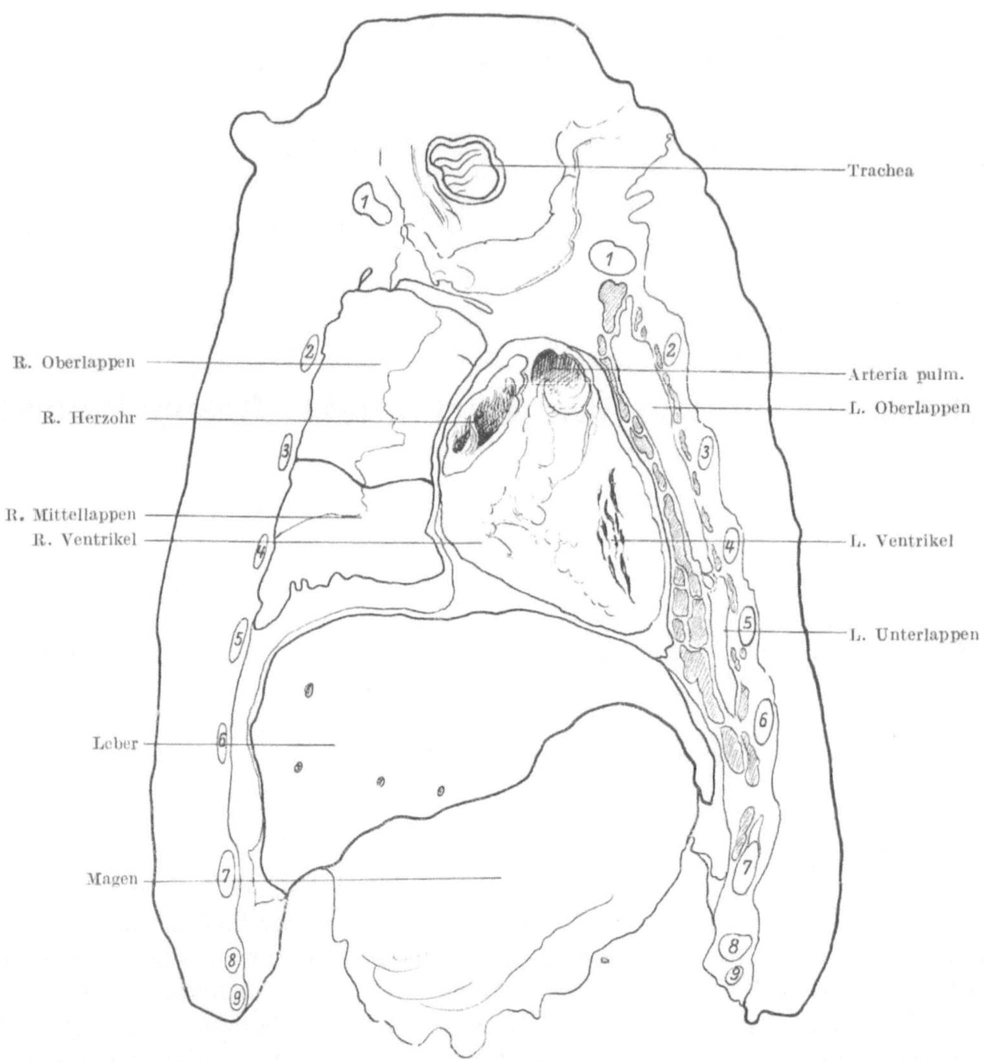

I. Schnitt. 2. Präparat. K.-N. 6325.

Das Herz ist im rechten Herzohr angeschnitten. Der rechte Ventrikel ist in seinen hinteren basalen Abschnitten und in der Pulmonalisausflußbahn zu übersehen. Der linke Ventrikel ist gerade im Lumen eröffnet. Das spitze, tropfenartige Herz steht steil und nach links verlagert. Während die etwas geblähte, nicht verwachsene rechte Lunge im Schnitt schon ziemlich breit vorliegt, ist die linke Lunge gerade erst im Ober- und Unterlappen angeschnitten. Die gesamte linksseitige Pleura ist in käsige Schwarte umgewandelt, die am Herzbeutel bis zu $^1/_2$ cm, im verödeten komplementären Raum bis zu $1^1/_2$ cm Breite erreicht. An der kostalen Pleura bleiben die käsigen Schichten, die vorwiegend neben den Rippen sitzen, geringer. Linke Lunge retrahiert. Trachea, Mediastinum und Herz nach links verzogen. Keine gröbere Lungenphthise bis auf einen kleinen, vernarbenden Herd des linken Oberlappens, der im folgenden Schnitt zu sehen ist. In der Leber größere verkäste Tuberkel. (Verkästes Gewebe in der Skizze schraffiert.)

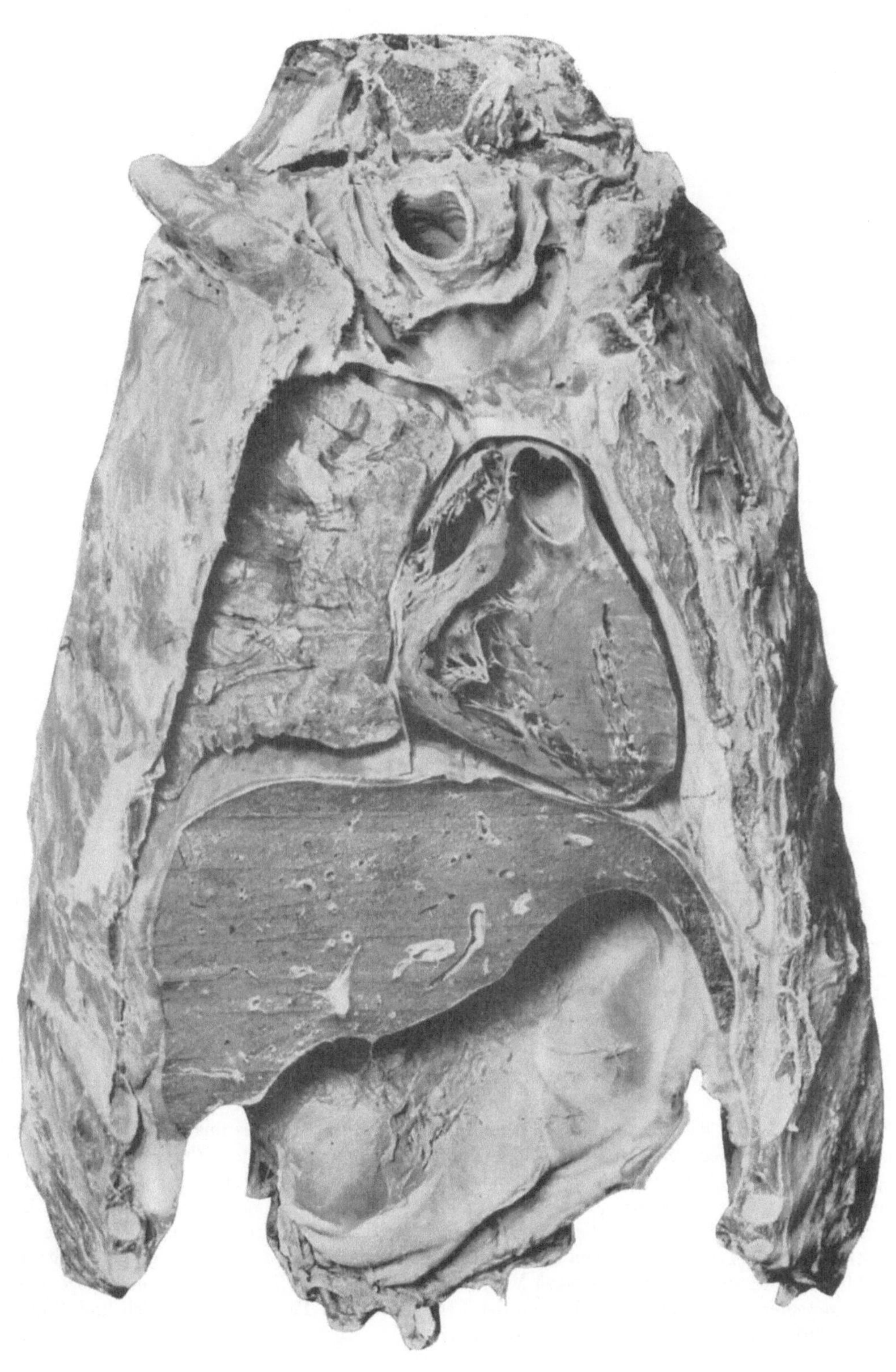

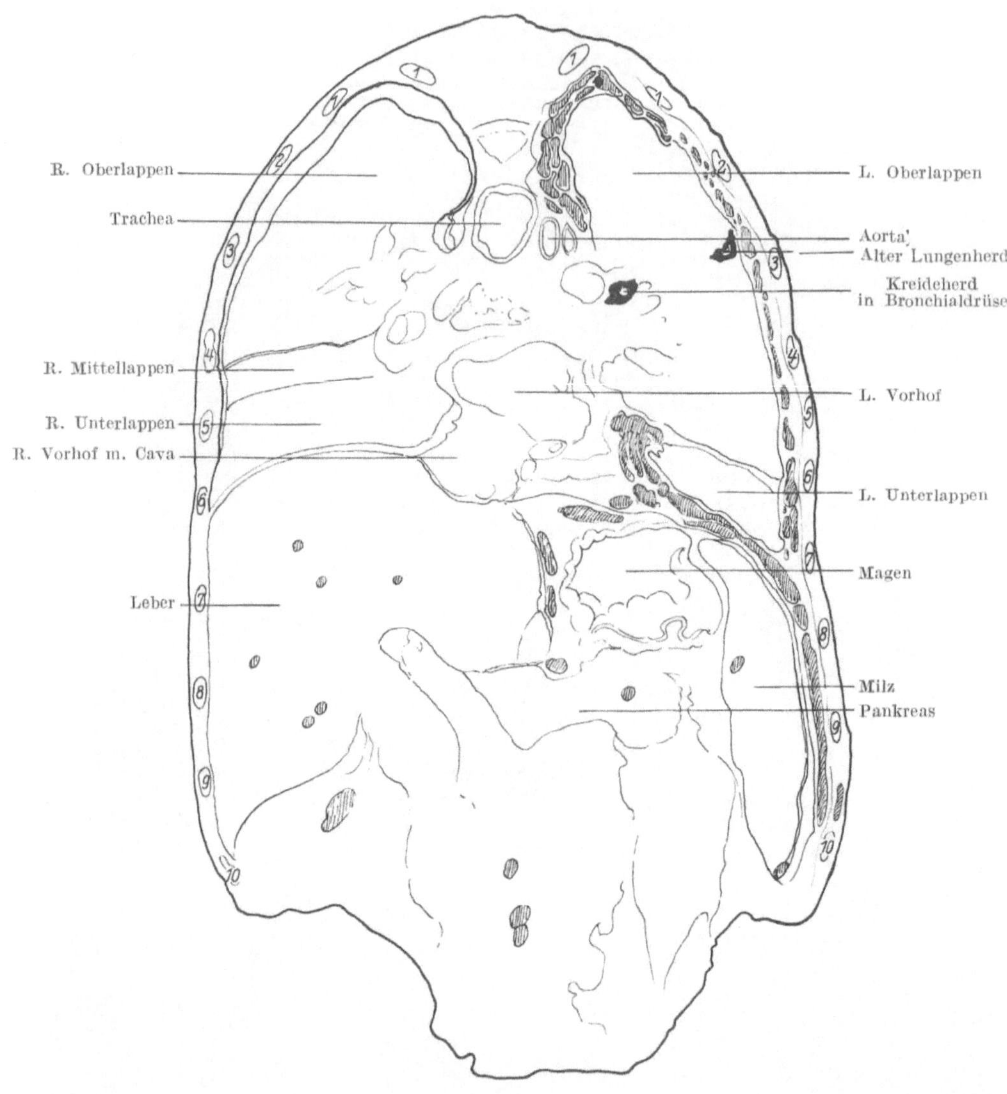

II. Schnitt. 3. Präparat. K.-N. 6326.

Der Schnitt trifft das Herz nur noch in den hinteren Abschnitten des linken Vorhofes und im Einmündungsgebiet der Vena cava inferior. Beide Lungen frei von gröberen phthisischen Veränderungen. Dagegen findet sich im linken Oberlappen subpleural in Höhe des oberen Randes der 3. Rippe ein kleiner, vernarbender, schiefrig indurierter Lungenherd und in einer offenbar zugehörigen linksseitigen Bezirkslymphdrüse ein weiß gefärbter Käseherd, der etwas größer ist als der primäre Lungenherd. Die gesamte linksseitige Pleura bis tief in den linken komplementären Raum hinein ist käsig umgewandelt, der Pleuraraum obliteriert. In der stark vergrößerten Milz (Malariamilz?) sowie in der Leber großknotige Tuberkelbildung. Mesenteriale Lymphdrüsen, Drüsen der Leberpforte, am Pankreas, Zwerchfell und Magen sind verkäst. (Verkästes Gewebe in der Skizze schraffiert.)

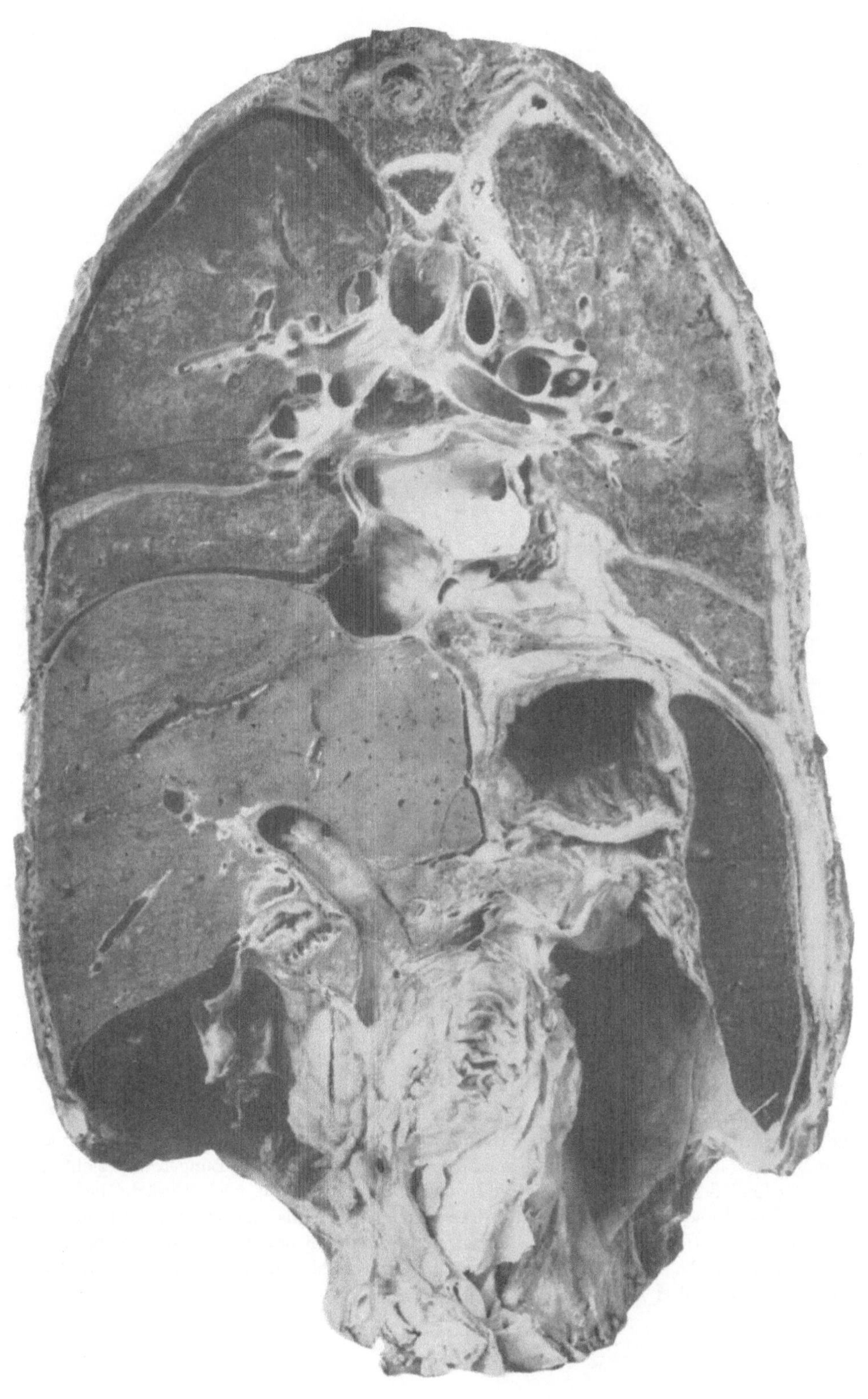

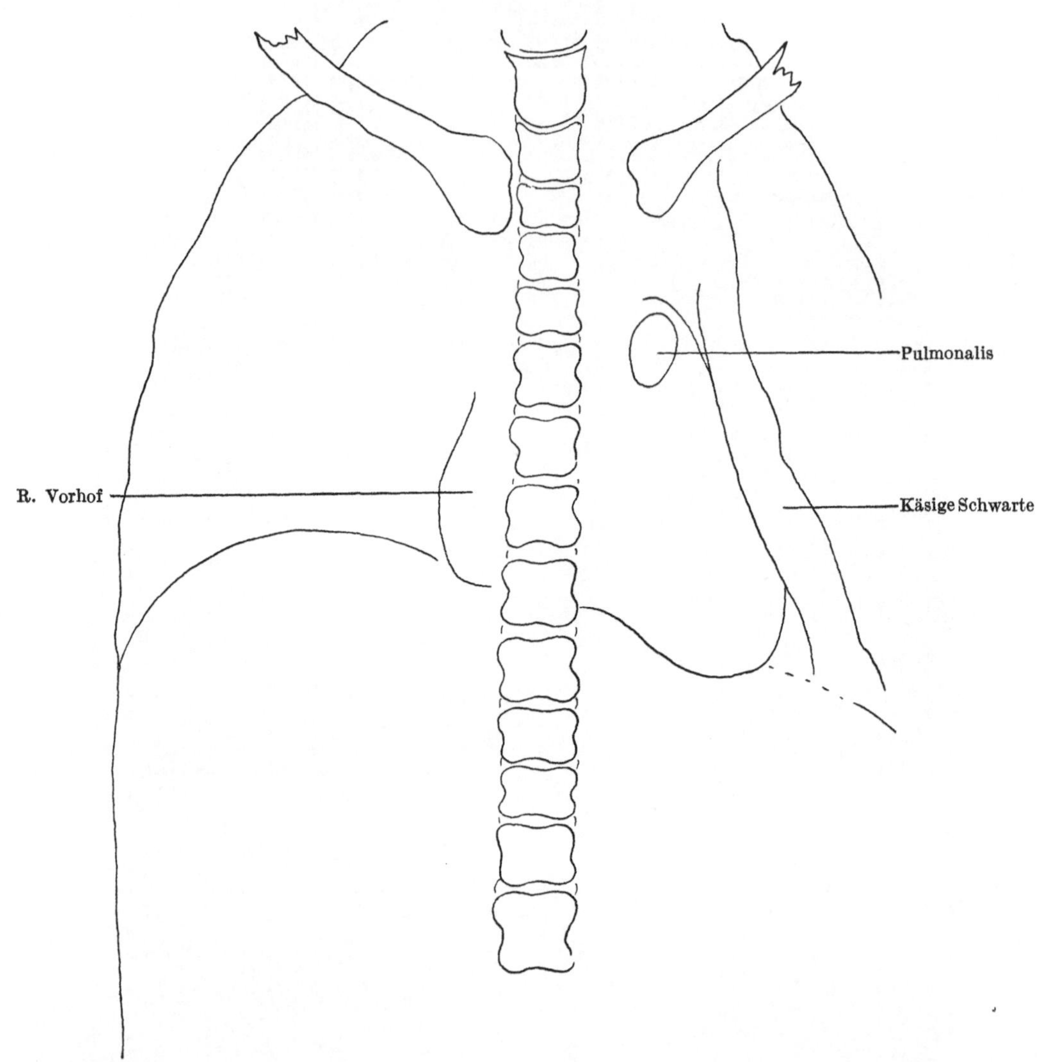

K.-N. 6325, 6326.

Die Röntgenaufnahme des Leichenthorax umfaßt versehentlich die linke, vorwiegend beteiligte Brustseite, nicht vollständig. Die käsige Schwarte am linken medialen Lungenrand zieht nach außen von der Aufhellung des Conus pulmonalis und der Arteria pulmonalis nach abwärts, bedeckt zum Teil den linken Herzrand und geht in den Schatten des linken Zwerchfells und linken Leberlappens über. Das ziemlich steil gestellte Herz ist etwas nach links verzogen, so daß nur ein verhältnismäßig kleiner Anteil des rechten Vorhofes als Aufhellung rechts von der Wirbelsäule zu sehen ist. Die Rippeninterstitien der linken Thoraxseite sind stark verengt.

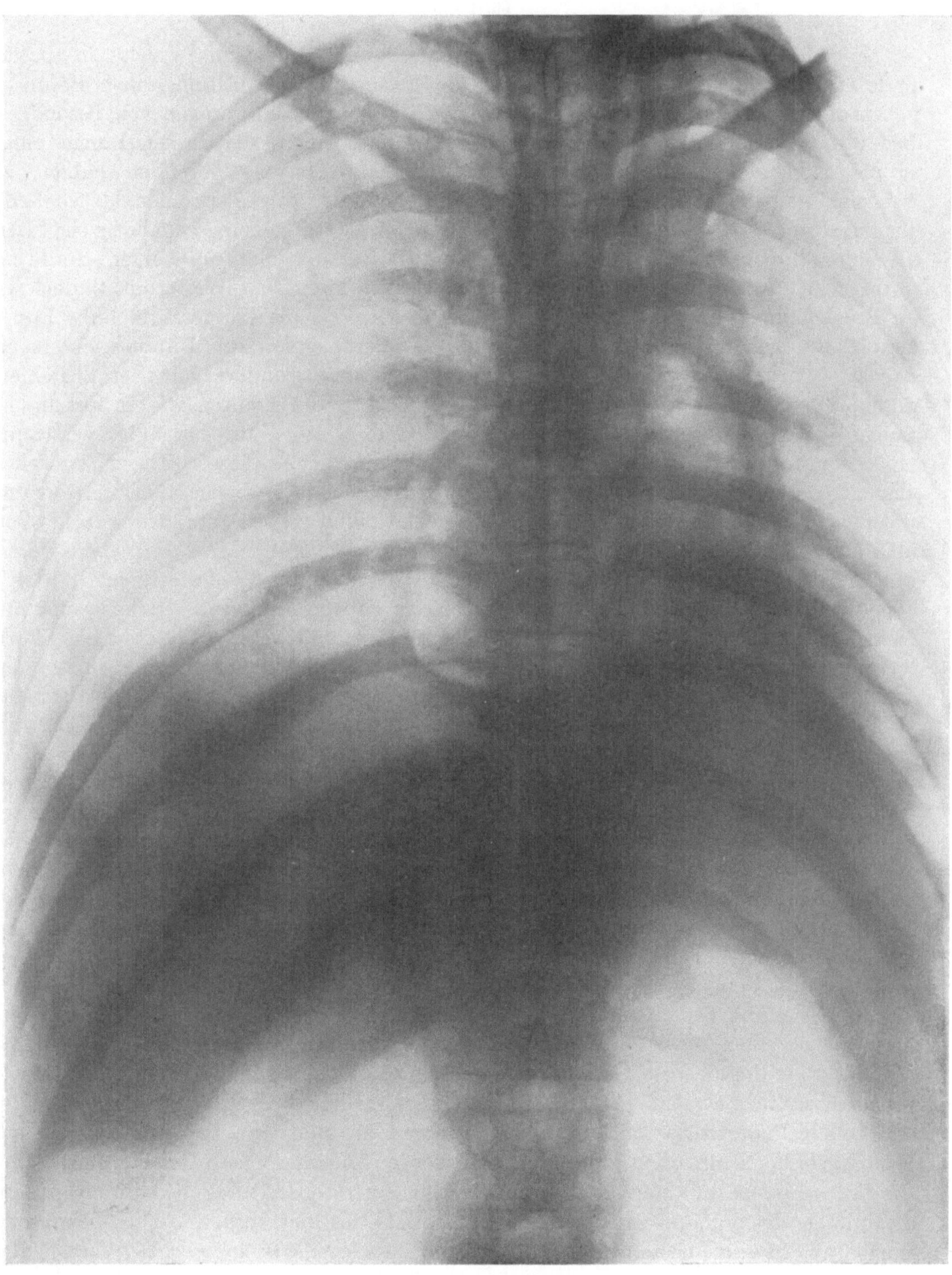

Epikrise.

Für die Beurteilung des Ganges der phthisischen Infektion, welche in diesem Falle große Schwierigkeiten bereitet, ist die Bewertung des histologischen Befundes neben den makroskopisch nachweisbaren phthisischen Veränderungen von besonderer Bedeutung. Es sei noch einmal festgestellt, daß wir in der linken Lunge einen subpleuralen kleinen Herd in anthrakotischer Lungenzone gefunden haben, zu welchem ein makroskopisch scharf umschriebener, käsiger Bronchialdrüsenherd, ebenfalls von stark anthrakotischem Drüsengewebe umgeben, zugehörig ist, wie die nahen topographischen Beziehungen andeuten, und daß die beiden Herde als phthisischer Primärkomplex angesprochen werden könnten. Weiterhin finden wir im Brustraum breite verkäsende obliterierende Pleuritis um die gesamte linke Lunge herum, die sich bis in das äußerste Ende des komplementären Raumes hinein erstreckt. Chronische anderweitige Lungenphthise, insbesondere mit Zerfallshöhlen, findet sich in keiner Lunge. Dagegen sieht man in der rechten wie in der linken Lunge ganz vereinzelte azinös-nodöse sehr kleine und unregelmäßig verstreute Knötchengruppen. Hierzu kommen im Bauchraum nächst einer diffusen Tuberkelaussaat von hanfkorn- bis erbsengroßen gelben Knötchen auf das gesamte Peritoneum, welche im Mesokolon Haselnußgröße erreichen, und neben Verkäsung und Verklumpung des Netzes auffallend große Tuberkel der Milz, der Leber, der Nieren, welche bis Linsengröße, in der rechten Niere sogar Walnußgröße erreichen; außerdem waren die mesenterialen Lymphdrüsen bis zu Haselnußgröße verkäst, und die Drüsen des Oberbauches, besonders zwischen Leber und Magen, bildeten eine Fortsetzung verkäster Drüsen bis zum Zwerchfell hin. Schließlich ist noch als besonders auffallend hervorzuheben, daß fast der gesamte Dünndarm bis zum Dickdarm an Größe allmählich zunehmende, zahlreiche meist quergestellte phthisische Geschwüre aufwies.

Diese letzterwähnten Darmgeschwüre sind es vor allem, welche bei dem Fehlen jeglicher ulzerierender Lungenveränderungen der Deutung des Falles Schwierigkeiten bereiten, und ehe die nachträglich noch ergänzte mikroskopische Untersuchung aller wichtigen phthisisch veränderten Stellen des anatomischen Präparates zu Ende geführt war, neigte ich zu der allerdings gewagten Annahme, daß wir hier den seltenen Fall einer doppelten, zeitlich nacheinander erfolgenden „Primärinfektion“ mit zwei verschiedenen Keimtypen vor uns hätten. Es wäre alsdann eine frühere Infektion mit dem Typus humanus in der Lunge erfolgt und auf diese Infektion der in Abheilung begriffene subpleurale Lungenherd mit dem zugehörigen Drüsenherd zu beziehen gewesen. Als zweite nachfolgende Infektion mit dem Typus bovinus wäre die ulzeröse Dünndarmphthise mit der schweren Verkäsung der Bauchraumdrüsen in Betracht gekommen, und die großknotige Organphthise sowie die verkäsende Pleuritis hätten als auf Einbruch in die Blutbahn bzw. als aufsteigende Lymphgefäßverschleppung zurückbezogen werden müssen. Das Befallenwerden nur der linken Lunge mit den käsig pleuritischen Prozessen hätte sich dadurch erklärt, daß infolge des früheren subpleuralen Lungeninfektes hier voraussichtlich schon eine fibröse Obliteration bestanden hatte, welche im Gegensatz zur rechten Lunge dem Fortkriechen des käsigen Prozesses günstige Bedingungen schaffte. Schließlich habe ich für diese Deutung auch mit in Betracht gezogen, daß das anatomische Präparat von einem rumänischen Manne stammte, da man bei diesen Landbewohnern auch noch im höheren Alter Infektionen vom kindlichen Typus, ähnlich wie bei den

Türken und farbigen Völkern, gefunden hat und wie sie bei uns nur ausnahmsweise beobachtet werden.

Auf Grund des mikroskopischen Befundes mußte ich jedoch diese Erklärung, welcher schon an und für sich große Bedenken gegenüberstanden, wieder fallen lassen. Es zeigt sich nämlich, daß der primäre Herd der linken Lunge neben schon etwas älteren Käsemassen einen Durchbruch seiner Kapsel und perifokale Entwicklung frischerer Tuberkel erkennen läßt, und daß die Tuberkel durch die Pleura hindurch mit der käsigen Pleuritis im Zusammenhang stehen. Es zeigt sich weiter an dem zugehörigen Bronchialdrüsenherd, daß hier die Abkapselung im ganzen noch schärfer, daß aber auch diese Kapsel an zwei Stellen sicher durchbrochen ist, und daß sich rings um den abgekapselten Käseherd in der Lymphdrüse frischere Tuberkel mit Riesenzellen finden. Aus diesem Befunde könnte man den Werdegang der phthisischen Infektion dahin erläutern, daß der in der linken Lunge befindliche Primärkomplex, nur unvollkommen ausgeheilt, jedenfalls wieder im Fortschreiten befindlich war und daß von dem Lungenherd, in welchem auch Einbruch in kleine Bronchien zu erkennen ist, einerseits die allerdings auffallend geringen miliaren Lungenherde, andererseits die käsige Pleuritis ihren Ursprung genommen haben. Bei letzterer ist es nicht unwahrscheinlich, daß auch sekundäre Verkäsung eines pleuritischen Exsudates, das sich offenbar bei dem subpleuralen Sitz des Primärherdes gleich an den Infekt angeschlossen hat, eingetreten ist. Ob die in der zugehörigen Bronchialdrüse um den alten Käseherd wieder sichtbar gewordenen neuen Tuberkel auf den neuen Schub aus dem Primärherde zu erklären sind oder infolge der Reaktivierung des phthisischen Prozesses aus dem alten Drüsenkäseherd ausgebrochen sind, ist nicht eindeutig zu entscheiden; das letztere ist jedoch wahrscheinlich.

Es erhebt sich nun die Frage, wie die Bauchraumphthise, vor allem die ausgedehnten geschwürigen Prozesse des Darmes, mit dem Lungenprozeß in Zusammenhang gebracht werden sollen. Eine Inokulationsphthise von verschlucktem Sputum ist höchst unwahrscheinlich; zwar bestehen in dem Primärherd kleine, mikroskopisch sichtbare Bronchialeinbrüche, die aber in der Lunge selbst nur zu ganz spärlichen, klein gebliebenen Herdbildungen geführt haben. Destruierende Prozesse, die ein reichlicheres Sputum gewährleisten müßten, fehlen vollständig. Es bleibt daher nichts anderes übrig, als die gesamte Darmerkrankung als auf hämatogenem Wege entstanden zu erklären, wofür die peritoneale Knötchenaussaat, die großknotige Phthise der Leber, Milz und Nieren mit herangezogen werden könnten. Auch die mikroskopisch nachweisbare Lokalisation von verkästen Tuberkeln in der Submukosa bei noch intakter Mukosa neben anderen Stellen, wo schon Ulzeration eingesetzt hat, war vorsichtig im gleichen Sinne mit zu verwerten, wenn auch bei der im Vergleich zur Ausdehnung der Prozesse geringen histologischen Übersicht in den Ablauf der ulzerierenden Vorgänge im Darm ein Urteil kaum sicher zu fällen ist. Nicht in den Rahmen passend ist dabei auch die schwere Verkäsung der mesenterialen und höher gelegenen Bauchdrüsen, da wir sie in dieser Ausbreitung wohl weder auf hämatogenem Wege, noch im Anschluß an hämatogen entstandene Darmgeschwüre beobachten. Auch eine von der verkästen Pleura durch das Zwerchfell rückläufig kriechende Verkäsung möchte ich nicht in Betracht ziehen.

Es ist deshalb, wenn diese Erklärung, zumal bei den ausgedehnten Darmprozessen, nicht voll befriedigt, noch eine dritte Möglichkeit in Erwägung zu ziehen und das ist die auch von L. Aschoff, der den Fall mit beurteilt hat, als möglich hingestellte Deutung, daß es sich bei dem Lungenherd einerseits und den Darmprozessen andererseits um zwei gleichzeitige primäre Infektionen gehandelt hat. Der Lungen- und Bronchialdrüsenherd haben Neigung zu Stillstand gezeigt und sind, wie das mikroskopische Präparat ausweist, noch nicht sehr alten Datums. Die Darminfektion ist infolge von Kriegsstrapazen, schlechter Ernährung und vielleicht ruhrähnlichen Zuständen nicht zur Ruhe gekommen, sondern hat schneller und intensiver um sich gegriffen, hat zu Verkäsung der mesenterialen und höheren Bauchraumdrüsen sowie zu Einbruch in die Blutbahn mit Bildung großknotiger Tuberkel geführt. Nicht auszuschließen sind dabei rückwärtige sekundäre Einbrüche von den phthisischen Peritonealknötchen aus. Jedenfalls läßt diese Erklärung die Verkäsung der Mesenterialdrüsen und die großknotige Bauchorganphthise verständlicher erscheinen. Auch der Sitz der phthisischen Geschwüre am Dünndarm war einleuchtender, da bei der Implantationsphthise durch verschlucktes Sputum der Darm zunächst erst dort zu erkranken pflegt, wo der Stuhl sich eindickt oder Klappenapparate des Darmes Stuhlstauungen bewirken, d. h. im unteren Ileum und im Dickdarm. Berücksichtigt man weiter, daß die Präparate von einem rumänischen Landbewohner stammen und daß bei dem 43 Jahre alten Manne die gesamten Infektionen, auch die der Lunge, kaum älter als 1 Jahr sein werden, so gewinnt die Annahme am meisten Wahrscheinlichkeit, daß der Werdegang der phthisischen Infektion in der zuletzt geschilderten Form als auf zwei gleichzeitigen Infekten, in der linken Lunge und im Darm, beruhend anzusehen ist.

Die älteren Pleuraveränderungen haben zu einem gewissen Kollaps der linken Lunge, besonders des Unterlappens und zu Retraktion der vorderen Abschnitte geführt, womit ein Zusammenfallen der linken Brustseite, besonders im Bereiche des linken Unterlappens und Zwerchfells, Hand in Hand geht. Die linke Zwerchfellhälfte steht dabei, offenbar durch schnelle Verklebung im komplementären Raum, verhältnismäßig tief, obwohl die sehr große Milz (für deren Vergrößerung Malaria in Frage kommt) eher einen höheren Stand hätte bedingen können.

Das Röntgenbild des Leichenthorax, welches an den seitlichen Abschnitten versehentlich die äußere Thoraxwand nicht mit einbezieht, gibt den käsigen Schatten der mediastinalen Pleuraseite und ihren Übergang in das Zwerchfell deutlich wieder. Die Dämpfung der linken Lunge an der linken Seite wird durch die Pleuraprozesse leicht erklärt. Auch die Ödeme sowie der Aszites des Bauchraums sind bei der käsigen Erkrankung fast aller Lymphbahnen des Bauchraums verständlich.

Krankenblatt.

B., 43 Jahre alt.

3. 7. 20. Befund: Mittelgroßer, schmächtig gebauter Mann in dürftigem Ernährungszustand; ohne jegliches Fettpolster. Haut schlaff und trocken. Ödematöse Schwellung des Gesichtes, der Rückenhaut sowie der Füße.

Lungen: Dämpfung links hinten von der Mitte des Schulterblattes an abwärts. Atmung hier fast aufgehoben. Pektoralfremitus abgeschwächt. Rechts unten Bläschenatmen mit Giemen.

Herz: Dämpfung klein, Töne matt, klein, Puls beschleunigt. Unterleib aufgetrieben, gespannt, mit Aszites. Leber und Milz druckempfindlich; Stuhl angehalten. Urin o. E. und Z. Reflexe nur schwer auslösbar.

Gliedmaßen: Ödematöse Schwellung der Beine. Am linken Daumen Rötung, Schwellung und Eiterung.

Diagnose: Kriegsödem.

6. 7. 20. Verlauf: Remittierender fiebriger Rückgang der Ödeme; nur geringer Husten und Auswurf.

12. 7. 20. Röntgenaufnahme der Lunge: Die ganze linke Lungenspitze erscheint leicht verschleiert, besonders an der Spitze und oberhalb des Zwerchfells. In beiden Lungenwurzeln Einlagerungen. Vom linken Hilus abwärts eine Reihe streifenförmiger Schatten sichtbar.

14. 7. 20. Langsames Abfallen der Temperatur, die Dämpfung ist namentlich über den oberen Partien intensiver geworden. Verschärfte und verlängerte Atmung; keine ausgesprochenen Rasselgeräusche.

16. 7. 20. Schüttelfrost; abends Temperatur 39,2°. Wegen Verdacht auf Malaria Blutentnahme. Malariaplasmodien.

20. 7. 20. Wieder stark remittierender Temperaturverlauf, aber keine besonderen Beschwerden. Blasses gelbliches Aussehen, Leibschmerzen.

23. 7. 20. Leichte Schwellung des Unterleibes; die Bauchdecken sind gespannt und druckempfindlich. Andeutung von Fluktuation.

Obduktionsprotokoll.

Leiche eines mittelgroßen, etwa 40jährigen Mannes mit schwächlichem Knochenbau und äußerst reduzierter Muskulatur ohne jegliches Fettpolster. Die Wangen sind stark eingefallen, die Jochbögen treten stark hervor. Der Brustkorb ist sehr schmal und lang. Die Rippen treten deutlich hervor; die unteren Rippenbogen bilden am Schwertfortsatz einen spitzen Winkel. Der Bauch ist etwas aufgetrieben, der Nabel verstrichen. An den Füßen geringe Schwellung, Eindrücke bleiben hier bestehen. Die Haut des Halses, der Brust und des Bauches ist von zahlreichen mit Blutborken besetzten Kratzeffekten versehen.

Nach Wegnahme des ziemlich dünnen Schädeldachs sieht man die Dura im vorderen Abschnitt in Falten gelegt, die einzelnen Gehirnwindungen zu entsprechen scheinen. Auf der Innenfläche ist die Dura glatt und spiegelnd. Im Längsblutleiter nur wenige Tropfen dunkelrotes Blut. Die weiche Hirnhaut ist in den hinteren Abschnitten ziemlich reich an klarer Flüssigkeit. Die Venen sind hier mäßig stark gefüllt, während die Bezirke des Stirnhirns fast blutleer sind. An der grauen Gehirnsubstanz fällt die eigentümlich dunkle Färbung auf, die sowohl in der Rinde als besonders in den Stammganglien deutlich hervortritt. Auf den Schnitten durch die weiße Substanz geringer Blutgehalt. In den Ventrikeln wenig flüssiger Inhalt. Hochgradige Blutleere der Sinus der Schädelbasis.

Bei Eröffnung der Bauchhöhle sieht man, daß die gesamten Dünn- und Dickdarmschlingen zu einem schwer lösbaren Konvolut verklebt sind. Beim Auseinandertrennen derselben zeigt sich, daß das Peritoneum der Darmschlingen mit zahlreichen hanfkorn- bis erbsengroßen gelben Knötchen durchsetzt ist; einzelne von diesen im Mesokolon erreichen über Haselnußgröße. Das Netz liegt zu einem 2 Finger dicken Strang zusammengerollt in der Oberbauchgegend; es ist fast völlig verkäst und an der vorderen Bauchwand adhärent.

Beim Aufschneiden des Darmes zeigen sich vom oberen Dünndarm bis zum Dickdarm, an Größe allmählich zunehmend, zahlreiche meist quergestellte tuberkulöse Darmgeschwüre. In beiden Nieren finden sich neben kleineren gelben Knötchen mehrere bis walnußgroße, gelbe, ziemlich derbe Knoten, in deren Peripherie feinste Knötchenaussaat zu sehen ist. Die Hoden sind ziemlich klein, ohne Herderkrankung. Die stark vergrößerte Milz und die Leber sind mit der Zwerchfellunterfläche durch derbe Adhäsionen verbunden. Sie werden im Zusammenhang mit dem langen schmalen Thorax, ohne dessen Eröffnung, nach vorheriger Formalindurchspülung des ganzen Körpers, herausgenommen. Die weitere Sektion erfolgt nach Härtung des Thorax an besonderen Schnitten.

Der Thorax wird nach Formalinhärtung durch mehrere Frontalschnitte in 3 Scheiben zerlegt. Dabei zeigt sich, daß die mesenterialen Lymphdrüsen bis zu haselnußgroßen, käsig erweichten Knoten vergrößert sind. Von ihnen aus zieht an der Berührungsstelle der Leber und des Magenfundus ein Strang mit eingelagerten käsigen Knoten zum Zwerchfell hin. Die linke Lunge ist in ganzer Ausdehnung fest verwachsen. An Stelle der Pleura sieht man eine bis zu 2 cm breite, zum Teil knotenförmige, größtenteils zusammenhängende, in Verkäsung begriffene Gewebsschicht. Auch der ganze linksseitige komplementäre Raum ist durch verkästes Gewebe obliteriert. Eine anthrakotische linksseitige Hilusdrüse zeigt einen erbsengroßen grauweißen Käseherd. Die rechte Pleura ist frei von Verwachsungen. In beiden Lungen keine Zeichen frischerer Tuberkulose. Im linken Oberlappen in der Mitte unter der Pleura in Nähe der 3. Rippe ein kleiner alter Knötchengruppenherd von schiefrigem Narbengewebe umgeben.

Herz o. B. Unter dem parietalen Perikard sind stellenweise gelbe, käsige Knoten, stellenweise eine Schicht verkästen Gewebes sichtbar. Perikard selbst glatt und spiegelnd. Die Leber ist mit der seitlichen Brustwand in größerer Ausdehnung verwachsen, desgleichen mit der Zwerchfellkuppe. Sie zeigt auf dem Durchschnitt ziemlich zahlreiche käsige Knoten.

Die 14 cm lange Milz ist mit dem parietalen Peritoneum fest verwachsen. Deutliche Trabekel- und Follikelzeichnung. Nach ihrem Hilus zu ein erbsengroßer Käseherd und in seiner Umgebung mehrere kleine gelbe Knötchen. Desgleichen ein größerer verkäster Knoten am unteren Pol.

Primärinfekt. Phthisische Pleuroperikarditis.

21 jähriger Mann. K.-N. 4744—4747.

Klinische Diagnose: Tuberkulöse Fisteln am linken Unterschenkel, an der linken Brustseite, am rechten Unterarm und an der rechten Backe. Lungentuberkulose. (Krankenblatt s. S. 186.)

Hauptleiden: Drüsen- und Knochentuberkulose. Käsige Bronchopneumonie.

Todesursache: Obliterierende Perikarditis und Pleuritis. Amyloid.

Pathologisch-anatomische Diagnose: Chronische Tuberkulose des Knochensystems mit fistelnden, zum Teil operativ behandelten Hautknochenwunden am rechten Jochbein, an den linksseitigen vorderen mittleren Rippen, am linken inneren Knöchel des Schienbeins bzw. Fußwurzelgelenk. Drüsenabszeß in linker Leistenbeuge. Käsige Tuberkulose aller Drüsen der Bauchhöhle. Verkäsende Nierentuberkulose links. Tuberkulöse obliterierende Perikarditis und linksseitige Pleuritis. Schwere verkäsende Tuberkulose der Bifurkationsdrüsen und großknotige umschriebene verkäsende Tuberkulose im benachbarten Hilusgebiet des linken Lungenunterlappens, besonders in dessen apikalen Abschnitten. Ganz vereinzelte zentrale peribronchiale Herde des rechten Oberlappens. Verkäsende Tuberkulose der höheren trachealen Lymphdrüsen. Käsige Drüse zwischen rechtem Zwerchfell und Lungenunterlappen. Solitäre kleine verkäste Tuberkel der Milz. Amyloid der Milz und Leber. Adhäsive Pleuritis der ganzen rechten Lunge. (Obduktionsprotokoll s. S. 186.)

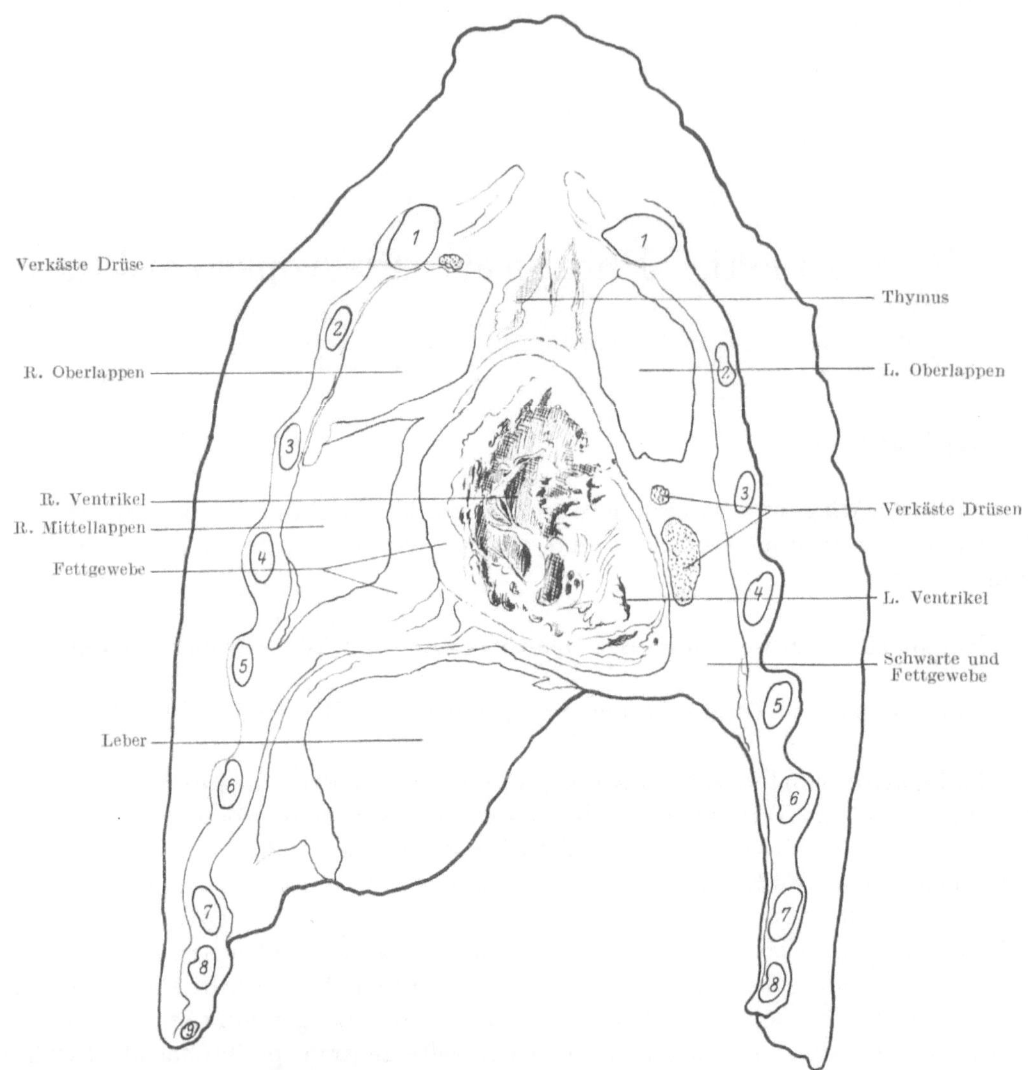

I. Schnitt. 2. Präparat. K.-N. 4745.

Das kleine Tropfenherz ist im rechten Ventrikel eröffnet. Die Perikardialblätter sind allseitig fest miteinander verwachsen. Beide Pleurahöhlen sind verödet. Während rechts nur einfache fibröse Verwachsung besteht, ist die linke Lunge von schwieligen Pleuraschwarten umgeben. Die rechte Lunge ist im Ober- und Mittellappen schon in größerer Ausdehnung getroffen. Links ist die Lunge retrahiert verwachsen und daher nur in kleinem Abschnitt des Oberlappens im Schnitt sichtbar. Darunter dicke Schwartenbildung bis ans Zwerchfell und Verödung des komplementären Raumes. Links neben dem Herzbuckel liegt eine kirschgroße verkäste Lymphdrüse, welche einer phthisischen Fistel der vorderen Brustwand mit Zerstörung des 4. linken Rippenknorpels entspricht. Die das Herz umkreisenden weißgrauen Schichten sind nicht Verkäsung, sondern gewuchertes Fettgewebe des Mediastinums bzw. Perikards. Linke Thoraxseite eingezogen, Herz etwas nach links verlagert. Keine phthisischen Lungenveränderungen.

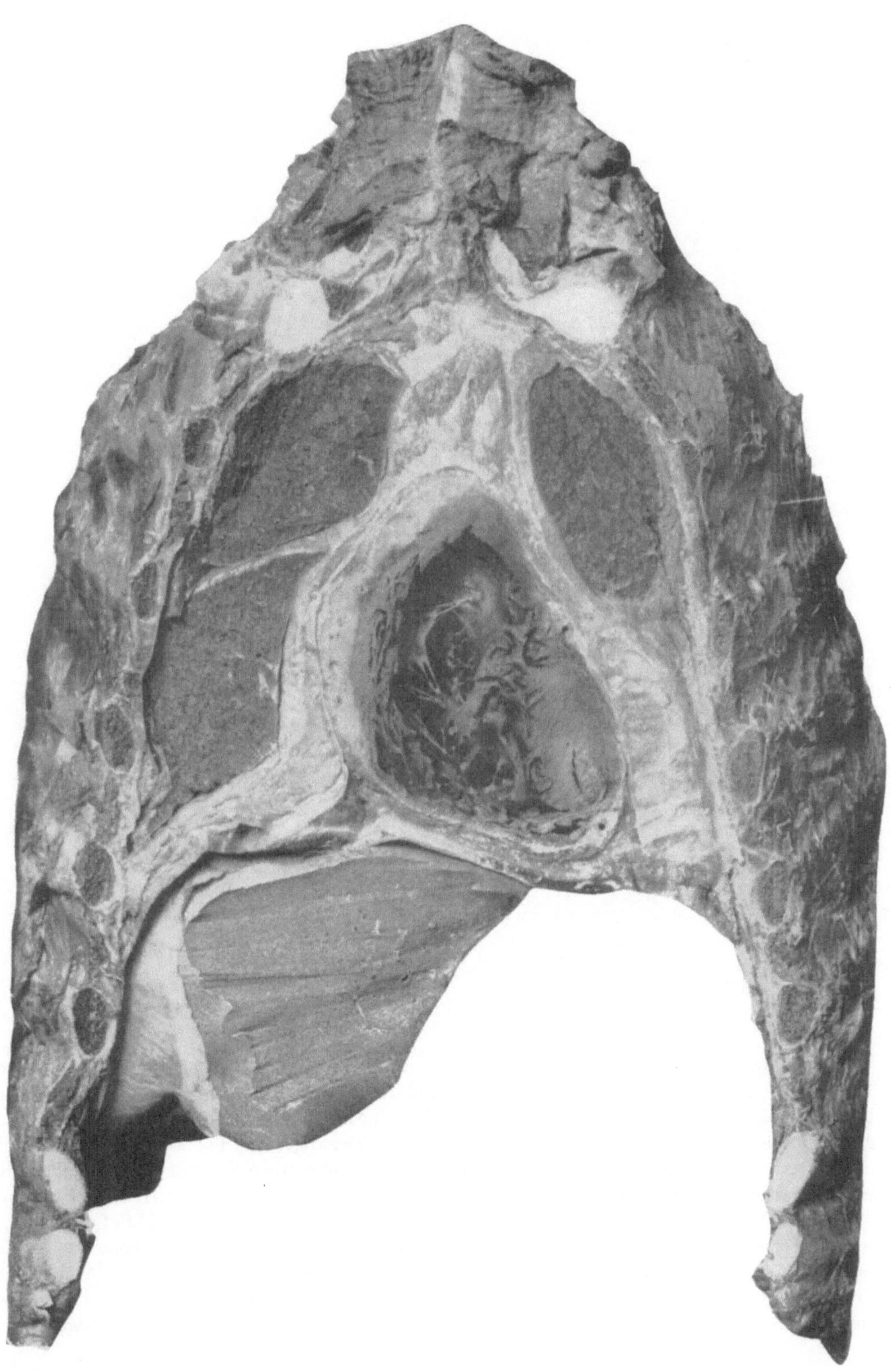

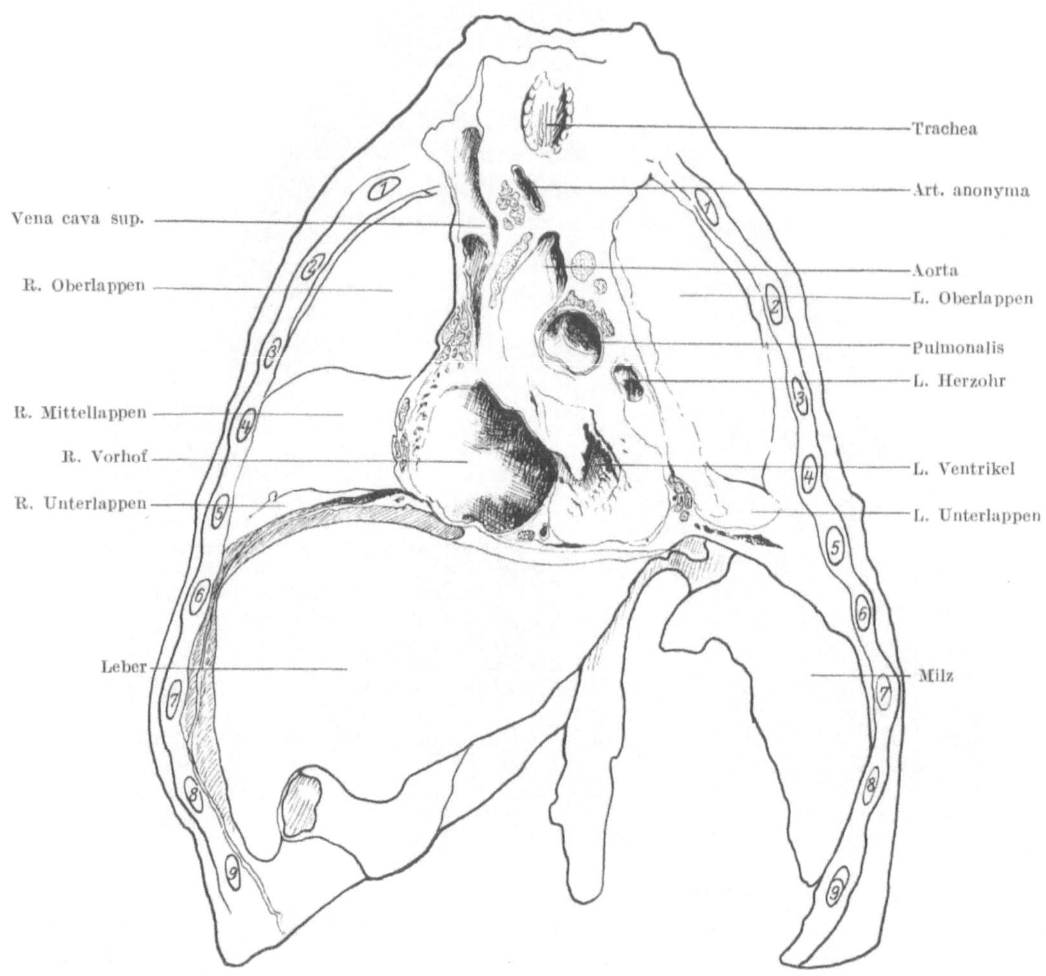

II. Schnitt. 3. Präparat. K.-N. 4746.

Das quergestellte, nach links etwas verzogene und im Bereiche der großen Schlagadern abgebogene kleine Herz ist im rechten Vorhof, linken Ventrikel und der gesamten Ausflußbahn der aufsteigenden Aorta zu übersehen. Perikardialhöhle und linke Pleurahöhle sind schwartig obliteriert, die rechte Pleurahöhle größtenteils einfach fibrös verödet. In die mediastinalen Schwarten sind überall verkäste Abschnitte der Lymphbahnen eingeschaltet (in der Skizze schraffiert), so neben dem rechten Vorhof bis an die Cava superior, zwischen dieser und Aorta, oberhalb der Pulmonalarterie bzw. des linken Herzohres, neben linkem Ventrikel und über der Mitte des Zwerchfells am Koronarsulkus des Herzens. Die rechte Lunge ist im Ober-, Mittel- und eben noch im Unterlappen, die linke Lunge hauptsächlich im Oberlappen sowie in einem kleinen Teile des stark komprimierten Unterlappens getroffen. Beide Lungen frei von phthisischen Veränderungen. Die linke Lunge ist von breiten Zügen ödematöser, glasiger Pleuraschwarten umgeben. Der komplementäre Raum ist verödet. In der großen Leber und Milz reichlich Amyloid. Enge Bauchaorta.

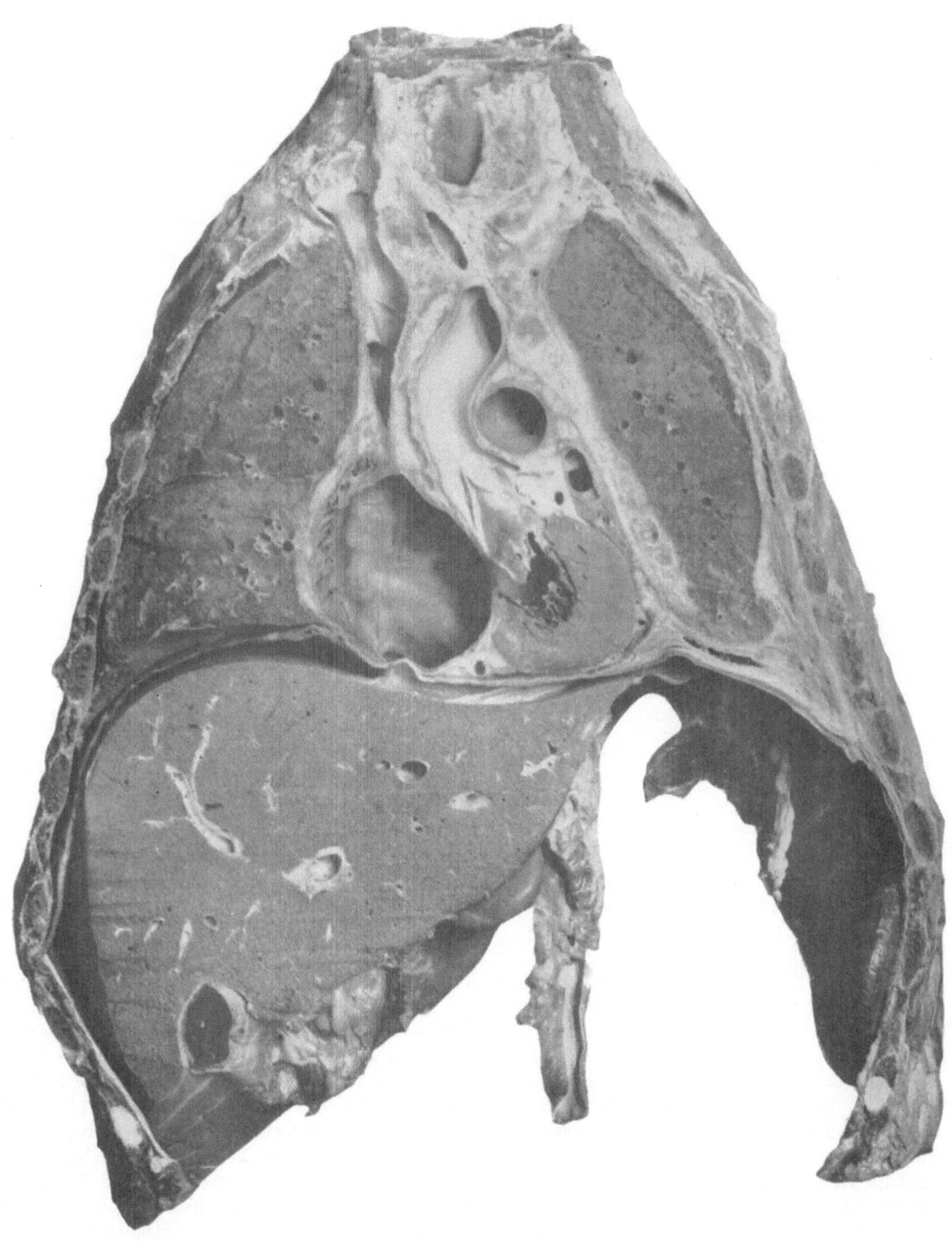

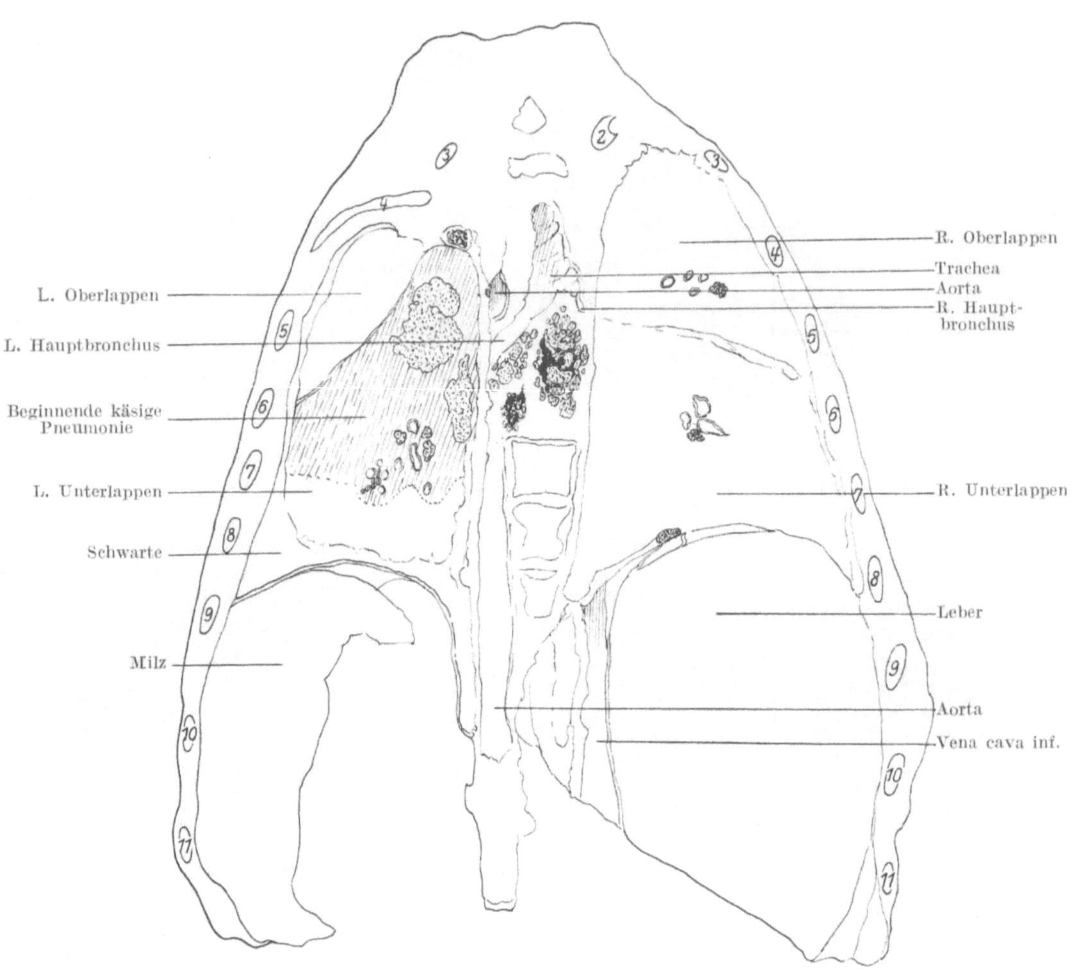

III. Schnitt. 3. Präparat (Rückseite). K.-N. 4746.

Man übersieht die Rückseite des vorhergehenden Präparates in der III. Schnittebene. Der Schnitt ist, da die Wirbelsäule mitgeschnitten werden mußte, nicht ganz parallel zum vorhergehenden gelegt, sondern liegt an der linken Seite etwas weiter zurück als rechts, so daß die linken Abschnitte kleiner sind. Im zentralen Abschnitt ist ein Teil der Wirbelsäule, der Aorta und des Ösophagus entfernt. In der Spitze des linken Unterlappens größerer, umschriebener käsiger Lungenherd mit kleinen Herden neben den Hilusbronchien. Gestreckter Verlauf des linken Hauptbronchus, stärkere Abbiegung des rechten. Völlige Verkäsung der Bifurkationsdrüsen, Anthrakose in einer dem Lungenherd benachbarten Drüse. Beginnende exsudativ pneumonische Infiltration der zentralen Unterlappenbezirke im Anschluß an die Käseherde. Kleinste Knötchengruppen in der rechten Lunge (Ober- und Unterlappen) neben größeren Bronchien. Verkäste Zwerchfelldrüsen. Zu frischeren Schwarten organisiertes Exsudat um die linke Lunge. Weitgehende Pleuraadhäsionen rechts. Lungenbasis größtenteils frei von Verwachsungen. (Phthisische Prozesse in der Skizze punktiert.)

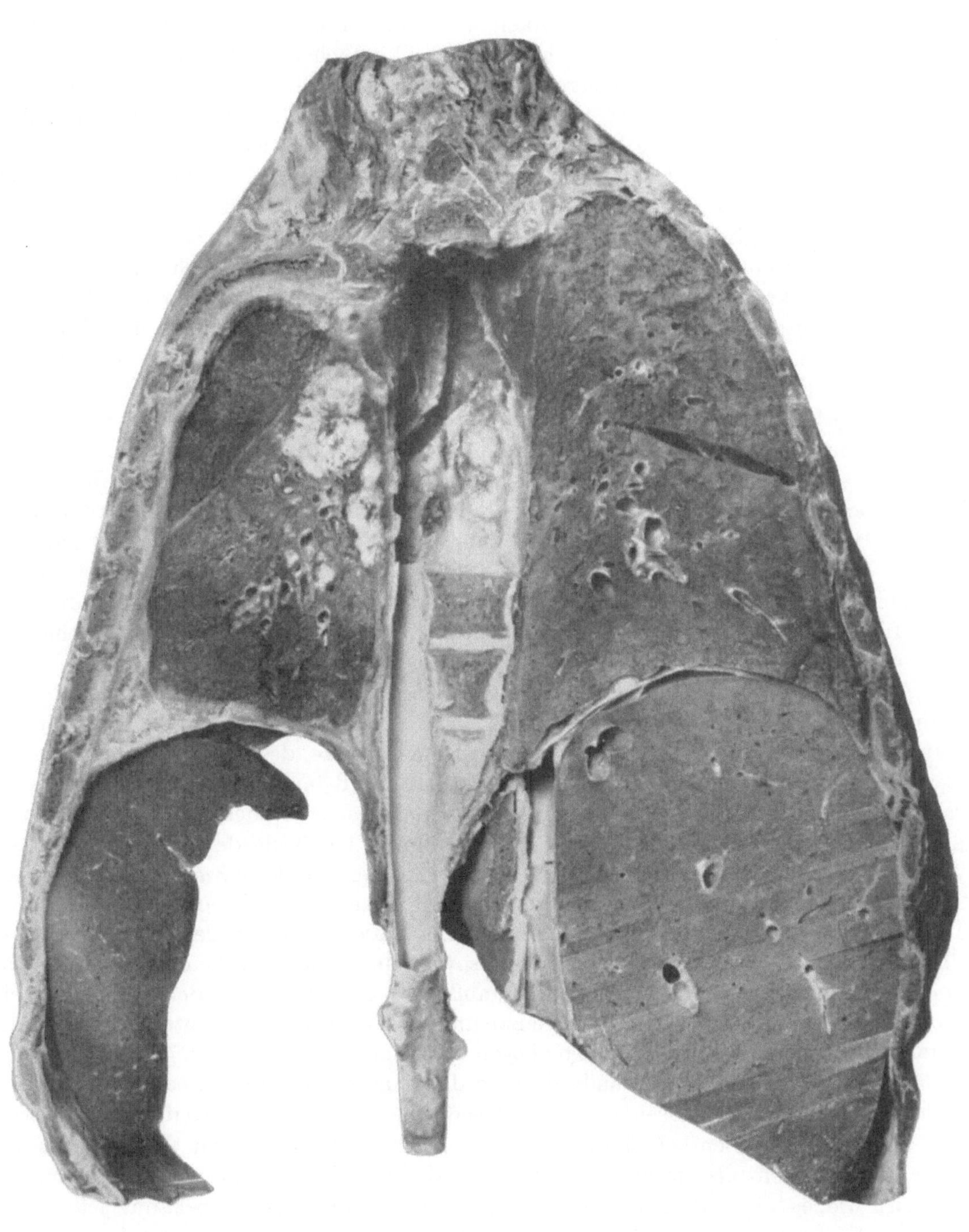

Epikrise.

Der Fall hat eine gewisse Ähnlichkeit mit dem vorhergehenden Fall (K.-N. 6325, 6326, Taf. 45 u. 46), insofern auch hier eine der kindlichen Phthise ähnliche Phthise der Knochen, Drüsen und serösen Häute vorliegt. Weiterhin handelt es sich um einen anatolischen Türken aus Kleinasien, welcher als Landbewohner der frühzeitigen Infektion mit Tuberkulose wohl relativ weniger ausgesetzt war und anscheinend mit der vorliegenden Infektion seine Erstinfektion durchmachte. Dafür spricht die ganze Art des Prozesses und seine Ausbreitung. Die Phthise ist eine großknotige, verkäsende und hat vor allem die gesamten Drüsen des Bauchraumes, die mesenterialen, retroperitonealen, die Drüsen im Bereiche der Cysterna chyli, des Pankreaskopfes, der Leberpforte, an der Milz und linken Nebenniere ergriffen. Weiterhin sind im Brustraum beteiligt die mediastinalen- und Zwerchfelldrüsen, ferner sind die bronchialen- bzw. Bifurkationsdrüsen völlig verkäst, die trachealen Drüsen mit beteiligt. Die große verkäste Drüse am Herzbeutel sowie das im Zerfall begriffene Drüsenpaket der linken Leistenbeuge sind wohl mit den örtlichen phthisischen Knochenherden in Zusammenhang zu bringen, die, wie erwähnt, sich an den verschiedensten Skelettabschnitten fanden. Schließlich bestand noch eine im wesentlichen abgelaufene (wohl spezifische) Erkrankung der serösen Häute des Brustraumes in Gestalt von völliger oder (rechte Lunge) nahezu völliger Obliteration der Pleura- und Perikardhöhlen. Im Gegensatz zu dem vorhergehenden Falle war hier jedoch die Pleuraerkrankung keine käsige, sondern eine fibröse bzw. fibrös schwielige, wobei nur in Etappen verkäste Lymphdrüsen eingeschaltet sind, aber keine Exsudatverkäsung stattgefunden hatte.

Aber noch in einem anderen Punkte weichen die Fälle voneinander ab, und zwar darin, daß hier die Lunge selbst mit einer käsigen Herderkrankung beteiligt ist. Dieser Herd sitzt im Hilusgebiet in der benachbarten Spitze des linken Unterlappens. Bei der ursprünglichen Schnittführung war dieser Herd im 3. Schnitt zwar zu übersehen, aber da die Beziehungen des Herdes zu den tracheobronchialen Lymphdrüsen nicht erkannt werden konnten, habe ich von hinten her Teile der Wirbelsäule, der Aorta und des Ösophagus abgetragen. Dabei ließ sich dann die schwere Verkäsung der Drüsen an der Bifurkation in Anlehnung an den linksseitigen Lungenherd erkennen. Dieser ist um die Hauptbronchien und in die apikalen rückwärtigen Abschnitte des linken Unterlappens gelagert und besteht, soweit der Schnitt es beurteilen läßt, aus konfluierenden Käseherden, die über Walnußgröße erreichen. Im Schnitt sind zwei größere derartige, ziemlich scharf umgrenzte und ca. 5—10 kleinere Knoten zu erkennen. Letztere, besonders die ganz kleinen, liegen zwischen den Verzweigungen der großen Bronchien und an den Gefäßwandungen, so daß man sie auf Lymphbahnen beziehen kann. In und um die Käseherde ist Rußpigment in deutlichen Streifen abgelagert. Die gesamten zentralen Abschnitte des linken Unterlappens zeigen ebenfalls etwas mehr Kohlepigment als die übrigen Lungen und geben das Bild grauer Bronchopneumonien, wie es als Vorstadium der käsigen Bronchopneumonie bekannt ist. Alle übrigen Lungenabschnitte, besonders der gleichseitige Oberlappen, sind frei von phthisischen Veränderungen bis auf zwei vereinzelte miliare, anscheinend frischere Knötchengruppen an größeren zentralen Bronchien des rechten Ober- und Unterlappens. Jedenfalls besteht keine chronische Lungenphthise.

Offenbar scheint hier in dem großen Lungenherd der Sitz der primären Infektion und der Ausgangspunkt für die Organ- und Skelettphthise zu sein.

Das anatomische Bild entspricht ganz dem primären Komplex der Kinderphthise mit starker Beteiligung der regionären (Hilus-) Drüsen. Auch der Sitz im Unterlappen in relativer Hilusnähe bei völligem Freibleiben des Oberlappens hat in gewisser Weise etwas Typisches. Es ist nicht auszuschließen, daß bei den großen hilusnahen Herden intrapulmonale verkäste Bronchialdrüsen mitbeteiligt sind, wenn auch mikroskopisch die Erkrankung der Lunge selbst als feststehend gegeben ist. Weiterhin scheint bei diesem Herd zunächst die übliche Neigung zu Abheilung bestanden zu haben. Die Herde sind verhältnismäßig scharf umgrenzt, zeigen stärkere Kohlepigmentierung der Bindegewebszüge, die im mikroskopischen Bilde als ein derbes, narbiges, gefäßreiches Bindegewebe sich darstellen. Auch in den Drüsen der Bifurkation sind insofern Besonderheiten zu erkennen, als die dem Herd am nächsten gelegene Drüse stark anthrakotisch, fibrös induriert ist und die in ihr enthaltenen Tuberkel ältere Verkäsung neben zelligen Tuberkeln zeigen, die vom Rande her sich hyalinisieren. Die übrigen stark vergrößerten Hilusdrüsen zeigen dagegen akute Verkäsung und Riesenzellbildung am Rande.

Nicht unerwähnt darf vielleicht auch bleiben, daß, wie die Tafel zeigt, der linke Bronchus sehr viel gestreckter von der Trachea aus in die Lunge zieht als der etwas mehr abgewinkelte rechte Hauptbronchus.

In welchem Zusammenhang steht nun aber hier die übrige Organ- und Skelettphthise zu diesem Lungenprozeß? Die Mitbeteiligung der ganzen Drüsenkette des Bauchraumes und Mediastinums läßt natürlich leicht an Kontaktausbreitung auf dem Lymphbahnwege denken, die dann allerdings rückläufig erfolgt sein müßte. Es besteht aber doch mehr Wahrscheinlichkeit dafür, daß eine auf dem Blutwege generalisierte Phthise vorgelegen hat. Dafür spricht die Mitbeteiligung des Knochensystems an den entferntest liegenden Körperstellen, die großknotige Phthise der Nieren mit Ausscheidungsherden in den Papillen und das relativ geringere Befallensein der subphrenischen Drüsen gegenüber den mesenterialen und tieferen retroperitonealen Drüsen. Auch vom Darm ausgehende Infektion scheidet wahrscheinlich aus, da keine Geschwüre im Protokoll erwähnt werden. Daß selbstverständlich Propagation auf dem Lymphwege örtlich überall mit im Spiele ist, ergibt sich aus der so vorwiegenden Beteiligung des Lymphdrüsenapparates. Daß die Lungen selbst als empfängliches Organ bei der Propagation des Prozesses so wenig beteiligt sind, erscheint allerdings auffällig. Daß sie aber mitbetroffen wurden, zeigen die, wenn auch zunächst noch kleinen, Herdchen der rechten Lunge. Außerdem macht, wie schon angedeutet, der primäre Herd der linken Lunge den Eindruck, daß von ihm aus eine Ausbreitung, wenn auch zunächst örtlich, im Gange ist. Besonders empfänglich aber sind bei der kindlichen und der ihr nahestehenden „Türkenphthise" zunächst die Drüsen, Knochen und serösen Häute, welch letztere hier beiderseits betroffen sind, ohne daß, wenigstens auf der rechten Seite, die Lunge selbst nennenswert phthisisch erkrankt ist.

Ich glaube daher sagen zu können, daß bei diesem 21 jährigen Manne türkischer Herkunft im Anschluß an die Kriegsstrapazen und die reiche Gelegenheit zu phthisischer Infektion eine späte Erstinfektion der linken Lunge mit noch jetzt erkennbarem Primärkomplex und zugehöriger Bronchialdrüsenverkäsung eingetreten ist, daß der Primärinfekt schon einige Monate bestanden hat und sich zu lokalisieren suchte und auch in den bronchialen Lymphdrüsen Rückbildungen zu beobachten sind, daß aber vom Primärherd der Lunge aus lokale käsige Pneumonie sich auszubreiten beginnt, kleine azinös-nodöse Herde der rechten Lunge für

Bronchialeinbruch sprechen und im übrigen das klinische Bild der sekundären Phthise, der endogenen Metastasierung vorliegt.

Für die physikalische Diagnostik wäre in Betracht gekommen die schlechte Verschieblichkeit der Lungengrenzen, die Dämpfung der rechtsseitigen unteren Lungenbezirke durch die große Amyloidleber, eine scheinbare Vergrößerung der Herzdämpfung durch die obliterierende Perikarditis und besonders nach links hin durch das organisierte Exsudat neben dem linken Ventrikel bei gleichzeitiger Retraktion der linken Lunge, sowie eine verstärkte Hilusdämpfung mit Ausbreitung nach der linken Seite.

Krankenblatt.

M. o. M., 21 Jahre alt.

13. 11. 17. Lazarettaufnahme.

Befund: An der Innenseite des linken Unterschenkels dicht oberhalb des inneren Knöchels eine fünfpfennigstückgroße Wunde, schmierig belegt; die Umgebung ist geschwollen. Beim Sondieren stellt sich heraus, daß die Haut in über Fünfmarkstückgröße unterminiert ist. — An der linken Brustseite in Höhe der Brustwarze zwischen Brustwarze und Sternum eine etwa 6 cm lange Narbe einer alten Inzisionswunde, in deren Mitte sich zwei Fistelgänge befinden. — An der Rückseite des rechten Unterarms im unteren Drittel eine 5 cm lange, mit schmieriger Granulation bedeckte Wunde, an deren unterem Ende man auf die Speiche stößt. Der Knochen ist hier etwas rauh. — An der rechten Backe dicht unterhalb des Jochbeins ebenfalls eine 2 cm seitwärts in die Tiefe gehende Fistel.

Bewegung am Fußgelenk beschränkt.

Diagnose: Tuberkulöse Fisteln am linken Unterschenkel, linker Brustseite, rechten Unterarm und rechter Backe.

Behandlung: Auskratzen der Wunde und Tamponade.

28. 12. 17. Die Wunde am linken Unterschenkel sondert immer noch viel Eiter ab. Starke Schmerzen in der Umgebung.

Die Wunde am rechten Unterarm ist verheilt; keine Schmerzen. Aus den Fistelgängen an der Brust entleert sich weiterhin Eiter. — Ebenso ist an der Fistel der rechten Backe keine Besserung wahrzunehmen.

1. 1. 18. Lungenbefund: Die rechte Ober- und Unterschlüsselbeingrube ist tiefer als die linke. Über der rechten Spitze Schall verkürzt; rechts hinten unten ausgedehnte Dämpfung. Es erscheint dort eine Vorwölbung (leichtes Ödem). Untere Lungengrenzen überall schlecht verschieblich. Atmung überall scharf. Über der rechten Spitze besondere Verschärfung; dort vereinzelt auch Knacken. Rechts hinten unten stellenweise großblasiges Rasseln. Links hinten unten spärlich Knisterrasseln oder Knacken.

Es wird über besondere Schmerzen rechts im Rücken geklagt.

10. 1. 18. Patient hat seit einigen Tagen bei allgemeinem sehr schlechten Zustand vermehrte dünne Stühle, die in den letzten Tagen Blutbeimengungen aufweisen und heute zum größten Teil aus dunklem Blut bestehen. Stuhluntersuchung vom 7. 1. 18 auf Tuberkulose war negativ.

12. 1. 18. Der Allgemeinzustand des Patienten hat sich weiterhin verschlechtert. Die dünnen Stühle dauern trotz reichlicher Opiumgaben fort.

14. 1. 18. Patient verstarb heute morgen an Lungentuberkulose.

Obduktionsprotokoll.

Leiche eines 1,56 m großen türkischen Soldaten. Die Leiche wird 11 Stunden nach dem Tode mit Formalin injiziert. Zierlicher fast kindlicher Knochenbau; mäßige Muskulatur, ziemlich reichliches Fettpolster. In der linken Leistenbeuge eine kleinapfelgroße, fluktuierende Vorwölbung der Haut wie bei Leistendrüsenabszeß. An mehreren Stellen des Körpers fistelnde Hautwunden, durch welche man mit einer Sonde überall auf rauhen Knochen kommt, so am rechten Handgelenk, rechten Jochbein, an den Rippen links vorn neben der Mamilla und am linken inneren Knöchel. Nach Eröffnung der Bauchhöhle zeigt sich das ziemlich fettreiche Netz schürzenförmig über die Därme gebreitet. Nach Eröffnung des Leistenbubos sieht man nach Auslaufen desselben dick verkäste Massen in der Leistenbeuge liegen. Nach Entfernung des Netzes zeigen sich die Därme, besonders der Dickdarm, stark gebläht. Wurmfortsatz frei. Es werden zunächst die Därme herausgenommen. Linke Niere zeigt außer einzelnen verkästen kleineren Knötchen eine ziemlich ausgedehnte Verkäsung einer Papille. An der rechten Niere nur einzelne verkäste Tuberkel.

Geschlechtsorgane o. B. Die Drüsen der ganzen Bauchhöhle sowohl im Bereich der Cisterna chyli, wie um das Pankreas, an linker Nebenniere, die gesamten mesenterialen Lymphknoten und zum Teil auch die retroperitonealen, ferner auch die beiderseitigen inguinalen Lymphdrüsen zeigen ausgedehnte Verkäsung.

Es wird der Thorax in Serienschnitte zerlegt. Es zeigt sich, daß die vorher beschriebene Brustfistel im 4. Zwischenrippenraum, und zwar innerhalb der Knorpel, in den Brustkorb führt, und daß der 4. Knorpel zum Teil angefressen ist. Oberhalb dieses Knorpels breitet sich auf der Muskulatur ein flacher Abszeß aus.

Der erste Schnitt wird ziemlich flach gelegt und trifft dabei vom Herzen, welches fest im Herzbeutel verlötet ist und zwischen Herzbeutel und Perikard eine graue glasige Schicht erkennen läßt, nur den rechten Ventrikel, in welchem das Ein- und Ausströmungsgebiet zu übersehen ist. Rechtes Herz in Vorhof und Ventrikel so gut wie leer. Das Herz ist im ganzen etwas steil gestellt und ziemlich klein. Neben dem linken Ventrikel, und zwar in Nachbarschaft der Herzspitze, ein verkästes Drüsenpaket, welches der Fistel entspricht, die am Brustkorb vorher beschrieben wurde. Die Lungen sind, soweit zu sehen, stellenweise adhärent, besonders die linke Lunge. Über der Spitze der linken Lunge eine verkäste Drüse. Der linke Thorax erscheint dem rechten gegenüber etwas verkürzt.

Der zweite Schnitt trifft die größten Durchmesser der Leber, das Herz im rechten Vorhof und linken Ventrikel. Das ganze Herz ist entsprechend der Obliteration des Herzbeutels eingekreist von verkästen Drüsen, die besonders am Cavatrichter zwischen Cava, Aorta und Anonyma, längs des rechten Vorhofs, neben der Vena coronaria, an der Herzspitze und zwischen Arteria pulmonalis und linker Lunge gelegen sind. Die linke Lunge ist ringsherum verklebt, besonders im Bereich des Oberlappens mit älteren Verklebungen. Nach dem Herzen zu sehen die Verklebungen grün-gelblich aus. An der linken unteren Lungenkante findet sich geschichtetes Fibrin, welches auch in den komplementären Raum hineinreicht. Oberlappen mit Pleura verwachsen. An den Lungen selbst, die, soweit zu sehen, lufthaltig sind, sind keine tuberkulösen Veränderungen zu sehen. Die linke Lunge sieht beträchtlich zusammengedrückt aus gegenüber der rechten.

Der dritte Schnitt gibt insofern eine Überraschung, als man im Spitzenteil des Unterlappens der linken Lunge einen großen käsigen, aus Einzelgruppen zusammengesetzten Herd zu sehen bekommt. Die käsigen Herde haben hakenförmigen Rand und sind zum Teil eingeschmolzen. In der Nachbarschaft der Herde liegen verkäste Drüsen der Pleura. Die Bifurkationsdrüsen sind ebenfalls völlig verkäst und z. T. anthrakotisch. Rechte Lunge frei, nur an zwei Stellen stecknadelkopfgroße käsige Herde. Linke Lunge im Oberlappen ganz frei. Rechts zwischen Unterfläche und Zwerchfell eine verkäste Drüse. In der Milz, die in ihrer größten Ausdehnung getroffen und 13 cm lang ist, auf der Schnittfläche nur ein Knötchen. Leber fettreich, keine Tuberkulose.

Kinderphthise. Käsige Pneumonie.

Path. Inst. d. Charité Nr. 349/13. S.-N. 85/1913.

1 jähriges Mädchen.

Klinische Diagnose: Tuberkulose. (Krankenblatt s. S. 195.)

Pathologisch-anatomische Diagnose: Tuberkulose. Ausgedehnte Verkäsung sämtlicher trachealen, tracheobronchialen und bronchopulmonalen Lymphdrüsen. Miliartuberkulose der Lungen, der Leber. Ausgedehnte käsige Pneumonie des rechten Unterlappens (offenbar durch Respiration). Umschriebene käsige Bronchopneumonie der linken Lunge. Käsige Tuberkulose der Zervikal- und Mesenterialdrüsen. Beginnende Miliartuberkulose der Leptomeninx. Ausgedehnte ulzeröse Darmtuberkulose. Phthisis renalis tuberculosa. (Obduktionsprotokoll s. S. 196.)

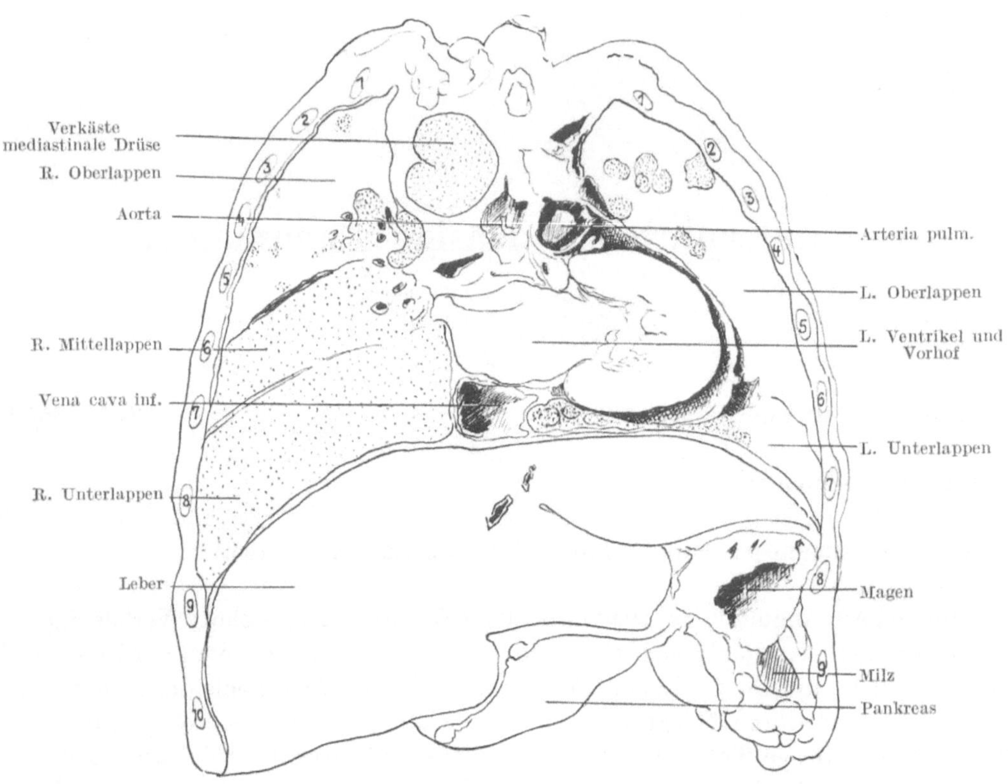

I. Schnitt. 2. Präparat.

Das auffallend quer gestellte Herz ist im linken Vorhof und linken Ventrikel sowie im Einmündungsgebiet der V. cava inf. getroffen. Rechts neben der Aorta liegt vor der V. cava sup. eine kirschgroße verkäste Mediastinaldrüse, in deren Nachbarschaft die rechtsseitigen Hilusdrüsen ebenfalls verkäst sind. Der gesamte rechte Mittel- und Unterlappen sind käsig-pneumonisch infiltriert. Im linken Oberlappen liegen mehr einzelne rundliche käsige Bronchopneumonien. Kleinere bronchopneumonische Herdchen sind in den übrigen Lungenabschnitten im Entstehen begriffen. Die große Leber nimmt den ganzen Oberbauch ein. Das rechte Zwerchfell steht infolge der Lungenveränderungen tief, der linke Leberlappen ist leicht emporgehebelt. (Phthisische Veränderungen in der Skizze punktiert.)

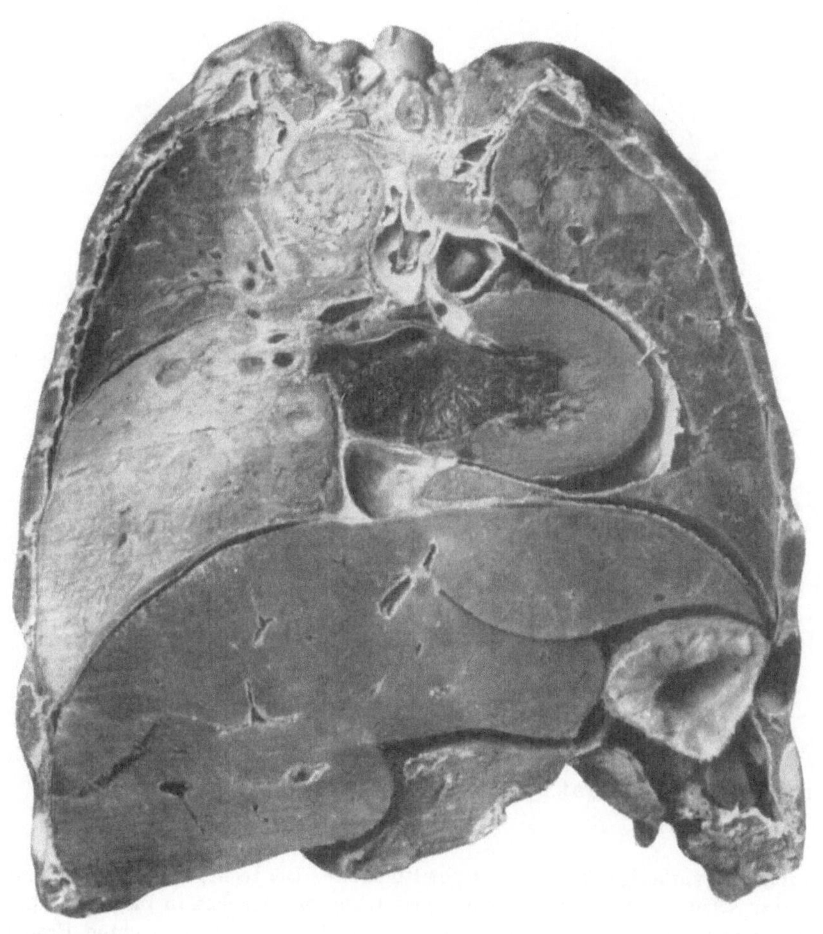

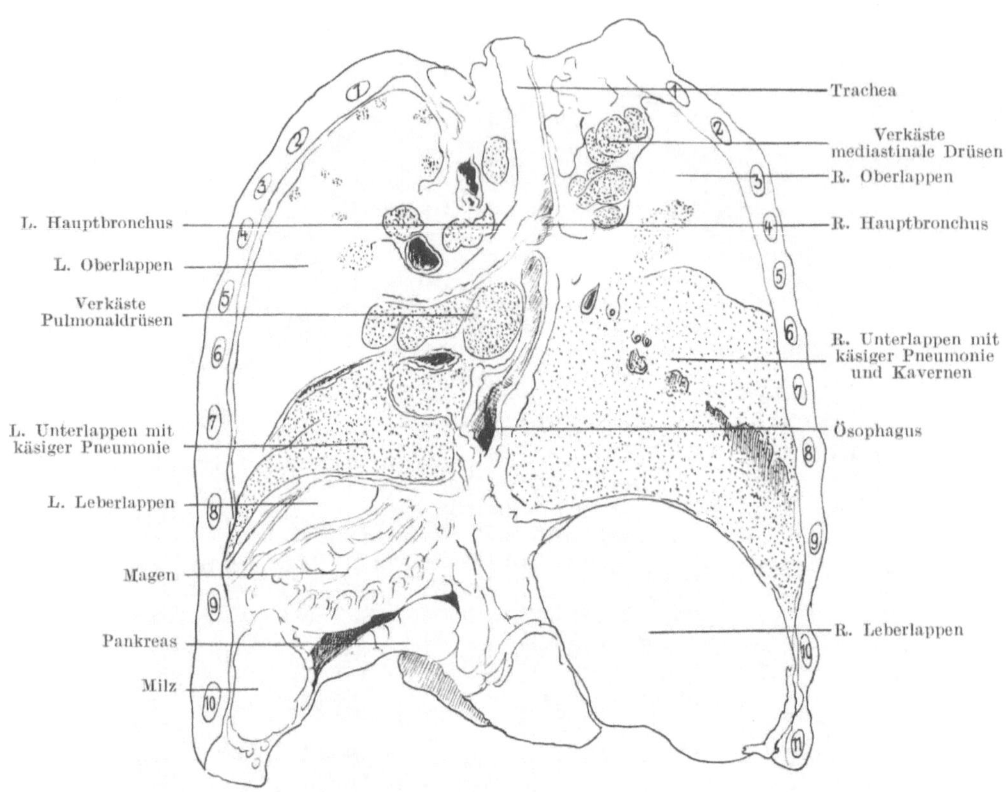

II. Schnitt. 2. Präparat. (Rückseite.)

Die Tafel zeigt das vorherige Präparat von der Rückseite. Der rechte Hauptbronchus, dessen Abgang von der Trachea zu sehen ist, führt in direkter Fortsetzung der Trachea in die rechte Lunge, während der linke Hauptbronchus sich stark abwinkelt. Das Verbreitungsgebiet des rechten Bronchus in Unter- und Mittellappen ist völlig verkäst. Im linken Unterlappen käsige Pneumonie in den basalen Abschnitten. Sämtliche pulmonalen Drüsen zeigen Verkäsung, ebenso die paratrachealen Lymphknoten, welche rechterseits den Oberlappen förmlich verdrängen. Beginnende käsige Bronchopneumonien in den Oberlappen. Im rechten Unterlappen beginnender Zerfall der käsigen Massen. Die vergrößerten käsigen Bronchialdrüsen drücken auf den Ösophagus. (Phthisische Veränderungen in der Skizze punktiert.)

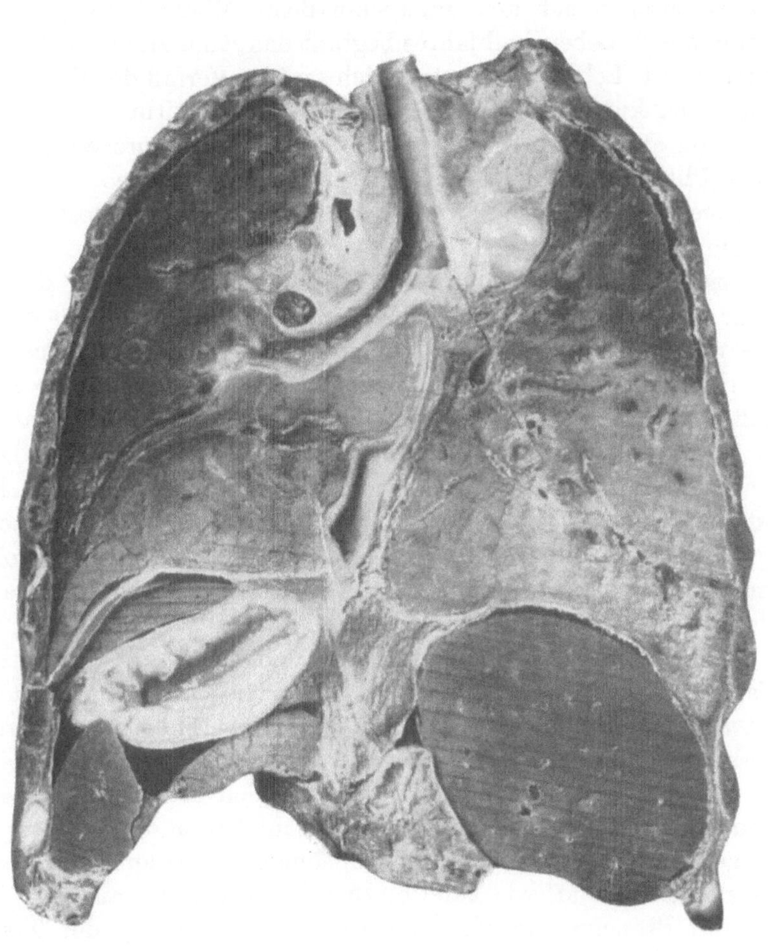

Epikrise.

Die Krankengeschichte des vorliegenden Falles zeigt den typischen Entwicklungsgang der kindlichen Phthise. Die Eltern, mit kärglichem Einkommen, bewohnen eine Stube; der Vater ist kränklich und hustet viel. Das erste Kind stirbt nach 14 Tagen an „Krämpfen". Das zweite Kind gedeiht im 1. Lebenshalbjahre, während es von der Mutter genährt wird, gut; dann wird das Kind kurze Zeit zu Angehörigen aufs Land gebracht, wo es anscheinend mit unzweckmäßiger Milchmischung ernährt wurde. Gleich im Beginn des 2. Lebenshalbjahres beginnt das Kind zu kränkeln und zu husten und im 3. Viertel des 1. Lebensjahres stellt sich rapider Verfall des Kindes ein, welches, ca. 1 Jahr alt, nach kurzer Behandlung in der Klinik, stirbt.

Die Obduktion ergibt schwere käsig-phthisische Lungenprozesse, ulzeröse Darmphthise, käsige Phthise der mesenterialen, zervikalen, tracheobronchialen Lymphknoten und käsige Nierenphthise sowie allgemeine Miliartuberkulose mit phthisischer Gehirnhautentzündung.

Bei der gleichzeitigen Beteiligung von Lungen und Darm an den phthisischen Prozessen ist es nicht leicht, von vornherein zu entscheiden, wo in diesem Fall die Eintrittspforte mit dem Primärinfekt zu suchen ist. Im Darmtraktus fand sich ein größeres, fast ringförmiges Geschwür im oberen Dünndarm, und 3 weitere ähnliche Geschwüre saßen oberhalb der Ileozökalklappe. Die Randabschnitte der Geschwüre zeigten noch ausgesprochene Knötchenbildung. Die mesenterialen Drüsen waren entsprechend diesem Befunde vergrößert. Demgegenüber treten die Lungen- und Drüsenveränderungen des Brustraums stark in den Vordergrund. Besonders in die Augen springend sind die käsig veränderten Lymphdrüsen, und zwar sowohl die beiderseitigen pulmonalen Lymphdrüsen im Hilusbezirk wie auch die mediastinalen und trachealen Drüsen.

Bei dem im ganzen rapid sich ausbreitenden und schon sehr ausgedehnten Krankheitsprozeß ist nur mit Vorbehalt über das Alter der einzelnen pathologischen Veränderungen etwas auszusagen; man gewinnt jedoch den Eindruck, als wenn die phthisischen Prozesse im Hilusbezirk des rechten Lungenunterlappens die ältesten seien und als wenn von hier aus die Propagation vorwiegend örtlich unter Beteiligung der regionären Lymphdrüsen und demnächst auf bronchialem und dem Lymph- und Blutwege vor sich gegangen sei. Das gesamte Hilusbindegewebe an dieser Seite sieht verbreitert und verdickt aus und, wie Tafel 52 zeigt, ist besonders auffällig, wie in diesen Bezirk der rechte Bronchus ungefähr als direkte Fortsetzung der Trachea hineinführt, während der linke Hauptbronchus fast rechtwinklig in die linke Lunge abbiegt. Die Präparate zeigen zwar, daß das gestreckte Übergehen der Trachea in den rechten Hauptbronchus bzw. in den rechten Unter- und Mittellappenbronchus zum Teil erst sekundär dadurch bedingt wurde, daß große Drüsenpakete zwischen rechtem Oberlappen und Trachea die letztere nach links hinüberdrängen, es muß aber trotzdem der Weg zum Hilus des rechten Unterlappens von vornherein der für Inhalation von Krankheitskeimen zugängigste und disponierteste gewesen sein. Dem entsprechend sehen wir den rechten Unter- und Mittellappen vorzugsweise ergriffen, und zwar durch käsige lobäre Pneumonie, welche schon in beginnendem Zerfall begriffen ist, so daß die in den übrigen Lungenabschnitten sichtbaren, mehr umschriebenen käsigen Bronchopneumonien leicht durch Aspiration ihre Erklärung finden.

Es ist daher wohl anzunehmen, daß das gesamte anatomische Bild dem 2. Stadium der Rankeschen Einteilung entspricht, wo sich im Anschluß an den Primärinfekt, der mit Wahrscheinlichkeit im rechten Unterlappen gesessen hat, eine örtliche Propagation in den gesamten unteren Lungenabschnitten mit Verkäsung der zugehörigen Lymphdrüsen und lymphogene Ausbreitung in benachbarten Drüsenbezirken vollzogen hat. Die Darmphthise scheint dagegen etwas jüngeren Datums zu sein und könnte ohne weiteres durch Verschlucken bazillenhaltigen Sputums bei den Kavernenbildungen der käsigen Pneumonie der Lungen erklärt werden. Diesen käsig-pneumonischen Prozessen haben sich in der Folge durch Einbruch in die Blutbahn phthisisch metastatische Prozesse zugesellt, welche in den phthisischen Nierenveränderungen, in der Miliartuberkulose der großen parenchymatösen Organe und der Leptomeninx ihren Ausdruck fanden.

Die kompakten käsigen Veränderungen der Drüsen und der verschiedenen Lungenabschnitte des Brustraums haben zu mannigfacher Verschiebung der Brustorgane geführt. Das rechte Zwerchfell steht tief und hebelt durch Zug an der Cava inf. das Herz in Querlage, außerdem drängt der kompakte rechte Unterlappen das Herz im ganzen nach links. Große käsige Drüsenpakete drücken weiterhin im vorderen Mediastinum auf die Vena cava sup., drängen die Trachea, wie schon erwähnt, nach links, den rechten Lungenoberlappen nach rechts. Unterhalb des linken Hauptbronchus liegende verkäste Drüsen engen den Ösophagus ein, der zwischen diesem Drüsenpaket und dem käsig pneumonischen Unterlappen wie eingemauert liegt; vielleicht ist das wochenlange Erbrechen, welches das Kind dem Krankenblatt nach gezeigt haben soll, zum Teil auch mit dieser Bedrängung des Ösophagus in Zusammenhang zu bringen.

Krankenblatt.

1jähriges Mädchen.

Vorgeschichte: Mutter ist immer gesund gewesen; der Vater ist früher gesund gewesen, jetzt hustet er viel, hat auch Auswurf und sieht blaß aus. Er hat sich noch nicht untersuchen lassen.

2 Kinder: 1. 1910, mit 14 Tagen an Krämpfen gestorben. 2. Patient.

Ökonomische Verhältnisse: 1 Stube, 25 Mk. Wochenverdienst.

Entwicklung: Schwangerschaft o. B. Entbindung in der Charité. Spontangeburt, Anfangsgewicht unbekannt.

Ernährung: 6 Monate ausschließlich Brust, Kind gedieh gut. Von Juni bis August 1912 auf Anraten der Kinderfürsorge 3 Teile Kuhmilch, 2 Teile Knorrs Kindermehl und 1 Löffelspitze Milchzucker 3stündlich am Tage, nachts bis dreimal. Dauerndes Fortkommen des Kindes; dann nahm die Großmutter das Kind mit aufs Land, gab ihm dort, weil die Milch fetter sei, auf 1 l Milch $^1/_2$ l Wasser. Von August bis Dezember $^2/_3$ Milch, sehr oft kleine Portionen, außerdem Grieß, Kartoffeln und etwas Fleisch.

2. 1. 13 kam das Kind wieder zur Mutter nach Berlin. Diese gab wieder 3 Teile Kuhmilch, 2 Teile Knorrs Kindermehl und 1 Löffelspitze Milchzucker. Kind trank jetzt schlechter als früher. Zähne mit 9 Monaten. Geimpft noch nicht.

Frühere Krankheiten: Bis zum 6. Monat war das Kind angeblich vollkommen gesund und gedieh ausgezeichnet. Ständige Kontrolle der Säuglingsfürsorge. Im Anfang Juli 1912 begann das Kind zu kränkeln, es hustete viel, wurde blaß, verlor an Gewicht, Auswurf bestand nicht. Die frühere Munterkeit verlor sich ganz, in seinem Wesen wurde das Kind verdrießlich, weinte viel. Von Nachtschweißen will die Mutter nichts bemerkt haben; ob Temperaturerhöhung — vor allem erhebliche Differenzen zwischen Früh- und Abendtemperatur — bestand, ist nicht zu erfahren, da das Kind nicht gemessen wurde. Vom 14. September ab trat eine rapide Verschlimmerung im Befinden des Kindes ein, der Husten wurde immer stärker, das Gewicht sank immer mehr, das Kind wurde zusehends schwächer, kann auch mit Unterstützung kaum mehr sitzen, die Blässe der Haut nahm zu. Bis zum 1. Oktober erbrach das Kind alles, was es zu sich nahm. Seit 1. Oktober kein Erbrechen mehr aufgetreten.

Das Kind ist jetzt ganz abgemagert, so daß die Haut sich in großen Fetzen abheben läßt, an den Oberschenkeln welk in Falten liegend. Schlaf ist gut. Auswurf besteht nicht, der Husten ist trocken. Appetit ist noch gut, ebenso die Verdauung. Breistühle.

21. 1. 13. **Befund:** Extrem abgemagertes Kind mit graublasser, in großen welken Falten liegender Haut. Am Hals, besonders rechts, große Drüsenpakete. Über den Lungen ist eine Dämpfung nicht festzustellen; zu hören sind massenhafte grobe trockene Geräusche. Ein eingehender Befund ist, da Kind kurz nach der Einlieferung starb, nicht erhoben worden.

Obduktionsprotokoll.

Leiche eines 1 jährigen Kindes von ca. 60 cm Länge, schlechtem Ernährungszustand, schlecht entwickelter Muskulatur und geringem Fettpolster. Hautfarbe grauweiß, wenig Totenflecke, keine Totenstarre.

Brustkorb wird im ganzen herausgenommen, um ihn gefrieren zu lassen, ebenso Leber, Milz, Magen und Duodenum.

Zwerchfellstand rechts oberer Rand der 5. Rippe, links unterer Rand der 5. Rippe.

Netz fettarm, der Serosaüberzug der Därme spiegelglatt, glänzend. Die Leber überragt den Rippenbogen um $1^1/_2$ Querfinger. Der Magen steht am Rippenbogen; im kleinen Becken 1 Teelöffel klarer Flüssigkeit. Im oberen Teil des Dünndarms findet sich ein quergestelltes, zu $^3/_4$ den Darm umgreifendes Geschwür mit wallartig erhabenem geröteten Rand, in den gelbe Knötchen eingelagert sind. Unmittelbar oberhalb der Ileozökalklappe 3 gleiche Geschwüre. Die Mesenterialdrüsen vergrößert. Die Nieren sind 6 cm lang, 3 cm breit, $1^1/_2$ cm dick. In beiden Nieren, vorwiegend in dem oberen Teil der rechten Niere, befinden sich gelbe käsige Knoten von Hanfkorngröße in Gruppen vereinigt in Rinde und Mark; im oberen Teil der rechten Niere reicht ein käsiger Herd von der Nierenoberfläche bis in die Papille. Harnleiter, Blase, Genitalien o. B.

Die Dura mater ist noch mit dem Schädeldach verwachsen. Die weichen Hirnhäute an der Basis zeigen etwas Ödem und an der Spitze des rechten Schläfenlappens kleinste gelbe Knötchen.

Allgemeine Drüsenphthise.

22jährige Frau. K.-N. 5218, 5219.

Klinische Diagnose: (Kein Krankenblatt.)

Hauptleiden: Drüsentuberkulose.

Todesursache: Doppelseitige Pleuritis. Chronische Herztamponade.

Pathologisch-anatomische Diagnose: Hochgradige verkäsende Tuberkulose aller Lymphdrüsen des Körpers mit besonderer Beteiligung der Drüsen des Halses und des Schultergürtels, der mediastinalen und bronchialen Drüsen, der Drüsen der Bauchhöhle und des Beckens. Relatives Freibleiben der Lymphdrüsen der Leistenbeuge und der rechten Achselhöhle. Chronisch miliare Phthise beider Lungen. Frische Pleuritis links mit Erguß. Alte Pleuritis rechts. Auffallend starker, nicht entzündlicher Erguß im Perikardialraum. Fettleber. Hymen fimbriatus. Bauchfelltuberkulose. Verkalkung der mesenterialen und portalen Lymphknoten. Großknotige Milztuberkulose. Solitäre tuberkulöse Geschwüre im Dünndarm. Mastdarmkatarrh. (Obduktionsprotokoll s. S. 204.)

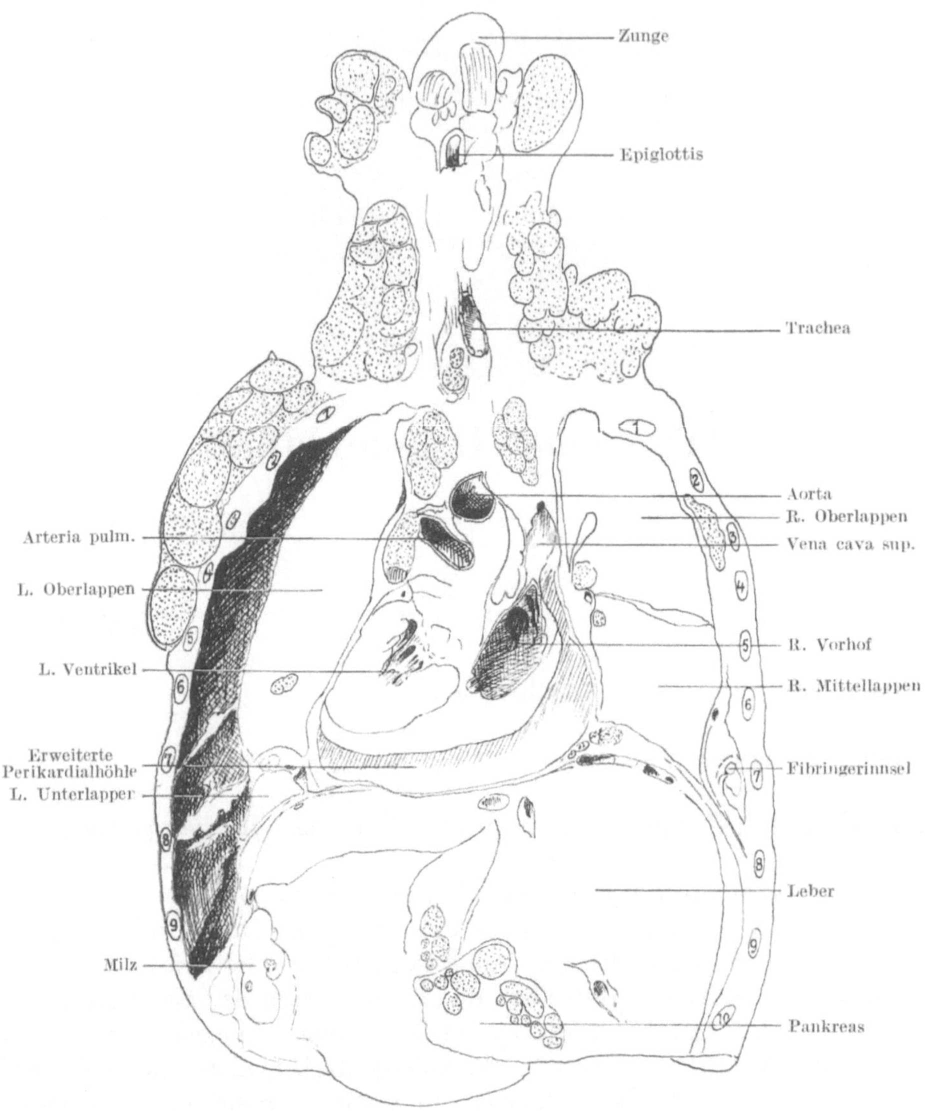

I. Schnitt. 1. Präparat. K.-N. 5218.

Das auf großem Transsudat schwimmende und nach vorn gedrängte Herz ist weit hinten mit Eröffnung des linken Ventrikels und rechten Vorhofes getroffen. Der Herzbeutel ist stark erweitert infolge von Verlegung der Lymphbahnen des Mediastinums. Die Unterkieferdrüsen, die zervikalen, clavikularen, axillaren, mediastinalen, portalen sowie die Zwerchfell-Lymphdrüsen sind völlig verkäst. Die rechte Lunge ist bis auf die untersten Abschnitte verwachsen, die linke Lunge durch frischen serösen Erguß nach medial und vorn gedrängt. Sie ist an der Spitze und am Zwerchfell verwachsen. Der linke komplementäre Raum ist breit entfaltet, der rechte trotz ebenfalls bestehenden kleineren Ergusses durch ältere Verwachsungen verödet. In beiden Lungen von der Spitze nach der Basis abnehmende Gruppen von phthisischen Knötchen. In der linken Lunge im unteren Teil des Oberlappens eine große verkäste intrapulmonale Lymphdrüse. Auch in der Milz großknotige Käseherde (verkäste Drüsen in der Skizze punktiert).

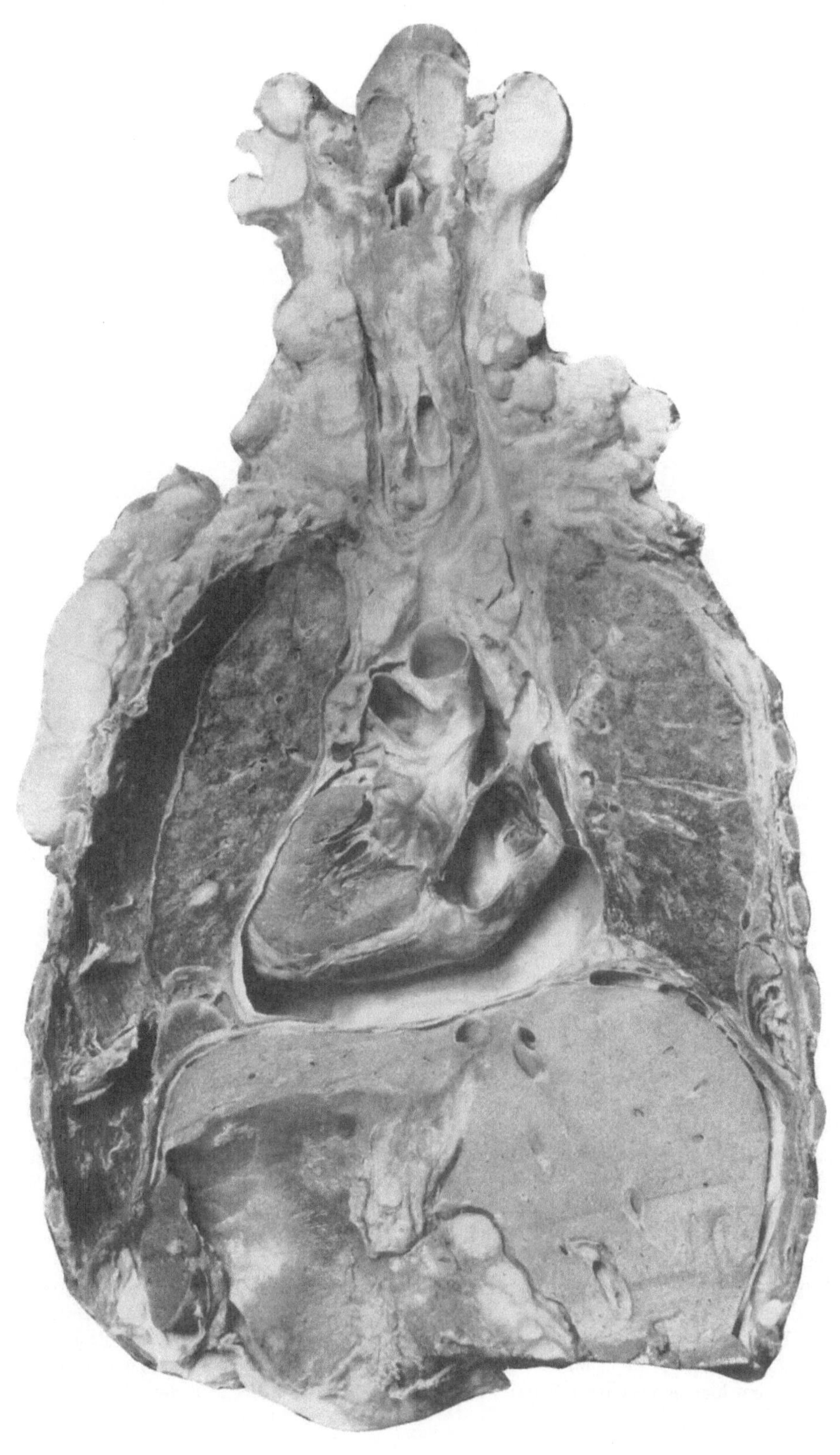

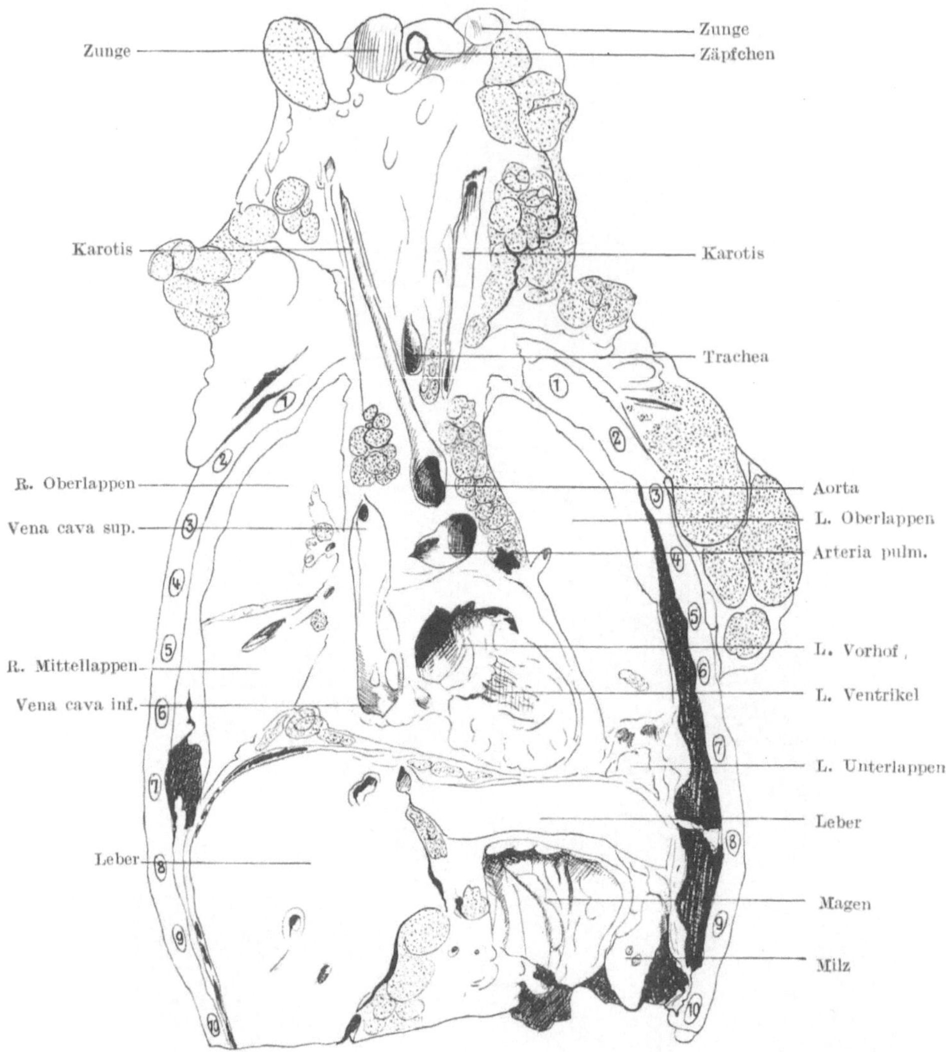

I. Schnitt. 2. Präparat. K.-N. 5219.

Das Herz ist in seinen hinteren Abschnitten, dem linken Vorhof und der Hinterwand des linken Ventrikels sowie in den Cavabahnen getroffen. Der Herzbeutel ist durch Transsudat erweitert. Die Lymphdrüsen um den Schlund, am Halse, der Schlüsselbeingruben und linksseitigen Achselhöhle, die mediastinalen, Zwerchfell- und Leberpfortenlymphdrüsen sind, z. T. in faustgroßen Paketen, völlig verkäst, stellenweise nekrotisch zerfallend. In beiden Lungen von der Spitze zur Basis an Zahl und Größe abnehmende phthisische Gruppenknötchen. Keine chronische oder ulzerierende Phthise. Im linken Oberlappen eine große verkäste intrapulmonale Drüse. Großknotige Milzphthise. Links besteht frische phthisische Pleuritis mit Erguß, Kompression des Unterlappens und Verbreiterung des komplementären Raumes. Rechts ist bei alten weitgehenden Verwachsungen und Verödung des komplementären Raumes über dem Zwerchfell ebenfalls noch ein kleiner frischerer Erguß vorhanden. (Verkäste Drüsen in der Skizze punktiert.)

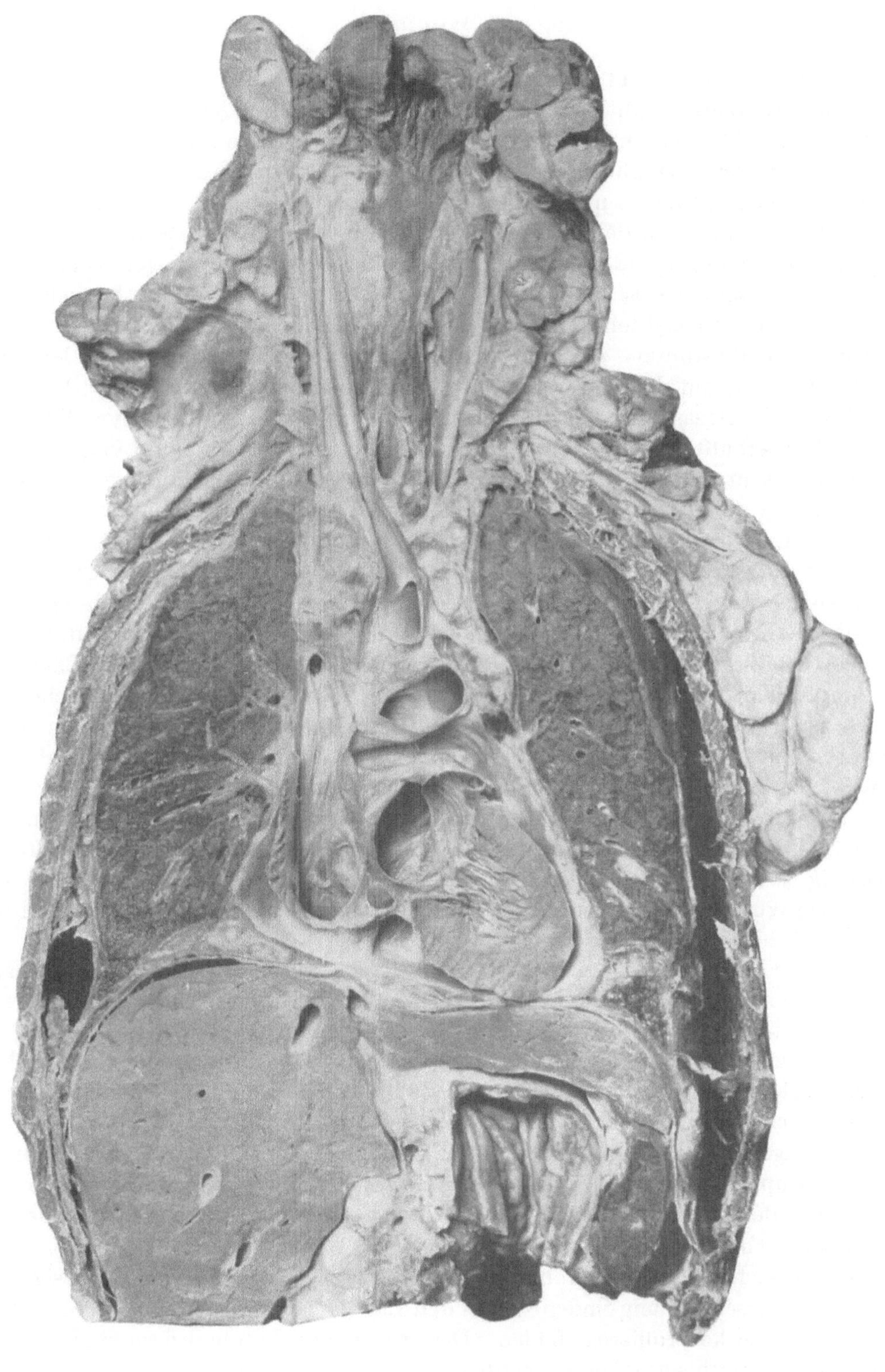

Epikrise.

Das anatomische Bild wird völlig beherrscht von der generalisierten, nach dem histologischen Befunde phthisischen Erkrankung fast aller Lymphdrüsen des Körpers, begleitet von phthisischen Entzündungen der serösen Häute mit Ausnahme des Herzbeutels. Von den Lymphdrüsen sind diejenigen der oberen Körperhälfte, und zwar die subkutan gelegenen am auffälligsten ergriffen. Sie sind, wohl ohne Ausnahme, völlig verkäst, bilden in der linken Achselhöhle faustgroße Pakete und zeigen stellenweise zentralen beginnenden Zerfall. Granulomatöse Veränderungen vom Charakter der Lymphogranulomatose sind, soweit die verschiedenen Gruppen untersucht wurden, auszuschließen. Nächstdem sind von der käsigen Erkrankung betroffen: die Lymphdrüsen des Mediastinums, weniger, wenn auch mitbeteiligt, die bronchialen Lymphdrüsen, dann die auf dem Zwerchfell liegenden, sowie die Drüsen an der Leberpforte, am Magen, Pankreas und Milz; miterkrankt, aber an Größe den Lymphdrüsen der oberen Körperhälfte nachstehend, sind auch die paravertebralen Lymphdrüsen des Bauchraumes und abwärts die Lymphdrüsen bis in die Leistenbeuge. Stärker vergrößert und verkäst sind wiederum die gesamten Drüsen des Mesenteriums und dem Dickdarm anhaftende Lymphdrüsen. Für den Bauchraum ist als besonders erwähnenswert noch festzustellen, daß von den mesenterialen Drüsen ein sehr großer Prozentsatz Verkalkungen zeigt, daß auch der Ileozökalgegend verkalkte Drüsen entsprechen und die Verkreidungen sich bis in die Drüsen zum Leberhilus hinziehen.

Von den serösen Häuten ist das Peritoneum der Bauchwand und Bauchorgane mit grauen Knötchen übersät, im Bereiche der Leber finden sich dabei schon ältere Verwachsungen zwischen Leber, Bauchwand und Därmen. Bei den Lungen bestehen rechterseits alte Verwachsungen in den oberen $^2/_3$ der Lunge, an der Lungenbasis und teilweise Verödung des komplementären Raumes. Links ist die Lunge an der Spitze und an der Basis durch ältere Verwachsungen fixiert, im übrigen besteht eine spezifisch-phthisische exsudative Pleuritis, und auch rechterseits ist neben der alten Verwachsung noch ein kleinerer frischer Erguß auf Grund rezidivierender phthisischer Pleuritis festzustellen. Das Perikard ist trotz bestehenden aber transsudativen Prozesses frei von phthisischen Veränderungen.

Was die Körperorgane betrifft, so ist in der Milz großknotige Phthise vorhanden, in den Nieren sind spärliche Knötchen verstreut, der Darm zeigt dagegen, abgesehen von der peritonealen Phthise, sowohl im oberen Dünndarm wie in der Mitte und etwas abwärts, weniger dagegen im Ileum und wieder etwas stärker an der Ileozökalklappe deutliche phthisische Geschwürsbildung, während im unteren Dickdarm ruhrartige Prozesse sich finden; die Geschlechtsorgane und Nebennieren sind unbeteiligt, dagegen zeigen die Lungen eine von den Spitzen nach der Basis zu abnehmende, meist in Gruppen stehende Aussaat phthisischer Knötchen, welche nach dem histologischen Bilde in ihrer Anordnung am meisten an lymphangitische chronische Miliartuberkulose erinnern.

Irgendwelche größeren chronischen Herdbildungen, Kavernen oder käsige Pneumonien mit Einschmelzung finden sich in den Lungen nicht, Kreide- oder Verkalkungsherde, soweit zu kontrollieren, fehlen. Die bronchialen Lymphdrüsen sind, besonders soweit sie den mediastinalen benachbart sind, von der Verkäsung mitergriffen, sie zeigen aber keine besondere Beteiligung, ja, in der unteren Lungenhälfte finden sich noch einzelne Drüsen, die fast als die einzigsten stellenweise frei sind von Verkäsung, aber allerdings Anthrakose zeigen.

Die vorher skizzierte Beteiligung der verschiedenen Körperorgane an den phthisischen Prozessen läßt im bezug auf den Werdegang der Erkrankung folgenden Weg vermuten. Die Infektion ist wahrscheinlich in massiger Form vom Darmtraktus in den Körper eingedrungen. Dafür sprechen nächst den etwas auffällig vorwiegend im Dünndarm lokalisierten phthisischen Geschwüren die sehr zahlreichen verkreideten Lymphdrüsen des Mesenteriums. Es sei dabei bemerkt, daß es sich auch in diesem Falle um eine, wahrscheinlich der Landbevölkerung entstammende, rumänisch sprechende Ungarin handelt, welche den Entbehrungen der Internierung ausgesetzt war. Nächst den Mesenterialdrüsen zeigen aber auch noch die längs der Pfortader aufsteigenden Lymphdrüsen bis zur Leberpforte zahlreiche alte Kreideherde und es fanden sich hier ältere peritoneale Strangbildungen in der gesamten rechten Oberbauchgegend, so daß die Verkreidungen tatsächlich im Lymphabflußgebiete des Darmes, und zwar nicht nur im Wurzelgebiet, sondern auch in den weiteren Abflußbahnen gefunden wurden. Demgegenüber finden sich an den Lungen nicht nur keine alten phthisischen Veränderungen, ferner keine Zerfallserscheinungen, welche die Geschwürsbildungen des Darmes auf enterogene Schluckinfektion zurückführen könnten, sondern auch die Bronchialdrüsen sind in keiner Weise dominierend, sondern eher nachhinkend an der Gesamterkrankung der Körperdrüsen beteiligt.

Diese systemartige, dem anatomischen Bilde nach subchronisch verlaufende, generalisierte Drüsenerkrankung scheint als vom Bauchraum aufsteigende endogene Reinfektion bzw. als allgemeine Propagation, vielleicht infolge der Unbilden der Internierung, am einfachsten erklärt. Die sekundäre Ausbreitung des Prozesses scheint fast ausschließlich auf dem Wege der Lymphbahnen erfolgt zu sein. Ich denke hierbei nicht nur an die Beteiligung aller Lymphdrüsen, sondern ebenso an das Mitbefallensein der serösen Häute, der Milz und ebenfalls der Lungen. Bei letzteren ist allerdings die Deutungsmöglichkeit die schwierigste. Wie schon erwähnt, entspricht das histologische Bild der Lungenherde, soweit bei den verschiedenen Stadien der Prozesse ein Urteil überhaupt noch zu fällen ist, dem Gesamteindruck nach einer Ausbreitung der phthisischen Knötchenaussaat auf den Lymphbahnen des Interstitiums, wobei die Beziehungen zu der phthisischen Pleuritis, welche ausgedehnter und älter zu sein scheint als die durchschnittlichen Lungenherdchen, sich vordrängen. Bei dem subchronischen produktiven Prozeß ist eine besonders starke Beteiligung der bronchialen Drüsen nicht zu erwarten und, wie beschrieben, auch nicht erfolgt. Auch für einen retrograden Transport von den Bronchialdrüsen aus spricht kein sicherer Anhalt. Für lymphangitische Ausbreitung dagegen möchte ich die mitten im Parenchym des Oberlappens gelegene isolierte bohnengroße verkäste Lymphdrüse mit verwerten.

Das unterschiedliche Befallensein der einzelnen Drüsengruppen und serösen Häute bedarf noch einer Erklärung. Der erste Infektionsstrom lief von den mesenterialen durch die portalen Lymphdrüsen; die alten Verwachsungen um die Leber und überhaupt in der rechten Oberbauchgegend deuten noch darauf hin im Gegensatz zu der frischeren allgemeinen Bauchfellphthise der übrigen Bauchhöhle. Vielleicht sind aber hiermit auch die älteren Verwachsungen der rechten Lunge und die Verödung des rechten komplementären Raumes in Zusammenhang zu bringen, während die frische Pleuritis der linken Seite und die rezidivierende der rechten Seite mit dem Zeitpunkt der Generalisation zusammenfallen. Die Nichtbeteiligung des Perikards wird durch die schnelle Verlegung der Lymphbahnen des Mediastinums, die auch die Ansammlung des Transsudates im Perikardialraum erläutert, am leichtesten erklärt. Ebenso möchte ich für die verhältnismäßig geringere Beteiligung der unteren Bauchraumdrüsen die alte ausgedehnte Verkreidung der mesenterialen Lymphknoten mit heranziehen. Die großen Käseknoten der Milz sind ebenfalls auf Lymphwegen metastasierte Herde; eine Propagierung der Prozesse auf dem Blutwege scheint daher völlig ausgeblieben zu sein oder doch nur eine untergeordnete Rolle zu spielen. Jedenfalls fehlt die Mitbeteiligung des Knochensystems, der Geschlechtsorgane, der Nebennieren und wahrscheinlich auch der Meningen.

Ob es sich bei dem vorliegenden Fall um einen Infekt mit dem Typus bovinus handelt, muß offen bleiben; die perlsuchtartige Erkrankung aller Drüsen und die mit größter Wahrscheinlichkeit vom Darmtraktus aus erfolgte Primärinfektion sprechen im gewissen Sinne dafür.

Krankenblatt.

Fehlt.

Obduktionsprotokoll.

Leiche einer Frau von 22 Jahren, Länge 1,67 m, zarter Knochenbau, schlecht entwickelte Muskulatur. Geringes Fettpolster. Auffallende Blässe der Haut. Ödeme der Unterschenkel und des Bauches. Am Halse fallen dicke Drüsenpakete auf, welche zu beiden Seiten des Halses sich befinden und das Gesicht entstellen. Ähnliche Drüsenpakete in beiden Achselhöhlen.

Die Leiche wird 24 Stunden nach dem Tode mit $7^1/_2$ l 25% Formalin injiziert. Obduktion 36 Stunden später.

In der Bauchhöhle rötliche Flüssigkeit, in der injizierten Leiche etwa 1 l messend. Die Därme sind, wie auch die Serosa der Bauchwand z. T. mit feinen grauen Knötchen bedeckt, in Gegend der Leber völlig verwachsen und verklebt. An einzelnen Stellen besonders am Dünndarm auch größere Knoten bis zu Haselnußgröße. Beim Heraustrennen des Darmes stößt man an der Ileozökalklappe auf verkalte Mesenterialdrüsen. Die Drüsen des Mesenteriums sind durchweg stark vergrößert und verkäst. Beim Aufschneiden der Mesenterialdrüsen zeigt sich, daß noch eine große Menge weiterer Drüsen völlig verkreidet sind. Die Blase ist leer. Auch in den Leistenbeugen bzw. nach innen davon in der Bauchhöhle längs der großen Gefäße Ketten verkäster Drüsen.

Im Mastdarm in den untersten Abschnitten Rötung und Schwellung der Schleimhaut, auch weiter aufwärts Schwellung und leichte zackige Substanzverluste. Schleimhaut der Blase o. B. An den großen Schamlippen Ödem. Von dem Hymen steht ein zackiger Saum, welcher zum Teil ziemlich längliche Zotten zeigt und an mehreren Stellen oberflächliche Schleimhautabschürfungen aufweist. Muttermund punktförmig. Uterus stark anteflektiert. Eierstöcke beiderseits ziemlich groß, mit wenig Narben. Die Baucheingeweide werden vorläufig nicht weiter seziert.

Beim Freipräparieren des Halses und der Achsel zeigt sich, daß entsprechend dem äußeren Bilde dicke Drüsenpakete den ganzen Unterkiefer einscheiden und ziemlich fest eingemauert zwischen Haut und Faszie sitzen. Sie reichen oben bis unter, hinter und vor das Ohr, sind auf der Schnittfläche größtenteils verkäst, z. T. von mehr derber Beschaffenheit. Weiter hinten umkreisen die Drüsen als faustdicke Pakete den gesamten Hals bis hinten an die Wirbelsäule. Die Drüsenpakete setzen sich in die Ober- und Unterschlüsselbeingruben und links in die Achselhöhle fort.

Der Brustkorb wird mit den Halsorganen im ganzen herausgenommen mitsamt den Drüsenpaketen, soweit sie ihm anhängen und benachbart sind.

Beide Nieren blaß, die linke größer als die rechte. Gewicht der linken 160 g, rechten 145 g, ganz vereinzelte spärliche graue Knötchen sind zu erkennen. Die periportalen und paravertebralen Lymphdrüsen sind auch mitergriffen, wenn auch nicht so stark wie die Halslymphdrüsen. Von den periportalen Lymphdrüsen sind eine ganze Reihe verkalkt.

Darm: sowohl im oberen Dünndarm wie in der Mitte und etwas abwärts, etwas weniger im Ileum, dann wieder an der Ileozökalklappe Geschwüre vom Charakter der Tuberkel-Geschwüre, den verkästen Tuberkeln auf der Serosa entsprechend. Die Leber ist sehr hell und fettreich. Das Pankreas o. B. Magen: Schleimhaut leicht gerötet.

Habitus asthenicus.

20jähriger Mann. K.-N. 4722.

Klinische Diagnose: Ruhr. Linksseitige Lungenentzündung. Linksseitige Rippenfellentzündung. (Krankenblatt s. S. 210.)

Hauptleiden: Ruhr.

Todesursache: Pneumonie, Pleuritis.

Pathologisch-anatomische Diagnose: Chronisch ulzerierende diphtherische Dickdarmruhr mit Beteiligung des untersten Ileums. Thrombose der linken Vena iliaca und femoralis bis an die Vena cava. Mäßiger Milztumor. Ausgesprochen asthenischer Brustkorb. Enteroptose der Baucheingeweide. Lobäre Pneumonie des linken Unterlappens. Fibrinöse Pleuritis der linken Lunge mit Erguß. Spitzenadhäsion links. Eigenartige Lungenfurche vor der linken Spitze, wahrscheinlich bedingt durch Druck der Arteria subclavia. Verbreiterung des linken komplementären Raums durch Abdrängung des Zwerchfells durch Erguß. Tropfenherz. Steilstellung der großen Herzschlagadern. (Obduktionsprotokoll s. S. 211.)

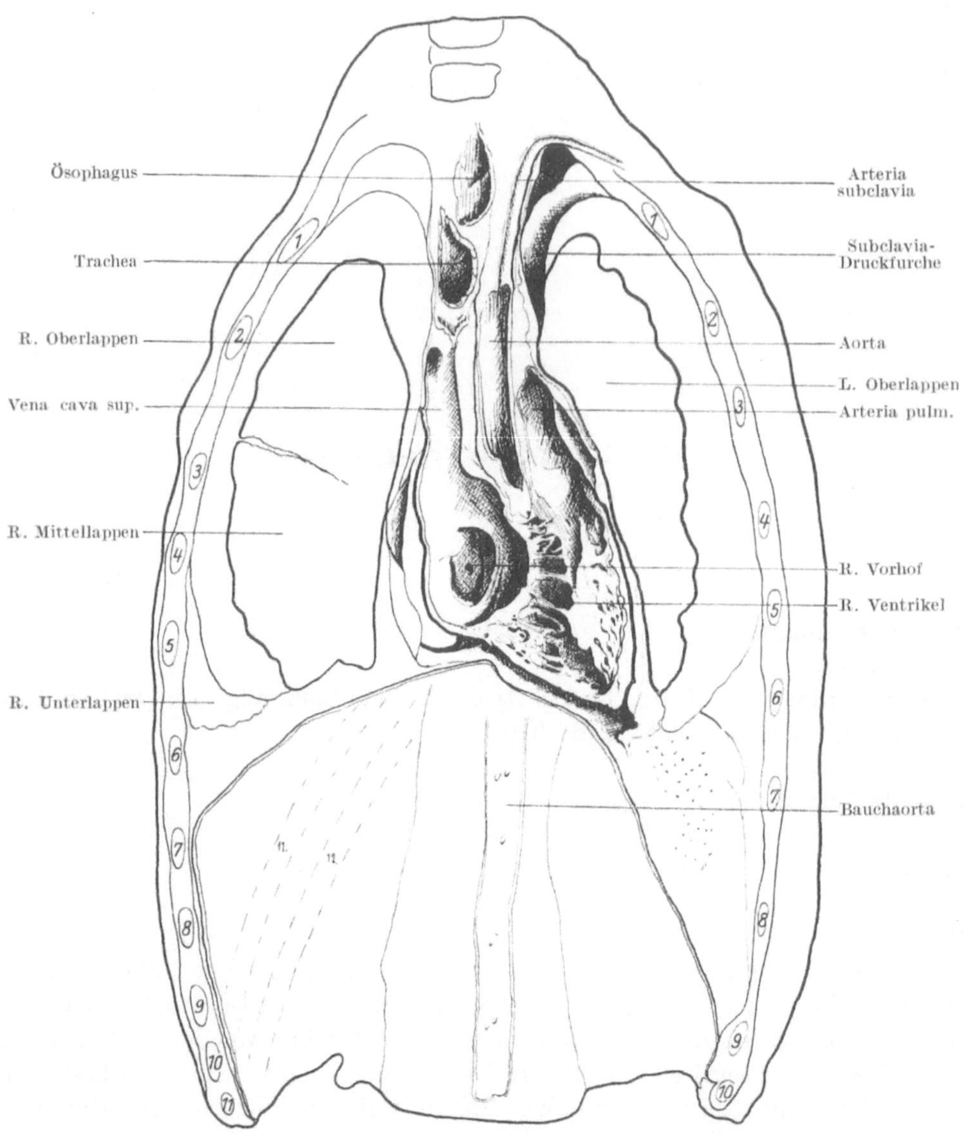

I. Schnitt. 2. Präparat. K.-N. 4722.

Der Schnitt trifft links nur den Oberlappen der Lunge, rechts sind Ober- und Mittellappen zu übersehen, letzterer in sehr großer Ausdehnung, was durch die besondere konstitutionelle Körperform bedingt ist. Linke Lunge und linke Zwerchfellhälfte sind mit ganz frischen netzförmigen Fibrinbelägen bedeckt. Das linke Zwerchfell und der untere Teil der linken Lunge sind nach medial und vorn durch Exsudat verschoben. In dem nicht sichtbaren linken Unterlappen pneumonische Infiltration. An der medialen Seite der linken Lungenspitze zieht eine Druckfurche nach oben, welche der linken Art. subclavia entspricht.

Lungen beiderseits sehr lang gezogen. Das Zwerchfell bildet beiderseits hohe Kuppeln mit sehr engen, aber langen komplementären Räumen. Median und steil gestelltes Tropfenherz mit tief stehender Spitze. Steilstieg der großen Herzschlagadern, lang ausgezogene Pulmonalis und Aorta, letztere in die linke Subklavia sich fortsetzend. Enge Bauchaorta. Schmaler, langer Thorax. Steiler Rippenverlauf (in der Skizze für 11. und 12. rechte Rippe angedeutet).

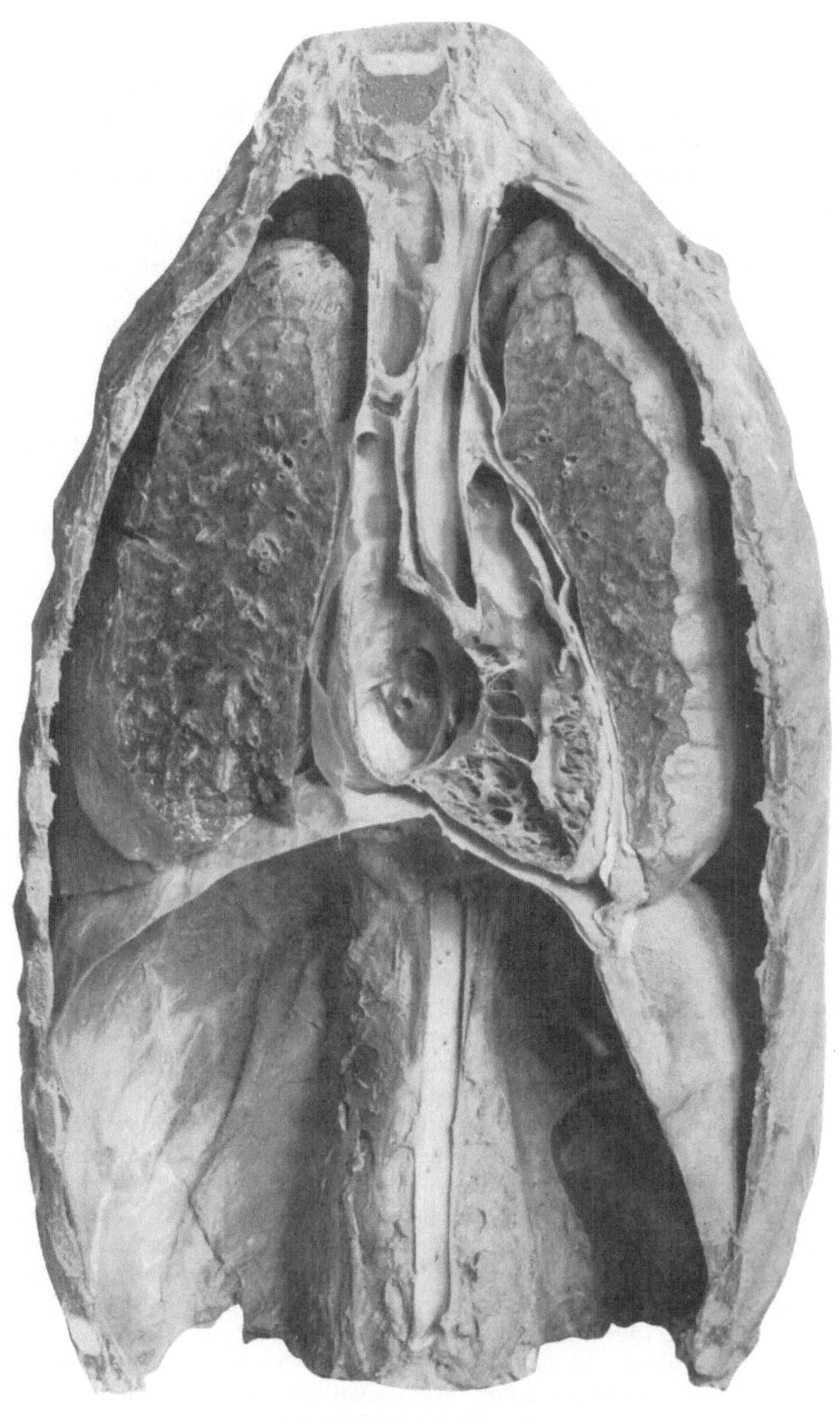

Epikrise.

Der Thorax stammt von einem 20 jährigen jungen Manne, dessen Körperbau vielfache Symptome aufwies, wie sie unter dem Namen Habitus asthenicus oder auch, weniger treffend, Habitus phthisicus zusammengefaßt werden. Im Obduktionsprotokoll sind die Größe mit 172 cm, graziler Körperbau, welke dürftige Muskulatur und langer Thorax besonders erwähnt worden.

Es besteht aber keine besondere Enge der oberen Thoraxapertur, wenn auch die 1. Rippe beiderseits einen ganz leichten Eindruck im Spitzengebiet der Lungen bedingt. Soweit die Übersicht auf der Schnittfläche und Einschnitte an den Lungen in den hinteren Abschnitten ergeben, bestehen keine sicheren phthisischen Veränderungen in denselben, sofern nicht kleine Narben übersehen sind. Eine Röntgenaufnahme liegt nicht vor.

Charakteristisch für den Habitus asthenicus sind die langgezogenen Verhältnisse aller Organe. Der Thorax zeigt die lange schmale Konfiguration mit steiler gestreckt verlaufender Wirbelsäule, welche nur im obersten Brustteil nach vorn gebeugt ist, und mit steil schräg abwärts strebenden Rippen. Die Länge des Thorax ist jedoch vorwiegend nur auf die gesenkte Lage der Rippen zurückzuführen. Die Brustwirbelsäule selbst dagegen beteiligt sich an der Verlängerung des Brustkorbes nur relativ wenig, wogegen die Lendenwirbelsäule verhältnismäßig lang ist, gleichsam als wenn sie den gesenkten Rippen Raum schaffen müßte, damit diese nicht an den Darmbeinkamm stoßen, welchem sie trotzdem bis auf Fingerbreite sich nähern können. Entsprechend sind auch die Lungen voluminöse, aber verhältnismäßig schmale Kegel, bei denen die Lappengrenzfurchen ebenfalls steil schräg abwärts verlaufen.

Das zeigt sich besonders auch am rechten Mittellappen, welcher für gewöhnlich in Schnitten gleicher Tiefe nur ein verhältnismäßig schmales Band unter dem Oberlappen bildet. Beim Habitus asthenicus aber hängt der Mittellappen als breiter Keil schräg von oben außen nach innen unten herab, da besonders die Furche zwischen ihm und Unterlappen sehr steil ansteigt und weil infolge von verhältnismäßig geringer Tiefe des Brustkorbes die Furchen des Mittellappens nicht sehr weit nach hinten reichen.

An der Länge bzw. Verlängerung der Lungen sind vor allem die unteren Hälften vom Hilus abwärts beteiligt, da die oberen Thoraxabschnitte eher eng und zugespitzt erscheinen, dagegen die unteren Abschnitte durch die Senkung von Brustbein und Rippenverlaufsebenen relativ und absolut ausgezogen sind.

Der Form der Lungen entspricht ein ebensolang ausgezogenes Zwerchfell, welches hohe enge Kuppeln bildet mit riesigen komplementären Räumen, die aber durch dichtes Anschmiegen der Zwerchfellblätter an die Brustwand für gewöhnlich nicht so auffallen, dagegen bei Pleuraergüssen zur Geltung kommen und sehr hohe Dämpfungen bedingen müssen. Man hat unwillkürlich den Eindruck, daß die sich senkenden Rippen das Zwerchfell an den kostalen Ansätzen mit herabziehen, während die Pars tendinea an der Wirbelsäule und an dem für die Körpergröße zu kleinen Herzen festgehalten wird. Entsprechend der Ausziehung ist das gesamte Zwerchfell daher sehr wenig muskelstark und die Pars tendinea ist ungewöhnlich groß, so daß sie nicht wie sonst ungefähr mit der Zwerchfellfläche des Herzbeutels sich deckt, sondern den, allerdings beim Astheniker relativ kleinen, Herzbeutelboden bis zu Handbreite, vor allem nach der rechten Seite, überragen kann. Wenn man sich vom anatomischen Standpunkt aus klar zu machen versucht, wie die Zwerchfellbewegungen in solchem Falle vor sich gehen müßten, wäre zu sagen, daß infolge der weitgehend sehnigen Beschaffenheit der Zwerchfellkuppen die inspiratorische Abflachung und das Tiefertreten des Zwerchfells nur relativ unergiebig sein kann, daß dagegen das Zwerchfell bei der Inspiration sich konzentrisch von der Brustwand fort nach dem Bauchinnern zu bewegen müßte und daß die Verschiebung der Lungenränder in die komplementären Räume in großem Ausmaß vor sich geht. Es würde also mehr ein Strecken der an und für sich schon sehr steilen Zwerchfellkuppeln als wie ein richtiges ergiebiges Herabsteigen des Zwerchfells zu erwarten sein.

In einem gewissen Mißverhältnis zu den allgemeinen Größenverhältnissen steht das Herz und Gefäßsystem. Obwohl gerade das rechte Herz, welches auf der Tafel im Schnitt eröffnet ist, durch Speckhautgerinnsel massig gefüllt war und durch die Formolinjektion vom Venengebiet aus und durch Vorschieben von Blutgerinnseln eher noch gedehnt wurde, ist das Herz für den großen Thorax als klein zu bezeichnen. Es ist sehr steil gestellt und läßt die Herzspitze, die tropfenförmig scharf ist, tief herabhängen. An diesem Tiefstand der Herzspitze ist allerdings der linksseitige Pleuraerguß mitbeteiligt, aber er fällt nicht so ins Gewicht wie bei Individuen anderer Konstitution, weil die besonders großen komplementären Räume des Habitus asthenicus die Hauptmasse des Exsudats in den großen Zwerchfellnischen unterhalb des Herzniveaus unterbringen können. Daher ist auch die Gesamtverlagerung des Herzens nach rechts kaum angedeutet, sondern das Herz ist mit seinem größten Anteile links von der Mittellinie der Wirbelsäule geblieben. Wie dabei gleich erwähnt sein soll, ist aus demselben Grunde auch die Verdrängung der linken Lunge nach rechts nur eine relativ geringe, obwohl die Lunge nicht verwachsen ist. Allerdings ist sie, wie am Präparat (nicht an der Abbildung) zu sehen, stark nach vorn gedrängt, so daß sie nach hinten umfaßt werden kann. Das freie Exsudat muß beim Habitus asthenicus sich in seiner Einstellung ebenfalls den schmalen Thoraxverhältnissen anpassen, und ein besonders gut ausgeprägtes Garlanddreieck würde bei der klinischen Untersuchung zu erwarten sein.

Das Herz in seinem schlanken, tropfenförmigen Bau zeigt in allen Bahnen steile Kurven. Die auf der Tafel zu überblickende Einflußbahn des rechten Ventrikels biegt spitzwinklig in die Ausflußbahn des Konus der Art. pulmonalis ab. Letztere, wie die Aorta, sind auffallend lang gedehnt und verhältnismäßig eng. Man hat den Eindruck, als wenn sie durch schnelles Wachsen der Wirbelsäule, bei Fixation des Herzens am Zwerchfell und den Hals-Armarterien, geradezu in die Länge gezogen wären. Die nach rechts gerichtete Ausbiegung der Aorta ist hier überhaupt nur angedeutet, die Kurvenkrümmung nach hinten im Arkus dafür sehr scharf. Ähnliches gilt von der Pulmonalis, die bei zunächst gestrecktem Verlauf sehr unvermittelt nach links und rechts in scharfem Winkel in die Lungen abbiegt. Weiter ist die Enge der Bauchaorta besonders auffallend. Abgesehen von dem im Verhältnis zu den Körperabmessungen zu kleinen (aber deshalb nicht leistungsunfähigen) Herzen kommen daher mehr ungünstigere Strömungsverhältnisse im Herz- und Gefäßsystem für den Habitus asthenicus in Frage, die u. a. für die Pleura costalis besonders Geltung haben und indirekt, wie in diesem Falle, für die fälschlich sog. „primäre“ Pleuritis mit in Betracht zu ziehen sind.

Auf die direket Fortsetzung der Aortenbahn in die Arteria subclavia sinistra ist schon hingewiesen. Letztere schneidet sich beim Habitus asthenicus förmlich in die mediale linke Lungenkuppe ein und hinterläßt die auf der Tafel sichtbare Druckfurche.

Die Pleuritis der linken Lunge ist frisch. Klinisch lagen die ersten Symptome derselben 3—$3^1/_2$ Wochen vor dem Tode. In den letzten 8 Tagen scheint sich unter plötzlichem Fieberanstieg in dem durch Exsudat komprimierten Unterlappen eine hypostatische Pneumonie entwickelt zu haben, die als unmittelbare Todesursache bei dem schwer Ruhrkranken anzusehen wäre.

Für die Beurteilung des Habitus asthenicus ist noch auf einige, den Bauchsitus betreffende Angaben des Obduktionsprotokolls hinzuweisen. Das Mesokolon war auffallend lang und breit, das Querkolon entsprechend tief bis ins Becken gelagert. Dagegen war die Leber nicht tiefstehend, sondern wurde im Gegenteil ganz in der großen Zwerchfellnische hinter dem weitherabreichenden rechten Rippenbogen verborgen.

Krankenblatt.

M., 20 Jahre alt (von Beruf Bäcker).

30. 9. Vorgeschichte: Patient gibt an, mit 8 Jahren Gelbsucht gehabt zu haben. Seit Juni Durchfall, hin und wieder Blut im Stuhl. Am 29. 8. Ohnmachtsanfall, Leibschmerzen, Kopfschmerzen, Schwindel.

Befund: Kräftig gebaut, entsprechend genährt. Aufnahmetemperatur 37,5, Puls 70. Herz und Lungen o. B. Leib weich, nicht druckempfindlich. Milz o B., keine Roseolen. Zunge etwas belegt. Stuhl dünnflüssig.

Diagnose: Ruhr.

Behandlung: Kalomel, Bismuth, Bolus.

3. 10. Verlauf: Starker Rückgang der Kräfte bei immer noch reichlichen schwächenden, dünnen, blutig schleimigen Entleerungen.

8. 10. Starke Abmagerung, fühlt sich sehr matt. Appetit hat sich sehr gebessert. Zunge noch belegt. Stuhlgänge weniger häufig, enthalten nicht mehr soviel Blut, aber noch Schleim.

11. 10. Befinden unverändert. Noch ziemlich zahlreiche dünne Entleerungen mit Schleimbeimengung. Appetit sehr mäßig.

Aufgenommen 13. 10. Brankovenesti.

14. 10. Befund: Ernährungszustand schlecht, Haut und sichtbare Schleimhäute gut durchblutet. Patient ist sehr abgemagert; kein Fieber, Zunge feucht, Leib eingezogen, Magengegend druckempfindlich, ebenso S-förmige Krümmung und Ileozökalgegend. Kein Milztumor. Stühle dünnflüssig, bräunlich-gelb. Innere Organe o. B. Stuhluntersuchung. Tannalbin, Bismuth subnitric., Opium, strenge Diät. Die zahlreichen wässerigen Stühle lassen nicht nach. Zunehmende Kachexie.

16. 10. Sehr zahlreiche dünnflüssige Stühle mit Blut und Schleim. Verfallenes Aussehen, kleiner weicher Puls. Dickdarm im ganzen Verlauf stark durckempfindlich. Tenesmus.

26. 10. In der letzten Zeit 7—8 dünn- bis dickbreiige Stühle; fast bei jedem reichliche Schleim- und geringe Blutbeimengungen.

7. 11. 6—8 dickbreiige Stühle; Schleimbeimengung seltener. Allgemeinbefinden gebessert. Leib in der Gegend des absteigenden Dickdarms druckempfindlich.

9. 11. Nach Diätfehler 15—16 dünnflüssige Stünle mit reichlich Blut und Schleim.

12. 11. Kopfschmerzen, Fieberanstieg, schlechtes Aussehen; kleiner weicher Puls. Rizinus.

24. 11. 5—6 dickbreiige Stühle; in denen häufig sehr reichlich Schleim und geringe Mengen Blut.

2. 12. Stühle unverändert. Zunge trocken. Absteigender Dickdarm durckempfindlich. Haut trocken und fahl, Aussehen schlecht; Puls kräftig, regelmäßig.

13. 12. Stühle unverändert, blutig-schleimig. Zunehmender Verfall der Körperkräfte. Trockene Haut, heisere Stimme. In der linken Axillarlinie Reibegeräusche.

28. 12. Die Ruhrerscheinungen bestehen unverändert fort. Patient ist hochgradig geschwächt, läßt unter sich.

1. 1. 18. Temperaturanstieg bis 39,4°. Links vorne oben Knisterrasseln und Reibegeräusche in der vorderen linken Axillarlinie. Links hinten unten Dämpfung mit abgeschwächtem Atemgeräusch und unverändertem Stimmzittern. Probepunktion: ganz leicht getrübte helle Flüssigkeit.

8. 1. Der körperliche Verfall schreitet unaufhaltsam weiter. Unwillkürlicher Stuhlabgang auch mit Schleim und schwarz gefärbten Massen. Zunehmende Herzschwäche mit, trotz Digipuratum und Koffein, stark erhöhter Pulsfrequenz.

9. 1. Infolge zunehmender Herzschwäche Exitus.

Obduktionsprotokoll.

Leiche eines 1,72 m großen, stark abgemagerten Mannes von grazilem Körperbau, sehr welker Muskulatur und fast geschwundenem Fettpolster. Haut außerordentlich trocken, schilfernd. Leichte Ödeme am linken Unterschenkel. Sehr langer phthisischer Brustkorb; feine Hautblutungen an der Vorderfläche des Brustkorbes, untere Hälfte. Der linke 5. Finger fehlt völlig. Man sieht auf der Kuppe des 5. Mittelhandknochens eine alte reaktionslose Narbe.

Die Leiche wird 6 Stunden nach dem Tode mit 7 l 20% Formalin injiziert, Sektion 24 Stunden später, zur Herausnahme des Brustkorbes im ganzen. Nach Eröffnung der Bauchhöhle zeigen sich die Dünndärme zum großen Teile von dem außerordentlich fettarmen Netz bedeckt. Das Mesokolon ist sehr lang, über handbreit, das Querkolon liegt sehr tief in Höhe der Spinae. Wurmfortsatz frei. Leber überragt den Rippenbogen nicht, ist nur in der sehr spitzen Inzisur z. T. zu sehen. Die Mesenteriallymphdrüsen sind durchweg vergrößert und von rötlicher Färbung. Auf der Schnittfläche zeigen sie nur markige Beschaffenheit, keine Knötchen. Die Milz ist ziemlich groß und zeigt auf der Schnittfläche deutliche Lymphknötchen, deutliches Stroma und nur relativ vermehrte Pulpa; sie wiegt 220 g. Der ganze Darm ist vom Zwölffingerdarm abwärts gerötet, weiter nach dem Ileum zu tritt die Rötung nur in einzelnen und dann mehr zusammengezogenen Abständen auf, wird aber lebhafter, je weiter man nach dem Dickdarm kommt. Am untersten Ileum wechseln Strecken kontrahierten Darmes, der dann lebhaft gerötet ist, mit Strecken unkontrahierten blassen Darmes ab.

Der unterste Abschnitt des Ileums zeigt sehr lebhafte Rötung und kleienförmigen Belag. Am Dickdarm beginnt dann eine schwere chronisch-diphtherische, nicht besonders stark ulzerierende Ruhr. Weiter abwärts wird die Ruhr mehr ulzerierend, aber in Gestalt großer Schleimhautdefekte, in welchen hypertrophische Schleimhautinseln stehengeblieben sind. Die linke Vena femoralis ist vom Abgang der Profunda aufwärts bis zur Teilungsstelle in die Vena cava durch einen älteren Thrombus verschlossen.

Auf einem Flachschnitt durch den Brustkorb, welcher die Lungen in den vorderen Abschnitten, das Herz im rechten Vorhof und Ventrikel eröffnet, sieht man, daß die linke Lunge eine fast durchweg getrübte Pleura mit speckigen Belägen aufweist. Die linke Lunge ist im Gegensatz zur rechten, welche den Rippen ziemlich gut angelagert ist, durch einen (bei der Sektion ausgeflossenen) Erguß gegen die Lungenwurzeln zu gedrängt mit Ausnahme der Spitze, welche durch ältere Stränge fixiert ist. Man sieht weiter, daß das Zwerchfell rechterseits im Bereiche des komplementären Raumes auf dem Durchschnitt in Höhe der 7., 8. und 9. Rippe dem Thorax gut anliegt, während linkerseits der komplementäre Raum sehr viel breiter ist und das Zwerchfell bis zur 9. Rippe herab vom Thorax abgedrängt und ebenso wie die Pleura am übrigen Thorax mit Fibringerinnseln und kleinen speckigen Belägen bedeckt ist. Beim Herauswälzen der linken Lunge und Einschneiden in die beiden Lappen zeigt sich, daß der linke Unterlappen stark komprimiert und lobär pneumonisch infiltriert ist, während der Oberlappen sich als im ganzen frei erweist. Auch die rechte Lunge, welche etwas gebläht ist, zeigt keine wesentliche Veränderung. Zu bemerken ist noch, daß vorn an der linken Lungenspitze sich eine ausgesprochene Furche oberhalb des Verlaufes der 1. Rippe nachweisen läßt, welche nach dem Präparat höchstwahrscheinlich dem Verlaufe der Arteria subclavia entspricht. Verdickungen der Pleura im Bereich dieser Furche sind nicht sicher nachzuweisen. Herz: Tropfenherz, sehr steil gestellt, die arteriellen Gefäße ziemlich langgezogen und mehr spitzwinklig sich kreuzend.

Bronchialkrebs.

72jähriger Mann. K.-N. 6479—6481.

Klinische Diagnose: Kachexie. (Krankenblatt s. S. 226.)

Hauptleiden: Bronchialkrebs.

Todesursache: Herztamponade durch Stauung der Perikardialflüssigkeit. Tumorkachexie.

Pathologisch-anatomische Diagnose: Ca des Hauptbronchus der linken Lunge mit Übergreifen auf das hintere und vordere Mediastinum und auf die Herzbasis. Metastasen in den Bifurkationslymphdrüsen, in der Muskulatur des linken Ventrikels, in der Leber und um den Anfangsteil des Duodenums. Großes Kavernom der Leber; isoliertes Hydroperikard infolge Verlegung der Lymphbahnen. Hypertrophie des rechten und linken Ventrikels. Starke Rigidität der mittleren Arterien. Völliger Kollaps der linken Lunge. Bronchiektasie derselben. Fibrinös-eitrige Tracheobronchitis. Kompression des linken Hauptbronchus und der großen linksseitigen Lungengefäße. Schwartige Pleuraverwachsungen links. Obliteration der rechten Pleurahöhle. Blähung der rechten Lunge. Braune Milz. Lipoidarme Nebennieren. Arteriosklerotische Schrumpfnieren leichten Grades. Allgemeine Kachexie. (Obduktionsprotokoll s. S. 226.)

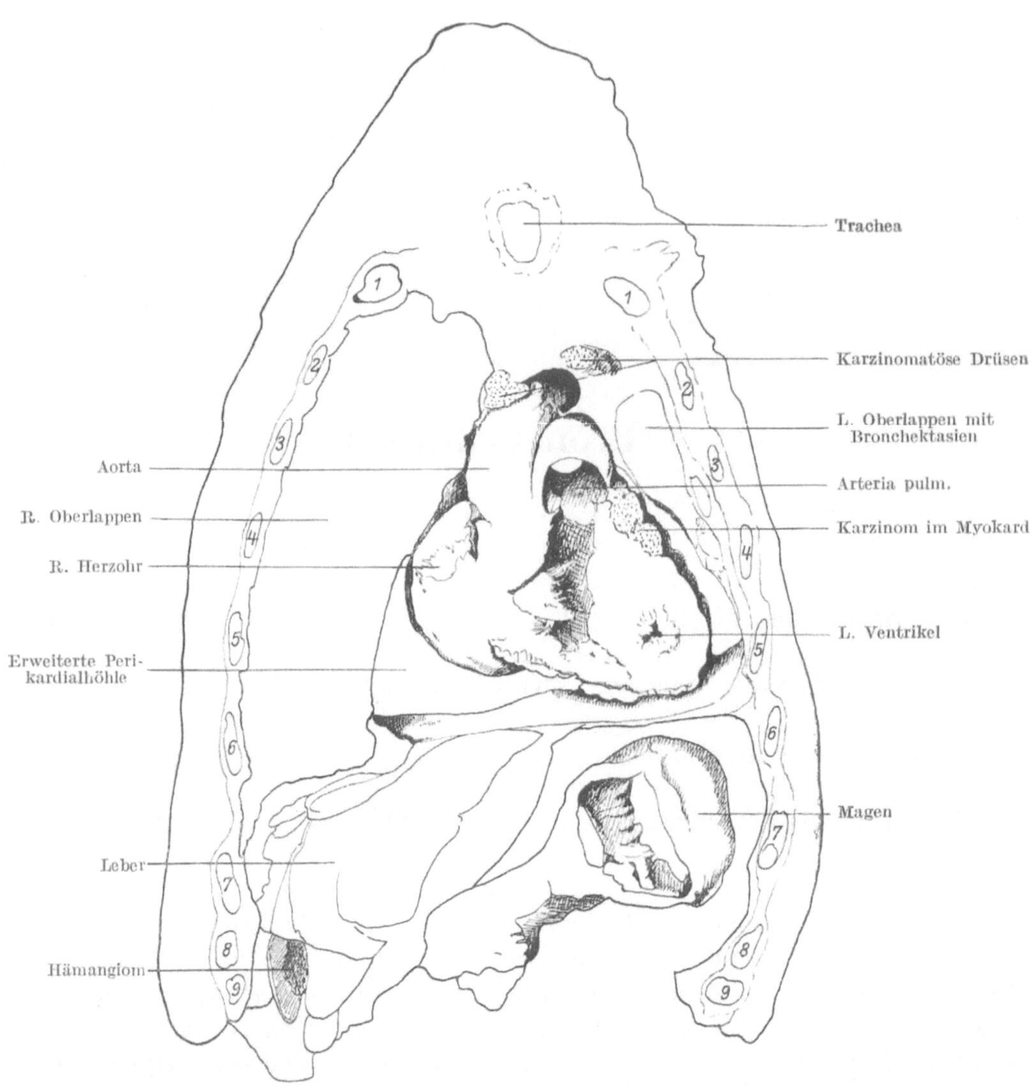

I. Schnitt. 2. Präparat. K.-N. 6479.

Das Herz ist im hypertrophischen rechten Ventrikel getroffen. Linker Ventrikel und Herzohr sind eben eröffnet. Das senil veränderte Herz schwimmt in erweiterter Perikardialhöhle, deren Lymphbahnen durch Karzinomwucherung verlegt sind. An der Basis des linken Ventrikels unterhalb der Art. pulmonalis sind die örtlichen Ausläufer des Bronchialkrebses, welche in die Muskulatur eindringen, zu sehen. An der Umschlagstelle des Perikards an der Aorta zwei krebsig infiltrierte Drüsen. Die linke Lunge ist durch Bronchialverengerung kollabiert, stark geschrumpft, daher nur eben angeschnitten, während die rechte Lunge schon in großer Ausdehnung getroffen ist. In der Schnittfläche der linken, stark anthrakotischen Lunge sieht man erweiterte, mit fibrinösem Exsudat gefüllte Brochiallumina. Die derbe Pleuraschwiele enthält nur zum Teil in den Lymphbahnen wuchernden Krebs. Hochstand des linken Zwerchfells. Verödung des linksseitigen komplementären Raumes. Schrumpfung der linken Brustwand mit Verdrehung der Rippen, besonders der 4., 5. und 6. Rippe. Großes Kavernom der Leber oberhalb der Gallenblase. (Karzinomatöse Veränderungen in der Skizze punktiert.)

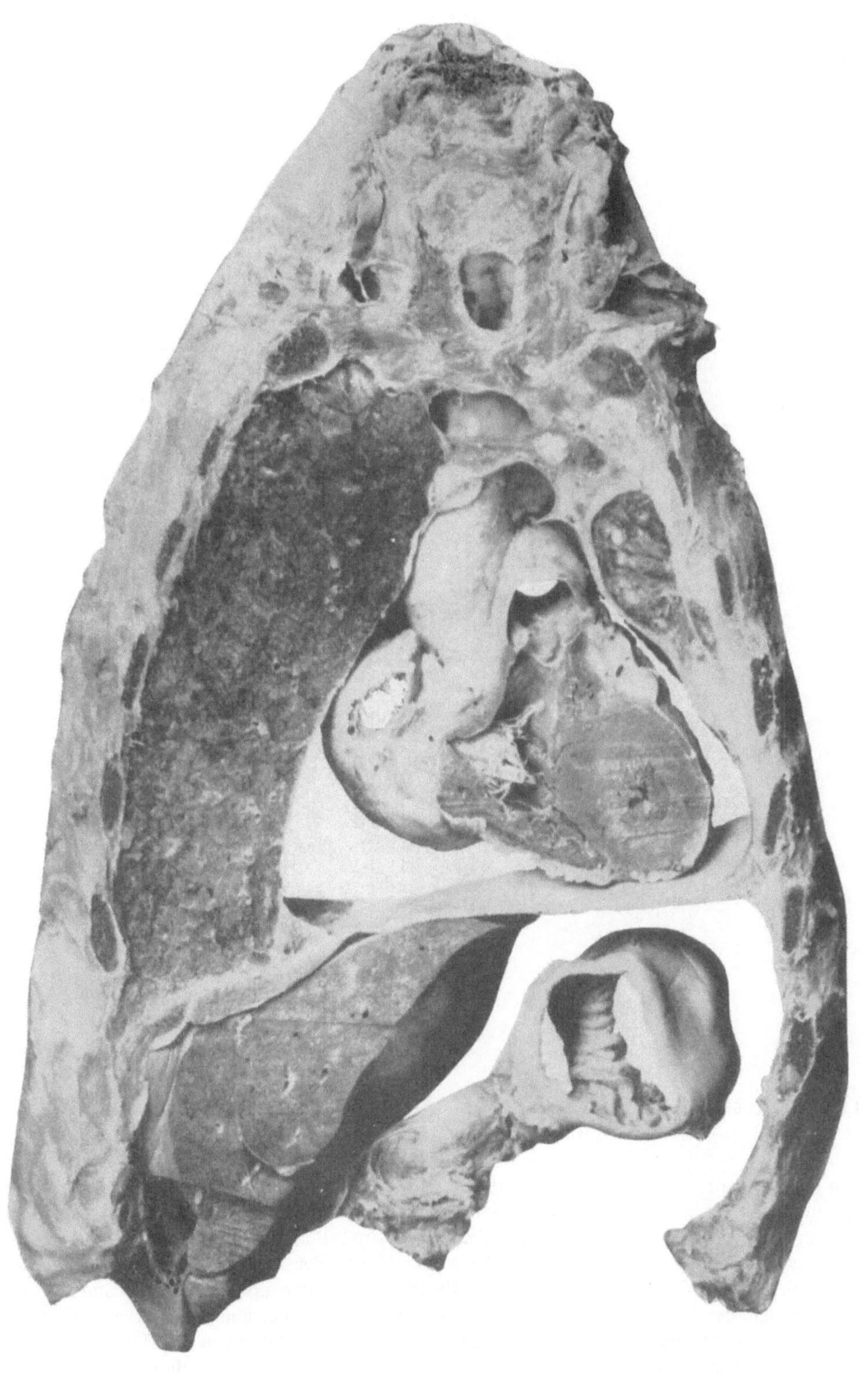

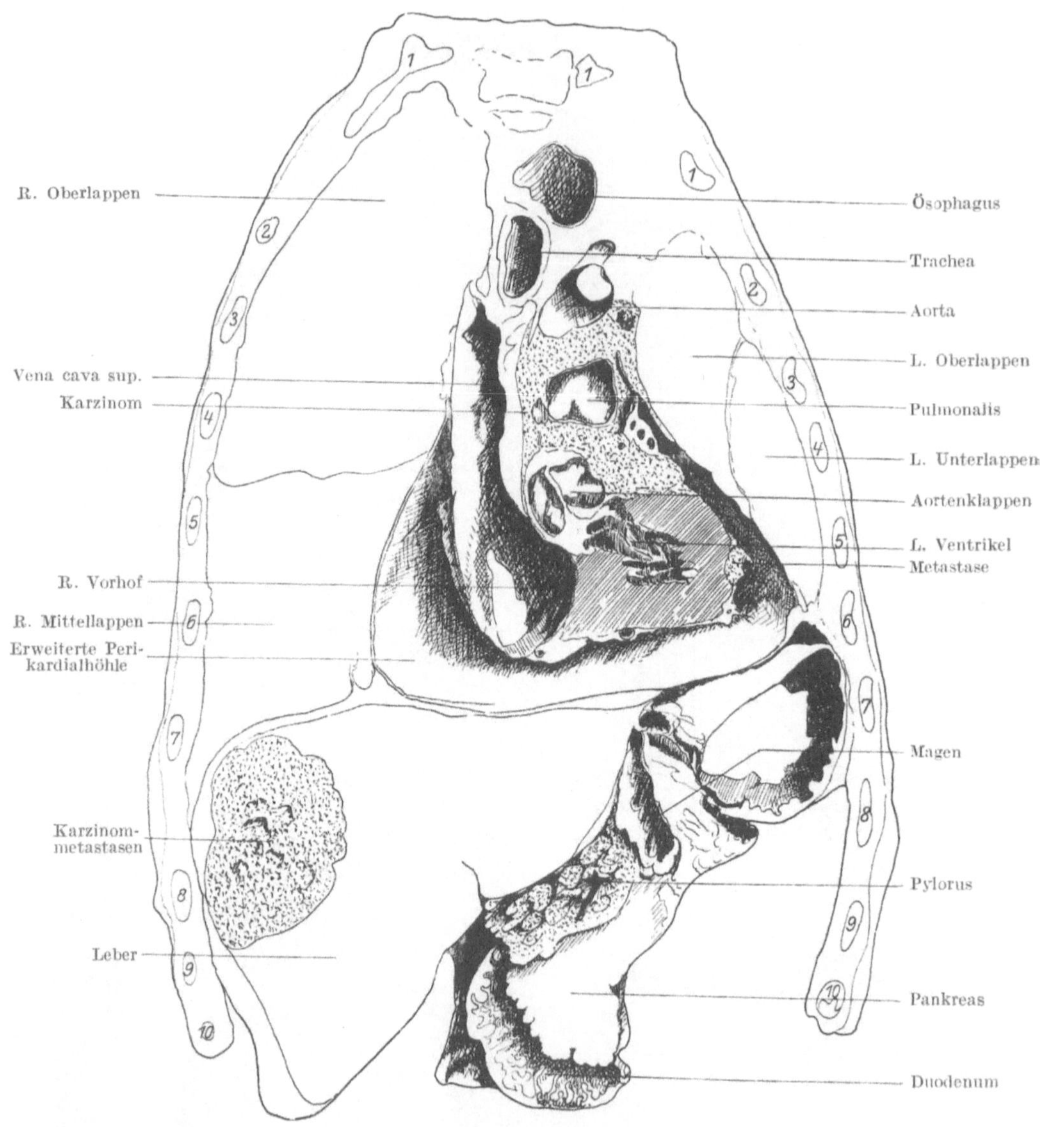

II. Schnitt. 3. Präparat. K.-N. 6480.

Das Herz ist im rechten Vorhof und in der Ausflußbahn des linken Ventrikels getroffen. Der Perikardialraum ist stark erweitert. Der Bronchialkrebs ist von hinten her zwischen die großen Herzgefäße gewuchert und breitet sich zwischen Aorta, Vena cava sup., Pulmonalis und an der Basis des linken Ventrikels aus, dessen Muskulatur durchwachsen ist. Nahe der Herzspitze eine isolierte Metastase. Örtliches Weiterkriechen des Karzinoms in die Pleuraschwiele der linken Lunge. Starke Anthrakose und Bronchektasie der linken Lunge, Kollaps und Karnifikation derselben, besonders im Unterlappen. Erweiterung des Ösophagus infolge Druckes des Karzinoms auf denselben in Höhe der Bifurkation. Große Lebermetastase. Infiltrierende Metastase um den Magenausgang. (Karzinomatöse Veränderungen in der Skizze punktiert.)

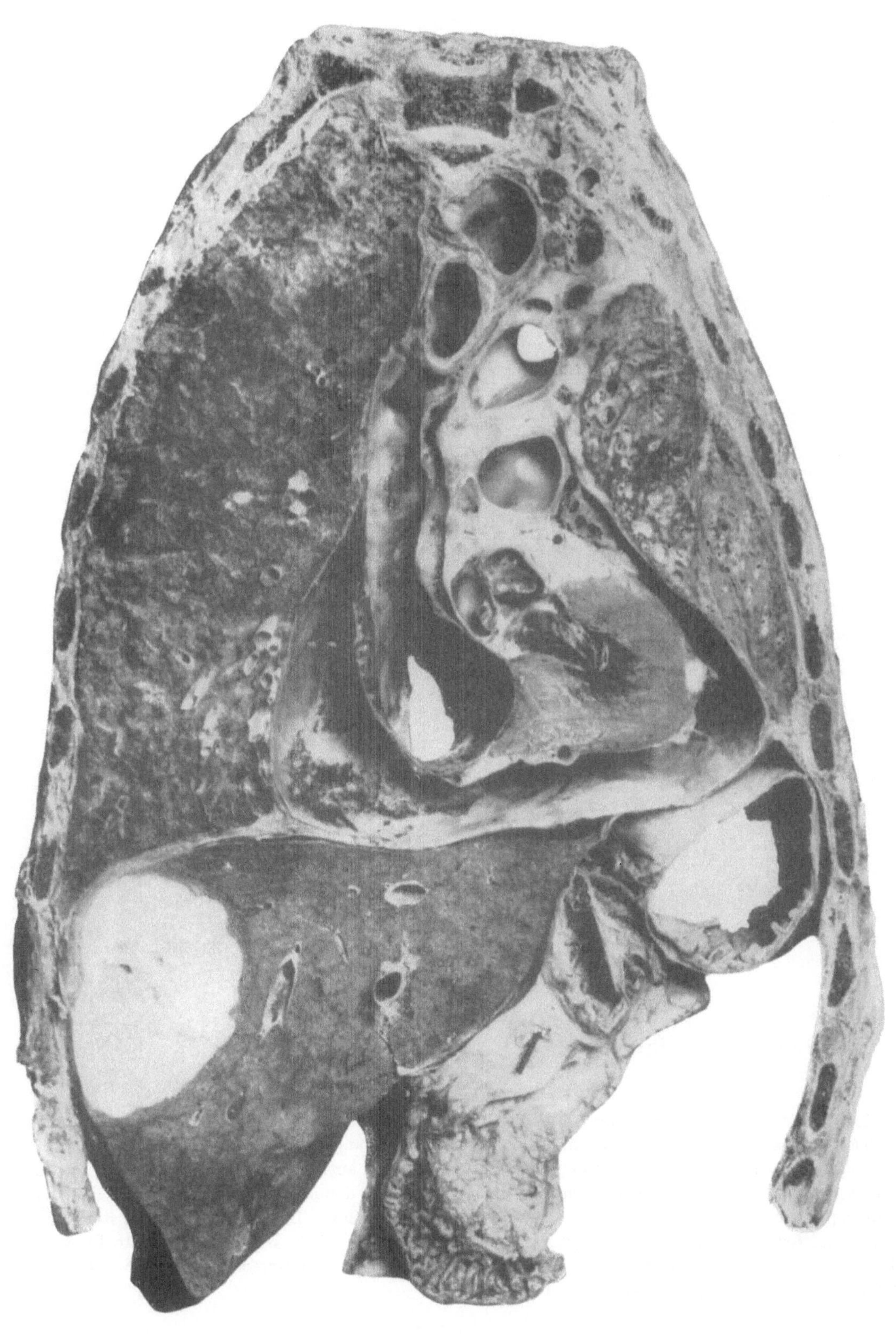

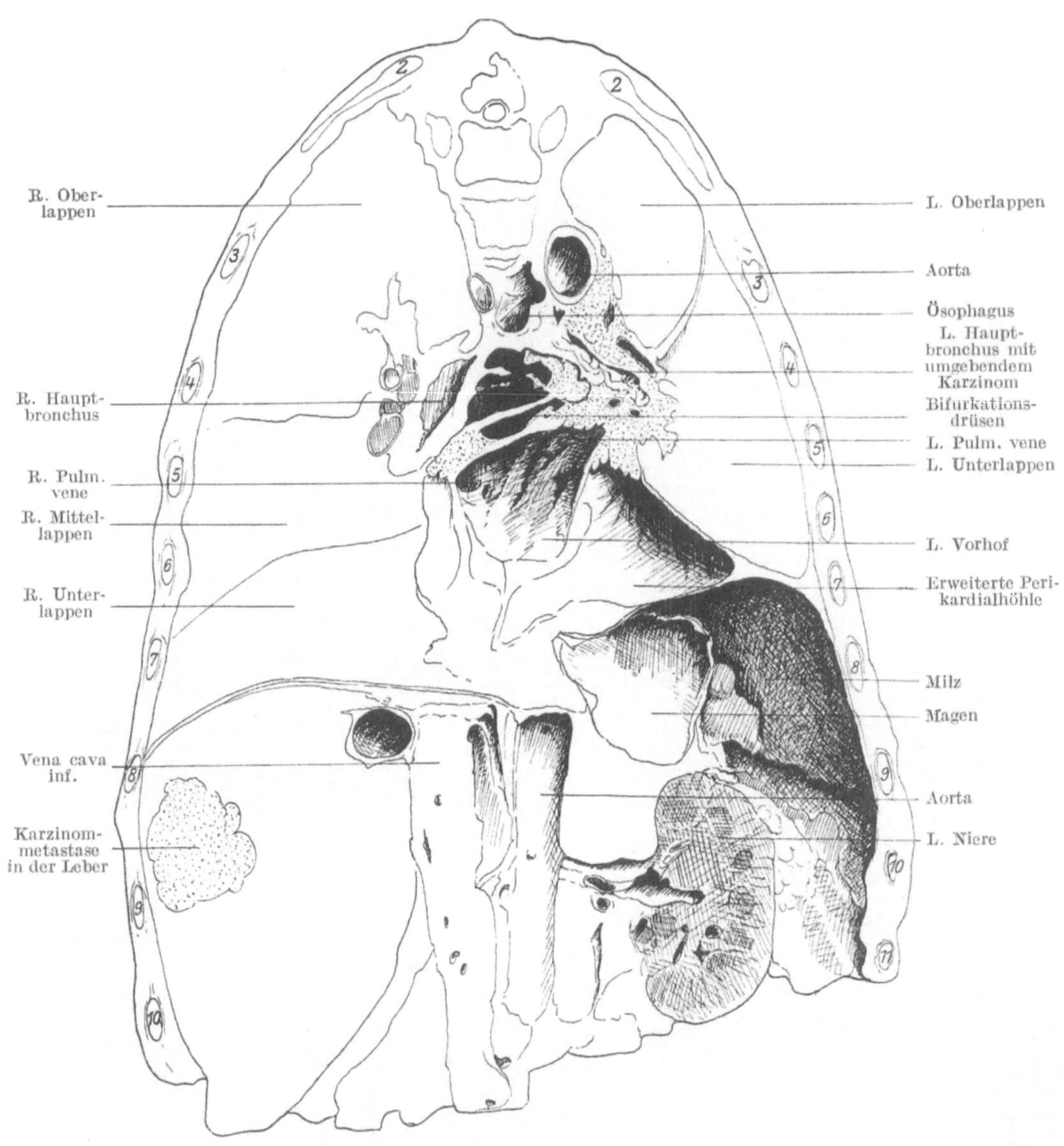

III. Schnitt. 4. Präparat. K.-N. 6481.

Der Schnitt geht dicht hinter der Bifurkation her und trifft vom Herzen nur noch den linken Vorhof. Um den linken stark verengten Hauptbronchus wuchert der Ausgangstumor örtlich in die Lunge vor. Er reicht nach oben bis an die Aorta, hat den linken Rand der stark anthrakotischen Bifurkationsdrüsen ergriffen und zieht längs der Pulmonalvenen zum Herzen und bis an den rechten Hauptbronchus. Die linke geschrumpfte Lunge zeigt Bronchektasie, Kollaps und Karnifikation. Das linke Zwerchfell steht hoch. Die Rippeninterstitien links sind verengt, besonders in Höhe der 3.—8. Rippe. Die rechte Lunge ist voluminös, gebläht. In der Leber ist die große Metastase näher ihrem hinteren Pol getroffen. (Karzinomatöse Veränderungen in der Skizze punktiert.)

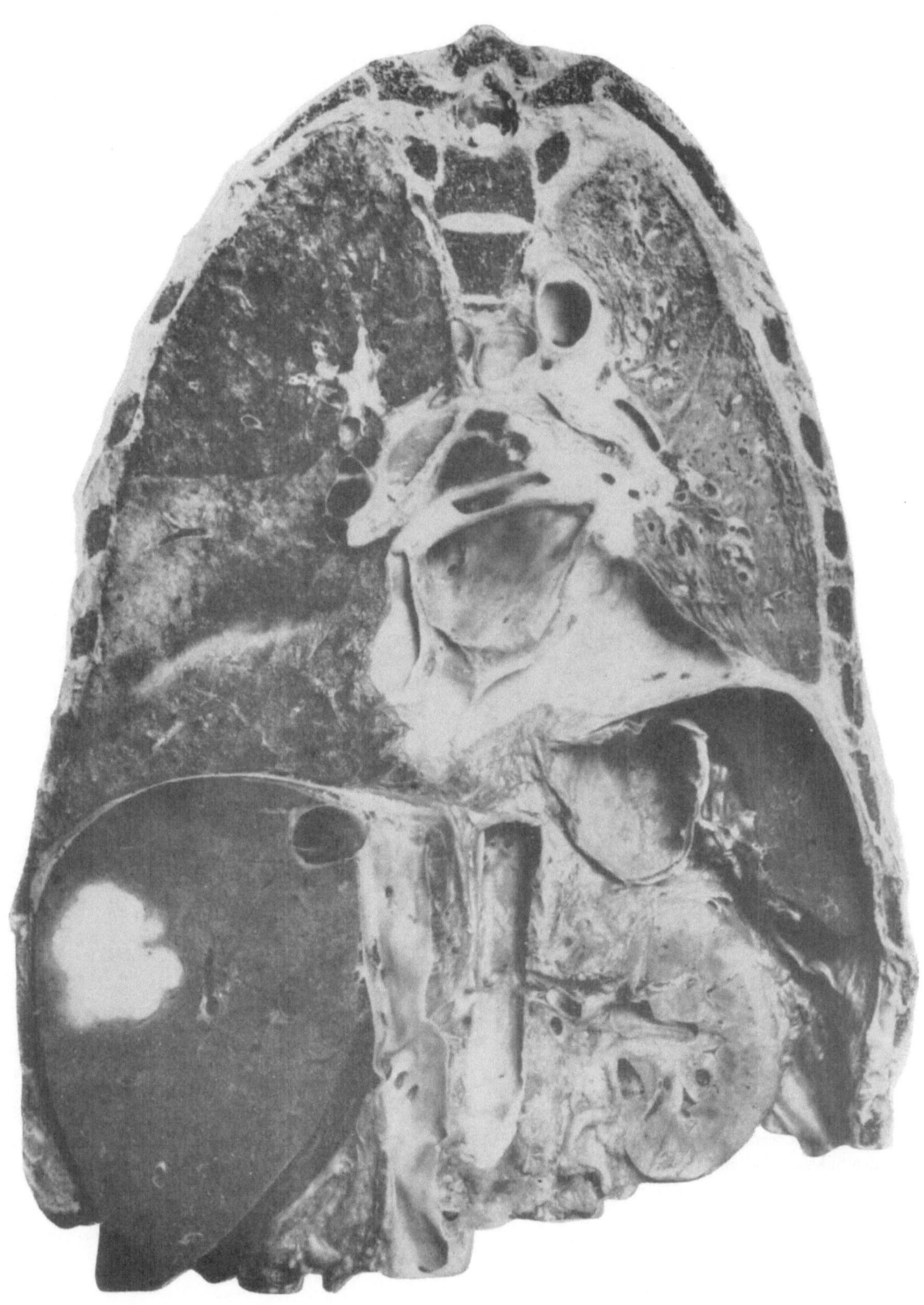

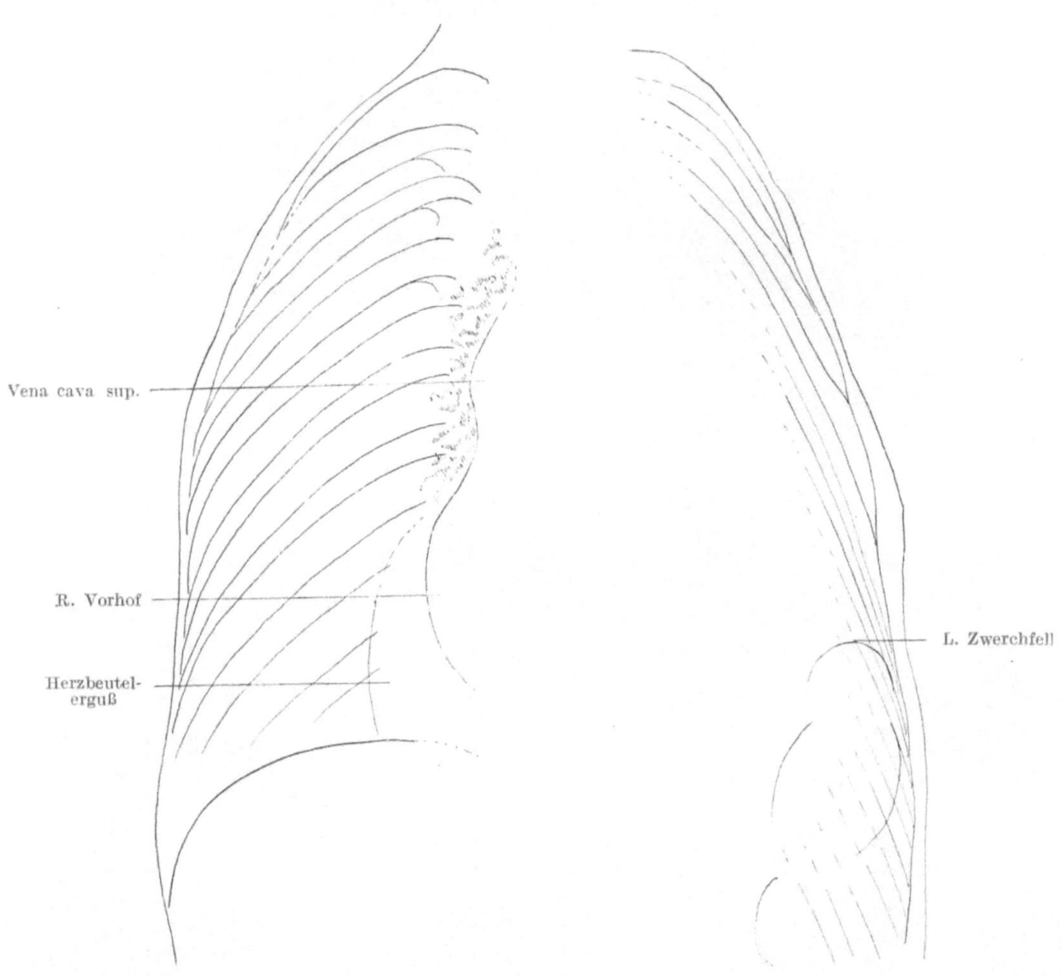

K.-N. 6479—6481.

Das drei Tage vor dem Tode aufgenommene klinische Röntgenbild zeigt eine zusammenhängende Verschattung des gesamten linken Lungenfeldes und des Herzschattens mit breitem Übergang in den Leberschatten. Der rechte Vorhof grenzt sich undeutlich als Kernschatten im Transsudat des Herzbeutels ab (vgl. Tafel 57). Die kleine dreieckige Aufhellung unter dem linken Lungenschatten wurde noch der linken Lunge zugerechnet, gehört aber, wie auf der folgenden Tafel zu sehen, infolge abnormen Hochstandes des linken Zwerchfells schon dem Bauchraum an. Die Schrumpfung der linken Brusthälfte ist ersichtlich, besonders auch am Rippenverlauf (vgl. die folgende Tafel).

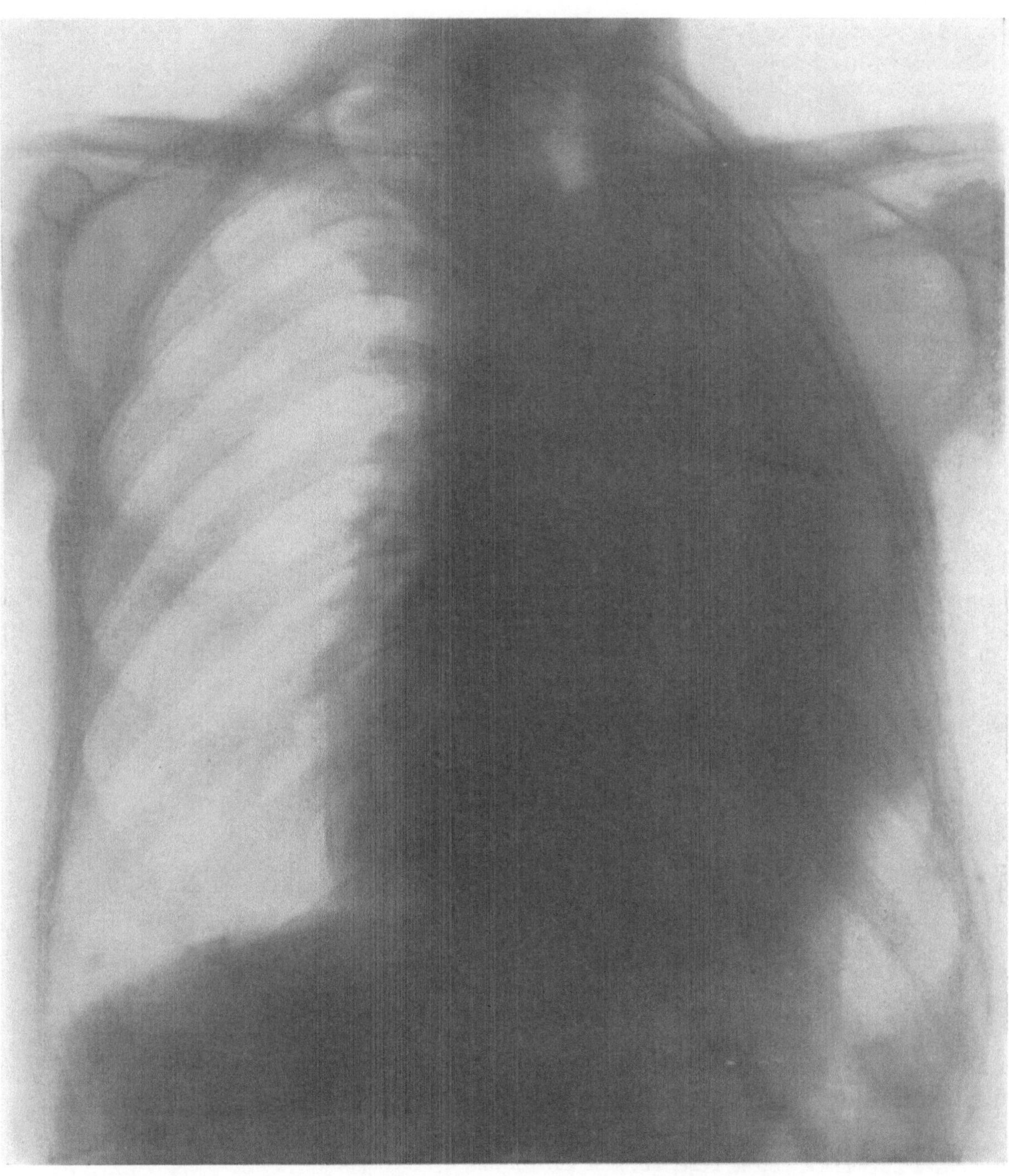

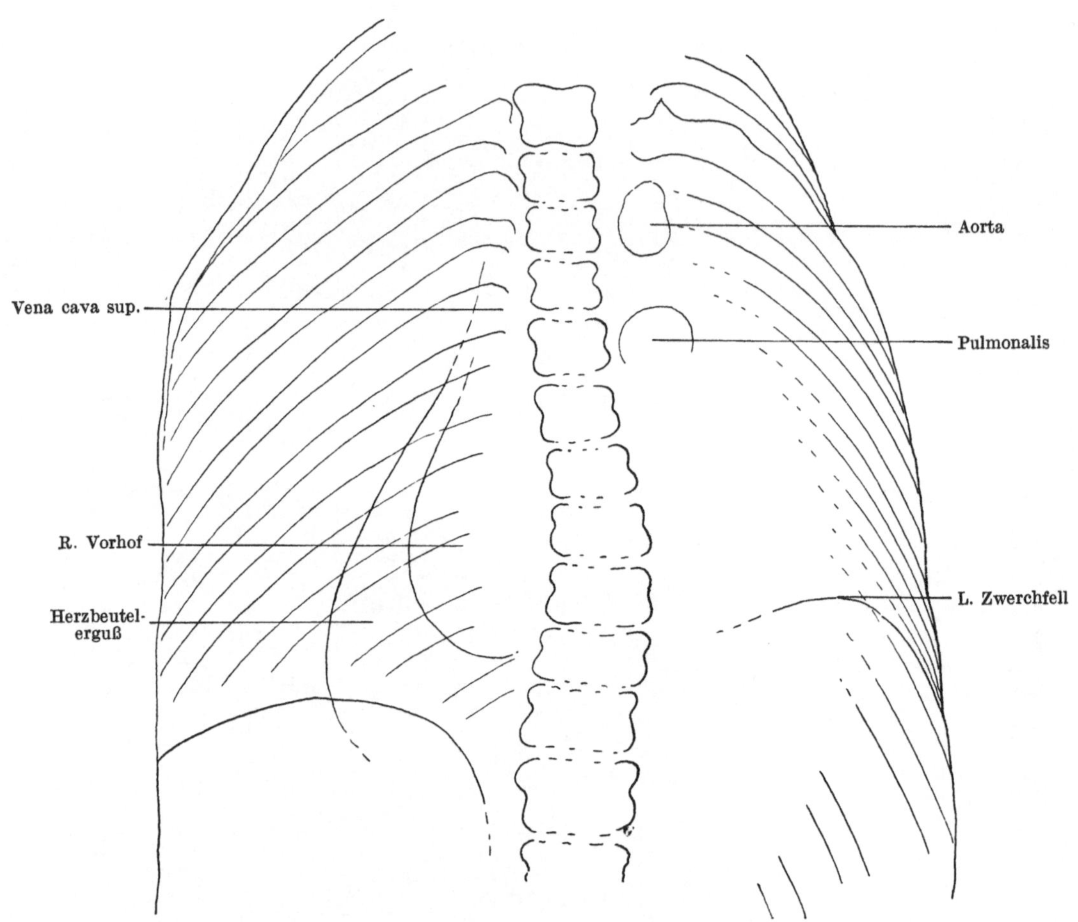

K.-N. 6479—6481.

Die Röntgenaufnahme des Leichenthorax ermöglicht im Vergleich mit den anatomischen Schnitten eine Analyse der klinischen Röntgenaufnahme. Der rechts der Wirbelsäule gelegene Herzschattenanteil setzt sich aus dem aufgehellten (lufthaltigen) rechten Vorhof und dem Schatten des durch Erguß ausgedehnten Perikardialsackes zusammen. Der Erguß ist besonders breit oberhalb der Leber in der rechten Perikardialnische (s. auch Tafel 56 und 57). Links neben der Wirbelsäule sind als kleine Aufhellungen die Art. pulmonalis und darüber, durch Bronchialkarzinomband getrennt, der Aortenbogen zu sehen (vgl. Tafel 58). Starke Schrumpfung der linken Brustseite, enger Rippenverlauf, Verbiegung der Wirbelsäule in Höhe des 8.—10. Brustwirbels nach links durch Schrumpfungszug. Hochstand des linken Zwerchfells. Steile Leber mit sehr kurzem linken Leberlappen.

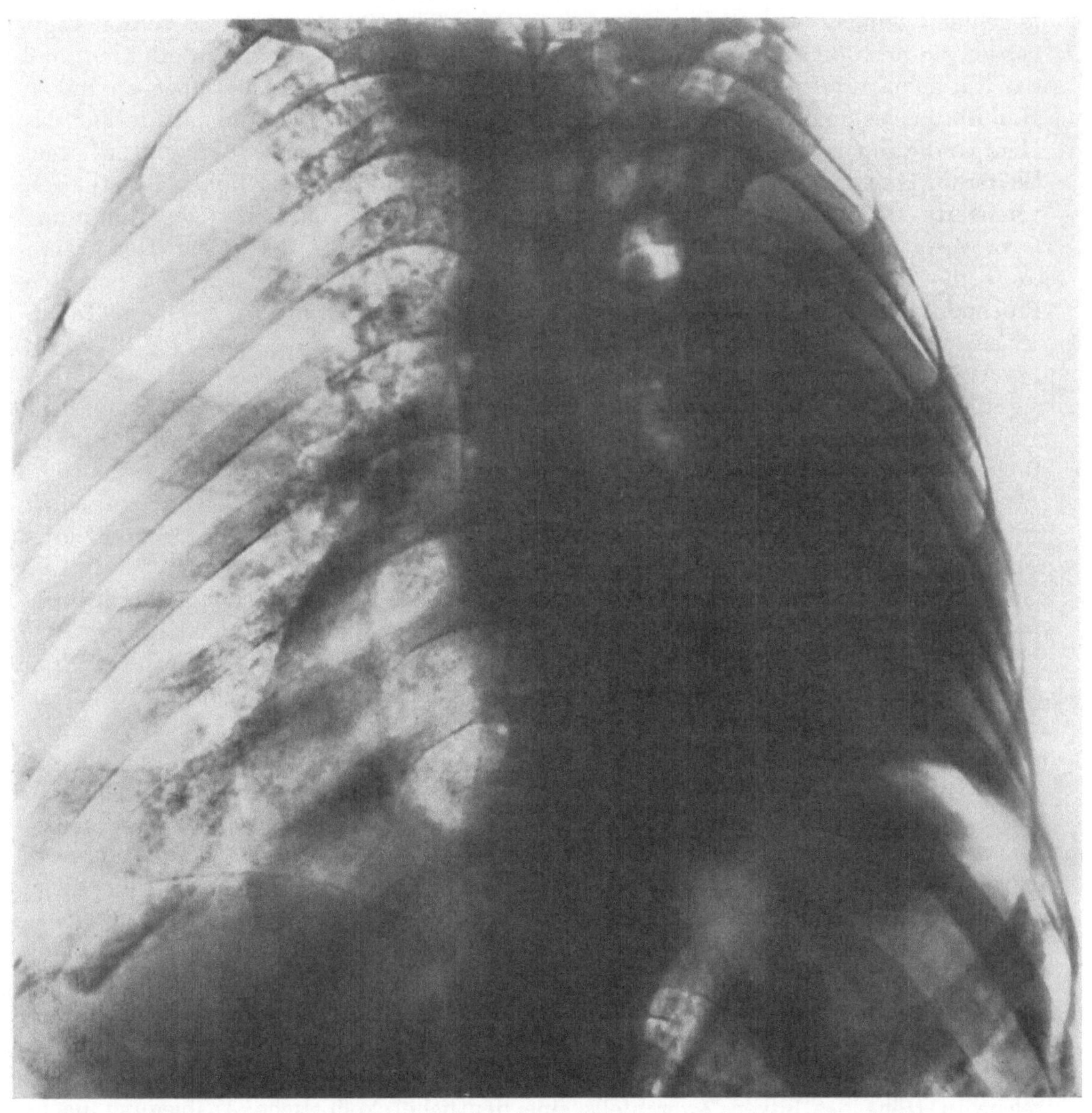

Epikrise.

Wie das Krankenblatt aussagt, reichten die Beschwerden von seiten der Lunge bei dem Kranken bis $1^1/_4$ Jahr vor dem Tode zurück, so daß man für die Entwicklung des Ca, wie es in den vorhergehenden Tafeln zu sehen ist, ca. $1^1/_2$ bis 2 Jahre wird annehmen können. Es werden weiterhin im Krankenblatt Schluckbeschwerden angegeben, die nach dem Befunde am anatomischen Präparat sich dadurch erklären, daß das Karzinom auf den Ösophagus drückte, wobei die Entwicklung desselben am linken Hauptbronchus und das Weiterkriechen längs der linken Vena pulmonalis auf das Herz zu die topographischen Beziehungen zu dem Ösophagus besonders gut erklären. Weiterhin korrespondieren die klinischen Befunde: Abflachung der linken Brusthälfte, verengerte Zwischenrippenräume, geringe Atemexkursionen, absolute Dämpfung links vorn und hinten, Bronchialatmen daselbst, Fehlen der linken Herzgrenze sowie die totale Verschattung links bei Röntgendurchleuchtung und die negative Probepunktion links vollkommen mit dem anatomischen Bilde, wie es die Tafeln zeigen.

Das Ca geht offenbar vom linken Hauptbronchus aus, welcher ca. 2 bis 3 cm unterhalb der Bifurkation am stärksten verengt und an dieser Stelle nicht nur von dem umgebenden Karzinom zusammengedrückt, sondern auch durchwuchert ist. Die Bronchialstenose hat zu Kollaps der gesamten linken Lunge, zu Sekretverhaltung im Bronchialbaum und pseudomembranöser Entzündung der Bronchien, zu chronischen pneumonischen Prozessen mit Bronchiektasien, zu Karnifikation, zu Pleuraschrumpfung und Schwartenbildung geführt. Die Volumenverminderung der linken Lunge ist eine ganz außerordentliche, so daß die Masse der linken Lunge kaum noch den dritten Teil der rechten, allerdings sehr geblähten Lunge ausmacht.

Diese hochgradige Schrumpfung der Lunge hat eine Zugwirkung auf fast sämtliche umgebenden Körpergewebe zur Folge gehabt. Das knöcherne Skelett ist in dem Sinne beteiligt, daß die Rippeninterstitien der linken Brustseite sich genähert und daß die Rippen selbst sich um ihre Längsachse gedreht haben, indem die oberen Rippenkanten nach außen, die unteren Rippenkanten nach innen sich neigten. Hiervon sind hauptsächlich die Rippenabschnitte betroffen, auf welche infolge größten Retraktionsweges der Lunge auch der größte Zug ausgeübt wurde; das sind die den unteren Lungenabschnitten entsprechenden Rippen. Dementsprechend ist auch hier das mit der Lungenbasis verwachsene linke Zwerchfell besonders scharf nach oben gezogen, so daß es, wie Tafel 58 zeigt, in den hinteren Brustkorbabschnitten ca. 3 Querfinger breit höher steht als das sonst überragende rechte Zwerchfell, welches allerdings infolge kompensatorischer und Altersblähung einen gewissen Tiefstand aufweist. Wie die Röntgentafel aber erkennen läßt, hat der Schrumpfungszug nicht nur auf die Brustwand, sondern auch auf die Brustwirbelsäule seinen Einfluß ausgeübt, welche in Höhe des linken Zwerchfells eine deutliche skoliotische Ausbiegung nach links aufweist (s. Röntgenbild 60).

Weitere Zugfolgen machen sich am Herzen geltend, welches mit den großen Gefäßen an die linke Lungenwurzel herangezogen und durch Hochstand des Zwerchfells quergelagert ist.

Die Ausbreitung der Geschwulst ist im wesentlichen eine örtliche. Sie hat sich zunächst im Lungenhilus längs des großen Bronchus, aber nur sehr wenig auf das eigentliche Lungengewebe, dagegen etwas ausgedehnter in der hilusbenachbarten Pleuraschwiele ausgedehnt. Vom Bronchus aus ziehen sich die Karzinomwucherungen längs der großen linksseitigen Lungengefäße zwischen die großen Gefäßstämme des Herzens, die Vena cava sup., Aorta und Arteria pulmonalis. Die arteriellen Gefäße sind von dem Geschwulstgewebe direkt nicht angegriffen, dagegen sind die Wände der Pulmonalvenen schon bis dicht an das Endokard heran von dem Karzinom durchsetzt, und unterhalb der Arteria pulmonalis wuchert das Karzinom in das Myokard des linken Ventrikels hinein.

Der lokale Druck der Geschwulst hat zu einer Verengerung des Ösophagus in Höhe des linken Bronchus geführt und zu einer dadurch bedingten beträchtlichen zylindrischen Erweiterung der höher gelegenen Speiseröhrenabschnitte bis ins Jugulum hinauf. Weiterhin haben die gerade an der Umschlagstelle des Perikards an den großen Gefäßen des Herzens lokalisierten Wucherungen anscheinend zu weitgehender Verlegung der Lymphbahnen des Herzbeutels geführt, so daß es zu Hydroperikard gekommen ist. Der Herzbeutel nimmt an seiner Basis auf dem Zwerchfell über $^3/_4$ der ganzen Thoraxbreite ein und enthielt neben dem Herzen noch über 250 ccm Transsudat, so daß an schwere Beeinträchtigung der Herztätigkeit im Sinne chronischer Herztamponade mit zu denken ist.

Die Schrumpfung des linken Brustfellinhaltes mit dem dadurch veranlaßten Hochstand des linken Zwerchfells, die kompensatorische und Altersblähung der rechten Lunge mit Tiefstand des rechten Zwerchfells sowie der infolgedessen vorwiegend rechts unten im Perikardialsack lokalisierte Erguß haben zu Steilstand der Leber, zu Tiefertreten des rechten, zu Hochstand des linken Leberlappens geführt. Da außerdem die Leber atrophisch und besonders im linken Lappen wenig ausgebildet ist, reicht sie nur gerade über die Wirbelsäule nach links.

Die gesamten Metastasen halten sich in relativer Nähe des Primärtumors. Bis zur Herzbasis ist örtliches Vorkriechen der Geschwulst zu beobachten. Die nächste kleinere richtige Metastase sitzt am Herzbuckel und weiterhin findet sich noch eine große Metastase in der Leber sowie eine infiltrierende Metastase um den Pylorus. Letztere ließ bei der Obduktion zunächst an ein Magenkarzinom denken. Der histologische Befund bestätigte jedoch die Diagnose Bronchialkrebs, die aus den weiter rückwärts liegenden Schnitten erhärtet wurde. Es zeigt sich weiter, daß die Schleimhaut des Pylorus unbeteiligt ist, auch die regionären Lymphdrüsen sind frei von Karzinom.

Das klinisch aufgenommene Röntgenbild ist in diesem Falle von besonderem Wert, weil es durch das Röntgenbild des herausgenommenen Leichenthorax differenziert werden kann. Wie in der Einleitung vermerkt, ermöglichen die Thoraxröntgenbilder infolge von Lufteintritt in die Herz- und Gefäßbahnen eine gewisse Differenzierung der einzelnen Herz- und Gefäßabschnitte. Für den vorliegenden Fall zeigte sich, daß der kompakte einheitliche Schatten der klinischen Platte, welcher die linke Lunge und den Herzbezirk umfaßt und diffus in die Leber übergeht, sich aus dem Schatten der so gut wie luftleeren linken Lunge und im Herzbezirk aus dem Herzen selbst und einem sehr großen perikardialen Erguß zusammensetzt. In der Leichenthoraxplatte hebt sich der lufthaltige rechte Vorhof deutlich von dem Perikardialergußschatten ab. Dieser Erguß hat sich infolge Tiefstandes des rechten und Hochstandes des linken Zwerchfells hauptsächlich in die rechte untere Perikardialnische lokalisiert und drängt das Herz, welches ja stets auf den Ergüssen schwimmt, nach vorn links und oben. Infolge des nach vorn schräg abfallenden Verlaufes der Leberoberfläche schneidet auf dem Röntgenbilde des Leichenthorax die rechtsseitige Begrenzung des Perikardialsackes noch eine Strecke weit die oberen Leberkonturen bzw. die rechte Zwerchfellinie.

Die kleine Aufhellung unter dem linken Lungenfeld war klinischerseits bei der Durchleuchtung noch als zur linken Lunge zugehörig angesehen worden. Die anatomischen Schnitte sowie die Thoraxröntgenplatte zeigen jedoch, daß die Aufhellung tatsächlich schon dem Bauchraum zugehört und nur durch den abnorm hohen Stand des linken Zwerchfells vorgetäuscht wurde. Da außerdem, wie vorher erwähnt, der linke Leberlappen nur in ganz kurzem und sehr dünnem Fortsatz nach links über die Wirbelsäule herausragt, mußte die klinische Beurteilung am Durchleuchtungsschirm noch schwieriger werden.

Auf die am Thoraxröntgenbild besonders zur Geltung kommenden gegenseitigen Schrumpfungsverziehungen der linksseitigen Rippen und der Wirbelsäule sei noch besonders hingewiesen.

Krankenblatt.

U., 72 Jahre alt.

Vorgeschichte: Nach Aussage des Sohnes Patient nie ernstlich krank gewesen. Seit Juni 1920 arbeitsunfähig und meist bettlägerig. Husten mit reichlich Auswurf, der in der letzten Zeit übelriechend; gelegentlich Brustschmerzen, angeblich kein Fieber. Die Angehörigen wollen Schluckbeschwerden beim Genuß von festen Speisen bemerkt haben.

12. 10. 21. Befund: Ein fast zum Skelett abgemagerter Greis. Enge Pupillen, ganz träge auf Licht reagierend. Thorax: eingefallene Zwischenrippenräume, geringe Atemexkursionen, linke Brusthälfte abgeflacht; links vorn und hinten absolut gedämpft, links hinten oben Bronchialatmen, rechts hinten Vesikuläratmen und Rasselgeräusche. Herzdämpfung links nicht abgrenzbar; Töne sehr leise. Puls nicht unterdrückbar. Arterie geschlängelt und steinhart. Abdomen straff, ganz dünne Hautdecken, darin aufgehobene Falten stehen bleiben. Patellarreflexe schwach, positiv.

Urin frei. Sputum Pneumokokken ++.

Die Röntgendurchleuchtung bzw. Aufnahme zeigt eine totale Verschattung der linken Brustseite, links unten ein kleines Dreieck. Lungenzeichnung. Die Röntgenaufnahme der Hand zeigt wundervoll die starken Kalkeinlagerungen der beiden Arterien. Die Probepunktion der linken Pleura ergibt kein Exsudat.

Diagnose: Kachexie, hochgradigste Arteriosklerose, Schrumpfung der linken Thoraxseite.

13. 10. 21. Verlauf: Patient ist sehr schwach, kann kaum aushusten, nimmt aber Anteil an den Gesprächen an seinem Bett und mühsam versucht er zu flüstern.

15. 10. 21. Unter Absinken der Temperatur und Nachlassen des Pulses Exitus letalis.

Obduktionsprotokoll.

Leiche eines 72jährigen mageren Mannes mit ganz geringem Fettpolster an den Bauchdecken. Die Dünndarmschlingen zusammengeschnurrt. Im Mesenterium kein Befund. Harnblase leicht balkig gezeichnet. Prostata hypertrophisch.

Zwerchfellstand links oberer Rand der 4. Rippe, rechts oberer Rand der 6. Rippe, Brustkorb stark kyphotisch oberste Brust- und unterste Halswirbelsäule. Linke Thoraxseite eingezogen. Rechte Lunge mit der Brustwand in ganzer Ausdehnung verwachsen. Linke Lunge ebenfalls völlig verwachsen; in den vorderen Abschnitten stark zurückgezogen.

Herzbeutel liegt in großer Ausdehnung vor, enthält ca. 250 ccm einer verhältnismäßig klaren, etwas fadenziehenden Flüssigkeit. Das Herz schwimmt dergestalt auf dem Transsudat, daß die Spitze nach vorn zeigt. Das Herz ist klein, nur zwischen Kammer- und Vorhofbezirken reichliches, aber gelbliches Fettgewebe. Die sichtbaren Gefäße sind deutlich geschlängelt. Durch das Transsudat sind die Herzbeutelblätter so voneinander entfernt, daß sich die Vena cava inf. stark trichterförmig aus dem Zwerchfell heraushebt. Die Pulmonalis und Aorta sind weit. An der Umschlagstelle des Herzbeutels liegt auf der Aorta, aber innerhalb des Herzbeutels, eine kirschgroße, harte, auf der Schnittfläche weißgrau gestreifte, drüsenähnliche Bildung.

Das Herz erreicht kaum Faustgröße, ist gut kontrahiert, enthält Speckhaut und Cruor in der üblichen Verteilung. In der Gegend des Herzbuckels wölbt sich ein kleiner, gut bohnengroßer Knoten unter dem Perikard vor. Ebenso zeigt sich unter dem linken Herzohr im Sulkus nach vorn verlaufend ein Wulst von über Bleistiftdicke von tumorähnlichen Massen. Die Klappen des Herzens sind ohne Veränderungen. Der linke Ventrikel ist in der Spitzengegend leicht schafsnasenartig abgebogen. Die Wandung des linken, nicht besonders dilatierten Ventrikels ist etwas hypertrophisch, Wandstärke ca. 20 mm. Auch die Wandung des rechten Ventrikels ist kräftig, ca. 8—10 mm dick. Die Muskulatur des Herzens ist leicht bräunlich. Die großen abgehenden Arterien sind im Verhältnis zum Herzen auffallend weit, besonders die Aorta. Diese zeigt aber keine eigentliche Aneurysmabildung, sondern mehr gleichmäßige diffuse Ektasie des Arkus. Die Wandung der Aorta ist verdickt und mit gelben atheromatösen, aber nicht eigentlich sklerotischen Erhebungen bedeckt. Die Aortenklappen selbst sind zart. Auf der Schnittfläche sieht man, daß der Knoten am Herzbuckel ein in die Muskulatur zur Hälfte eindringender Tumorknoten ist; desgleichen zeigt sich, daß die Tumormasse unter dem linken Herzohr sich in die Basismuskulatur infiltrierend hineindrängt. Die Tumormassen schieben sich von hinten her, und zwar vom linken Hauptbronchus ausgehend, zwischen Aorta und Pulmonalis, welche stark miteinander verlötet sind, nach vorn und links vor, begleiten auch beide Pulmonalvenen an den Vorhof und haben die linke Ecke der Gruppe der Bifurkationsdrüsen mitergriffen. Die Koronararterien sind durchgängig.

Die linke Lunge ist völlig zusammengeschrumpft und bretthart mit der Brustwand und mit dem Herzbeutel verwachsen. Der linke Hauptbronchus bis zur Teilungsstelle hin ist von Tumormassen umgeben, die von der Wand des Bronchus aus diffus in Kleinhandtellergröße im Hilusbezirk und nach der Brustaorta sowie auf das Herz zu fortwuchern. Durch die Tumormassen ist das Bronchiallumen des Hauptbronchus zu kaum bleistiftdickem Spalt zusammengedrängt; dasselbe gilt von den linksseitigen großen Lungengefäßstämmen. Die linke Lunge selbst ist völlig kollapsatelektatisch; über die ganze Schnittfläche der Lunge verstreut sieht man, besonders in den mehr vorderen Abschnitten, stecknadelkopf- bis über linsengroße Hohlräume mit gelblichen Massen, welche bronchektatischen Erweiterungen mit fibrinösem Exsudat zu entsprechen scheinen. Über dem Zwerchfell ist die linke Lunge an der Hinterseite von einem fast 2—3 Querfinger breiten, schwieligen schwartigen Gewebe unterlagert, von welchem es nicht ganz sicher ist, ob es auch Tumormassen enthält.

Die rechte Lunge ist sehr voluminös, überall mit der Brustwand und bis weit in den komplementären Raum gebläht verwachsen. Die Lunge ist überall lufthaltig, Tumormassen und Bronchektasien finden sich in ihr nicht, mit Ausnahme am Hilus in Begleitung der rechten Pulmonalvene.

Rachenorgane o. B. Trachea nach links verzogen, und zwar hauptsächlich in dem Bezirke in der Höhe des Manubrium. Dann wendet sie sich wieder mehr nach der rechten Seite. In allen größeren Bronchialästen auf der rechten Seite fibrinös-eitrige Beläge.

Die Leber überragt den Rippenbogen um 2 Querfingerbreite, sie ist von brauner Farbe. Oberhalb der Gallenblase findet sich ein über markstückgroßer, blauer, höckriger, umschriebener Fleck, welcher sich auf der Schnittfläche als ein kastaniengroßes, flaches Kavernom erweist. Weiter nach hinten sitzt im rechten Leberlappen nahe der Oberfläche ein kartoffelgroßer, scharf umschriebener, weißer Geschwulstknoten. Vom Leberhilus ausgehend fühlt man den Abgang des Duodenums vom Magen in Geschwulstmassen eingebettet, welche den Anfangsteil des Darmes einmauern, aber anscheinend nicht von ihm ausgehen. Pylorus und Duodenum sind durchgängig, wenn auch das Lumen stark komprimiert ist. Die Milz ist von ausgesprochen tiefbraunrötlicher Farbe, anscheinend sehr pigmentreich, ist im ganzen nur klein. Das Pankreas ist ziemlich derb, aber ohne Geschwulstbildung. Auch an der Duodenalpapille kein Tumor. Beide Nieren klein und etwas höckrig mit harten Gefäßen. Nebennieren lipoidarm. Darmschleimhaut o. B. Magen enthält bröckligen, sauer riechenden Speisebrei; Schleimhaut des Magens etwas gewulstet.

Ösophagus in den oberen Abschnitten, zwischen Manubrium und linkem Hauptbronchus erweitert. Dem Sitze des Bronchialtumors entsprechend wölbt sich die Ösophaguswand stenosierend einwärts, ohne daß sie selbst von der Geschwulst durchwachsen wird.

Mediastinaltumor.

48jähriger Mann. K.-N. 6532—6534.

Klinische Diagnose: Mediastinaltumor. (Krankenblatt s. S. 238.)

Hauptleiden: Mediastinaltumor.

Todesursache: Ausgedehnte Bronchopneumonien.

Pathologisch-anatomische Diagnose: Mediastinale Geschwulst. Karzinom der unteren Trachea oberhalb der Teilungsstelle mit Umwachsung der hinteren mediastinalen Organe. Einwuchern in die Bifurkations- und bronchialen Drüsen und Vorwachsen gegen die rechte Lunge. Verdrängung des Herzens nach unten, der großen Herzgefäße und der Trachea nach links. Herauswuchern der Geschwulst aus der oberen Apertur. Stenosierung der Trachea. Pseudomembranöse Bronchitis. Diffuse Bronchopneumonien in beiden Lungen. Lungenblähung. Alte Spitzenverwachsung rechts. Fettdurchwachsung des rechten Herzens. Hypertrophie der Wand des rechten Ventrikels. Obliteration der Appendix. Anämische Organe. (Obduktionsprotokoll s. S. 239.)

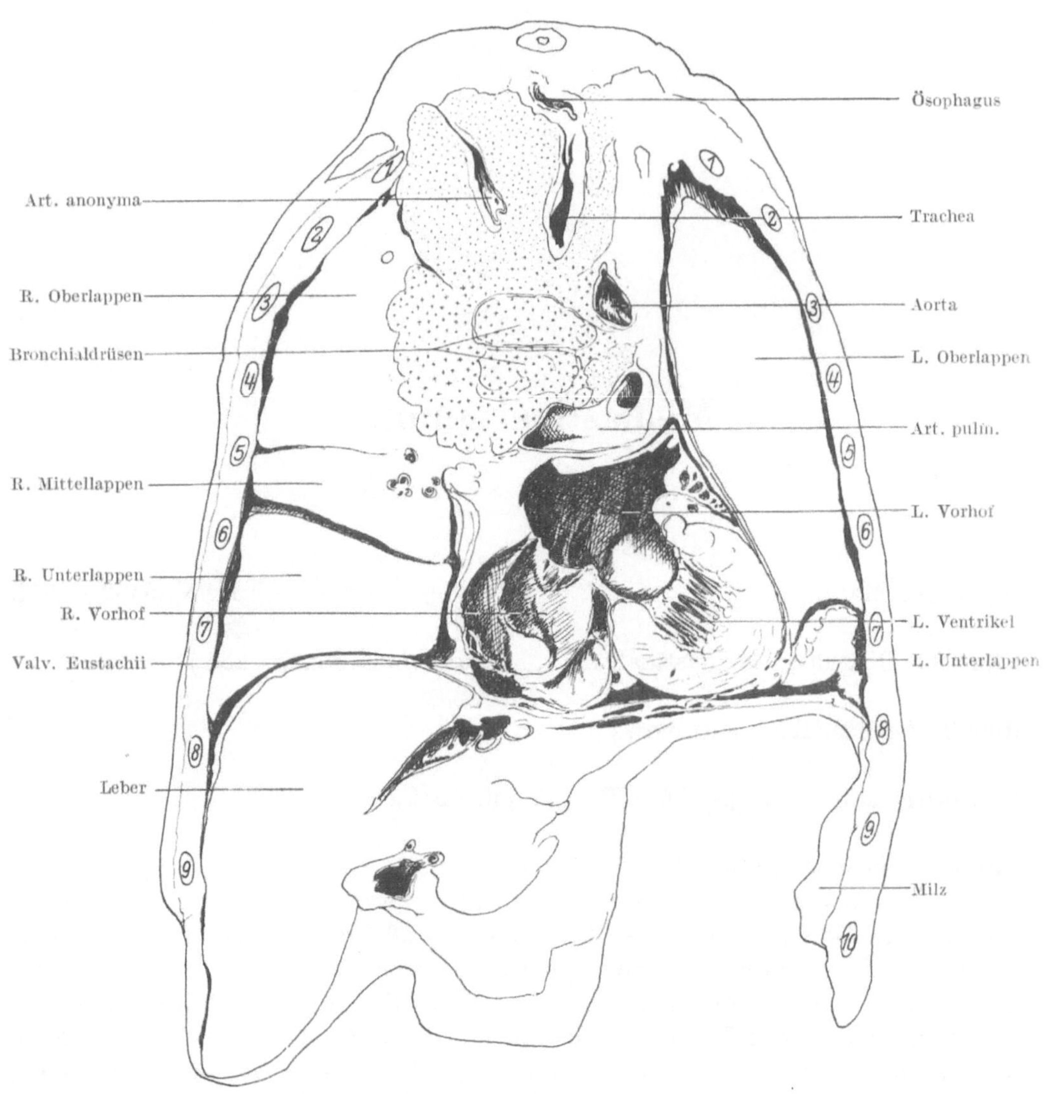

II. Schnitt. 3. Präparat. K.-N. 6533.

Das Herz ist im rechten und linken Vorhof sowie im hinteren Abschnitt des linken Ventrikels zu übersehen. Oberhalb des Herzens breitet sich im Mediastinum eine markige Geschwulst aus, welche sich nach oben bis fingerbreit über den ersten Rippenring erstreckt. Die Geschwulst drängt die geteilte Art. pulmonalis nach links unten, die halbumwachsene Aorta nach links. Die verengte Trachea ist völlig von Tumorgewebe umwachsen und streifenförmig durchwachsen und mit dem Ösophagus ebenfalls nach links verschoben. Die Art. anonyma liegt in die Geschwulst eingebettet, welche sich gegen den rechten Lungenoberlappen vorwölbt und ihn teilweise infiltriert. Die vergrößerten anthrakotischen Bronchialdrüsen sind inmitten des Tumors völlig von Geschwulstmassen durchsetzt. In beiden Lungen, besonders in den unteren Hälften, finden sich diffuse bronchopneumonische Herde.

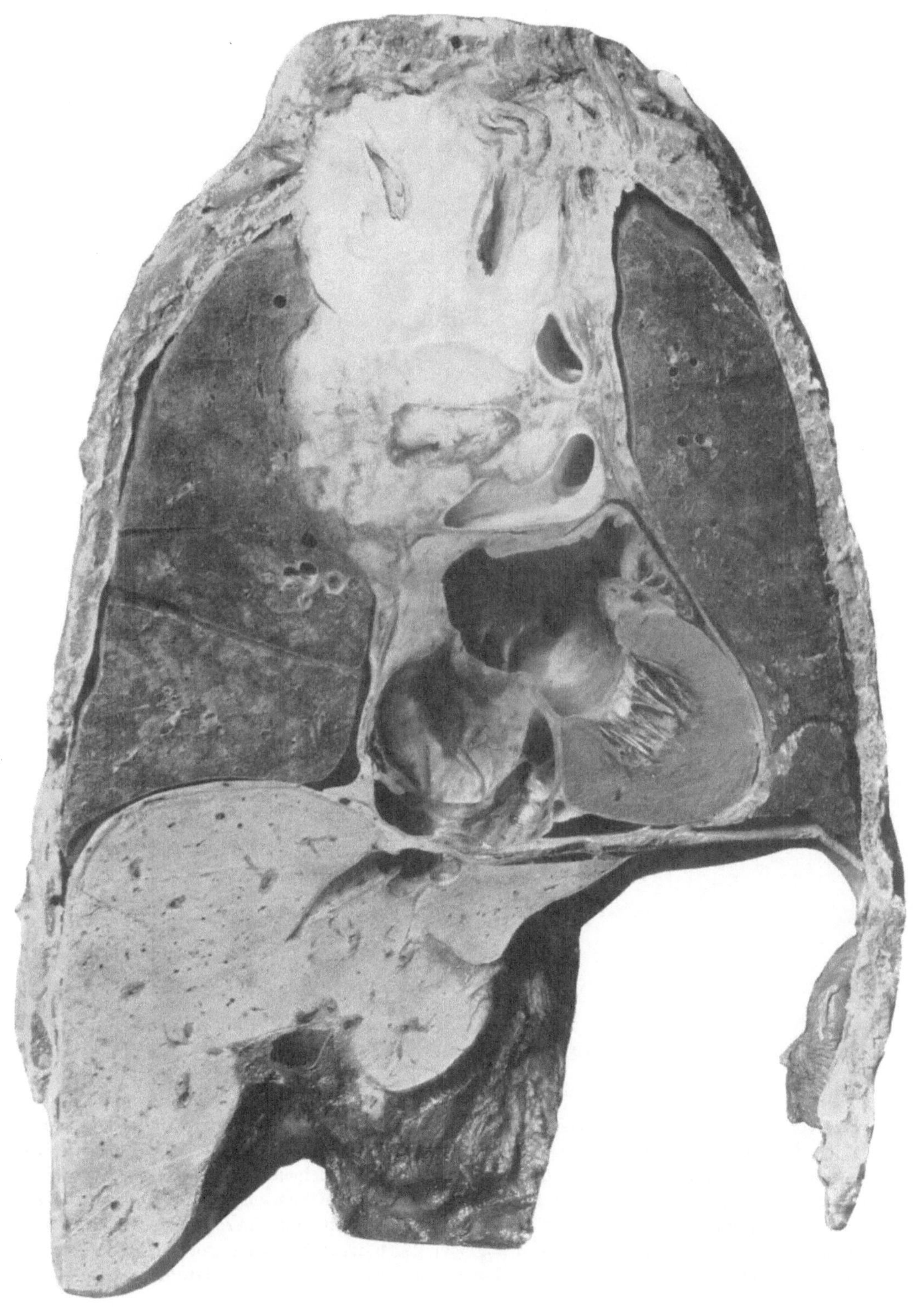

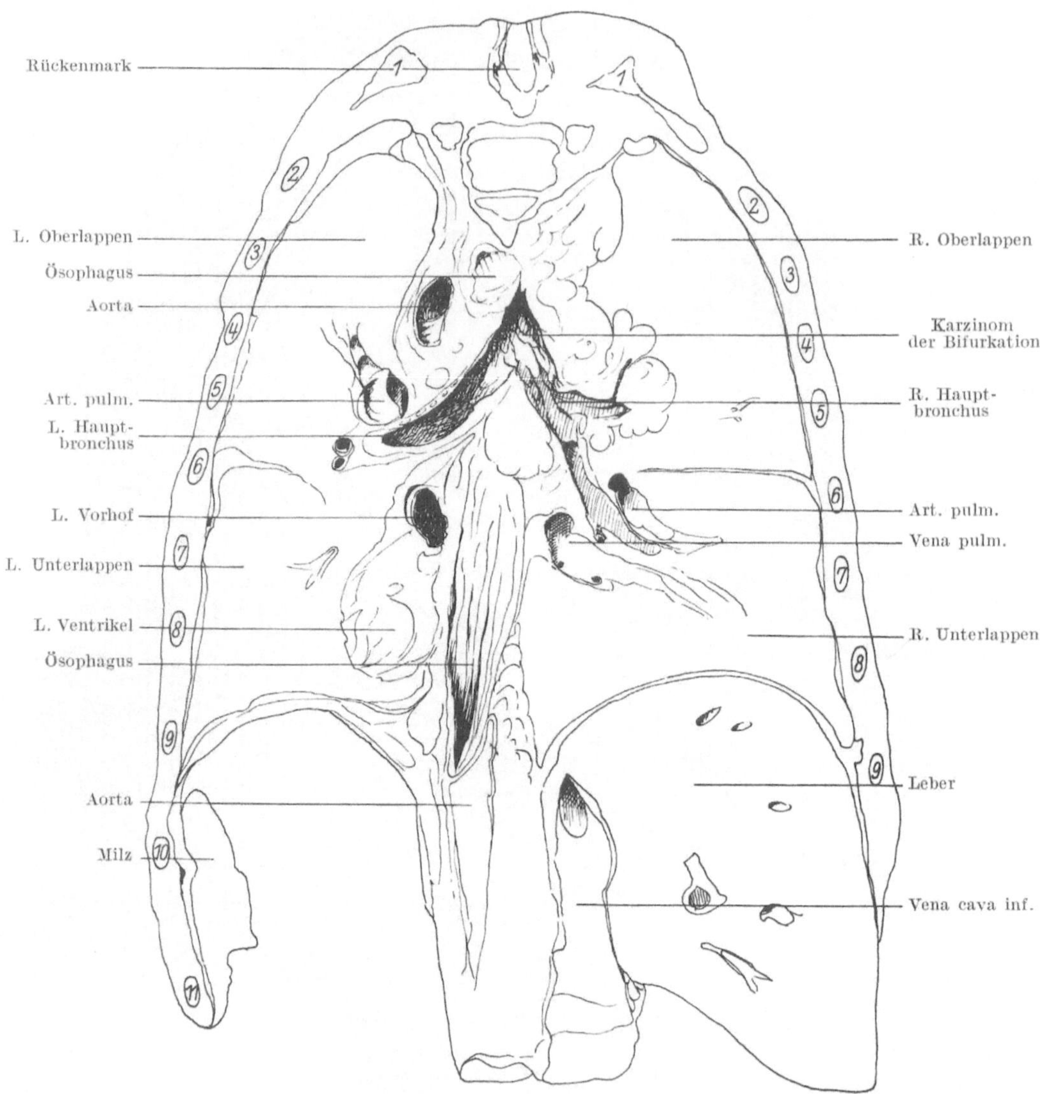

III. Schnitt. 3. Präparat. (Rückseite.) K.-N. 6533.

Das vorhergehende Präparat ist von der Rückseite zu übersehen. Der Schnitt liegt unmittelbar hinter dem Herzen und berührt hinten die Teilungsstelle der Trachea. Man sieht hier nach Fortnahme der hinteren Trachealwand unmittelbar über der Teilung der Bronchien einen an der vorderen Wand der Trachea flach sich vorwölbenden Tumor, der in die mediastinale Geschwulst sich fortsetzt. Die Trachea wird nach oben hin stark verengt, während die Hauptbronchien weit sind. Im rechten Unterlappenbronchus diphtherische Membranen. Die Geschwulst drängt sich gegen die rechte Lunge vor und hat die bronchialen und Bifurkationsdrüsen infiltriert. In den Lungen bronchopneumonische Herdbildungen.

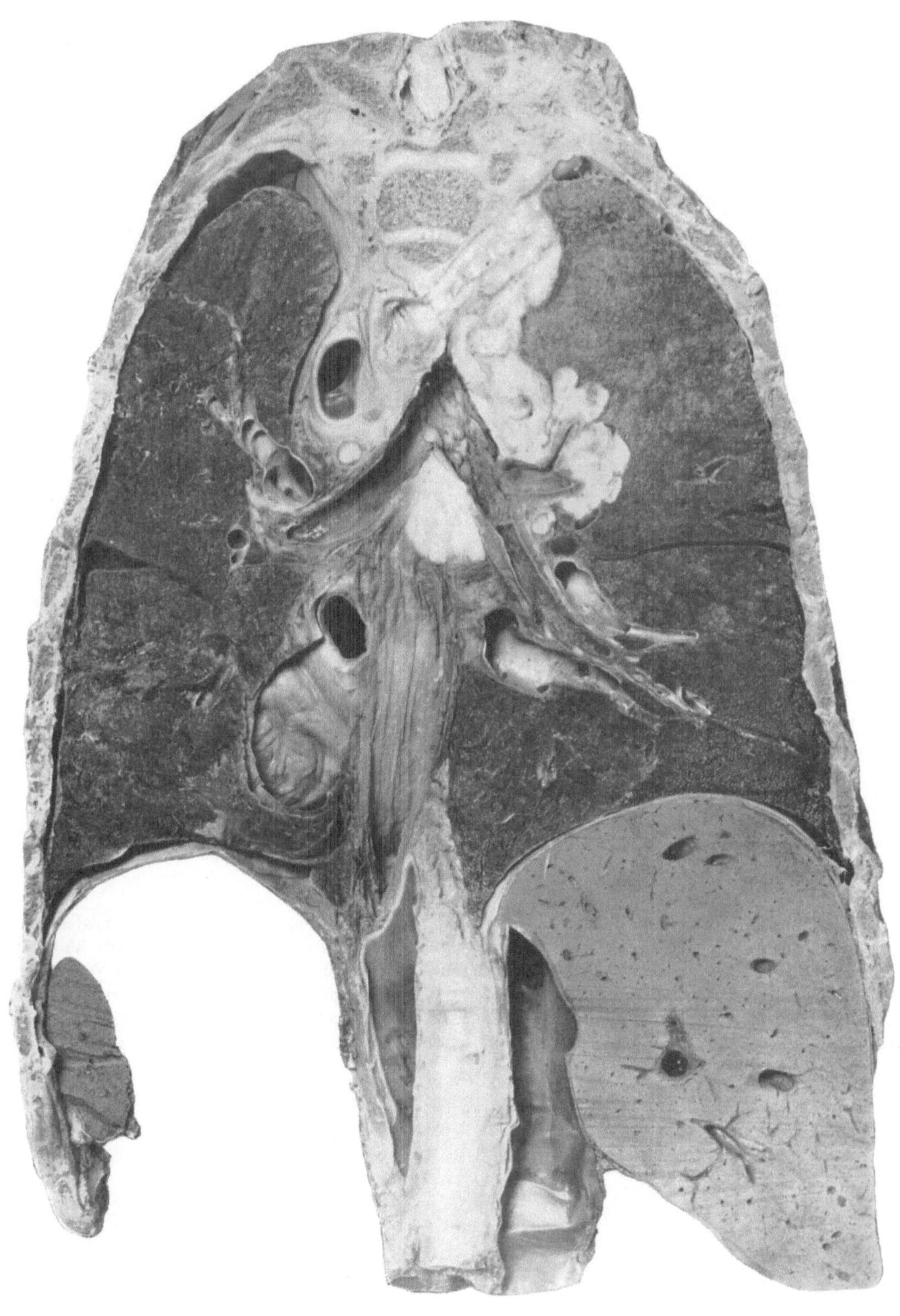

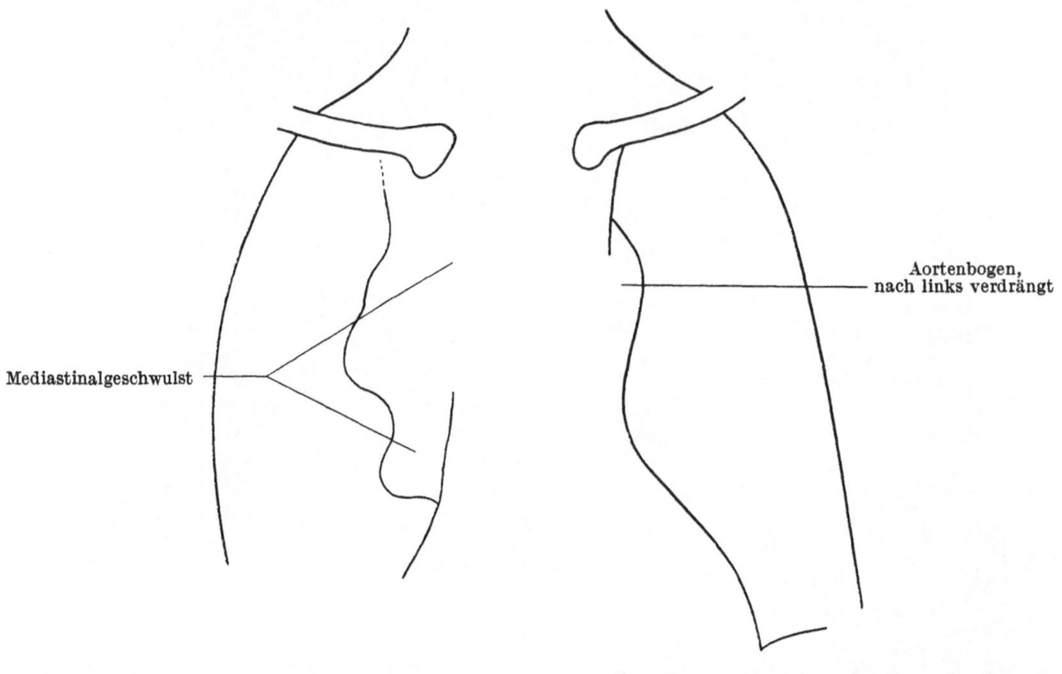

K.-N. 6532–6534.

Das klinische Röntgenbild ist am Tage des Todes aufgenommen. Der Schatten der mediastinalen Geschwulst entspricht ungefähr der Ausdehnung, wie sie auf Tafel 61 zu erkennen ist. Die hinter und über das rechte Schlüsselbein reichenden Geschwulstanteile deuten sich nur in etwas stärkerer Verschattung des Spitzenfeldes an. Das relative starke Ausladen des Aortenbogens ist nicht auf Erweiterung desselben sondern auf Verdrängung durch die Geschwulst zurückzuführen, welche hauptsächlich im hinteren Mediastinum angreift und dabei den Arkus in starke Schrägstellung zwingt, wie sie beim Aortenherzen zu sehen ist.

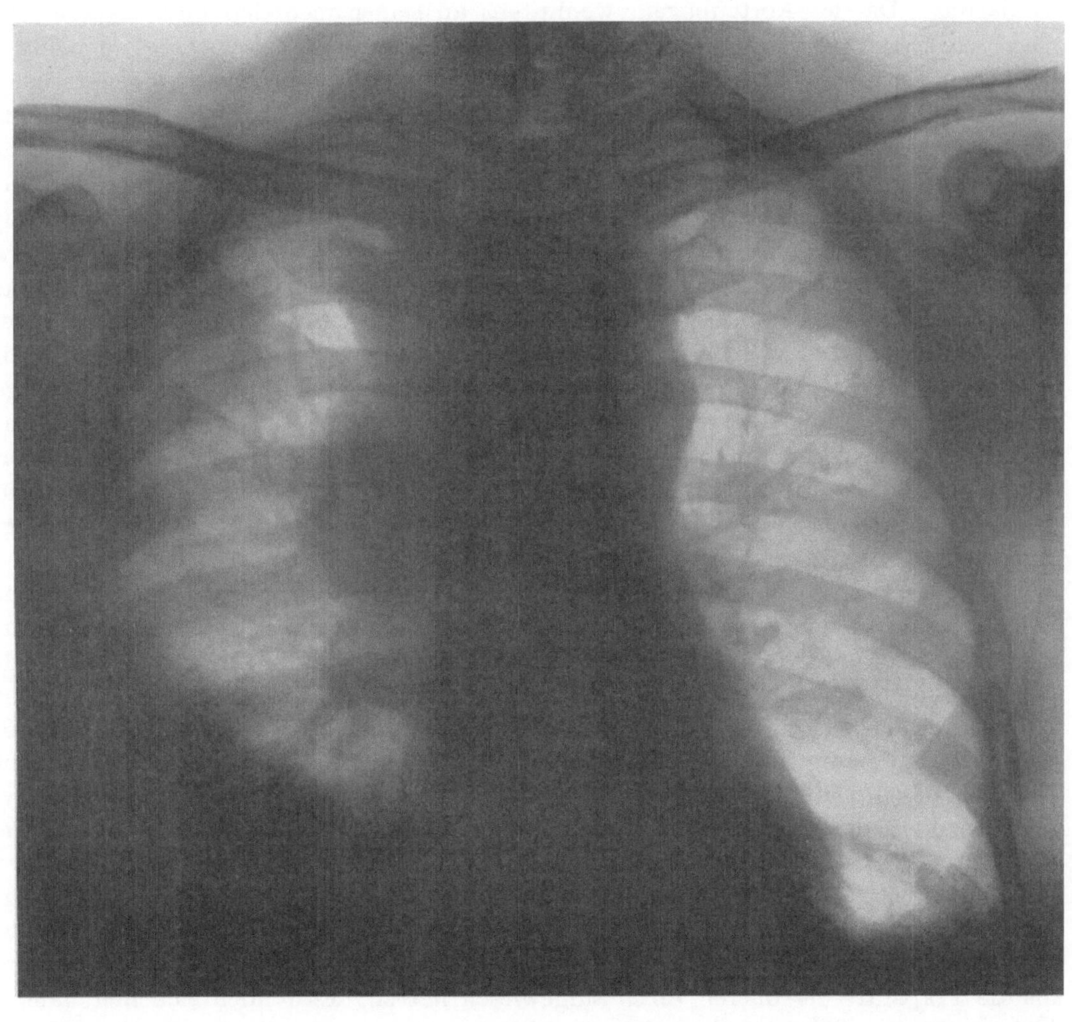

Epikrise.

Die anamnestischen Angaben über die vorliegende Erkrankung sind nur spärlich. Hervorgehoben werden kann, daß der Patient seit 4 Monaten vor seinem Tode heiser war und daß sich mit Hustenreiz anscheinend ein katarrhalischer Prozeß entwickelte. Bei Hustenanfällen stellte sich besonders starke Zyanose des Kopfes und der Brustgegend ein, auch Schwindelanfälle wurden des öfteren beobachtet.

Die Symptome finden durch den beträchtlichen Mediastinaltumor ihre genügende Erklärung. Da der Aortenbogen, wenigstens an seiner medialen und unteren Seite von der Geschwulst fest umwachsen ist, die Arteria subclavia rechts völlig in Tumormassen eingebettet liegt, ist an Mitbeteiligung des Nervus recurrens zu denken. Für die Atembeschwerden kommen nächst der Raum beanspruchenden Größe der Mediastinalgeschwulst die säbelscheidenartige Verengerung der Trachea durch den Druck des Tumors auf die Trachealwandung, dann aber auch die Verengerung der Trachea durch die primäre intratracheale Geschwulstbildung in Frage, welche das Lumen bis auf Federhalterdicke verengte. Das hat schließlich zu Lungenblähung, zu Sekretverhaltung, zu pseudomenbranöser Bronchitis und zu ausgedehnter Bronchopneumonie geführt, die letzten Endes wohl den Tod verursachten. Nicht auszuschließen ist jedoch, daß nervöse Beeinflussung des Herzens bei den in der Vorgeschichte erwähnten Schwindel- und Atemnotanfällen mitgespielt hat, da wegen völliger Einmauerung der vom Aortenbogen abgehenden Gefäße die gesamten Herznerven mit einbezogen waren. Weiter ist zu bedenken, daß die arteriellen Gefäße zum Kopfe hin, und zwar in gewissem Sinne stärker als die Venen, durch Tumorkompression zu leiden hatten, daß schließlich das Herz selbst nach links abwärts und in Querlagerung gedrängt wurde.

Da die Geschwulst in ihrer Lagerung und nach ihrem Aussehen zunächst durchaus am mediastinalen Tumor vom Charakter eines mediastinalen Sarkoms oder Granuloms erinnerte, und auch die zunächst vorgenommene histologische Untersuchung des aus der oberen Apertur herauswuchernden Geschwulstanteils am meisten für lymphogranulomatösen Charakter sprach, wurde der Fall als Mediastinaltumor mit in die Reihe der Fälle aufgenommen. Im Laufe der weiteren mikroskopischen Untersuchung und genaueren Durchforschung des Präparates ergaben sich aber Zweifel in betreff des Charakters des Tumors. Wie die Tafel 62 zeigt, sieht man am untersten Trachealabschnitt dicht über der Bifurkation Geschwulstdurchwachsung der Luftröhrenschleimhaut, welche daran denken lassen könnte, daß hier gegebenenfalls der Ausgangspunkt des Tumorwachstums zu suchen sei. Die histologische Untersuchung aus den unteren Abschnitten der Geschwulst ergab zudem einen merklich anderen Zellcharakter als die Präparate des oberen Poles aufgewiesen hatten. Es fanden sich hier nämlich kleine, öfters pallisadenartig nebeneinander gereihte und stellenweise einer basalen Membran aufsitzende Zellreihen, welche durchaus an die Zellelemente eines Bronchialkarzinoms erinnerten und jedenfalls als epitheliale Zellkomplexe anzusprechen waren. Allerdings konnten daneben auch hier noch dicht liegende mehr rundliche an lymphozytäre Zellen erinnernde Geschwulstelemente gefunden werden, deren Zelleiber nicht zu umgrenzen waren. Es wurden wie auch oben in der Geschwulst zahlreiche Kernteilungsfiguren und wenig Stroma gefunden, daneben Nekrosen, in denen die Kernschatten noch deutliche Umgrenzungen der alten Struktur bewahrten.

Dieser Befund epithelialer Zellverbände kontrastierte nicht unwesentlich mit der histologischen Zellzusammensetzung der Geschwulst in ihren oberen Abschnitten.

Hier fand sich ein polymorphzelliges Gewebe aus mehr rundlichen Zellen mit großen Zelleibern, in deren dichter Zahl eigentlich keine sicheren epithelialen Zellen nachzuweisen waren. Dagegen waren ziemlich reichlich Riesenzellen vom Charakter der Sternbergschen Zellen nachzuweisen, so daß auf den ersten Blick die Diagnose auf ein Lymphogranulom als die bestbegründete hätte gestellt werden müssen. Das was zu dem Bilde hauptsächlich noch fehlte, war das genügende Hervortreten des bindegewebigen Gerüstes, obwohl dasselbe hier in den oberen Abschnitten reichlicher vorhanden war als in den unteren epithelialen Abschnitten. Immerhin trat der Charakter des Granulationsgewebes offenbar nicht in der ganz typischen Form zutage. Auch Plasmazellen und eosinophile Zellen fehlten so gut wie ganz. Es blieb also im wesentlichen der Befund von mehr lymphoiden variablen Zellen mit großen Zelleibern, die sich von den sicher epithelialen mehr gestreckten zylindrischen Zellen des unteren Geschwulstabschnittes erheblich unterschieden, sowie die Anwesenheit der stellenweise sehr reichlichen Sternbergschen Riesenzellen, welche unten ebenfalls fehlten. Es zeigte sich außerdem, daß eine ganz im unteren Bereiche an der Arteria pulmonalis gelegene Drüse mehr dem Granulom ähnlichen Charakter aufwies, während die daneben liegenden Bifurkationsdrüsen karzinomatös durchwuchert waren. Im gewissen Sinne ließ sich die Abgrenzung der Geschwulstanteile sogar makroskopisch bewerkstelligen, da die granulomähnlichen Partien etwas speckiger aussehen als die mehr stumpfen karzinomatösen Abschnitte. Auf Tafel 61 ist der mehr granulomähnliche Abschnitt punktiert, der mehr karzinomatöse mit kleinen Kreuzen bezeichnet.

Wie soll man nun die Gesamtgeschwulst in ihrer Zusammensetzung bewerten? Stellt sie ein Karzinom mit so stark wechselndem Zellcharakter vor, wie er vorher beschrieben ist, oder liegt tatsächlich eine Mischung von Blastom und Granulom vor? Es hält schwer, die als einheitliches Gebilde imponierende Gesamtgeschwulst als aus zwei Komponenten so heterogener Natur wie Granulom und Karzinom zusammengesetzt zu denken, andererseits kann man auf Grund der sehr bestechenden histologischen Struktur der peripheren Geschwulstanteile im Bezug auf wesentliche zellige Elemente, die man bei Lymphogranulomen zu sehen gewohnt ist, sich auch nicht ohne weiteres dazu entschließen, die so variablen Zellen auf eine sonst wohl charakterisierte echte Geschwulst zurückzuführen. Da einerseits außer in den im Tumor gelegenen Lymphknoten keine Metastasen des Karzinoms sich fanden, da andererseits außer in den exzentrischen und anscheinend jüngsten Geschwulstanteilen weder in anderen Lymphknoten noch sonst in Organen Lymphogranulomatose gefunden wurde, ist die Beurteilung besonders schwierig. Und sie wird noch komplizierter dadurch, daß sowohl für das Bronchialkarzinom wie für das Lymphogranulom der Sitz der Geschwulst im großen und ganzen als ein typischer angesehen werden kann. Das gilt für das Granulom insbesondere, soweit die klavikularen Drüsenkomplexe mit ergriffen sind und zu sein pflegen, das gilt andererseits ebenso für das Bronchialkarzinom, daß, wie hier, aus der Bifurkationsgegend seinen Ursprung genommen hat. Allerdings ist in bezug auf letzteren Punkt eine gewisse Sonderstellung wenigstens zu erwähnen, und das ist, daß der Ausgangspunkt des Bronchialkarzinoms ausgesprochen in der Trachea zu suchen wäre, wenn man die im Tracheallumen sich vorwölbenden Geschwulstmassen als nicht auf sekundären Einbruch sondern auf das Zentrum des Primärtumors beziehen will, wozu man bei der Annahme einer Geschwulst, die überhaupt den Karzinomen des Respirationstraktus zuzuzählen ist, mehr oder weniger gezwungen wird, da die eigentlichen Bronchien nirgends einen Ausgangspunkt erkennen lassen. Es würde somit eigentlich ein Trachealkarzinom, eine sicher seltenere Geschwulstform, vorliegen. Außerdem ist die massige Entwicklung der Geschwulst und ihr Herauswuchern aus der oberen Thoraxapertur für eine Geschwulst vom Charakter des Bronchialkrebses, wenn auch nicht ganz ungewöhnlich so doch seltener. Das ließe sich aber immerhin dadurch erklären, daß die Stenosierung des Respirationsweges beim Ausgang der Geschwulst von der Trachea aus nicht so schnell vor sich geht und gehen konnte, wie beim primären Sitz in den Bronchien, wo sekundäre Erscheinungen von seiten der Lunge auf Grund der Stenosierung meistens den Tod schon herbeiführen, ehe die Geschwulst zu einer Ausbreitung wie der vorliegenden schreiten kann.

Wenn somit auf Grund der Lokalisation und Ausbreitung die Diagnose nicht endgültig festzulegen ist, so muß von dem Gesichtspunkte aus, die Geschwulst zunächst möglichst aus einheitlicher Genese zu erklären, berücksichtigt werden, daß gerade beim Lungenkrebs nicht nur die verschiedensten Formen des Carcinoma simplex, des szirrhösen Karzinoms, des Plattenepithelkarzinoms und kleinzelligen atypischen Karzinoms beobachtet werden, sondern daß z. B. beim Schneeberger Lungenkrebs, wie Schmorl es betont, inmitten des Tumorgewebes bei der kleinzelligen Form Riesenzellen vom Typus der Sternbergschen Riesenzellen gefunden wurden, die den Verdacht auf Granulom erweckten, von Schmorl, Sternberg und anderen trotzdem nicht als Granulom, sondern als kleinzellige, dem Lymphosarkom ähnliche Bronchialkrebse gedeutet wurden. Erwähnt sei in diesem Zusammenhange, daß auch der Träger dieser Geschwulst ein Staubarbeiter (Stepper) gewesen ist.

In gewissem Sinne könnten die Schmorlschen Befunde auf die hier vorliegende Geschwulst einfach übertragen werden, da wir hier ja ähnliche Verhältnisse vor uns haben. Ich glaube jedoch, daß man nicht ohne weiteres berechtigt ist, sich rückhaltlos auf eben denselben Standpunkt zu stellen, wenn nicht ein größeres Untersuchungsmaterial solche Befunde immer wieder bestätigt. Wenn es auch dem anatomischen Empfinden näher liegt, die Geschwulst einheitlich zu erklären, so ist doch, zumal bei dem Sitz der Zellwucherungen und unter Berücksichtigung der, wenigstens in großen Zügen getrennten, verschiedenartigen Zellterritorien die Möglichkeit ins Auge zu fassen, daß eine Mischung von Blastom und Granulom vorkommen kann. Man wird sich also in diesem Fall mit dem resignierten Standpunkt begnügen müssen, von einem Schlußurteil abzusehen und die Entscheidung von den Ergebnissen etwaigen weiteren Materiales abhängig zu machen.

Krankenblatt.

Z., 48 Jahre alt.

Pat. soll die ganzen letzten Tage schon immer sehr aufgeregt gewesen sein und auch sehr schlecht geschlafen haben.

Im Januar d. Js. war Pat. sehr heiser. Im Februar starker Husten, reichlich schleimiger Auswurf. Pat. hat aber seine Arbeit fortgesetzt, mußte nur vorübergehend aufhören, weil er an Luftmangel litt. Im Hustenanfall wurde Pat. zyanotisch. Er hat sich nicht mehr erholt. Beim Husten traten auch die Adern an den Armen, der Brust, dem Bauch deutlich vor. Pat. litt an häufigem Schwindelgefühl; wenn er sich dann ruhig hinsetzte, vergingen die Beschwerden sehr schnell. Er fühlte sich dann wieder völlig wohl.

Am 31. 3. 23 kam Pat. zur Poliklinik, wo zur Operation geraten wurde. Pat. konnte sich nicht dazu entschließen.

Am 3. Mai abends gegen 10 Uhr bekam Pat. einen Erstickungsanfall, wurde ganz blau und bekam keine Luft. Der Anfall dauerte etwa $^1/_2$ Stunde. Der herbeigerufene Arzt gab ihm eine Spritze und ordnete möglichst baldige Überführung in die Klinik an.

4. Mai suchte Pat. zu Fuß die Klinik auf, wo er nach wenigen Stunden verstarb.

Obduktionsprotokoll.

Leiche eines untersetzten Mannes von etwa 50 Jahren. Kurzer Hals, kräftige Brust- und Armmuskulatur. Brustkorb neben dem Sternum links etwas vorgewölbt. Totenstarre vorhanden.

Dickdarm gebläht. Appendix obliteriert. Leber überragt den Rippenbogen um 2 Querfinger. Dünndarm mit dünnflüssigem Speisebrei gefüllt. Magen stark mit bröckligen Massen angefüllt. Schleimhaut des Magendarmkanals o. B. Pankreas rötlich, weich, o. B. Nebennieren groß, lipoidreich. Beide Nieren dunkel, blutreich, fest, sonst o. B. In der Blase wenig trüber Urin. An der Schleimhaut keine Besonderheiten. Prostata groß, derb, fest. Hoden und Nebenhoden o. B.

Starke Zyanose des Kopfes. Rachen bläulich rot. Lymphatischer Schlundring ebenfalls stark zyanotisch, aber nicht besonders hervortretend.

Herz gut faustgroß. Im Herzbeutel etwas vermehrte klare Flüssigkeit. Herz stark fettbewachsen, sehr blaß. Im rechten Vorhof und Ventrikel viel Cruor und Speckgerinnsel. Wand des rechten Ventrikels etwa $^1/_2$ cm dick. Fetteinwucherung in die Ventrikelwand. Klappen o. B. Linker Ventrikel kontrahiert. Mitral- und Aortenklappen o. B. Linker Ventrikel etwa 13 mm stark. Lungen im Bereiche der rechten Spitze bis etwa zur 3. Rippe verwachsen, sonst frei. Hinter dem Thymus, welcher sehr breit gezogen erscheint, starke Venenfüllung zeigt und hauptsächlich aus Fettgewebe besteht, sitzt dem Herzen ein markiger Tumor von fast 2 Faustgrößen auf, welcher in Höhe der Umschlagstelle des Perikards beginnt, die Luftröhre ummauert und sich hinten rechts noch um Fingerbreite aus dem ersten Rippenring herauswölbt. Die Geschwulst ist nach rechts gegen die Lunge vorgewachsen, und zwar nur im Bereiche des rechten Oberlappens und verdrängt denselben etwas nach rechts. Die stark vergrößerten und anthrakotischen Bifurkationslymphdrüsen liegen Geschwulst durchwachsen inmitten des Tumors. Die Art. pulmonalis ist nach links unten, der Aortenbogen nach links gedrängt. Auch Trachea und Ösophagus in den oberen Abschnitten zeigen Linksverschiebung.

Die linke Lunge ist nicht von dem Tumor ergriffen, dagegen sind die vom Aortenbogen abgehenden großen Gefäße, besonders die Art. anonyma völlig in den Tumor eingebettet. Die Geschwulst zeigt in der oberen Hälfte gelblich derbe Beschaffenheit mit speckig strangförmiger Zwischenzeichnung und ist in der unteren Hälfte von etwas stumpfer Farbe. Nach Aufschneiden der Trachea sieht man an ihrer Vorderwand, oberhalb ihrer Teilungsstelle, in fast 3-Markstückgröße auf der Schleimhaut flache gelbliche Tumorwucherung mit einigen kleinen knötchenförmigen Prominenzen. Die Geschwulstmassen reichen bis in den Anfangsteil beider Hauptbronchien hinein, aber nur flach die Schleimhaut überragend und ohne Verengerung der Bronchien. Die darüber gelegene Trachea ist dagegen in ihrem Lumen verengt, so daß sie am Sitz des Tumors nicht ganz für kleinen Finger durchgängig ist und weiter oben noch seitliche säbelscheidenartige Zusammendrängung aufweist.

Beide Lungen fühlen sich, besonders in den Unterlappen, etwas fester an, sie sind leicht gebläht. Auf der Schnittfläche sieht man in beiden Unterlappen und rechts auch im Mittellappen und unteren Teil des Oberlappens dicht stehende, kleeblattförmige, bis fingernagelgroße Bronchopneumonien. Die Bronchien sind stark gerötet. In den zum Unterlappen führenden Bronchien schmutzige diphtherische Membranen. Die rechtsseitigen bronchialen Lymphdrüsen, die oberen Bronchialdrüsen der linken Seite sind ebenfalls von Tumormassen durchsetzt. Der Ösophagus wird hinter der Trachea durch die Geschwulst nach links hin eingeengt. Obere Halsorgane o. B. Milz o. B. Leber gelblich, blaß, mit undeutlicher Läppchenzeichnung.

Ösophaguskrebs.

59jähriger Mann. K.-N. 6503—6505.

Klinische Diagnose: Ösophagus-Ca. (Krankenblatt s. S. 253.)

Hauptleiden: Ösophaguskrebs.

Todesursache: Eitrige Perikarditis. Lungengangrän.

Pathologisch-anatomische Diagnose: Karzinom des Ösophagus mit starker Verengerung desselben und stellenweisem Zerfall, von der Höhe des Aortenbogens bis an den Herzbeutel reichend. Fortwuchern des Karzinoms in den linken Hauptbronchus an der Teilungsstelle mit Durchbrechung der Bronchialwand und starker Verengerung des Lumens. Weiteres Einwuchern in die tracheo-bronchialen Lymphdrüsen und Einwachsen von dem zerfallenen Bezirk des Karzinoms aus in den Herzbeutel. Fibrinös-eitrige Perikarditis. Einbruch in die linke Lunge nahe dem Hilus. Halbfaustgroße Gangränhöhle im oberen Teil des Unterlappens mit umgebender hämorrhagischer Bronchopneumonie in den gesamten hinteren Abschnitten des Unterlappens. Hypertrophie des rechten Ventrikels. Obliteration beider Pleurahöhlen. Emphysem und Ödem der Lungen. Bronchitis. Bronchopneumonie im rechten Unterlappen. Atherosklerose der gesamten Aorta. Stauungsmagen, -Leber, -Milz und -Nieren. Gastrostomiewunde des Magens mit Drainrohr. Alte peritoneale Verwachsungen der Darmschlingen und der Leber. Zahlreiche Pigmentkalksteine der Gallenblase. (Obduktionsprotokoll s. S. 254.)

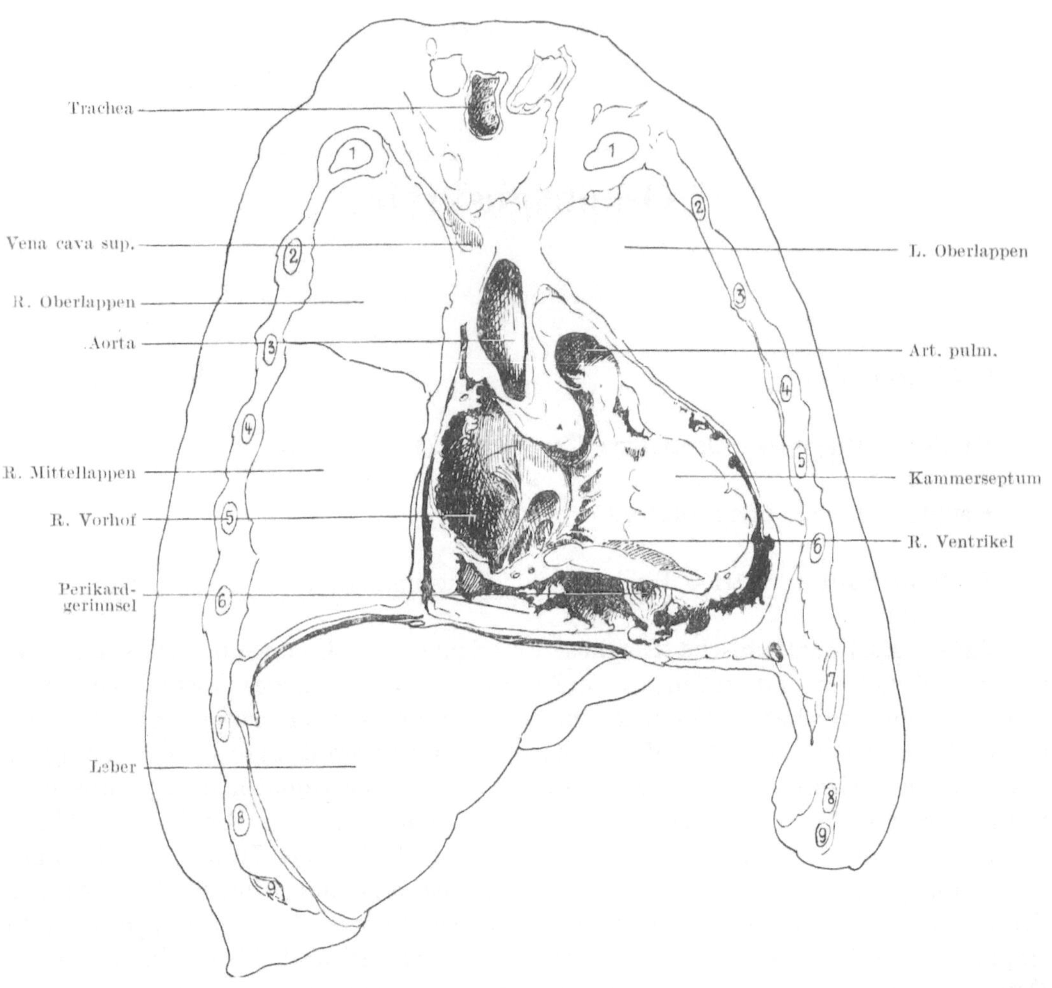

I. Schnitt. 2. Präparat. K.-N. 6504.

Das Herz ist, auf fibrinös-eitrigem Exsudat schwimmend, nach vorn und oben gedrängt und mit der Spitze leicht nach vorn gedreht. Der rechte Ventrikel ist daher nur noch in Resten seiner hinteren unteren Abschnitte sowie in der Ausflußbahn der Pulmonalis getroffen. Der rechte Vorhof ist vorn eröffnet, die Aorta ascendens angeschnitten. Der Perikardialraum ist zu einem großen dreieckigen Sack mit abgerundeten basalen Ecken erweitert. Zwischen den Herzbeutelblättern breiten sich bündelförmige, senkrecht zur Herzoberfläche verlaufende Fibrinstränge aus. Dazwischen liegen geronnene Exsudatmassen. Herz quergestellt. Ventrikel komprimiert und stark kontrahiert. Rechter Ventrikel hypertrophisch. Lungen gebläht. Beide Pleurahöhlen weitgehend obliteriert.

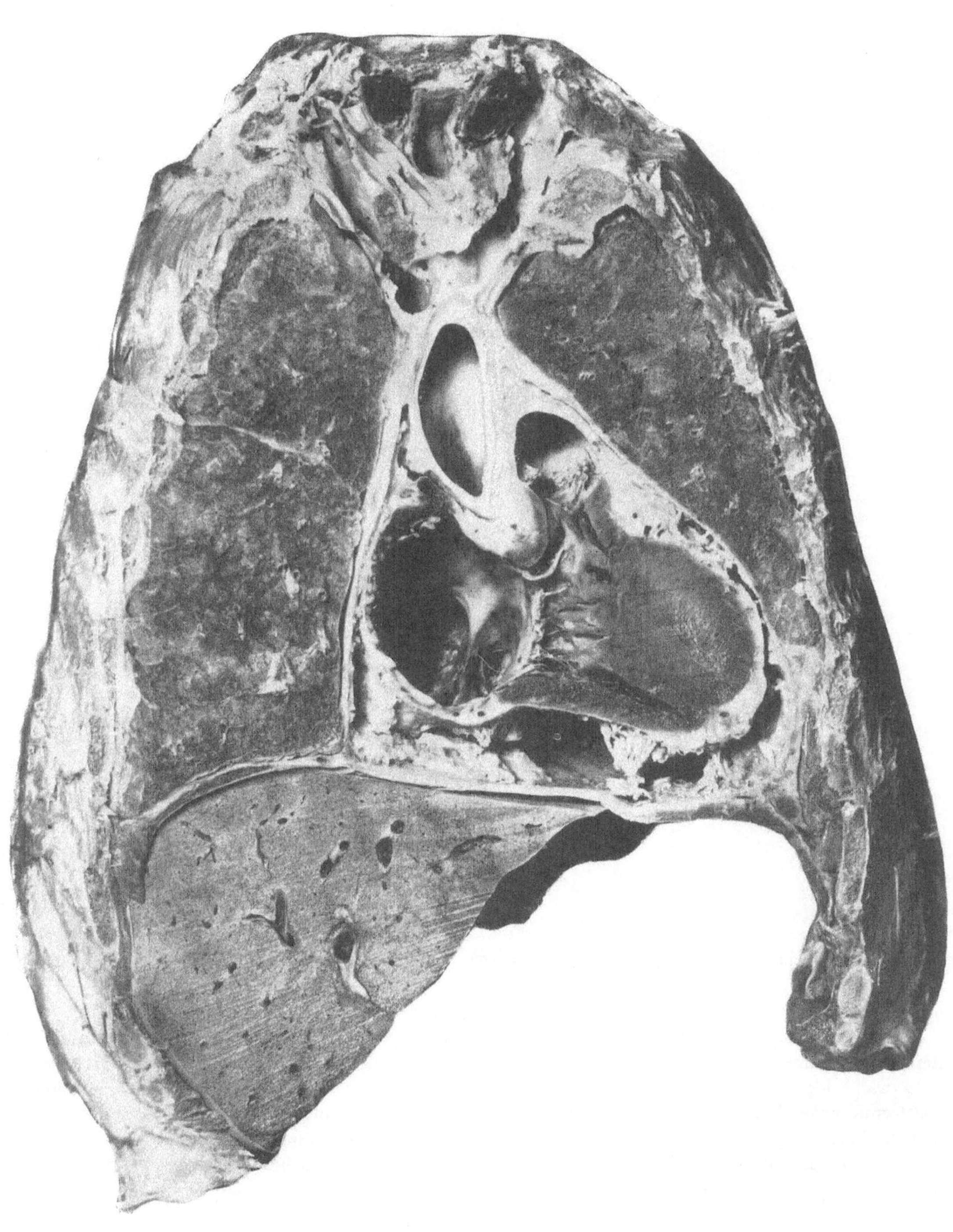

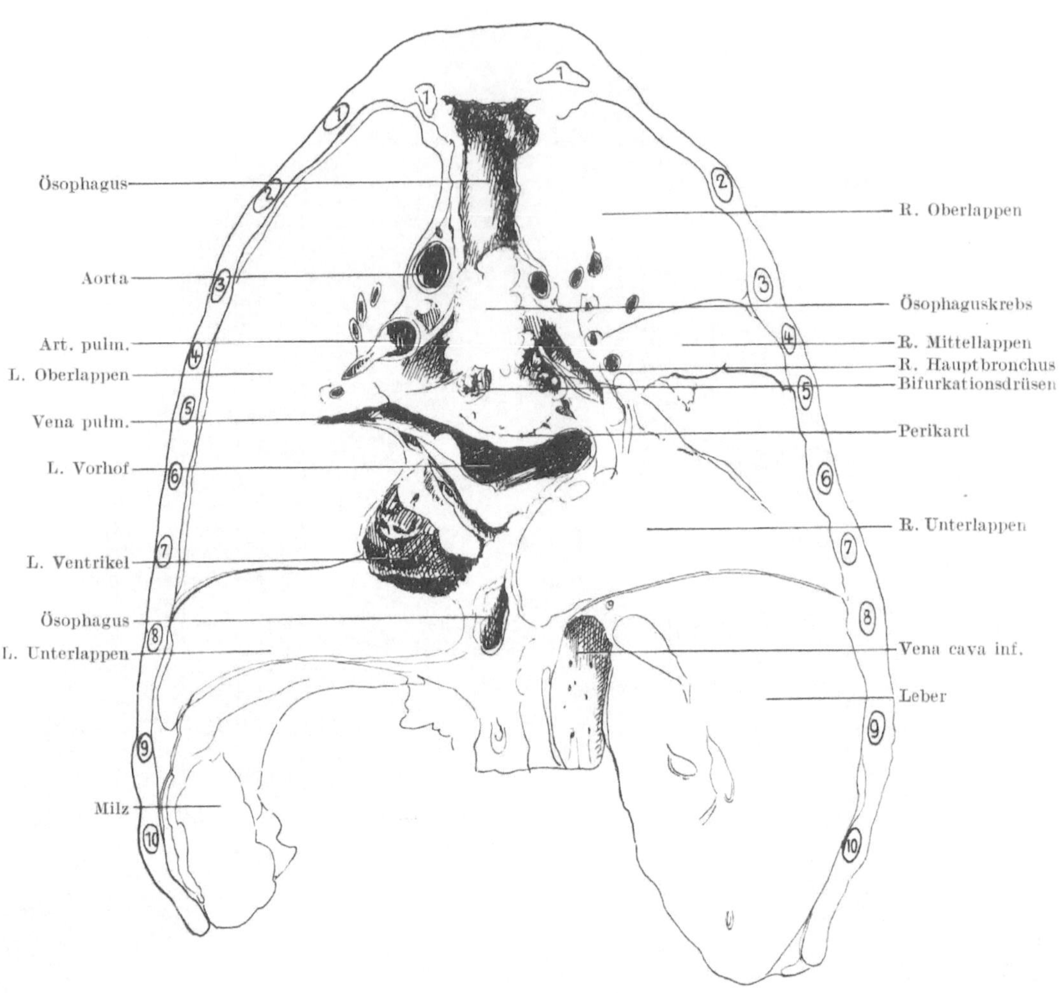

II. Schnitt. 2. Präparat (Rückseite). K.-N. 6504.

Die Abbildung zeigt das auf der vorhergehenden Tafel gebrachte Präparat von der Rückseite. Der Herzbeutel ist hinten in Klein-Handtellergröße eröffnet und läßt das nach vorn oben gedrängte Herz an der Hinterwand des linken Ventrikels teilweise übersehen. Der linke Vorhof und eine linke Lungenvene sind spaltförmig angeschnitten. In Höhe der Bifurkation sitzt ein 5 : 3 cm großes Ösophaguskarzinom, nach oben in Höhe des Aortenbogens ziemlich scharf begrenzt, nach unten in den linken Hauptbronchus, in die Bifurkationsdrüsen und durch die obere Umschlagstelle des Perikards wuchernd. Der Ösophagus oberhalb des Karzinoms ist zylindrisch erweitert und klaffend.

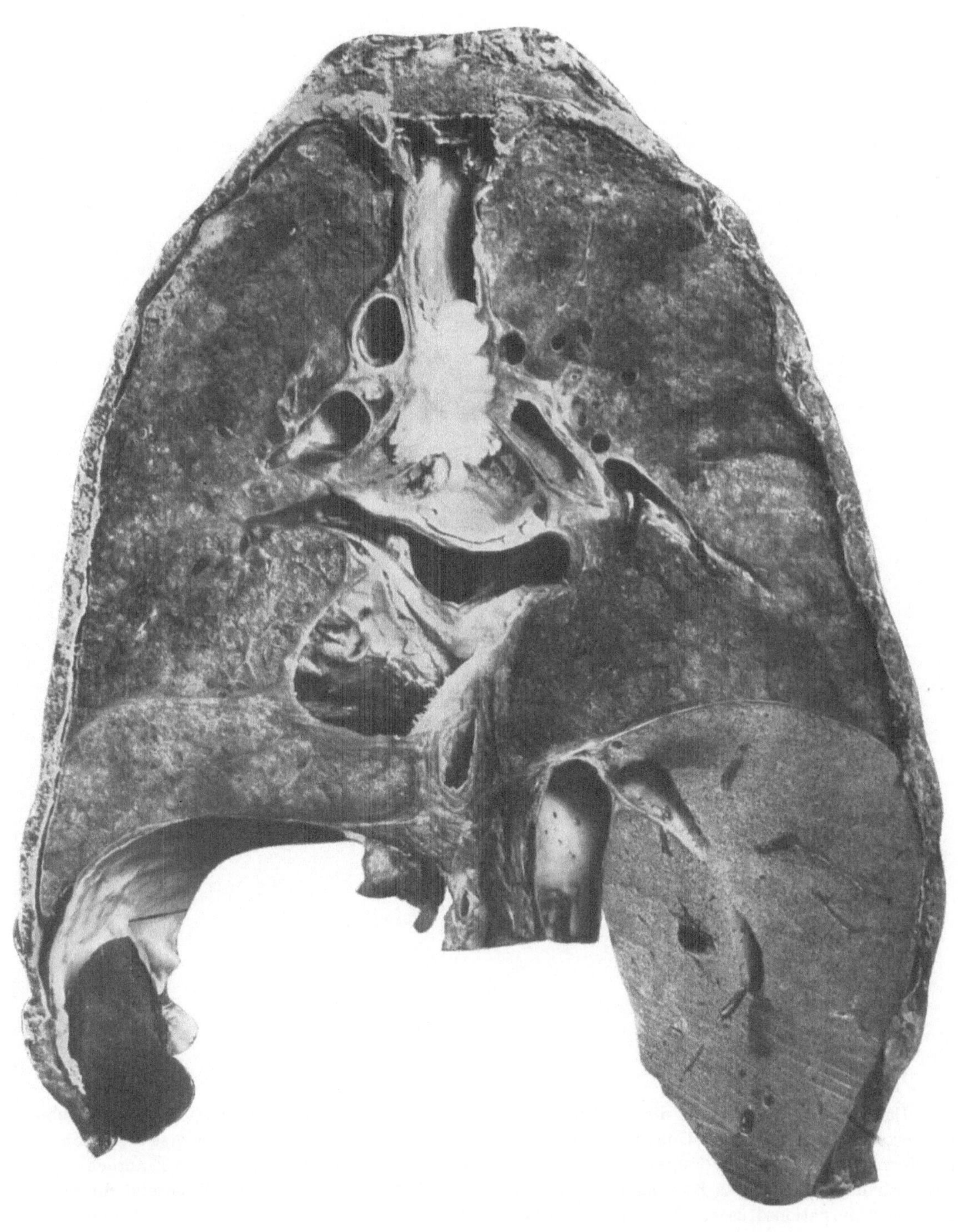

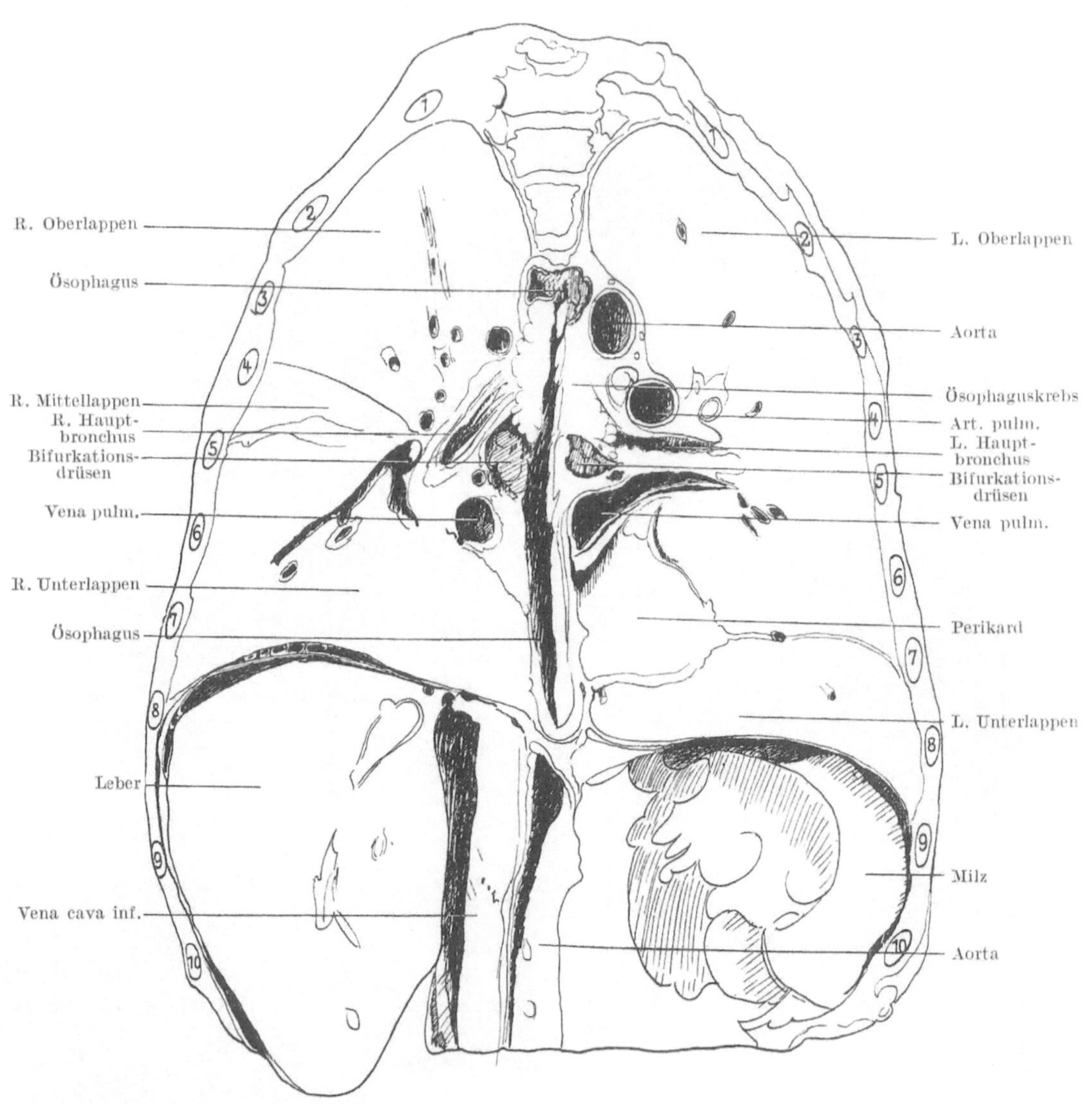

II. Schnitt. 3. Präparat. K.-N. 6505.

Das von der Aorta bis in die Bifurkationsdrüsen reichende Ösophaguskarzinom zeigt ein halbbleistiftdickes Lumen mit zerfallenden Rändern. An der Hinterwand des Ösophagus erstreckt sich das Karzinom bis in Höhe der längsgetroffenen linken Pulmonalvene, hinter welcher der Einbruch in die Perikardialhöhle liegt. Das Karzinom wuchert in den linken Hauptbronchus und durchsetzt die oberen Pole der Bifurkationsdrüsen. Der Ösophagus unterhalb der Geschwulst klafft in Kleinfingerdicke.

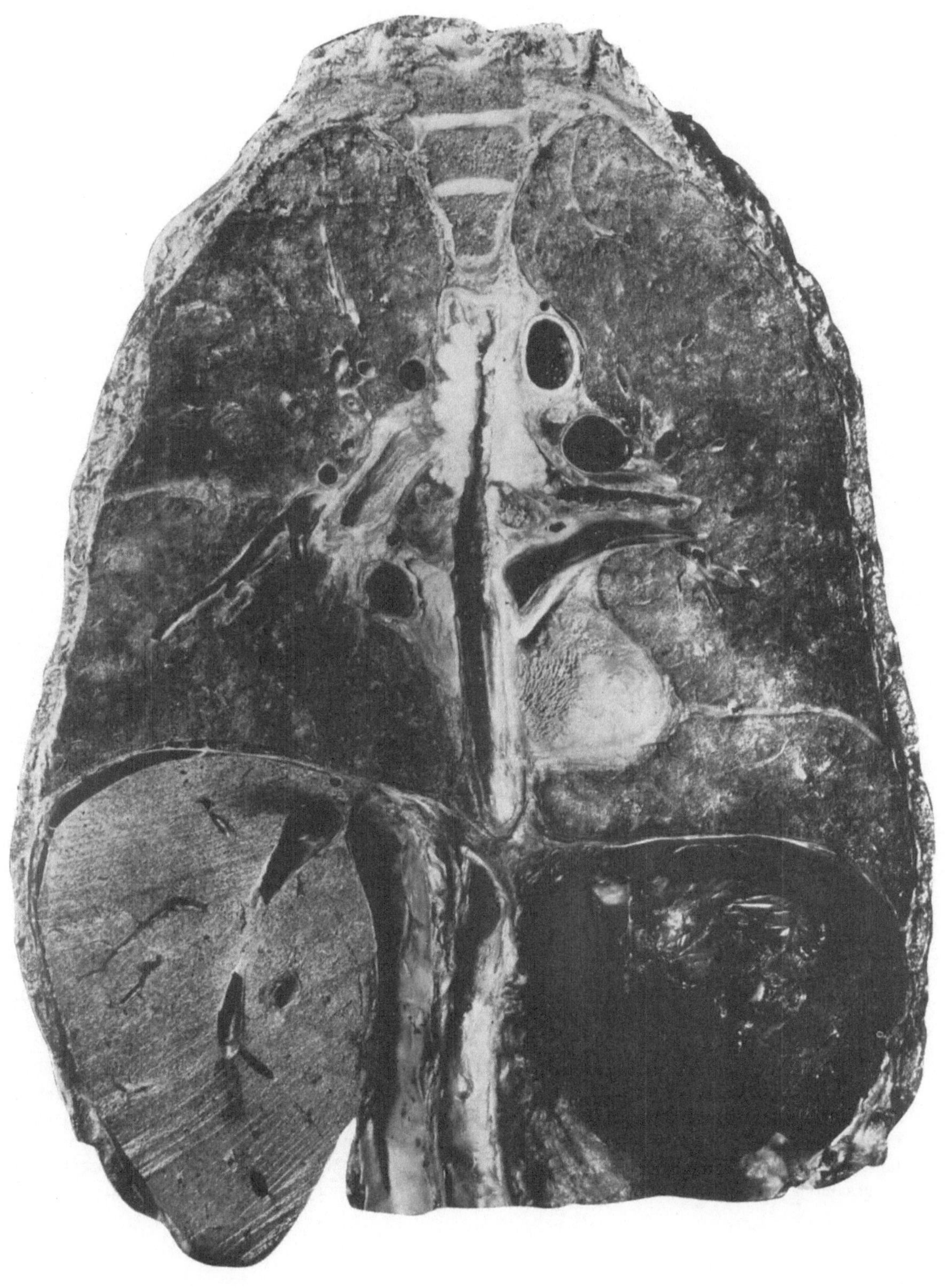

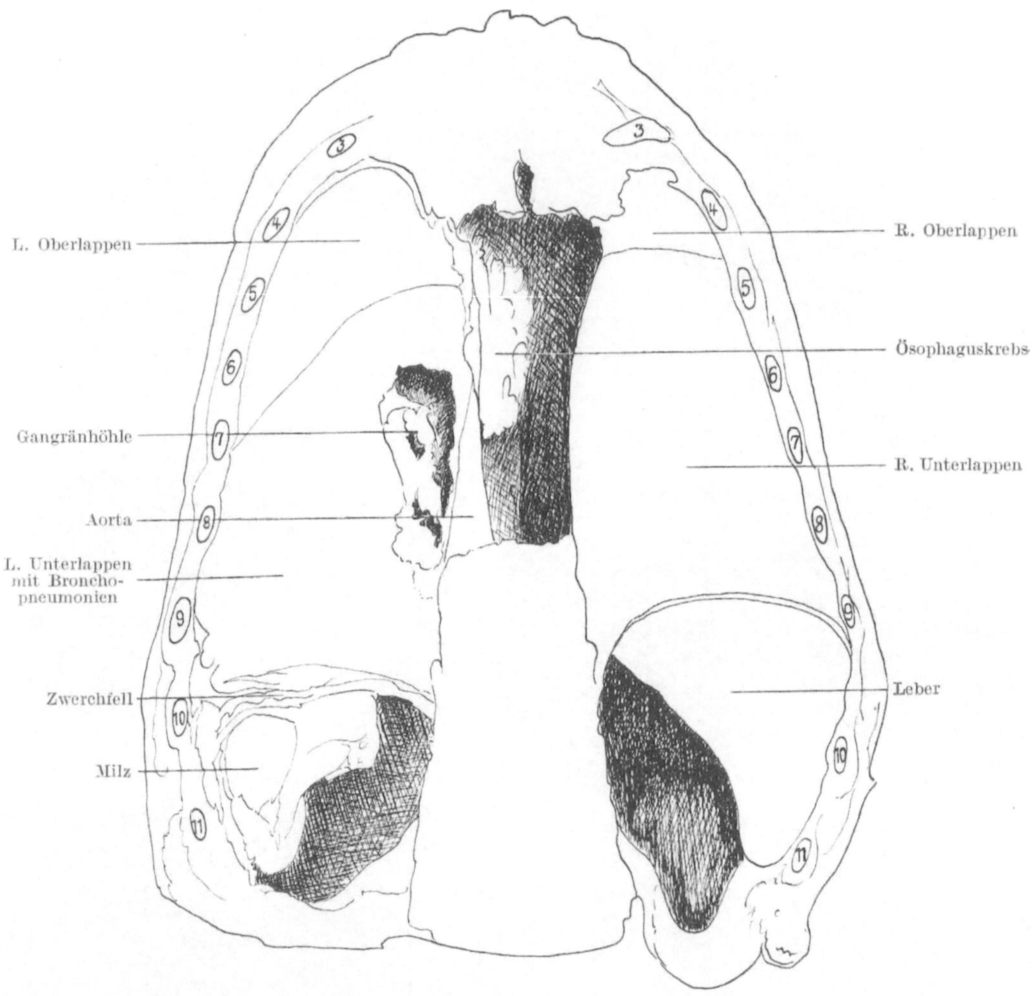

III. Schnitt. 3. Präparat. (Rückseite.) K.-N. 6505.

Das Präparat zeigt den Thorax beiderseits von der Wirbelsäule von hinten eröffnet. Ein Teil der Brustwirbelsäule ist entfernt. In der Tiefe sieht man das den Ösophagus gerade durchwachsende Karzinom weißglänzend hervorleuchten. Links daneben ist die Aorta von hinten her eröffnet. In der linken Lunge findet sich, im oberen Teil des Unterlappens in Höhe des linken Hauptbronchus beginnend, eine halbfaustgroße paravertebrale, bis an die Pleura reichende Gangränhöhle mit nekrotischen Lungensequestern, im gesamten umgebenden Unterlappen hämorrhagische, schluckpneumonische Verdichtung.

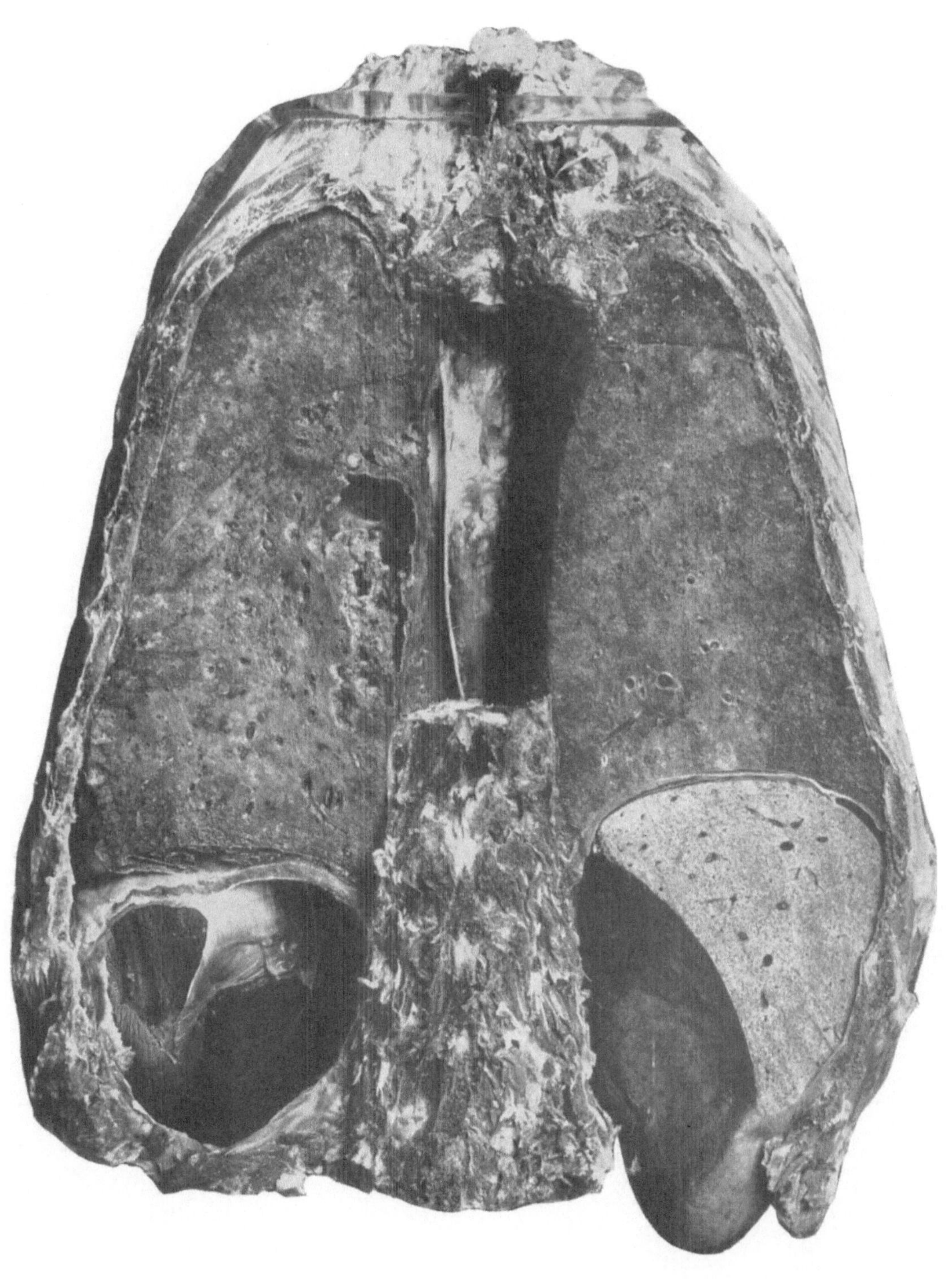

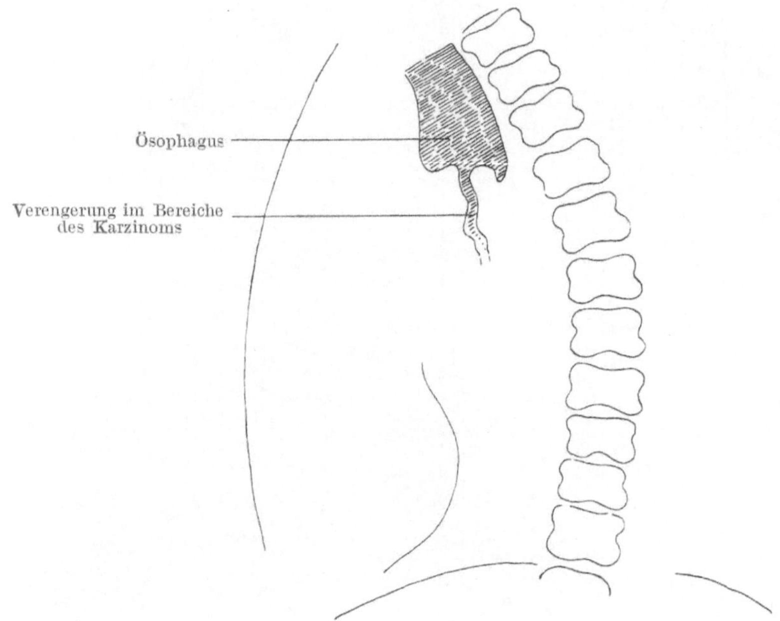

K.-N. 6503—6505.

Die **klinische Röntgenaufnahme** ist etwa $2^1/_2$ Wochen vor dem Tode des Patienten angefertigt worden. Sie zeigt unterhalb von Kontrastbreischatten in relativ scharfer Begrenzung nach oben eine Aussparung im Bereiche des Tumors, durch welche noch ein feines Rinnsal Kontrastbreis zwischen Herz- und Wirbelsäulenschatten nach abwärts zu verfolgen ist. Der Sitz des feinen Rinnsals entspricht dem anatomischen Sitz der Geschwulst (s. Tafel 66). Von perikarditischem Erguß und Lungengangrän ist in dem Röntgenbilde noch nichts zu erkennen. Der unscharf begrenzte Schatten unterhalb des Rinnsals ist wahrscheinlich durch Tumor, Bifurkation und Lymphdrüsen bedingt.

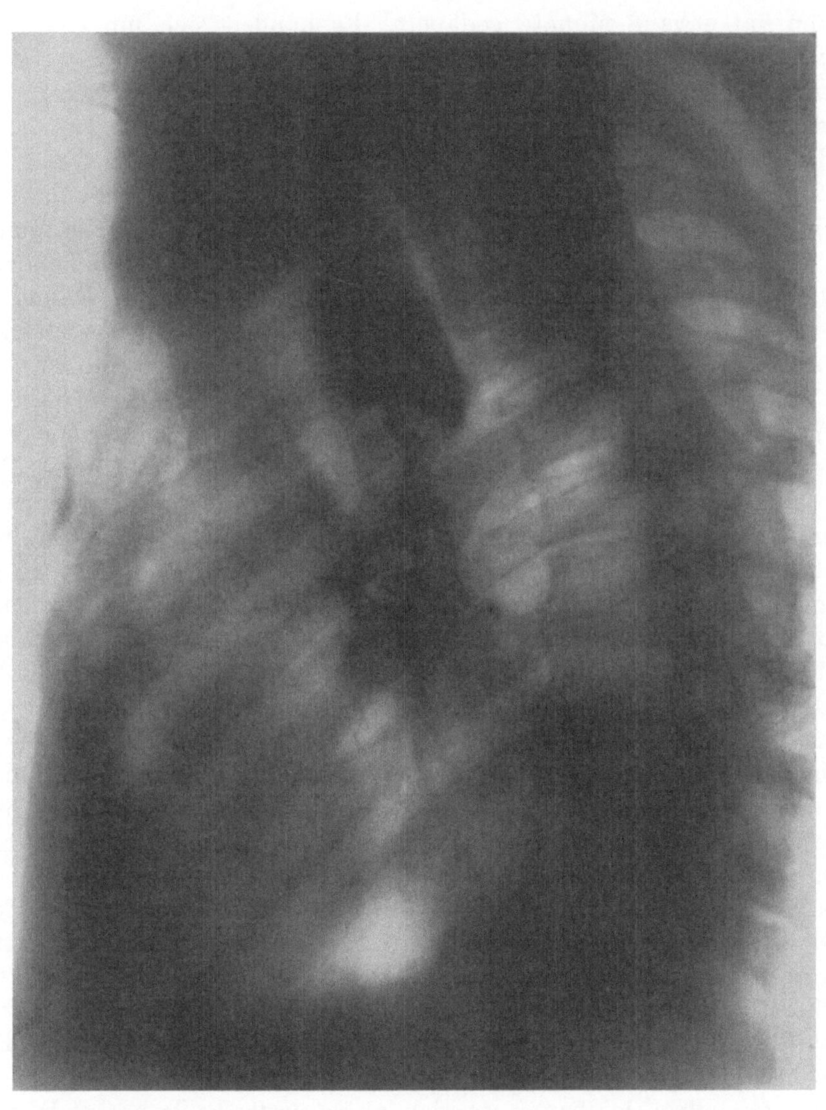

Epikrise.

Für die Entwicklung des Ösophaguskrebses bei dem 59 Jahre alten Manne wird etwa rund 1 Jahr anzunehmen sein. Das Krankenlager vom Zeitpunkt der ersten Symptome in Gestalt von sich heranbildender Schwäche und beginnender Schluckbeschwerden hat etwa 8 Monate gedauert. Es handelt sich um einen Ösophagusplattenepithelkrebs mit geringer Neigung zu Metastasierung und mehr rein örtlicher Ausbreitung. Der Sitz des Karzinoms ist ein typischer, insofern es sich gerade in Höhe einer physiologischen Enge, und zwar der mittleren Ösophagusenge (Aortenenge), d. h. im Bereiche der Bifurkation bzw. des Aortenbogens entwickelt hat. Ob in diesem Falle mehr die Bifurkation oder der Arcus aortae auf den Sitz des Karzinoms von Einfluß gewesen sind, läßt sich nicht sicher entscheiden; das Zentrum des Karzinoms, welches allerdings nach unten hin leichtere Wachstumsbedingungen zu haben schien, liegt mehr im Bereiche der Luftröhrenteilung, ist aber auch dem unteren Rande des Aortenbogens sowie der seitlichen dem Ösophagus anliegenden Wand desselben fest angemauert. Außerdem ist gerade an dieser Stelle die Bronchialwand bzw. das untere Ende der Trachea von der Geschwulst von hinten her durchwuchert, so daß der linke Hauptbronchus in seinem Anfangsteil auf 3—4 cm Länge kegelförmig einwachsende Geschwulstmassen enthält und nur noch ein gut sondenstarker Kanal als Verbindung zwischen linker Lunge und Luftröhre besteht. Diese Bronchialstenose macht sich an der vorderen Lungenhälfte in bezug auf allgemeine Lungenveränderungen noch verhältnismäßig wenig bemerkbar. Die Lunge ist hier gebläht und zeigt im Hilusgebiet hämorrhagische Bronchopneumonie sowie ein gewisses Ödem. Die Bronchialschleimhaut ist dabei stark blaurötlich verfärbt und geschwollen. In dem Krankenblatt ist jedoch 3 Tage vor dem Tode des Patienten rein eitriger übelriechender Auswurf erwähnt. Obwohl sich die Beschaffenheit des Auswurfes mit Sekretverhaltung und -Zersetzung peripher von der Bronchialstenose erklären könnte und die bisherigen Lungenschnitte eigentlich keine schwerwiegendere Lungenkomplikation vermuten ließen, habe ich, um sicher zu gehen, doch noch den Thorax von hinten her eröffnet. Dabei ergab sich, daß paravertebral bis an die Pleura heranreichend und dieselbe zum Teil durchbrechend in der oberen Hälfte des Unterlappens, völlig in den abhängigen Lungenabschnitten liegend, ein Gangränherd von 8 : 4 : 4 cm Abmessung gefunden wurde. Dieser Gangränherd nimmt offenbar seinen Ausgang von der Stelle, wo das Karzinom in den linken Hauptbronchus übergeht und hinter den Bifurkationsdrüsen stärkeren Zerfall zeigt. Es scheint sich also nicht nur um eine durch Zersetzung hinter einer Stenose angesammelten Sekretes entstandene Gangrän, sondern um Einwuchern des Krebses in die Lunge und Zerfall des Tumors mit seinen Folgen zu handeln, wenngleich die Infektion vom Bronchialbaum aus sicher eine große Rolle mitspielt, wie die umfangreiche perifokale Schluckpneumonie um den Gangränherd in den gesamten hinteren Abschnitten der Lunge beweist.

Während die Geschwulst nach oben zu, fast der Höhe des Aortenbogens entsprechend, im Ösophagus ziemlich scharf in querer Richtung aufhört und verhältnismäßig fest ist, ist die untere Begrenzung unschärfer, zumal der Tumor, nach unten zunehmend, im Lumen des Ösophagus Zerfall zeigt. Die zentrale Lichtung der Geschwulst ist schätzungsweise halbbleistiftdick, nach unten zu, wo der Zerfall stärker ist, erweitert sich die Lichtung trichterförmig, um in den etwa fingerstark klaffenden unteren Ösophagusabschnitt überzugehen.

Die Geschwulst wächst von der Stelle der Luftröhrenteilung aus nach vorn in die oberen Pole der stark anthrakotischen Bifurkationsdrüsen, hinter welchen sie sich, und zwar gerade im Bereiche des stärksten Zerfalles, oberhalb des linken Vorhofes in den Herzbeutel drängt. Wenn auch keine größere Kommunikation zwischen Ösophagus und Herzbeutel besteht, so ist doch anzunehmen, daß feinere Bahnen in dem zerfallenden Gewebe den Eintritt von Keimen aus dem Ösophagus in den Herzbeutel ermöglichten. Jedenfalls ist es zu einer fibrinös-eitrigen, bei der Obduktion noch relativ frischen Perikarditis gekommen, welche als letzte Todesursache anzusprechen ist. Die Lagerung des Herzens ist für die bei noch nicht adhäsiver exsudativer Perikarditis gefundene typisch, indem das Herz bei dem liegenden Kranken nach vorn und oben, gewissermaßen auf dem Exsudat schwimmend, gedrängt wurde. Die Vorlagerung ist dabei mehr im Sinne einer Hebeldrehung geschehen, indem die Ventrikel mit der Spitze gegen die Brustwand gedrängt wurden, wobei die Vena cava inferior und die großen oberen Gefäße als Drehpunkt dienten. Es wäre daran zu denken gewesen, ob nicht die eitrige Perikarditis als von dem Gangränherd fortgeleitet anzusprechen gewesen wäre. Die topographischen Beziehungen sind aber doch keine so nahen, daß man die Perikarditis in dieser Weise erklären müßte, und der Einbruch des zerfallenden Karzinoms an der obersten Umschlagstelle des Perikards an den Lungenvenen bleibt daher wohl für das Entstehen der Herzbeutelentzündung verantwortlich.

In dem klinischen Röntgenbefund, welcher jedoch schon einige Wochen vor dem Tode erhoben wurde, ist von einem faustgroßen Tumor zwischen Aortenschatten und Wirbelsäule die Rede. Die angegebene Größe entspricht in der Längsausdehnung ungefähr den anatomischen Verhältnissen. Vor allem stimmt die nach der klinischen Röntgenplatte auf 5 cm angegebene Länge des Kontrastbreirinnsals im Bereiche des Tumors sehr genau mit den anatomischen Abmessungen der Geschwulst überein. Im übrigen weist dieselbe jedoch längst nicht die Mächtigkeit von Faustgröße auf, und es ist anzunehmen, daß bei dem klinisch beobachteten so viel mächtigeren Schatten die Vergrößerung durch Projektion und die Verschattung durch die in den Tumor übergehenden Drüsenschatten hinzuzurechnen sind, zumal auch zwischen Aortenbogen und linker Arteria pulmonalis oberhalb des linken Bronchus noch eine von Karzinom ergriffene, halbkirschgroße Drüse sich findet. Jedenfalls konnte der durch das perikardiale Exsudat bedingte auf einer vom Leichenthorax gewonnenen Röntgenplatte sichtbare Schatten damals noch nicht für etwaige Vergrößerung des Tumorschattens in Frage kommen.

Die Gangrän hatte, wie erwähnt, an der Hinterwand des Thorax die Pleura schon mehrfach durchbrochen. Es fand sich auch eine ganz umschriebene Empyemabsackung an dieser Stelle. Daß es zu keiner allgemein eitrigen Pleuritis kommen konnte, ist durch die völlige fibröse Obliteration beider Pleurahöhlen zu erklären. Man kann wohl mit Recht annehmen, daß diese alten Verwachsungen auf die im Krankenblatt erwähnte Lungenentzündung vor 40 Jahren zurückzuführen sind.

Krankenblatt.

S., 59 Jahre alt.

Vorgeschichte: Eltern tot; näheres ist Patient nicht bekannt. 1 Bruder lebt, ist gesund, Ehefrau ist gesund, 2 Töchter leben, sind gesund. Über Kinderkrankheiten weiß Patient nichts auszusagen. 1882 Lungenentzündung, die gut verlief. Wurde wegen Krampfadern nicht Soldat.

Am 23. 9. 1914 erlitt Patient einen leichten Schlaganfall; linke Seite war gelähmt, auch Sprachstörungen. Linke Hand ist seitdem schwach; hatte als Postfahrer mehrere Unfälle. 1919 Sturz vom Pferde, Verletzung am rechten Bein; über venerische Infektion ist Patient im Zweifel. Im Sommer 1920 Hufschlag gegen die Unterlippe, Naht der Wunde. Oktober 1921 wurde Patient schwach, es stellten sich Schluckbeschwerden ein: Patient konnte kein Brot mehr essen. Er blieb zu Hause; starke Gewichtsabnahme. Schluckbeschwerden nahmen langsam zu. Daraufhin ging Patient, der von Neujahr bis 8. 3. 22 wieder gearbeitet hatte, in ärztliche Behandlung. Überweisung nach Poliklinik. Angeblich Arterienverkalkung diagnostiziert. Magensonde konnte noch eingeführt werden ohne größere Beschwerden. Beschwerden verschlimmerten sich weiter, daraufhin am 24. 4. 22 Überweisung ins Krankenhaus.

Befund: Mittelgroßer, kräftig gebauter Mann in schlechtem Ernährungszustande. Schleimhäute und Haut mäßig durchblutet.

Rachenorgane: Dick grauweiß belegt, sonst o. B.

Herz: Grenzen normal, Töne rein, Aktion lebhaft, regelmäßig.

Starrer Thorax.

Lunge: Untere Grenzen nur gering verschieblich, normaler Perkussionsschall. Über der ganzen Lunge diffuse, laute, trockene Rasselgeräusche, Giemen und Pfeifen.

Abdomen: Bauchdecken eingesunken, nirgends Druckempfindlichkeit. Pupillen reagieren, Reflexe o. B. Urin: frei.

Röntgenbefund: Im ersten schrägen Durchmesser sieht man zwischen dem Aortenschatten und der Wirbelsäule einen faustgroßen Tumor. Geschluckte Kontrastmasse sammelt sich napfförmig über diesem Tumor im Ösophagus an. Im sagittalen Durchmesser erscheint der rechte Hilusschatten verstärkt.

Blutdruck: 145 mm R. R.

Röntgenplatte zeigt dieselben Verhältnisse wie die Durchleuchtung. Ein kleines Rinnsal von Brei zeigt auf ca. 5 cm den weiteren Verlauf des Ösophagus an.

Diagnose: Ösophaguskarzinom mit Striktur. Kachexie durch Unterernährung.

2. 5. Operation, Lokalanästhesie.

Hochstehender kleiner Magen. Anlegung einer Schrägfistel nach Witzel. Flüssige Nahrung läuft gut ein.

10. 5. Zunehmende Kachexie. Über beiden Lungen zahlreiche Rasselgeräusche. Sputum rein eitrig, übelriechend. Versuchsweise werden Injektionen von Neosalvarsan gegeben.

13. 5. Unter Erscheinungen von Atemnot und Herzinsuffizienz Exitus letalis.

Obduktionsprotokoll.

Leiche eines 59jährigen abgemagerten Mannes mit breitem Thorax. Zwischen Nabel und Schwertfortsatz verläuft eine 12 cm lange Operationswunde, aus deren oberem Ende ein Gummidrain herausragt.

Bei Eröffnung der Bauchhöhle müssen zahlreiche Verwachsungsstränge zwischen Bauchwand und Därmen, vor allen Dingen nach der Leber und Gallenblase zu, durchtrennt werden. Die Gallenblase ist vergrößert, sie enthält 13 facettierte gelbliche, fast erbsengroße Steine. Die Gallenblase bildet kurz vor dem Übergang in den Ductus cysticus eine walnußgroße, deutlich abgesetzte, buchtige Höhlung, in deren Bereich an der Außenfläche die stärksten Verwachsungen zu durchtrennen waren. Im Zusammenhang mit dem Bauchschnitt steht an der Außenfläche des Magens eine senkrecht von oben nach unten verlaufende, etwa 5 cm lange, lineare, genähte Operationswunde des Magens.

Die Niere hat eine gut abziehbare Kapsel, Oberfläche glatt und reichlich durchblutet, auch auf der Schnittfläche ist Mark und Rinde hyperämisch, im übrigen o. B. Nebenniere ziemlich lipoidhaltig. Rechte Niere wie links. Beckenorgane, Harnblase o. B.

Zwerchfellstand rechts unterer Rand der 4., links 5. Rippe. Leber überragt den Rippenbogen kaum. Beide Brustfellhöhlen völlig obliteriert. Die geblähten Lungen liegen weit auf dem sehr großen schwappenden Herzbeutel. Im Innern des Herzbeutels trüb serös eitriger Erguß von ca. 200 ccm, der mit zahlreichen gelblichen flottierenden Flocken und Fetzen durchsetzt ist. Auch die gesamte Oberfläche des Perikards ist mit Fibrinsträngen und rauhen Fibrinerhebungen bedeckt. Links oben und am rechten Vorhof noch lösbare Verklebung der Herzbeutelblätter. Herz kontrahiert, enthält im rechten Vorhof viel Cruor und Speckhaut. Rechter Ventrikel eng, aber mit verdickter Wandung, die fast 10 mm mißt. Herzklappen im übrigen beiderseits o. B. Linker Ventrikel fest kontrahiert, auch hier Klappen o. B. Aorta zeigt nur geringe atheromatöse Veränderungen.

Die geblähten Lungen sind beiderseits saftreich, im ganzen lufthaltig, nur in den unteren Abschnitten, besonders rechts, fühlen sie sich derber an und sind von dunklerer Färbung. In der Hilusgegend, und zwar ziemlich symmetrisch in der Mitte, sieht man weißgraue Tumormassen sich vorwölben, welche gerade an der Teilungsstelle der Bronchien von hinten her vorwuchern und in den linken Hauptbronchus unter Zerstörung der Wand eingedrungen sind, so daß das Lumen stark verengt, aber noch nicht undurchgängig ist. Weiter wuchert der Tumor in die dem Teilungswinkel der Bronchien nahegelegenen Bifurkationsdrüsen, welche, abgesehen von dem Kontaktwachstum der Geschwulst, auch noch isolierte, grauweiße, rundliche, tumorähnliche Inseln enthalten. Nach unten zu unterhalb der Drüsen ist die Geschwulst gegen den Herzbeutel zu gewachsen und hat von einer Zerfallshöhle der Geschwulst aus anscheinend die Perikarditis veranlaßt. Eine richtige Perforationsstelle läßt sich allerdings nicht feststellen.

Beim Aufschneiden des Ösophagus sieht man diesen in seinem oberen Abschnitt erweitert; in Höhe des oberen Randes des Aortenbogens tritt dann eine plötzliche Verengerung ein und Geschwulstmassen, welche die Wand des Ösophagus durchsetzen, ragen in das Lumen hinein, welches nur noch für eine Sonde durchgängig ist. Die Geschwulstmasse berührt die Wandung des Aortenbogens und reicht auf eine Strecke von 5 cm und durchschnittlich $2^1/_2$ cm Breite nach unten bis an das Herz heran. Der Tumor ist hinter den Bifurkationsdrüsen von erweichter Konsistenz und schmutzig grauer Färbung, während er im übrigen von mehr gelblich-weißem Aussehen ist. Irgendwelche Metastasen finden sich nicht, sondern es ist nur örtliches Fortkriechen festzustellen.

Am Magen wölbt sich eine fingerdicke Schleimhautfalte von ca. 4 cm Länge vor, aus deren einem Pol die Gastrostomiewunde in das Magenlumen hineinführt. Die Leber zeigt deutliche Läppchenzeichnung mit etwas Stauung. Auch an der Milz Hyperämie und verhältnismäßig derbe Konsistenz. In der Bauchaorta unregelmäßige Ablagerung von gelben beetartigen Platten.

Bei nachträglichem Aufschneiden der hintersten Lungenabschnitte sieht man im oberen Drittel des Unterlappens ganz in den abhängigen Partien, paravertebral aus der Hilushöhe bis 3 Finger breit über dem Zwerchfell einen doppelapfelgroßen, länglich gezogenen Gangränherd mit einer kleinapfelgroßen Gangränkaverne, in welcher nekrotisches Lungengewebe flottiert. Die Gangränhöhle führt in Richtung auf den linken Hauptbronchus und scheint durch direkten Einbruch des Karzinoms, welches an dieser Stelle in Zerfall begriffen ist, entstanden zu sein. In weiter Umgebung der Höhle, fast den ganzen hinteren Unterlappen einnehmend, findet sich das bunte Bild der hämorrhagischen Bronchopneumonie. Nach der hinteren Thoraxwand zu zeigt die Pleura an mehreren Stellen über dem Gangränherd Nekrosen und eine kleinhandtellergroße, umschriebene, flache Empyemabsackung, die sich infolge Obliteration der Pleurahöhle nicht weiter ausgebreitet hat.

Kyphoskoliose bei Karies der Wirbelsäule.

Eingesandtes Präparat. K.-N. 5860.

Klinische Diagnose, Krankenblatt und Obduktionsprotokoll fehlen.

Pathologisch-anatomische Diagnose (in bezug auf den Thorax): Kyphoskoliose der Brustwirbelsäule mit Ausbiegung nach links in Höhe des 7. bis 8. Brustwirbels. Karies der Wirbelsäule in Höhe der Zwerchfellkuppen, über ca. 3 Wirbelkörper nach abwärts sich erstreckend. Karies der rechtsseitigen Rippen mit Senkungsabszessen rechts hinten, vorwiegend an der 9. und in der Nähe der Wirbelsäule auch der 10. und 11. Rippe. Hochgradige Verkürzung und Verbreiterung des Brustkorbes mit Vorwölbung des Brustbeins nach vorn. Völlige Querlagerung des Herzens und Verschiebung nach links. Insuffizienz der Vena cava inferior. Große Stauungsleber, Stauungsmilz, -Magen, -Lungen. Chronische Bronchitis. Anthrakose. Bronchopneumonie.

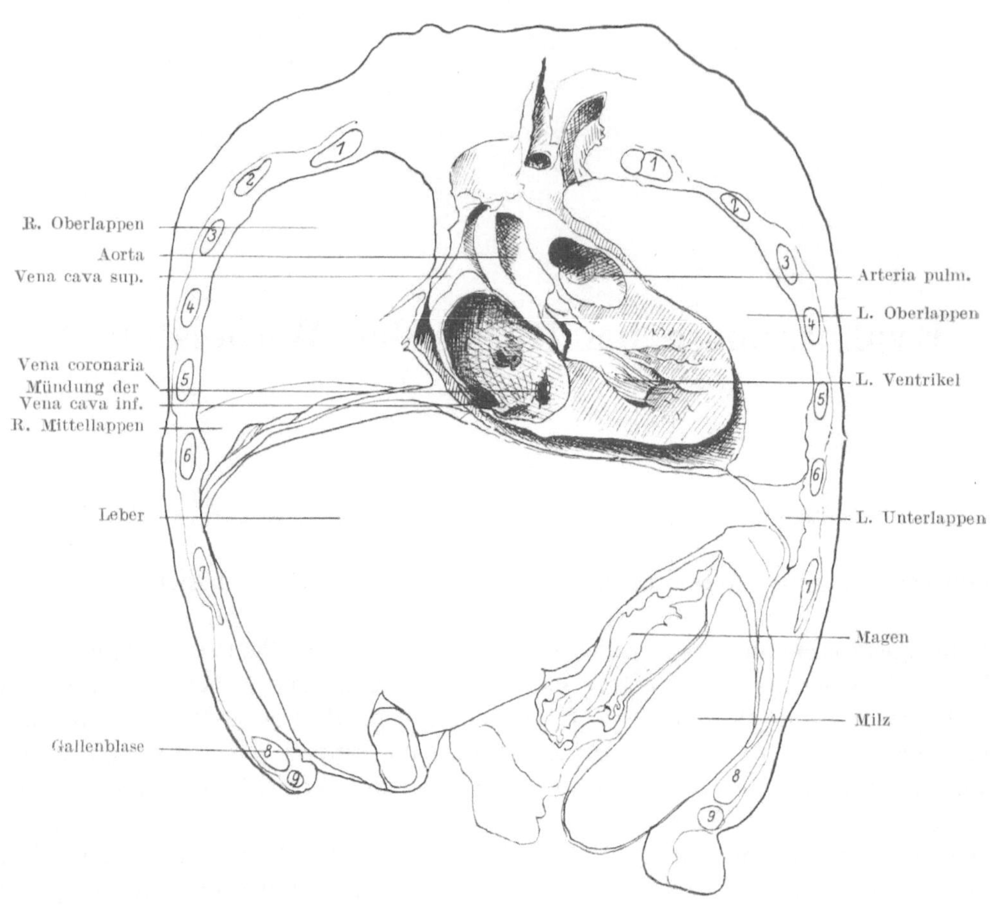

I. Schnitt. 2. Präparat. K.-N. 5860

Man sieht die gedrungene, von oben nach unten zusammengepreßte und seitlich verbreiterte Form des Brustkorbes. Das Zwerchfell steht hoch und wird von der großen Stauungsleber, die beiderseits die Brustwand berührt, förmlich getragen. Das Herz ist völlig quer gelagert, die Aortenausflußbahn verläuft im Anfangsteil fast wagerecht. Die Aorta ist für sich sowie zusammen mit der weiten Pulmonalis stark gekrümmt. Der rechte Vorhof ruht z. T. mit seiner Seitenwand auf dem Zwerchfell. Das Herz ist im ganzen nach links verlagert. Es besteht völlige Insuffizienz der vor der Wirbelsäule verlaufenden Cava inferior, welche an ihrer Mündung durch Verziehung des rechten Vorhofes brunnenartig klafft. Stauungsleber. Große Stauungsmilz, stark gewulstete Stauungsmagenschleimhaut. Alte Adhäsionen der rechten Lunge, auch nach dem Zwerchfell.

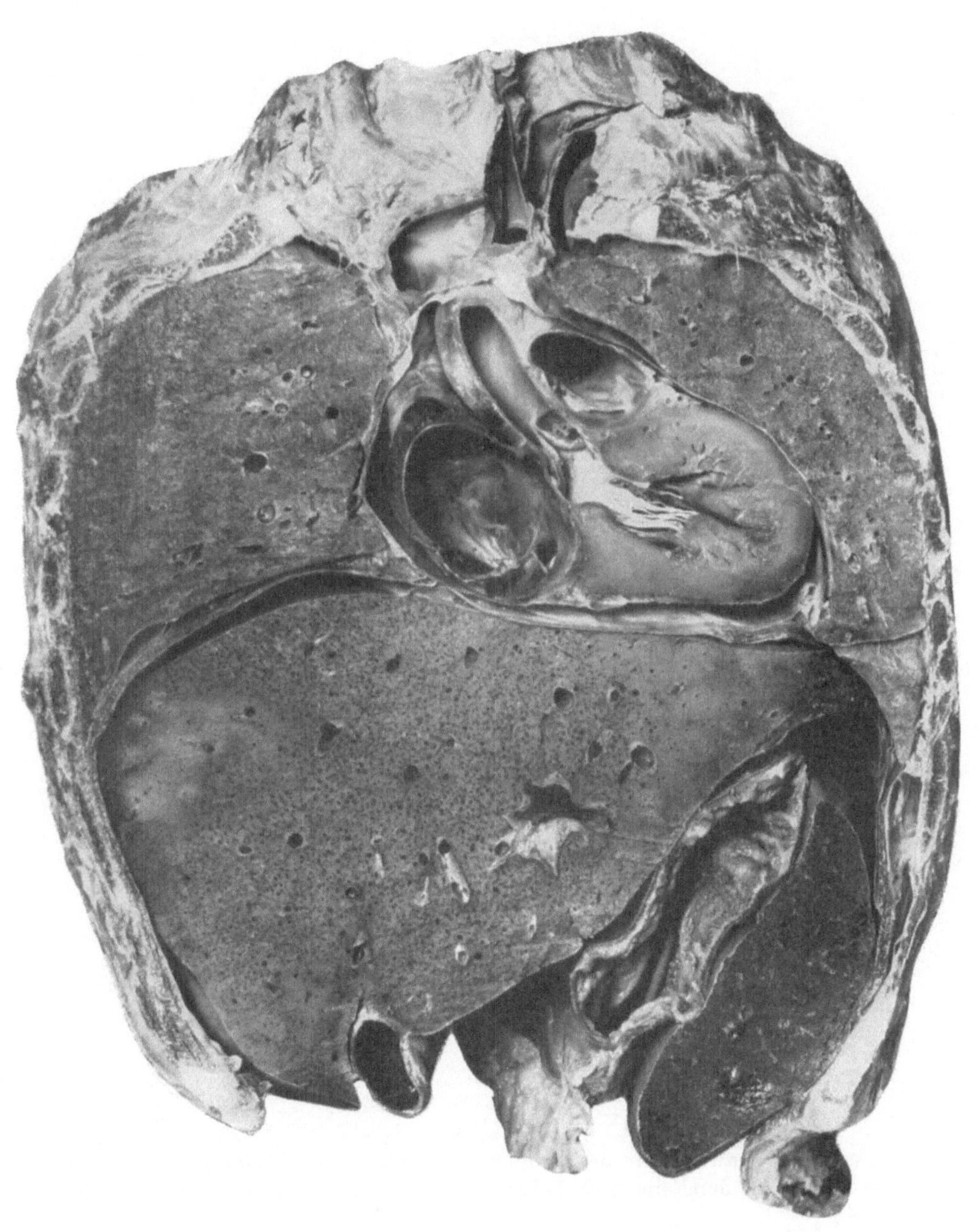

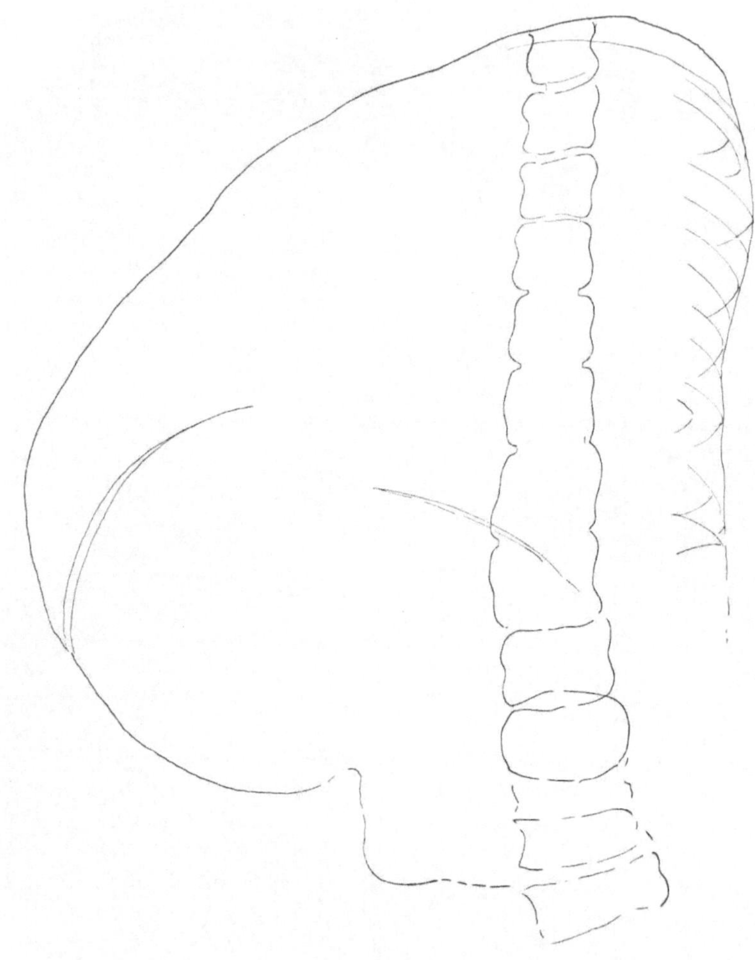

K.-N. 5860.

Die seitliche Röntgenaufnahme des Leichenthorax zeigt die Abbiegung der Wirbelsäule, die Vorwölbung des Brustbeines durch die große Leber, die Hochdrängung des Zwerchfells und des Herzens.

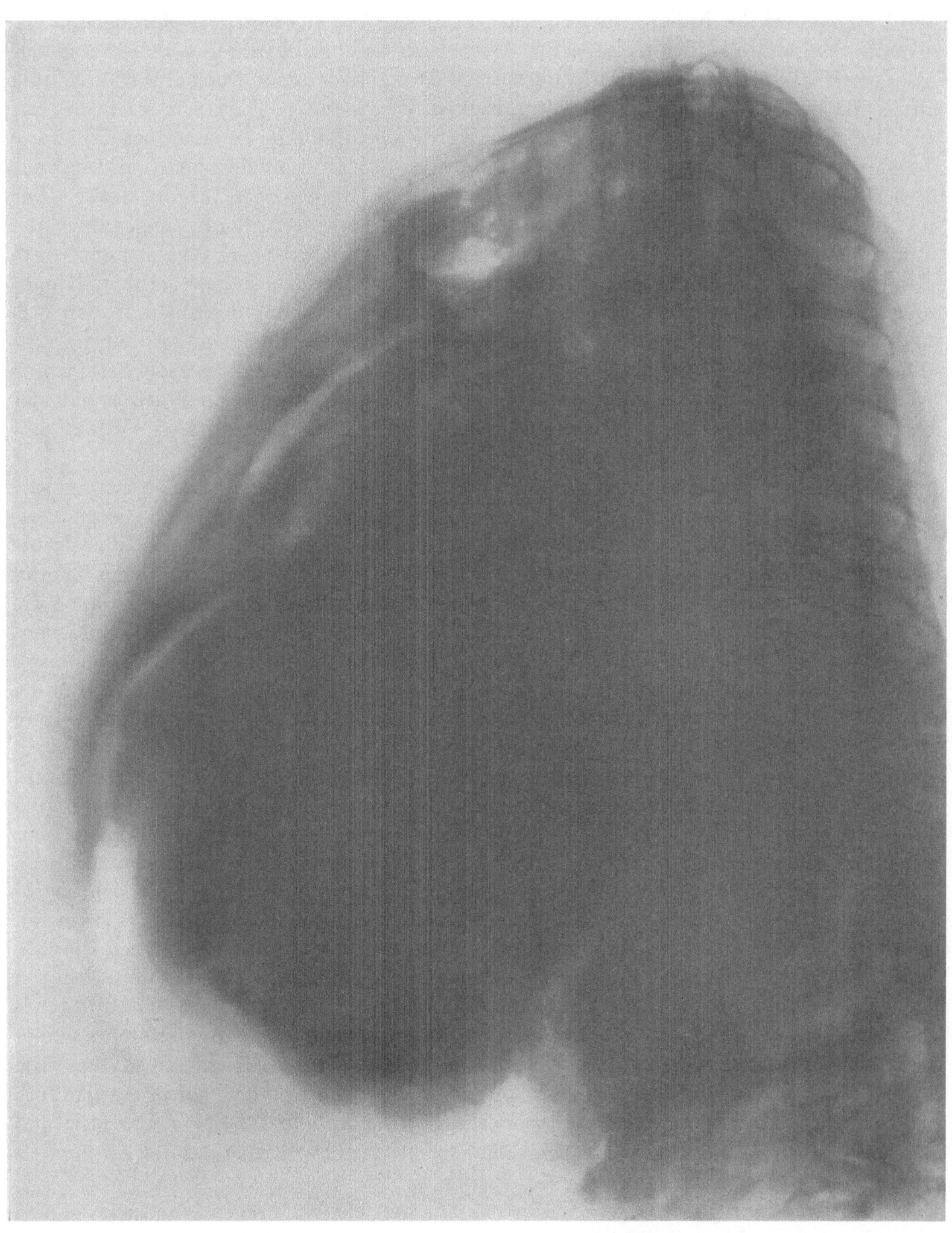

Epikrise.

Bei dem Fehlen eines Obduktionsberichtes und jeglicher klinischer Angaben ist die Pathogenese des Falles schwierig zu beurteilen. Die eigenartige Deformierung des Brustkorbs könnte in der phthisischen Wirbelerkrankung der unteren Brust- und der Lendenwirbelsäule wohl ihre Erklärung finden. Durch Zusammenbruch und Abknickung dieser Wirbelabschnitte ist ein Herunterrücken des gesamten Thorax in Richtung auf das Becken notwendig geworden. Dadurch wurde eine abdominelle Raumbeschränkung hervorgerufen, die notgedrungen zu Hochdrängen des Zwerchfelles, zu Hochstand der Leber und wahrscheinlich zu Druck auf die unteren Rippenbögen führen mußte. Der an und für sich ziemlich symmetrische Rippenverlauf des Thorax zeigt nicht die Anomalien und Deformitäten wie sie z. B. bei der rachitischen Kyphoskoliose am Rippenkäfig gefunden werden; man hat vielmehr den Eindruck, daß bei dem Hinabsteigen des Thorax nach unten nur eine funktionelle Anpassung desselben an den veränderten Atmungsmodus mit Beeinträchtigung der Zwerchfellatmung und infolgedessen eine Verbreiterung des Thorax in seitlicher Richtung und in die Tiefe bei Kürzerwerden des Höhendurchmessers stattgefunden hat oder mit anderen Worten, daß der sonst schräg abziehende Rippenverlauf sich in einen mehr horizontalen Verlauf umwandelte, was an dem Brustkorb tatsächlich zu erkennen ist.

Für die physikalisch-klinische Beurteilung von besonderem Interesse ist die veränderte Lage des Herzens und die Folgeerscheinungen, welche sie nach sich gezogen hat.

Das Herz liegt völlig quer gelagert und ist, infolge der Ausbiegung der Wirbelsäule nach links, ebenfalls etwas nach links verschoben. Bei der abnormen Breite des Thorax aber erreicht trotzdem das Herz noch längst nicht die linke Brustwand, wenn auch die trennende Lungenschicht links nur etwa $^1/_3$ der Breite der rechten Lunge an entsprechender Stelle der rechten Seite ausmacht; die Gesamtverschiebung des Herzens nach links ist aber an und für sich keine sehr hochgradige und wird zum Teil nur durch die Querlagerung des Herzens vorgetäuscht bzw. erklärt. Wie die Röntgenbilder zeigen, die vom Thorax bei Aufnahme von vorn und von der Seite gewonnen wurden, wie auch an den Schnitten bzw. auf der wiedergegebenen Tafel zu erkennen ist, muß man annehmen, daß die untere Thoraxapertur bzw. die unteren Rippenbögen sich auf die inneren Darmbeinschaufelseiten gestützt haben, so daß die unteren Rippenbögen, die Leber und die Milz umgreifend, diese Organe von unten her förmlich einzwängen. Die Milz verläuft infolgedessen von links oben außen nach innen unten, die Leber wird mit ihrem linken Lappen hochgehebelt und gleichzeitig bis an die linke Brustwand gedrängt. Da sie außerdem infolge der Kyphose der Wirbelsäule und durch die Abknickung des Brustkorbes stark nach vorn oben gedrängt wurde, was auf der seitlichen Röntgenaufnahme besonders gut zu sehen ist, mußte sie das Brustbein in den unteren Abschnitten vortreiben, die gesenkten Rippenebenen heben und schon dadurch zu einer wesentlichen Verkürzung des Rippenkorbes in kranio-kaudaler Richtung führen. Die Einkeilung der unteren Thoraxapertur in den Beckentrichter aber, sowie die dadurch bewirkte Einklammerung der Oberbauchorgane, insonderheit der Leber, der Milz und des Magens, sind alsdann notgedrungen die Ursache für den Hochstand des Zwerchfells und für die Querlagerung des Herzens gewesen.

Die Veränderung der Lage des Herzens hat nun weitere Folgen gezeitigt, die sich besonders am rechten Vorhof kundtun und die in der wiedergegebenen Tafel und besonders an dem anatomischen Präparat sehr deutlich zu erkennen sind. Es sei vorweg bemerkt, daß eine gewisse, aber nicht so hochgradig wie sonst bei Kyphoskoliose beobachtete Hypertrophie des rechten Herzens besteht. Ein gewisser Widerstand im Lungenkreislauf ist wohl durch die Verdrehung und durch den gekrümmten Verlauf der Arteria pulmonalis bedingt gewesen. Es liegen aber keine Anhaltspunkte vor, daß direkte Beeinträchtigung des Lungenkreislaufes, etwa durch den Bronchialbaum, stattgefunden hat. Dagegen spricht ja auch der im Brustwirbelabschnitt noch ziemlich gestreckte Verlauf der Wirbelsäule, deren Knickung erst tiefer liegt. Die Querlagerung des Herzens jedoch hat zur Folge gehabt, daß die ursprünglich mehr seitliche Wand des rechten Vorhofes nach unten auf das Zwerchfell gezogen ist. Dadurch ist auch die Lage der Valvula Eustachii bzw. der Ausläufer der Crista terminalis eine derartige geworden, daß sie als Verschluß der Vena cava inferior nicht mehr in Frage kommen. Infolgedessen sieht man an dem neuen Boden des rechten Vorhofes die Einmündungsstelle der Vena cava inferior wie einen breit klaffenden Brunnen weit offen vorliegen, so daß eine Insuffizienz des Verschlusses sicher ist und ein Rückfluten des Blutes in die Bauchorgane gegeben sein mußte, was durch die ausgesprochene Stauungsleber, durch den Stauungsmagen und die Stauungsmilz bestätigt wird. Ich bemerke dabei, daß ich der Valvula Eustachii in ihrem rein membranösen Teil, der auf Grund funktioneller Wertigkeit der konkurrierenden Abschlußeinrichtungen der Einmündungsstelle der Vena cava inf. ein in weiten Grenzen schwankender ist, nicht die Hauptbedeutung für den Abschluß der Vena cava inf. beilege, sondern der Muskelwirkung der in sie auslaufenden Crista terminalis sowie der Stellung der durch sie bewirkten, vor der Cava inf. liegenden Leiste den Hauptanteil zuschreibe. Es versteht sich wohl von selbst, daß in einem gewissen Circulus vitiosus die durch das Hochtreiben des Zwerchfells bewirkte Querlagerung des Herzens und die daraus resultierende Insuffizienz der Vena cava inf. durch die Ausbildung der Stauungsorgane, insbesondere der Stauungsleber, die Raumbeschränkung im Oberbauch nur immer weiter steigern mußte.

Kyphoskoliose.

45jährige Frau. K.-N. 6106, 6107, 6108.

Klinische Diagnose: Kyphoskoliose. Dekompensierte Mitralinsuffizienz. (Krankenblatt s. S. 276.)

Hauptleiden: Kyphoskoliose.

Todesursache: Herzlähmung.

Pathologisch-anatomische Diagnose: Hochgradige Kyphoskoliose. Stauungsorgane. Hydronephrose links. Steinbildung und Ureterenerweiterung rechts. Infarktnarben in beiden Nieren. Zyanotische Induration der Milz. Chylöser Aszites. Schieferiger Magenkatarrh. Hypertrophie und Dilatation des rechten Ventrikels. Verlagerung des Herzens nach links und Verdrehung nach links hinten. Beengung der großen Herzgefäße durch den rechten Hauptbronchus. Atherosklerose der Aorta und der Arteria pulmonalis. Kompressionsatelektase des rechten Mittel- und Unterlappens mit Bronchektasie. Schwere Stauung der Lungen mit hochgradiger Stauungsbronchitis. Stauungsblutungen in der Lunge und auf der Pleura. Starke Anthrakose. (Obduktionsprotokoll s. S. 276.)

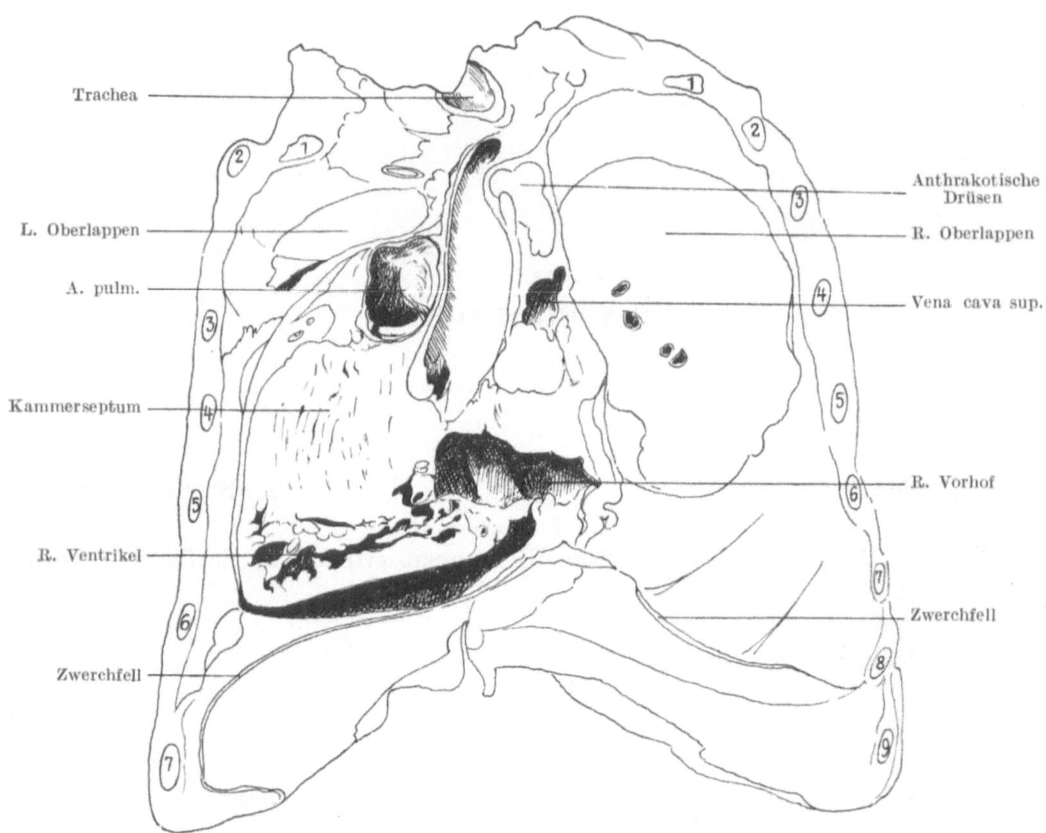

I. Schnitt. 1. Präparat. K.-N. 6106.

Der vorderste Brustwandabschnitt ist von innen zu übersehen. Infolge von rechts konvexer Skoliose ist die rechte Lunge durch die Brustwirbelsäule nach vorn, die linke Lunge durch das Herz nach hinten gedrängt. Das links vorn der Brustwand breit anliegende Herz ist stark vergrößert, hauptsächlich durch Dilatation und Hypertrophie der rechtsseitigen Herzabschnitte. Herz im Kammerseptum getroffen. Die im Bilde vorliegenden Herzhöhlen gehören sämtlich dem rechten Herzen an. Vom linken Herzen ist nur die aufsteigende Aorta vom Klappengebiet ab getroffen. Herzspitze wird ausschließlich vom rechten Ventrikel gebildet. Pseudomitrale Herzkonfiguration infolge besonderer Erweiterung und Wandverdickung des Conus pulmonalis ohne Beteiligung des linken Herzohres. Verdrehung des Herzens um seine Achse nach links hinten. Stauungslungen. Stauungsdrüsen. Schräger Verlauf der Trachea von links oben nach rechts unten.

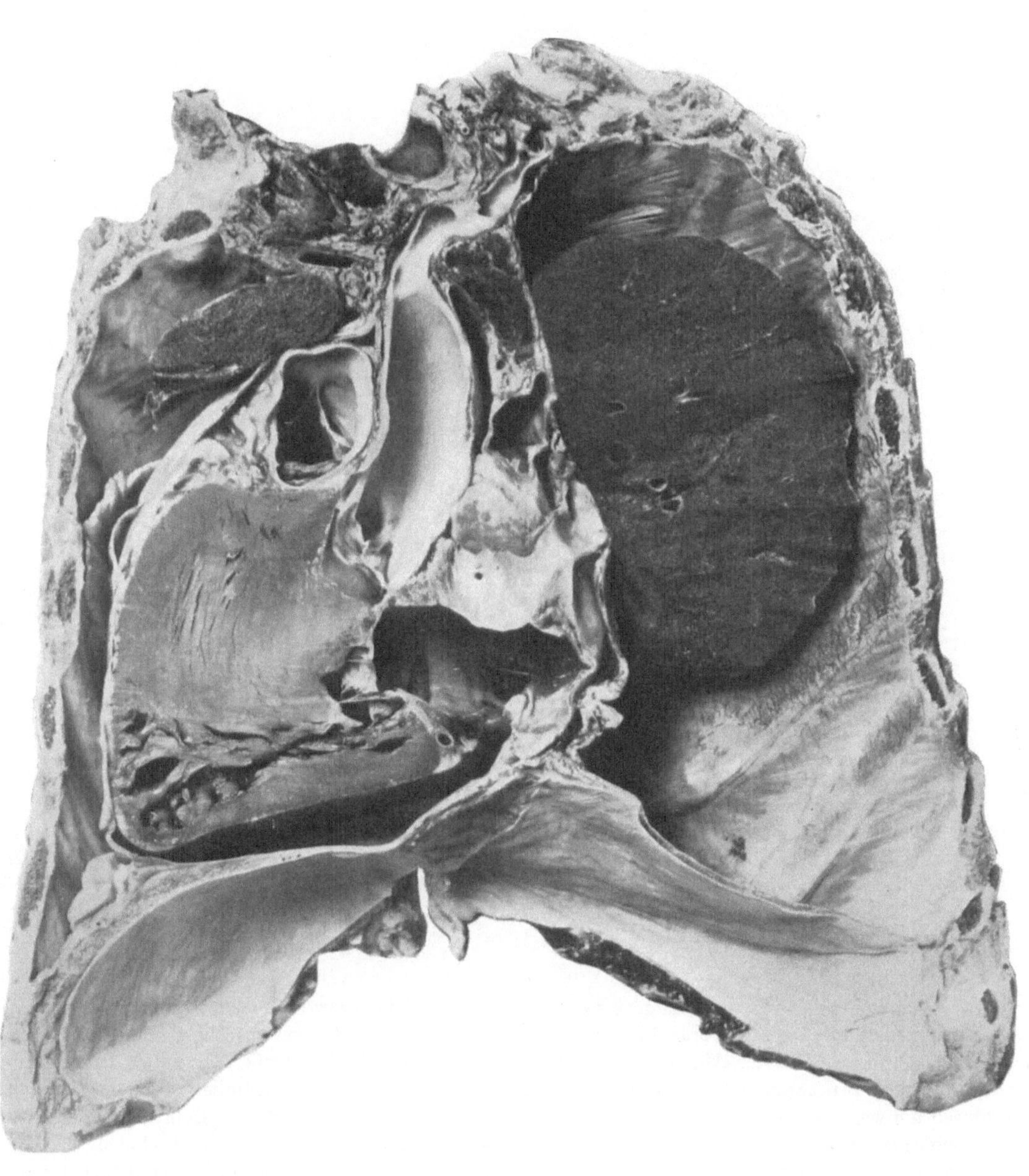

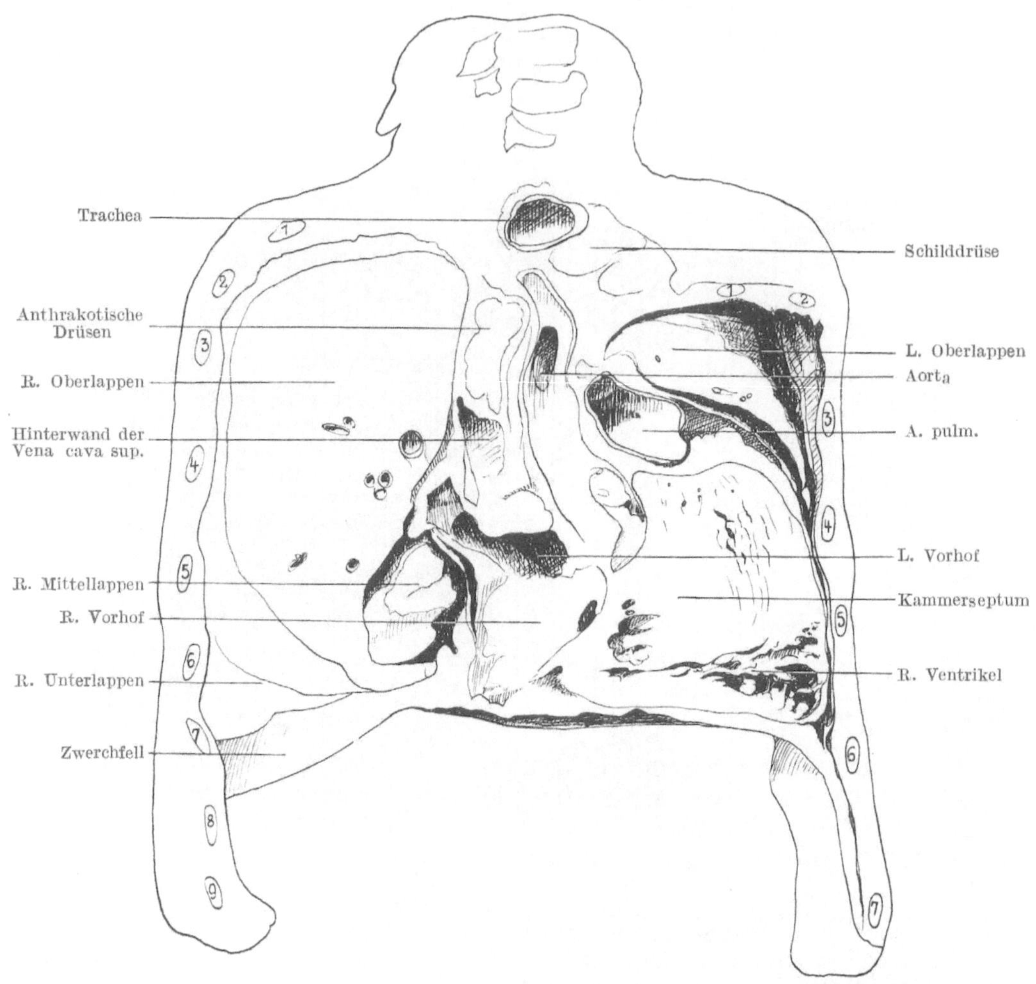

I. Schnitt. 2. Präparat. K.-N. 6107.

Das Spiegelbild des vorherigen Schnittes ist zu übersehen. Die verdrängte rechte Lunge ist im Oberlappen breit getroffen. Darunter und dahinter sind Mittel- und Unterlappen zu sehen. Von der linken Lunge überragt nur ein kleiner Abschnitt des Oberlappens das doppelfaustgroße Herz, welches der eingedrückten linken Brustwand breit anliegt. Das Herz ist quer und völlig nach links gestellt sowie nach links hinten um seine Achse gedreht. Es ist in der Ventrikelscheidewand getroffen. Dem Zwerchfell aufliegend sieht man restliche Abschnitte des rechten hypertrophischen Ventrikels und Trabekelwerk der Spitze, die nur vom rechten dilatierten Ventrikel gebildet wird. Weiter oben im Septum sind trabekuläre Lücken des linken Ventrikels eben eröffnet. Linkes Herzohr nicht zu sehen. Weite Pulmonalis. Aorta verläuft schräg nach rechts oben. Vom rechten Vorhof ist nur noch das Einflußgebiet der Vena cava inferior und der Vena coronaria vorliegend. Darüber führt aus der rechten Lunge ein stark erweiterter Pulmonalvenenast in den linken Vorhof. Links neben der schräg nach rechts unten verlaufenden Trachea ein Kolloidkropfknoten.

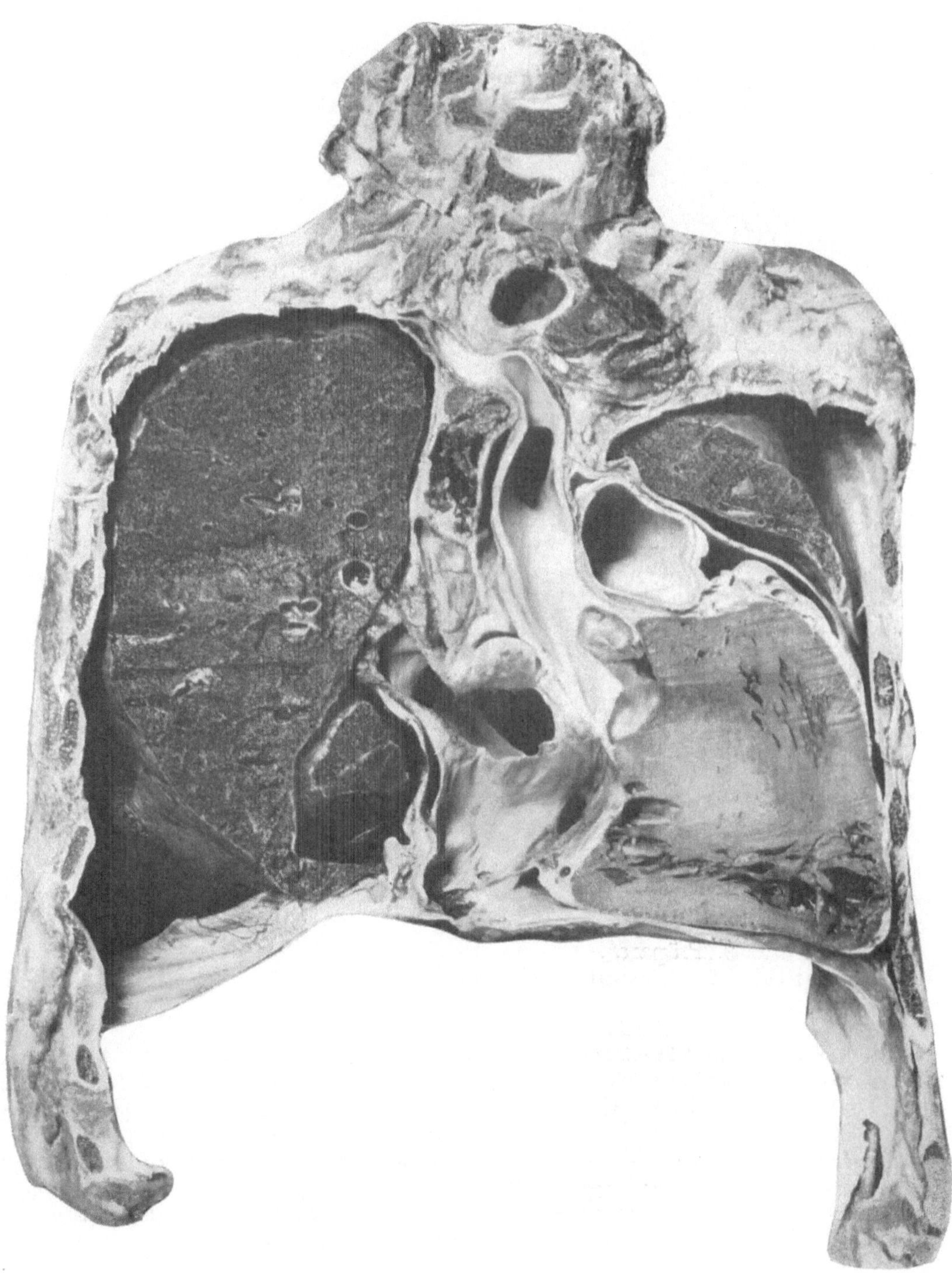

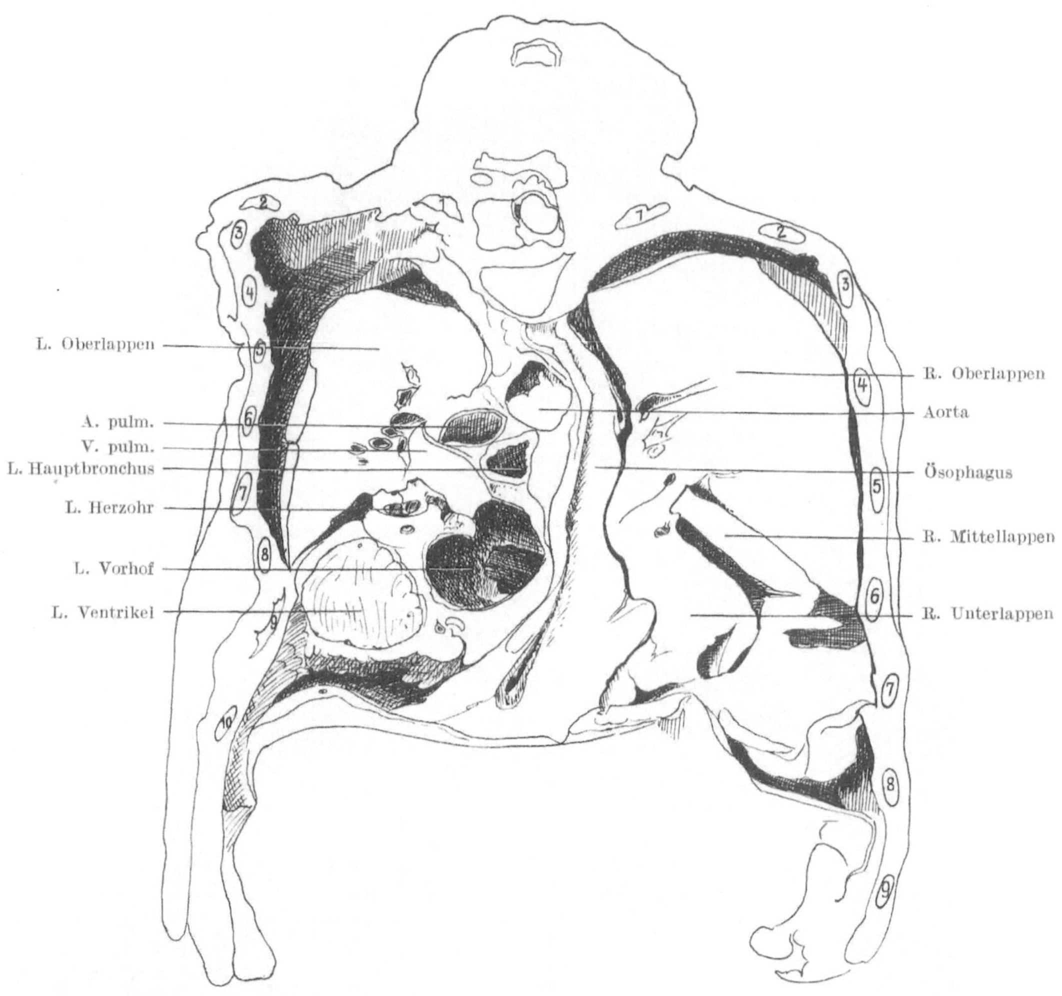

II. Schnitt. 2. Präparat. (Rückseite.) K.-N. 6107.

Die Abbildung entspricht der Rückseite des Präparates der vorhergehenden Tafel. Vom Herzen ist der linke Ventrikel uneröffnet in seiner muskulären Hinterwand angeschnitten. In den kugeligen linken Vorhof führt eine stark erweiterte Pulmonalvene. Der darüber liegende linksseitige Hauptbronchus drückt auf die Pulmonalvene und läßt den eingeknickten Aortenbogen auf sich reiten. Der rechte Mittel- und Unterlappen sind infolge von Raumbeengung durch die Wirbelsäule atelektatisch, karnifiziert und zeigen Bronchiektasien. Die Randabschnitte des Mittellappens sind stark emphysematös. Der Ösophagus folgt der Wirbelsäulenkrümmung nicht, sondern zeigt infolge Druckes des linken Hauptbronchus nur leichte Ausbiegung nach rechts und hinten. Der Aortenbogen wendet sich nach rechts.

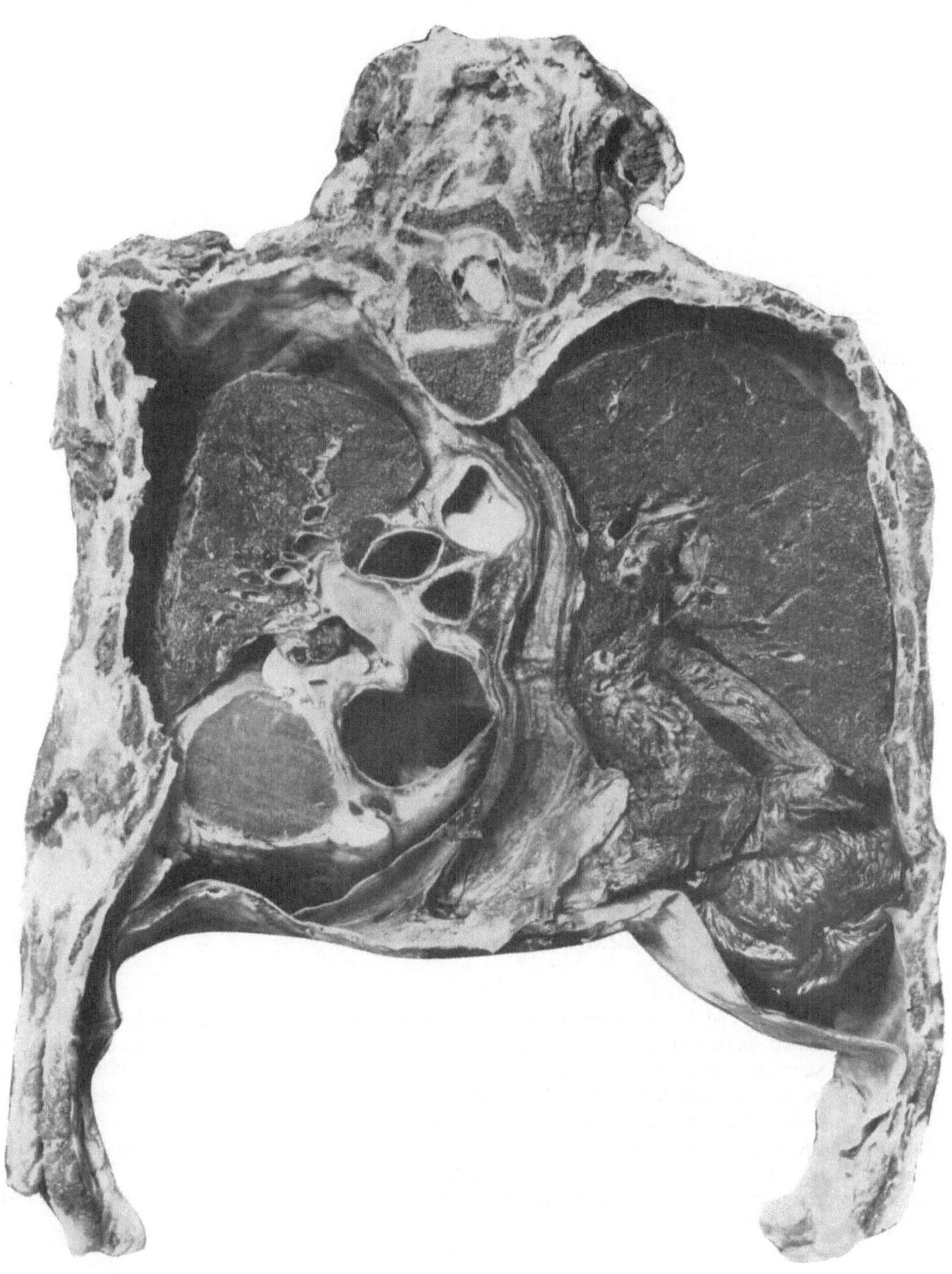

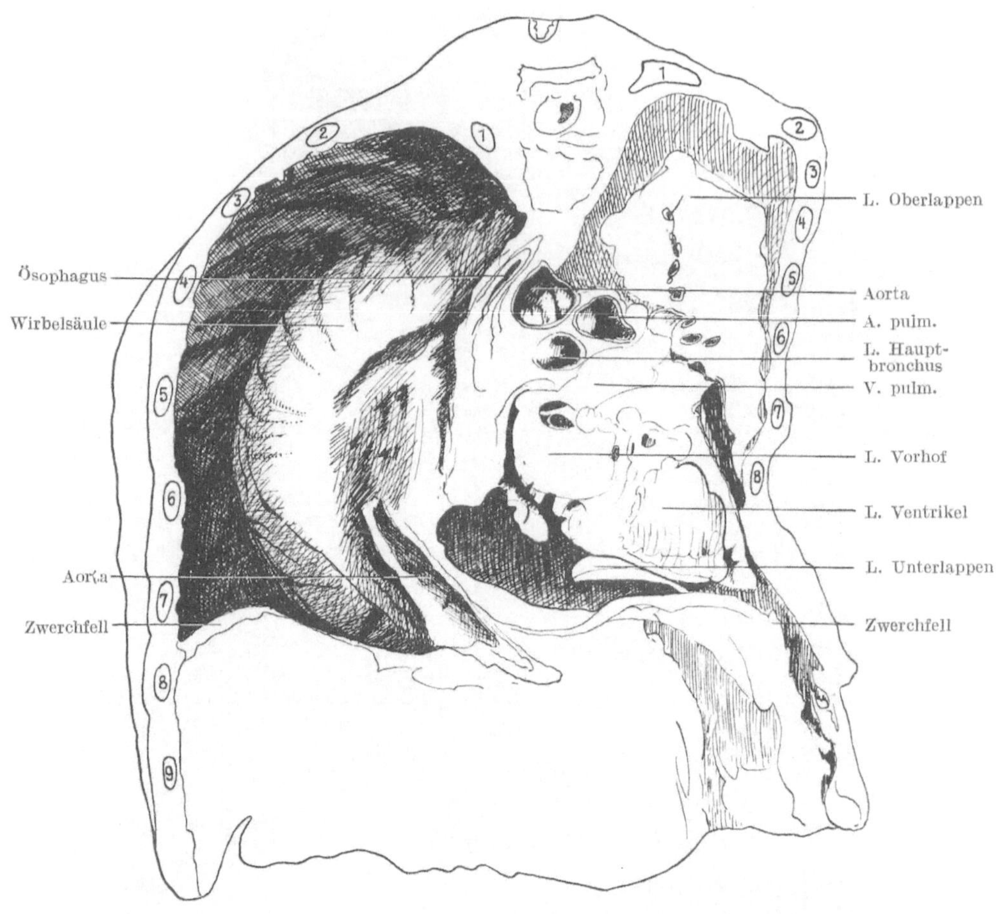

II. Schnitt. 3. Präparat. K.-N. 6108.

Die im Mittel- und Unterlappen atelektatische karnifizierte und bronchiektatische rechte Lunge ist entfernt, so daß die fast halbkreisförmige Krümmung der Brustwirbelsäule nach rechts, sowie zahlreiche subpleurale Stauungsblutungen zu sehen sind. Die Brustaorta verläuft im Bogen der Wirbelsäule nach rechts. Sie ist oberhalb des linken Hauptbronchus stark sklerotisch. Unterhalb des Bronchus mündet eine stark erweiterte Lungenvene in den restlichen Abschnitt des linken Vorhofes. Der Hauptast der linken Pulmonalarterie, wie auch kleinere intrapulmonale Arterienäste sind erweitert, geschlängelt und sklerotisch. Der Ösophagus zieht, um Aorta und linken Hauptbronchus leicht nach hinten rechts gedrängt, ziemlich gerade abwärts. Die der eingedrückten linken Brustwand anliegenden Abschnitte des linken Lungenoberlappens sind atelektatisch karnifiziert.

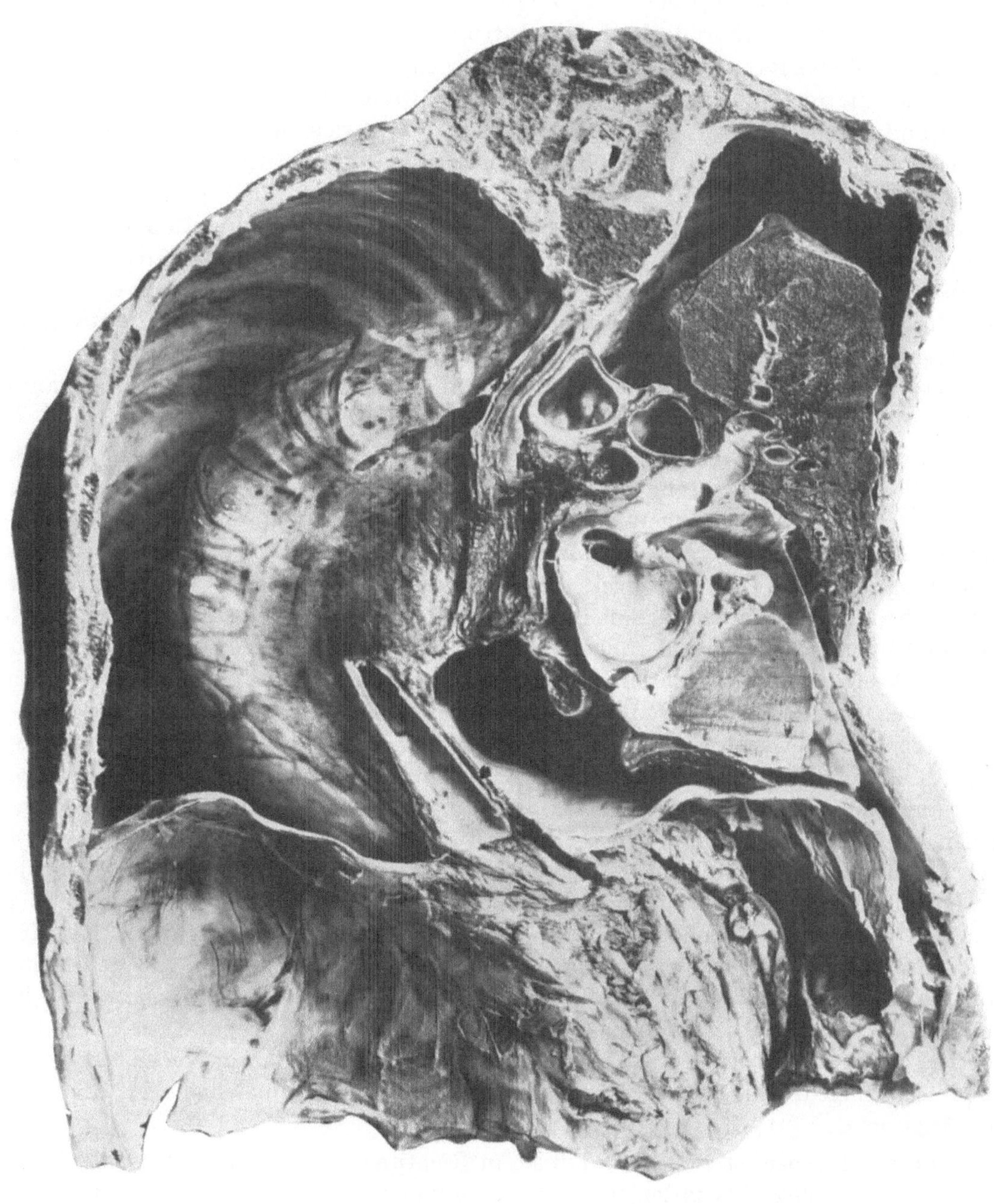

Epikrise.

Der Thorax der 45jährigen Frau zeigte eine beträchtliche Verkürzung im Längsdurchmesser; die Gesamtgröße der Leiche betrug 1,48 m. Die Wirbelsäule war im Brustabschnitt halbkreisförmig nach rechts ausgebogen, so daß sie bis auf $2^1/_2$ cm Entfernung an die rechte Thoraxwand heranreichte, während die Spanne bis zur linken Brustwand 14 cm betrug. Dieser Krümmung hatte sich der Rippenkäfig insofern angepaßt, als die rechte Brustkorbhälfte nach vorn und links seitlich, die linke Thoraxhälfte nach hinten und rechts seitlich den größten Spielraum für die Brusteingeweide darboten. Das Brustbein war daher stark nach links verschoben, die linke Brustwandseite in der Richtung auf die Wirbelsäulenkrümmung eingedrückt, die rechte Brustwandseite nach außen bzw. hinten außen vorgewölbt. Diesem deformierten Innenraum haben sich die Brustorgane soweit wie möglich angepaßt, indem die rechte Lunge vorwiegend rechts vorn, die linke Lunge vorwiegend links hinten gelagert waren. Das Herz lag in gewisser Zwangslage links vorn, unbedeckt von Lungengewebe, in ganzer Ausdehnung der vorderen Schaufläche der Brustwand an.

Bei den Veränderungen, welche die Brustorgane aufweisen, kommen als Ursache einmal die direkten Raumbeengungen durch die Skelettdeformierungen, dann aber auch die gegenseitigen Einwirkungen der verlagerten Brustorgane aufeinander in Frage. Eine strenge Analyse, worauf im einzelnen die Veränderungen zu beziehen sind, ist nicht möglich. Die Lungen zeigen allgemein das Bild schwerster Stauung neben, wohl mehr finalen, katarrhalischen Prozessen; außerdem sind sie stark anthrakotisch, aber ohne phthisische Veränderungen. Während diese mehr allgemeinen Krankheitserscheinungen auf den gesamten Zustand, auf die noch zu besprechenden Herzveränderungen, auf die mangelhafte Lüftungsmöglichkeit des Thorax zurückzuführen sein werden, finden sich mehr lokale Veränderungen in Gestalt von Kompressionsatelektase, karnifizierenden Prozessen und umschriebenen Bronchiektasien, welche mehr auf die direkte Druckwirkung auf die Lunge von seiten des Thorax- und Wirbelsäulenskeletts zurückzuführen sind. Das gilt für den in diesem Sinne veränderten rechten Mittel- und Unterlappen, welche durch die in den rechten Pleuraraum hineingeschobene Wirbelsäule völlig gegen die vordere Brustwand gedrängt wurden, wobei vom Mittellappen nur die der Wirbelsäule direkt anliegenden Abschnitte betroffen sind, während die die Wirbelsäule noch überragenden Kantenabschnitte des Mittellappens im Gegensatz außerordentlich stark, fast blasenartig gebläht sind. Bei der linken Lunge ist die Basis des Oberlappens, soweit im Präparat zu übersehen, an der Stelle atelektatisch karnifiziert und mit Bronchiektasien versehen, wo sie durch die eingedrückte linke Brustwand und das große unnachgiebige Herz eingezwängt wird.

Von der Trachea ist zu sagen, daß sie in Richtung der oberen Wirbelsäulenkrümmung schräg nach rechts unten in ziemlich direktem Zuge in die vorgelagerte rechte Lunge zieht, daß dann der linke Hauptbronchus fast rechtwinklig nach links hinten abbiegt und daß dieser Bronchus eine auffallende Länge besitzt, um die links hinten gelegene linke Lunge zu erreichen.

Das Herz erreicht gut Doppelfaustgröße. Es ist völlig nach links vorn an die Brustwand gelagert. Infolge Verschiebung des rechtsseitigen Brustinhaltes durch die dahinter gelagerte, nach rechts ausgebogene Wirbelsäule ist das Herz ebenfalls mit seinen rechten Abschnitten nach vorn geschoben und hat infolgedessen um seine Längsachse eine Drehung nach links hinten durchgemacht, die so weit geht, daß bei der Betrachtung der Herzsilhouette von vorn nur rechter Ventrikel und Vorhof im Spiele sind, während die linken Kammerabschnitte einschließlich linkes Herzohr für die Randbegrenzung des Herzumrisses überhaupt nicht in Frage kommen. Das Herz ist im rechten Vorhof in mäßigem Grade dilatiert, aber hypertrophisch; der rechte Ventrikel ist stark dilatiert und stark hypertrophisch. Die Spitzenbildung des Herzens wird vollständig vom rechten Ventrikel übernommen. Die hauptsächlichste Höhlenerweiterung und Wandverdickung liegt im Bereiche des Conus pulmonalis, so daß das Herz hier an seiner Basis förmlich wulstartig nach links ausgebogen ist. Da gleichzeitig die Arteria pulmonalis außerordentlich erweitert ist, erhält das Herz eine mitrale Konfiguration, die in Wirklichkeit keine echte Mitralkonfiguration ist, da linker Vorhof bzw. linkes Herzohr und linker Ventrikel an dieser Herzgestaltung völlig unbeteiligt sind, so daß man richtiger von einer pseudomitralen Konfiguration sprechen könnte. Der linke Vorhof, welcher ganz hinten und medial gelagert ist, zeigt kaum Erweiterung; auch der linke Ventrikel ist nicht dilatiert, vielleicht etwas hypertrophisch. Dagegen sind die in den linken Vorhof abfließenden Lungenvenen ganz besonders stark erweitert, so daß der Zufluß zum linken Vorhof als erschwert anzusprechen ist. Vielleicht spricht dabei mit, daß der linke ausgezogene Hauptbronchus auf die Mündung, jedenfalls der linksseitigen Lungenvenen in den Vorhof drückt. Die Aorta ist im Verhältnis zu der Arteria pulmonalis als relativ eng zu bezeichnen, wenn auch von einer wirklichen Enge nicht gesprochen werden kann. Sie steigt in lang ausgezogener Kurve von links unten nach rechts oben an, macht mit ihrem Bogen einen sehr kurzen und scharfen Knick über den linken Hauptbronchus, wobei sie an der Knickungsstelle dicke Intimaschwielen aufweist und wendet sich nun nicht links abwärts, sondern folgt im großen rechtsseitigen Bogen in starker Annäherung der Biegung der Wirbelsäule, wobei nach unten zu die atheromatösen Veränderungen zunehmen. Die Kurve der Aorta ist daher nicht gerade als besonders ungünstig zu bezeichnen, abgesehen davon, daß die Knickungsstelle am Aortenbogen durch den linken Hauptbronchus einen gewissen Widerstand für den linken Ventrikel hätte bedeuten können. Dafür spricht vielleicht auch die leichte Hypertrophie des linken Ventrikels, obwohl dieselbe nicht sehr bedeutend ist und durch die allgemeine Herzvergrößerung mit bedingt sein kann. Jedenfalls scheint in diesem Falle das linke Herz, zumal auch der Zufluß zum linken Vorhof eher als erschwert anzusehen ist, verhältnismäßig wenig beteiligt zu sein.

Die Hauptveränderungen sitzen jedenfalls in den rechtsseitigen Herzabschnitten, deren Abmessungen für starken Widerstand im Lungenkreislauf sprechen. Dieser Widerstand äußert sich nicht nur in der Hypertrophie und Dilatation der in Betracht kommenden Herzhöhlen, sondern auch in der Weite und Verdickung der Arterien pulmonalis, vor allem auch in der Weite und den atheromatösen Veränderungen der kleineren intrapulmonalen Arterienäste. Der Widerstand im Lungenkreislauf war nicht nur durch die ausgedehnten atelektatischen bzw. emphysematösen Prozesse in den verschiedenen Lungenlappen bedingt, sondern hatte gleichzeitig seine Ursache wohl in der äußerst mangelhaften Ventilationsmöglichkeit des Rippenkorbes, in den ungünstigen Verlaufskurven des Bronchialbaumes, in mangelhafter Zwerchfelltätigkeit und schließlich, im Circulus vitiosus, in zunehmender Raumbeschränkung durch das immer größer werdende Herz selbst.

Krankenblatt.

Z., 45 Jahre alt.

Anamnese: Wegen zu schlechten Allgemeinzustandes nicht zu erheben. Vor 2 Monaten einmal mit schweren Stauungen erkrankt, kommt jetzt wegen Atemnot und Stauungen.

∅ Partus, ∅ Abort.

19. 12. 19. Befund: Patientin in äußerst schlechtem Allgemeinzustand. Stärkste Atemnot, stärkste Zyanose, besonders im Gesicht, hochgradige Ödeme beider Beine. Anasarka der Bauchdecken, der Rückenhaut bis zum Thorax hinauf. Sensorium frei.

Augenbewegungen normal, Pupillenreaktion prompt.

Rachen: Inspektion nicht möglich.

Thorax: Hochgradigste Kyphoskoliose, großer Rippenbuckel rechts, so daß Patientin dauernd auf linker Seite liegen muß; entsprechend sind Ödeme in der Haut links viel stärker ausgebildet wie rechts.

Lungen: Perkussion nicht verwertbar. Atemgeräusch rauh und scharf mit bronchialen Geräuschen, in abhängigen Partien leiser.

Herz: Grenze nach links nicht abgrenzbar, nach rechts wegen Thoraxdeformität nicht sicher festzustellen. Tätigkeit sehr beschleunigt, sehr unregelmäßig, Extrasystolen, über Spitze systolisches Geräusch, ebenso über Basis, 2. Pulmonalton klappend.

Puls: unregelmäßig, beschleunigt, 112 in der Minute, extrasystolische Pausen, wenig gefüllt.

Leib: Hochgradiges Anasarka der Bauchdecken, besonders der linken Seite. Dämpfung in den abhängigen Partien, die bei Lagewechsel sich ändert. Keine starke Spannung.

Lebergegend: druckempfindlich, Milz: nicht fühlbar.

Reflexe: nicht auslösbar.

Trotz Kampfergaben erholt sich Patientin nicht. In der Nacht Exitus letalis.

Obduktionsprotokoll.

1,48 m große Leiche. Schwerste Kyphoskoliose mit doppelter S-förmiger Krümmung mit entsprechender Verbildung des Thorax. Zahlreichste Läuse und Nisse im Kopfhaar. Die Haut des Gesichts, des Halses und der oberen Extremitäten zyanotisch verfärbt. Schwere Ödeme, besonders an den unteren Extremitäten, im ganzen Unterhautzellgewebe. Markstückgroßes Geschwür der Haut an der Innenseite des linken Unterschenkels. Reichliche Totenflecke; Starre in Lösung. Zwerchfellstand rechte 4. Rippe, links 4. Interkostalraum. In toto konserviert.

Im Bauch 2250 ccm einer trüb-gelblichen, geruchlosen Flüssigkeit. Milz: $10^1/_2 : 5^1/_2 : 3^1/_2$ cm, sehr derb, fest, schwärzlichbläulich, auf dem Durchschnitt mit kaum erkennbarer Zeichnung. Leber : $26 : 14^1/_2 :$ 5 cm, derb, fest, sehr blutreich, auf dem Durchschnitt mit deutlicher Zeichnung. Papille und Gallengänge frei. Galle: sehr spärlich, gelblich-grünlich, fadenziehend. Gallenblasenwand verdickt. Magen: Schleimhaut blutig imbibiert, leicht schiefrig, sonst frei. Nebennieren: Rinde schmal, zitronengelb.

Niere: rechts 10 : 5 : 3 cm, mit mehreren Infarktnarben an der sonst glatten Oberfläche, sehr derb und fest, stark kantiger, harter Stein im Nierenbecken. Ureter auf Bleistifdicke erweitert. Linke Niere $11 : 4^1/_2 : 3^1/_2$ cm, mit großen Schrumpfungsherden an der Oberfläche. Stark erweitertes injiziertes Becken, sonst wie rechts.

Uterus klein, Adnexe frei. Blase injiziert, sonst frei.

Der stark deformierte Thorax zeigt eine hochgradige Krümmung der Wirbelsäule, die im wesentlichen eine Skoliose nach rechts darstellt. Die Krümmung betrifft hauptsächlich die Brustwirbelsäule, welche in ziemlich symmetrischem Halbkreise ca. 9 cm nach rechts von der Mittellinie ausgebuchtet ist und bis auf $2^1/_2$ cm Entfernung an die rechte Thoraxwand heranreicht, während die größte Entfernung von der linken Thoraxwand ca. 14 cm beträgt. Die rechte Brustkorbhälfte ist mit den Rippenwinkeln nach rechts hinten ausgebuchtet, die linke Thoraxhälfte dagegen nach links vorn eingedrückt. Auch der Anfangsteil der Lendenwirbelsäule verläuft noch schräg von rechts nach links unten. Die Schlüsselbeine (deren sternale Enden noch am Thorax vorhanden sind) konvergieren in einem nahezu rechten Winkel von außen oben nach innen unten zum Sternum. Das Sternum selbst ist durch die Deformierung des Brustkorbes nach links verschoben, so daß von der rechten Brustkorbseite ein fast doppelt so großer Abschnitt auf der vorderen Schaufläche vorliegt als von der linken Brustseite, welche mit der nach rechts ausladenden Skoliose der Wirbelsäule nach hinten und rechts verzogen ist.

Es werden 2 frontale Schnitte durch den Thorax gelegt. Der erste Schnitt halbiert das Herz genau im Septum ventriculorum, halbiert die Aorta und trifft den rechten Vorhof vor der Mündung der Cava inferior im Zwerchfell. Von der linken Lunge, welche ganz nach hinten gedrängt ist, ist nur eine schmale Kalotte unterhalb der Spitze des Oberlappens dicht über dem Herzen mitgetroffen. Von der rechten Lunge dagegen ist der Oberlappen in größter Ausdehnung halbiert. Das Herz ist fast doppelfaustgroß und bis an die linke Brustwand herangedrückt. Man sieht am ersten Schnittpräparat die vordere Herzhälfte von hinter her, und zwar das längs getroffene Kammerseptum und unten parallel zur Hinterwand eröffnete Trabekulärlücken des rechten Ventrikels, sowie in den Arterioventrikulartrichter und die untere Hälfte des rechten Vorhofes; ferner ist das Ostium pulmonale mit seinen 3 Klappen zu übersehen und die aufsteigende Aorta in ihrer vorderen Hälfte mit dem rechten vorderen Segel und Bruchstücken der beiden anderen Segel. Die Muskulatur des rechten Ventrikels ist außerordentlich kräftig, die Wandstärke mißt bis zu 1 cm. Das Ostium pulmonale, welches ziemlich weit klafft, ist schätzungsweise halbmal so groß als das Ostium aorticum. An der Aorta, mehr noch an der rechten Subklavia, atheromatöse Fleckung. Zwischen Aorta und rechter Lunge liegt ein großes Paket anthrakotischer Mediastinaldrüsen. Oberhalb davon ist die Wand der Trachea auf eine kurze Strecke getroffen, welche ausgesprochen schräg von links oben nach rechts hinten unten gerichtet ist. Das Zwerchfell steht beiderseits annähernd gleich hoch. Rechts über dem Zwerchfell findet sich ein auffallend großer komplementärer Raum zwischen 4. Zwischenrippenraum und 8. Rippe, in welchem kein Lungengewebe liegt. Die Lunge selbst sieht schwarzrot aus, ist scheinbar etwas gebläht, führt reichlich Kohlepigment in der Pleura. Die Lungenvenen sind strotzend mit Blut gefüllt. Die Schnittfläche ist etwas fleckig mit dunkleren und helleren Abschnitten, ohne jedoch eigentlich pneumonisch oder bronchopneumonisch auszusehen.

Der zweite Schnitt von vorn ist das Spiegelbild des eben beschriebenen, man übersieht die hintere Hälfte des Herzens im Septum ventriculorum und einigen wenigen trabekulären Lücken des rechten Ventrikels längs der Kommissur von Hinterwand und Septum. Die Vorderwand des Herzens liegt in breiter Ausdehnung bis $^3/_4$ zur Basis der eingedrückten linken Rippenwand an. Das ganze Herz ist nach links hinten gedreht, so daß vom linken Ventrikel und linken Herzohr von der Schaufläche aus von vorn nichts zu erkennen ist. An der Aorta ist die Rückwand und die linke vordere und hintere Klappe zu übersehen, sowie die anscheinend ziemlich enge Einmündung der Aorta in den linken Ventrikel. Vom rechten Vorhof ist nur die Rückwand der unteren Hälfte und die durchscheinende Hälfte der Fovea ovalis zu übersehen, ferner die Mündung der Cava inferior durch das Zwerchfell. Es fällt auf, daß die Valvula Eustachii nur als rudimentärer, wie geschrumpft aussehender Strang erhalten ist und auch die weit klaffende Vena coronaria nur eine Andeutung der Valvula Thebesii aufweist. Oberhalb des rechten Vorhofes sieht man in den eröffneten linken Vorhof und in die sehr weiten Lungenvenen hinein. Links neben der schmalen Aorta liegt der sehr weit klaffende Hauptstamm der Arteria pulmonalis, darüber ein schmales Stück des Oberlappens der ganz nach rechts hinten verdrängten linken Lunge. Die rechte Lunge ist dagegen nach vorn gedrängt, im Oberlappen in großer Ausdehnung getroffen. Darunter sieht man, aber nicht durch den Schnitt berührt, den zusammengedrängten Mittel- und Unterlappen. Das Aussehen der Lunge ist dasselbe wie vorher beschrieben. Auch sieht man die Rückseite des anthrakotischen Drüsenpaketes zwischen Aorta und rechtem Oberlappen. Ferner darüber die schräg nach rechts hinten verlaufende Trachea mit 3 cm breitem Kolloidkropflappen an der linken Seite. Im komplementären Raum rechts über dem Zwerchfell sieht man den geblähten Zipfel des Mittellappens hervorragen.

Auf der Rückseite dieses zweiten Schnittpräparates sieht man vom linken Ventrikel hinten eine Kalotte abgeschnitten ohne Eröffnung des linken Ventrikels, ferner in den ziemlich weiten linken Vorhof, auf dessen Dach der linke Hauptbronchus reitet und den Zugang der großen hinteren linken Pulmonalvene leicht komprimiert; im übrigen ist die Vene außerordentlich weit. An der rechten Seite des linken Vorhofes, diesem eng anliegend, verläuft der Ösophagus, welcher sich in nach rechts ausladendem Bogen um Aortenbogen, linken Hauptbronchus und linken Vorhof herunterzieht und besonders in der Nachbarschaft der Bifurkation sehr eng aussieht. Der Querschnitt des Aortenbogens an seiner Krümmung nach hinten zeigt stärkere Atheromatose und Sklerose der Intima. An beiden Lungenoberlappen sind die Verhältnisse wie vorher beschrieben, dagegen sieht man im rechten Mittel- und Unterlappen, welche stärker komprimiert sind, ausgesprochene Bronchiektasien und schiefrige Indurationen. Das trifft beim Mittellappen besonders für dessen zentrale Abschnitte zu, während der peripherste Abschnitt, wie schon vorher erwähnt, eher gebläht ist. An dem Durchschnitt durch die Lungenarterien fällt im allgemeinen eine beträchtliche Weite und Sklerose auf. An der Pleura starke Braunfärbung und auch frischere Blutaustritte. Stärkere Kohlepigmentierung, auch im Hilusparenchym der Lunge.

Der dritte Schnitt trifft vom Herzen nur noch einen kleinen Teil der Hinterwand des linken Vorhofes und eine schmale Kalotte der Muskulatur des linken Ventrikels. Vom linken Vorhof sieht man die außerordentlich weite linke Vena pulmonalis vor dem linken Hauptbronchus in die Lunge verlaufend. Von der linken Lunge ist der rückwärtige Teil des Oberlappens zu übersehen. Der Unterlappen ist stark zusammengedrängt und nach der rechten Seite hinübergedrängt in die Ausbuchtung der Wirbelsäule, so daß sich hinter der rechts neben dem Herzen und der Aorta gekrümmt verlaufenden Speiseröhre Lungengewebe des rechten Unterlappens findet. An der rechten Seite sieht man in größerer Schnittfläche den Oberlappen und darunter einen schmalen Streifen des Mittellappens sowie des Unterlappens. An diesen beiden ist in dem Bezirk, welcher der gekrümmten Wirbelsäule aufliegt, schiefrige Induration und ausgesprochene Bronchiektasenbildung zu erkennen. An dem in den komplementären Raum hereinhängenden untersten Kantenzipfel des Mittellappens, welcher über die Wirbelsäule hinausragt, ist dagegen ausgesprochene Lungenblähung eines apfelgroßen ausgezogenen Lungenlappens deutlich. Entfernt man die rechte Lunge, so ist im rechten Pleuraraum besonders übersichtlich der Verlauf der gekrümmten Brustwirbelsäule, wie anfangs beschrieben, zu übersehen. Die Aorta, welche eng und sklerotisch ist, macht in ihrem Verlauf die Ausbiegung nach rechts mit, aber nur als leicht gekrümmte Sehne des stark gekrümmten Wirbelsäulenbogens, so daß sie sich an der Hauptkrümmung ca. 3 cm von ihm entfernt hält. An der Pleura parietalis ist nicht nur starke Gefäßinjektion aller Venen zu erkennen, sondern auch zahlreiche bis über bohnengroße Blutungen und Ablagerung von braunem Pigment.

Kongenitaler Herzfehler. Septische Endokarditis.

20jähriger Mann. K.-N. 6518–6520.

Klinische Diagnose: Endokarditis. Vitium congenitum? (Krankenblatt s. S. 287.)

Hauptleiden: Angeborener Herzfehler, septische Herzklappenentzündung.

Todesursache: Sepsis. Lungeninfarkt.

Pathologisch-anatomische Diagnose: Defekt im Bulbusseptum zwischen Aorten- und Pulmonaliswurzel. Aneurysmatische Ausbuchtung der membranösen vorderen Aortenwand in den rechten vorderen Aortentaschensinus. Septische Thromboendokarditis der Arteria pulmonalis mit polypösen Auflagerungen und schwerster Zerstörung der Klappen. Abklatschendokarditis an der aneurysmatischen Ausbuchtung der Aortenwurzel mit Perforation. Pulmonalisinsuffizienz. Hochgradige Dilatation der linken Kammer, weniger der rechten Kammer und des rechten Vorhofes; keine Dilatation des linken Vorhofes. Hypertrophie der Wand des rechten Ventrikels. Weite Pulmonalis, enge Aorta. Septische Infarkte der rechten Lunge. Septisch-hämorrhagische Pneumonie beider Lungen. Fibrinös-eitrige Pleuritis der rechten Lunge mit Erguß. Septische Milzschwellung. Stauungsorgane. Ikterus. (Obduktionsprotokoll s. S. 287.)

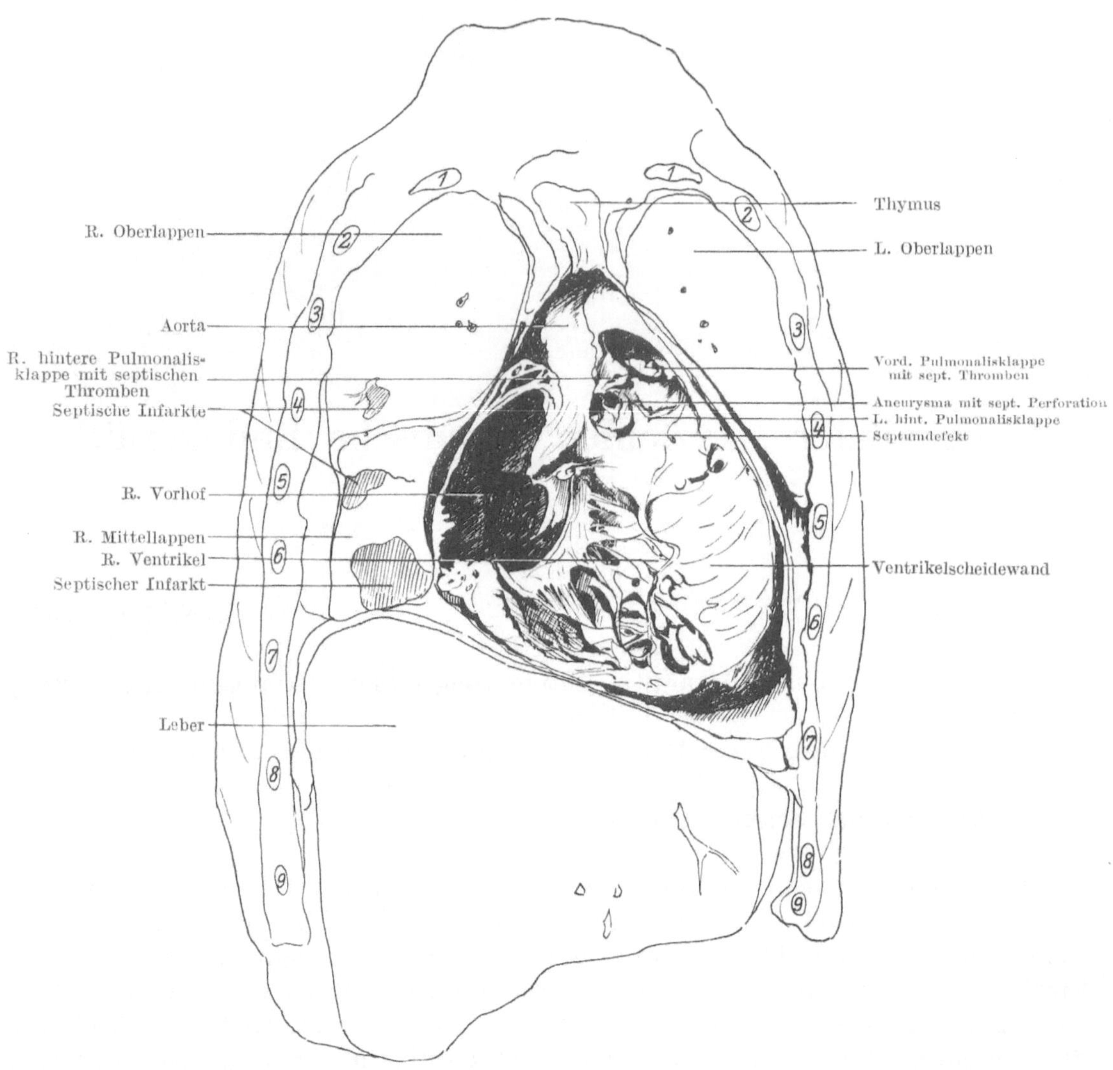

I. Schnitt. 2. Präparat. K.-N. 6519.

Das fast kindskopfgroße Herz ist im rechten Vorhof, der rechten Kammer und im Übergang des Conus pulmonalis in die Arteria pulmonalis eröffnet. Im Klappengebiet der letzteren finden sich raumfüllende septisch thrombotische Klappenauflagerungen. Die linke hintere Pulmonalisklappe ist bis auf schmalen Saum zerstört, die rechte hintere Klappe weitgehend zerfressen. Der größere Klappenthrombus gehört der vorderen Pulmonalisklappe an. Am oberen Ende der muskulären Konuswand findet sich ein $1^1/_4$ cm langer Septumdefekt, welcher unterhalb der rechten vorderen Aortenklappe in den linken Ventrikel führt. Oberhalb des Defektes ist die membranartige vordere Wand der Aortenwurzel aneurysmatisch vom Conus pulmonalis her (in den rechten vorderen Aortenklappentaschensinus) ausgebuchtet. In der aneurysmatischen Wand findet sich eine sekundäre Perforation durch fortgeleiteten, septisch endokarditischen Prozeß. Dilatation und Hypertrophie des rechten Vorhofes und der rechten Kammer, besonders des Conus pulmonalis. Septisch hämorrhagische Bronchopneumonien beider Lungen mit größeren septischen Infarkten der rechten Lunge. Fibrinöse Pleuritis rechts mit Exsudat. Große Stauungsleber.

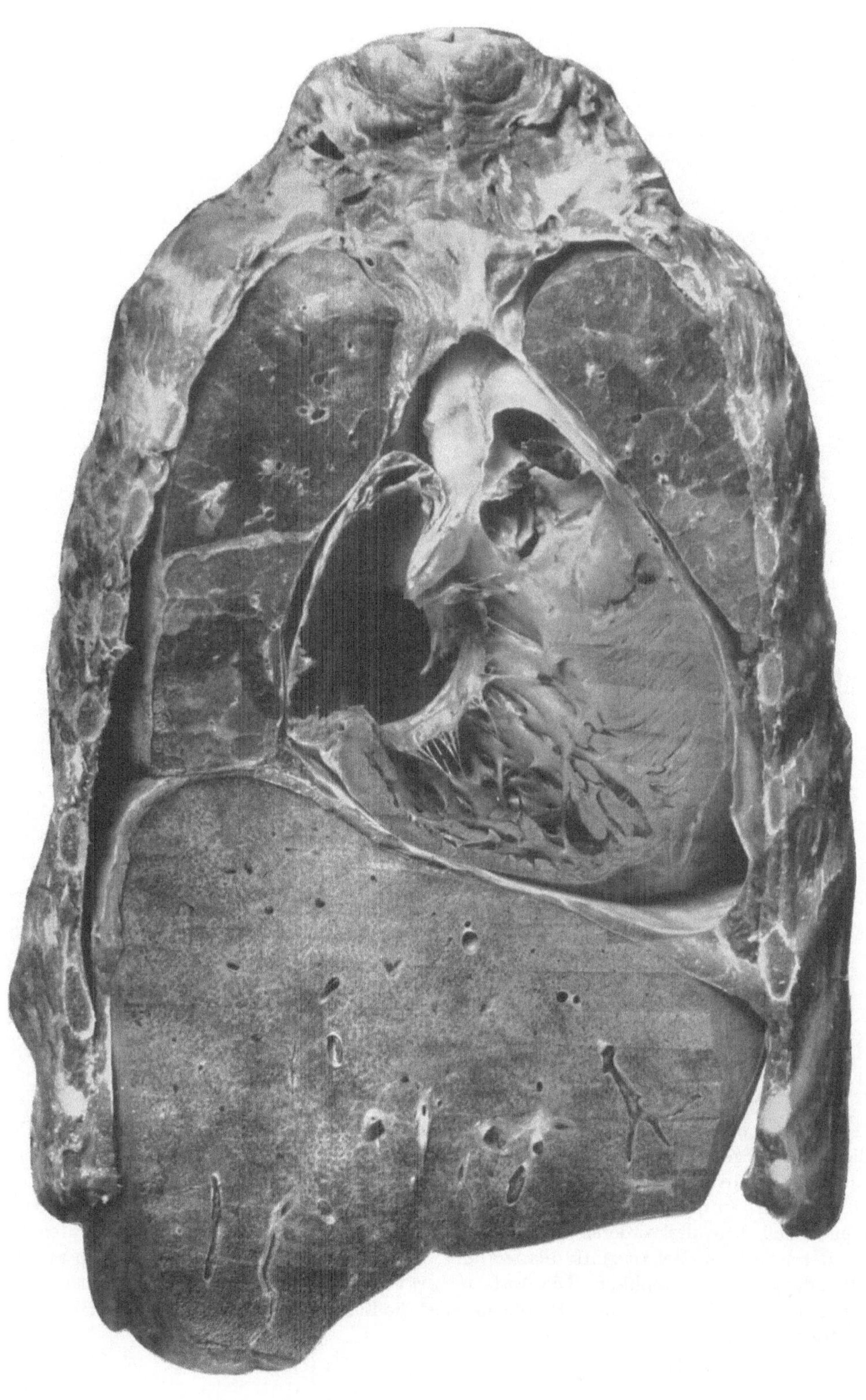

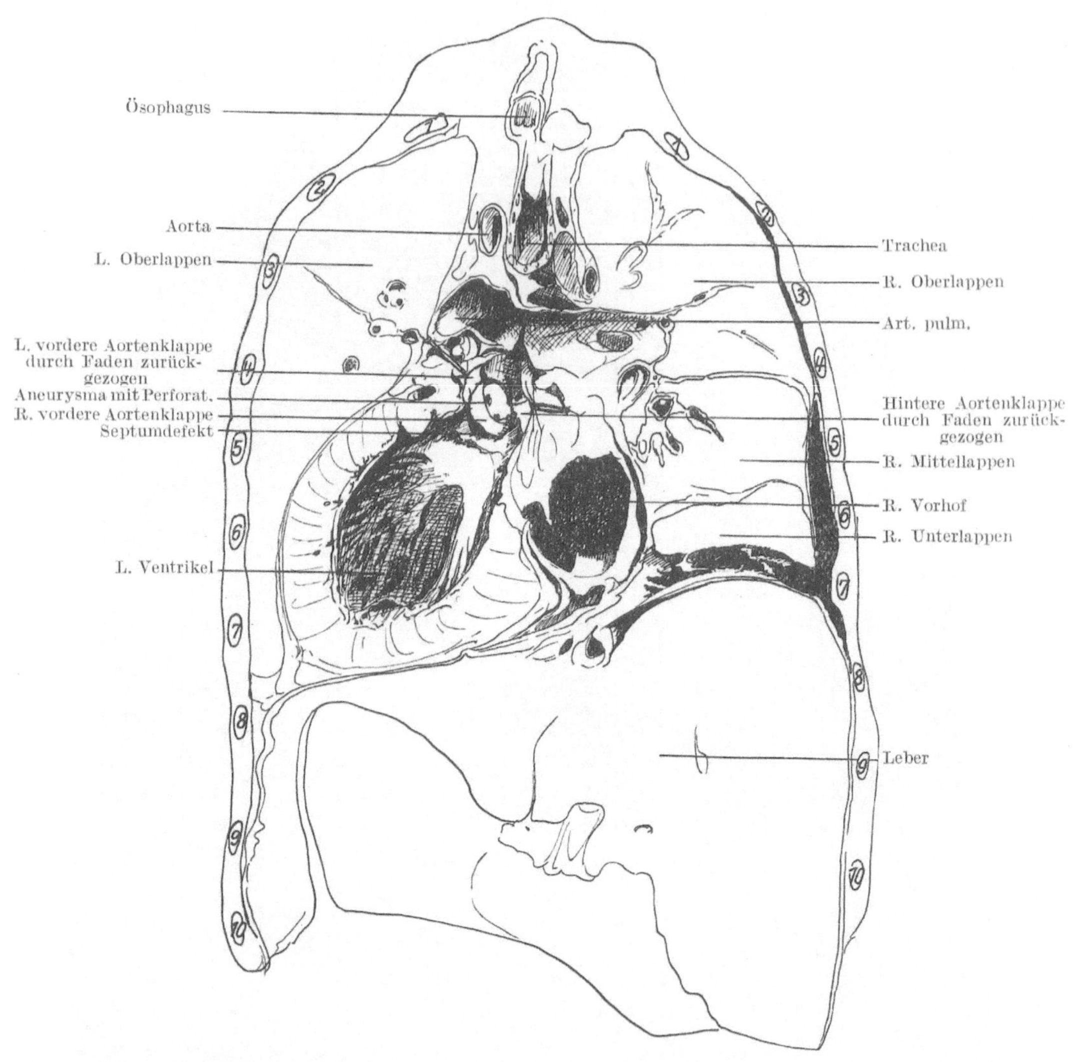

II. Schnitt. 2. Präparat. (Rückseite.) K.-N. 6519.

Das Herz ist im linken Vorhof, linken Ventrikel und Klappengebiet der Aorta zu übersehen. Das große Mitralissegel ist abgeschnitten. Die Aortenwurzel ist in Klappenhöhe durch Fäden auseinander gesperrt. Unterhalb der rechten vorderen Aortenklappe klafft der Septumdefekt. Der untere Rand dieser Klappe ist frei beweglich. In den zugehörigen Taschensinus wölbt sich das sekundär perforierte Aneurysma des Conus pulmonalis bzw. der vorderen Aortenwand. Darüber sieht man den Abgang der rechten Koronararterie. Der linke Ventrikel ist stark dilatiert und verlängert im Sinne einer Aortenklappeninsuffizienz. Seine Wandung ist hypertrophisch. Die Aorta im Arkus ist auffallend eng. In beiden Lungen septisch hämorrhagische Bronchopneumonien. Rechts unten ist die Lunge durch kleines Exsudat leicht abgedrängt. Große Stauungsleber.

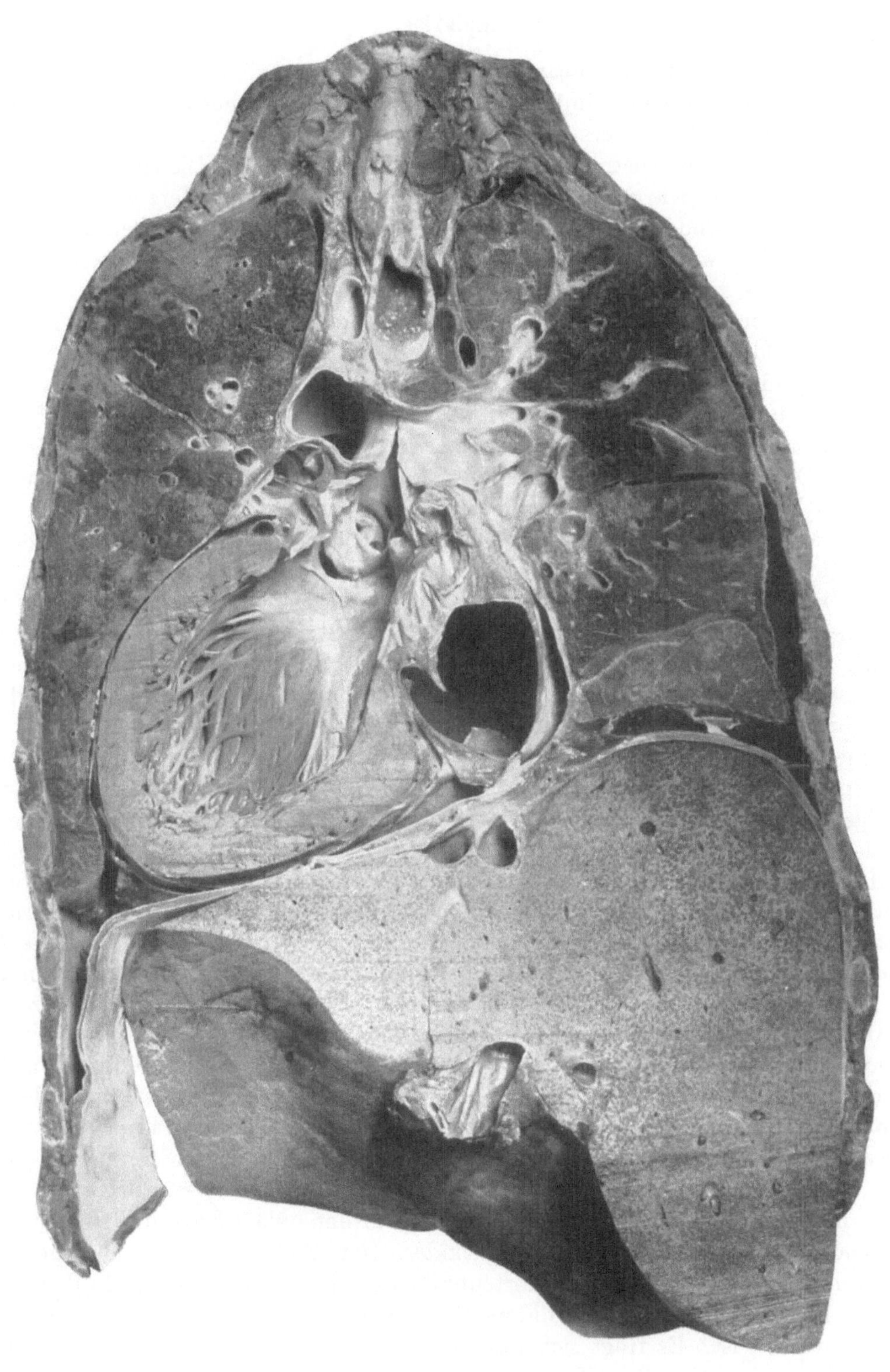

Epikrise.

Wie das Krankenblatt aussagt, sind bei dem jungen Manne, von welchem die vorliegenden anatomischen Schnitte stammen, schon von früher Jugend an Anzeichen eines angeborenen Herzfehlers vorhanden gewesen, so daß er vom Turnunterricht befreit war und größere Anstrengungen nicht vertragen konnte. Die zum Tode führende Erkrankung, welche, wie die Sektion ergab, ebenfalls auf das Herz zu beziehen war und als septische Endokarditis der Pulmonalarterienklappen mit ihren Folgeerscheinungen aufgeklärt wurde, liegt in ihren Anfängen nur um wenige Wochen vom Zeitpunkt des Todes zurück.

Der angeborene Herzfehler besteht, wie die anatomischen Präparate zeigen, in einer Defektbildung der Herzscheidewand unterhalb des Klappengebietes der Arteria pulmonalis und der Aorta, und zwar hart am unteren Klappenrande, wenigstens der Aortenklappen. Es fragt sich zunächst, welchem Septum des Herzens auf Grund entwickelungsgeschichtlicher Überlegung diese Defektbildung zuzurechnen ist. Die Lage des Defektes am oberen vorderen Rande der Ventrikelscheidewand, wie die letztere im Herzen des Erwachsenen sich darstellt, ließe zunächst die Deutung rechtfertigen, daß es sich um eine Defektbildung in der Scheidewand der Kammern handele und es würde nach dem Rokitanskyschen Schema ein Defekt des hinteren Teiles des vorderen Ventrikelseptums vorliegen. Ich glaube jedoch, daß dieser Defekt überhaupt nicht auf das Ventrikelseptum, sondern auf Störungen im Schluß des Bulbusseptums zurückzuführen ist. Die letzte Lücke, welche in der Ventrikelscheidewand geschlossen werden muß, liegt im Bereiche des Foramen interventriculare und entspricht am fertigen Herzen der Pars membranacea septi. Dieser Bezirk ist mit wohl erhaltener Pars membranacea bei dem vorliegenden Herzen überhaupt nicht betroffen. Es ist nun weiter zu berücksichtigen, daß der abführende Schenkel der Ventrikel, also das Gebiet des früheren Bulbus cordis, im Herzen der höheren Säugetiere und des Menschen eine wohl auf funktioneller Anpassung beruhende, ungleichmäßige Rückbildung erfahren hat, indem wir auf der rechten Seite noch Reste des muskulösen Bulbus cordis in Gestalt des Conus pulmonalis als geschlossenes Muskelrohr erhalten haben, während auf der linken Seite der Aortenbulbus so weitgehend in das Herz zurückgezogen worden ist, daß die Konusmuskulatur als solche, besonders als muskulöses Rohr, völlig verschwunden bzw. mit der Triebmuskulatur verschmolzen ist. Die Abgrenzung des Konus der Aorta gegen die Einströmungsbahn wird daher praktisch nur noch durch das große Mitralissegel bewirkt, während im rechten Ventrikel noch ein kräftiger Muskelbalken, die Crista supraventricularis, die Ausflußbahn von der Einströmungsbahn im Sinne eines muskulären Bulbus abtrennt. Nach Sato ist diese Crista supraventricularis als aus den Bulbuswülsten hervorgehend anzusehen, und ich möchte dafür halten, daß auch die vorderen Abschnitte des Ventrikelseptums, soweit sie nach vorn von der Pars membranacea gelegen sind, auf der linken Seite des Herzens nicht der eigentlichen Kammerscheidewand, sondern der Bulbusscheidewand zugerechnet werden müssen, da linkerseits der Aortenbulbus noch viel weitgehender in den eigentlichen Ventrikel einbezogen und damit als selbständiges Gebilde zum Verschwinden gebracht worden ist. Es fragt sich nur, wie groß dieser Bezirk angenommen werden darf. Bei der funktionellen Umformung des immer mehr mechanisierten Herzens und der dadurch bewirkten Verwischung seiner ursprünglichen embryonalen Gliederung kann man das nur im ungefähren Ausmaße tun. Wie auch Aschoff, Sato und Mönckeberg zur Deutung verschiedener Herzabschnitte den Verlauf des Reizleitungssystems mit heranziehen, läßt es sich im groben ebenfalls für die Abgrenzung des früheren Bulbusgebietes vom eigentlichen Ventrikelgebiet ausführen, und ich habe andernorts schon hervorgehoben, daß der rechte Tawarasche Schenkel im Grenzgebiet zwischen Ein- und Ausflußbahn des rechten Ventrikels verläuft. Dasselbe muß man, wenn auch in nicht so sinnfälliger Form, für den linken Ventrikel annehmen, so daß wir sagen können, daß die Abschnitte der linken Kammerscheidewand, welche aortenwärts von dem vorderen Ast des linken Tawaraschen Schenkels gelegen sind, vorzugsweise das eigentliche Ausströmungsgebiet der Aorta, den alten Aortenbulbus repräsentieren, wobei allerdings nochmals an den stark modifizierten Umbau des Herzens erinnert werden soll.

Wenn wir diese Anschauung zugrunde legen, so liegt der Defekt des vorher beschriebenen Herzens noch oberhalb aller dieser Abschnitte, und wenn wir weiter berücksichtigen, daß nach den Untersuchungen von I. Tandler die Aorten- und Pulmonalisklappen sich aus den distalen Bulbuswülsten entwickeln, die vorher erwähnten Ausströmungswandabschnitte also aus den dem Herzen näher gelegenen proximalen Bulbuswülsten hervorgegangen sind, so liegt der Defekt gerade an der Grenze der proximalen und distalen Bulbuswülste und ist demnach als Bulbusseptumdefekt anzusprechen.

Es findet sich nun jedoch außer diesem eigentlichen Defekt in direkter Fortsetzung nach oben eine membranöse, sehr dünnwandige Stelle, welche die Aortenwurzel im Bereiche des Klappensinus der rechten vorderen Klappe von der Pulmonaliswurzel unterhalb des Ansatzes der rechten hinteren Klappe trennt. Da diese Membran in der Aorta oberhalb des Klappenansatzes, in der Pulmonalis unterhalb desselben gelegen ist, ist es fraglich, ob diese membranöse Scheidewand mehr den distalen oder den proximalen Bulbuswülsten zugerechnet werden muß. Es scheint mir jedoch, als wenn durch die sicher sehr komplizierten Strömungsverhältnisse, die bei dem Septumdefekt bestehen mußten, sekundäre Veränderungen an dieser membranartigen Scheidewand vor sich gegangen sind. Dafür spricht schon die hernienartige Vorstülpung der Membran in den Taschensinus der Aorta hinein. Man hat den Eindruck, als wenn durch besondere Blutströmung dieser Scheidewandanteil zwischen Aorta und Pulmonalis allmählich gedehnt, vergrößert und ausgestülpt wäre, so daß wahrscheinlich ursprünglich auf der Pulmonalisseite die Klappenansatzlinie der rechten hinteren Pulmonalisklappe viel näher dem eigentlichen Defektrande gelegen haben wird und der membranartige Abschnitt somit im wesentlichen den distalen Bulbuswülsten zuzurechnen ist. Man kann daher sagen, daß der vorliegende Septumdefekt, mit Einschluß des unvollkommenen Defektes zwischen Aorta und Art. pulmonalis in Gestalt der membranösen Wand, im Bereiche der Verschmelzungsstelle der proximalen und distalen Bulbuswülste gelegen ist.

Aus diesem Befunde im Klappengebiet der großen Lungenschlagader können wir vielleicht auch Rückschlüsse machen auf die Strömungsverhältnisse, welche in dem defekten Herzen bestanden und zu der beträchtlichen Umformung der Herzhöhlen geführt haben. Das gegen die Aorta sich vorwölbende Aneurysma läßt den Schluß zu, daß durch die den rechten Ventrikel an Kraft übersteigenden Kontraktionen des linken Ventrikels Blut durch den Septumdefekt in den Endteil des Conus pulmonalis des rechten Ventrikels übergetreten ist. Die Stoßwelle des linksseitigen Kammerblutes, welche sich auf die Aortenmündung richtete, hat in direkter Fortsetzung den Septumdefekt und das rechtsseitig gelegene Aneurysma vor sich. Das Blut konnte um so leichter vom linken Ventrikel nach rechts hinübertreten, als die rechte vordere Aortenklappe an ihrem unteren Rande mit der Aortenwand frei pendelt. Die Folge ist die Ausbuchtung des Aneurysmas von der Pulmonalisbasis gegen das Aortenlumen zu. Mit dieser Stoßwirkung mußte gleichzeitig eine zunehmende Insuffizienz der Pulmonalisklappen sich einstellen, und zwar einmal durch die dauernde doppelte Inanspruchnahme des Pulmonalostiums, dann aber auch dadurch, daß die rechte hintere Pulmonalisklappe mit Ausbildung des Aneurysmas unter ihrem Ansatzpunkte immer mehr in die Höhe gedrängt wurde. Die weitere Folge dieser Pulmonalarterieninsuffizienz ist die Dilatation und Hypertrophie des rechten Ventrikels. Auf der linken Seite ist ebenfalls mit insuffizienten Aortenklappen zu rechnen gewesen. Das läßt sich schon aus der Verlängerung der linken Kammer in der Längsachse des Herzens, aus ihrer Dilatation mit gleichzeitiger Hypertrophie schließen, wobei noch besonders hervorzuheben ist, daß die Dilatation fast ausschließlich das Ausströmungsgebiet und kaum die Einströmungsbahnen betrifft. Die Insuffizienz der Klappen erklärt sich leicht durch die Freibeweglichkeit der rechten vorderen Aortenklappe und Aortenwand, denen die Anheftung am Bulbus bzw. Ventrikelseptum fehlt. Auch die relative Enge der gesamten Aorta, die besonders am aufsteigenden und Bogenteil auffällig ist und gegen die Weite der überlasteten Art. pulmonalis erheblich absticht, ist wohl weniger auf primär hypoplastische Anlage als wie auf zu geringe Inanspruchnahme zurückzuführen.

Die sicher erst nur wenige Wochen alte akute septische Klappenerkrankung der Arteriapulmonalisklappen hat sich an den wohl am stärksten in Anspruch genommenen und schon insuffizienten Klappen, also an einem Punctum minoris resistentiae angesiedelt. Der Prozeß ist ein schwer destruierender, und er hat auch auf das Aneurysma unterhalb der rechten hinteren Pulmonalisklappe ulzerierend übergegriffen, so daß an dem Aneurysma eine sekundäre geschwürige Perforation sich eingestellt hat. Es besteht daher außer der Kommunikation zwischen rechtem und linkem Ventrikel durch den eigentlichen Septumdefekt hindurch eine zweite, wohl erst in den letzten Lebenswochen entstandene Verbindung zwischen der Aorta und dem Conus pulmonalis. Diese finale septische Endokarditis wird voraussichtlich an der Umgestaltung des gesamten Herzens nicht mehr ausschlaggebend beteiligt gewesen sein, wenn nicht im Sinne der Zunahme der allgemeinen Dilatation der Herzhöhlen. Zurückzuführen sind auf die septische Endokarditis natürlich die septischen Infarkte der Lunge.

Die Gesamtform des Herzens ist keine für einen bestimmten Herzfehler, auch nicht für eine Aorteninsuffizienz charakteristische. Die Herzbegrenzung rechts wird nur durch die Vena cava sup. und den rechten Vorhof gebildet. Die gesamte Zwerchfellgrenze des Herzens wird von dem dilatierten rechten Ventrikel eingenommen, dem sich rechterseits noch ein schmales Stück des Vorhofsbodens und linkerseits eine kugelige Auswölbung der linken Kammerspitze anschließen. Die linke Herzbegrenzung müßte sich in einem sehr kleinen Aortenbogen, in einem sehr weiten Pulmonalis- und Konusbogen und daran anschließend in einem langen, nach unten sich auswölbenden linksseitigen Kammerbogen kenntlich gemacht haben. Das linke Herzohr ist am Konus gerade noch randbildend, aber wenig prominierend. Bei den Herzhöhlen ist schon auf die Dilatation und Hypertrophie beider Kammern hingewiesen worden. Der linke Vorhof ist direkt als klein zu bezeichnen. Durch die raumbeanspruchende Vergrößerung der Ventrikel ist das gesamte Herz in seinen Kammerabschnitten in die linke untere Thoraxkavumnische gestoßen und der rechte Vorhof ist schräg nach rechts oben gedrängt, so daß er eine lang gezogene Gestalt angenommen hat. An der vorderen Schaufläche des

Herzens ist der im unteren Teil aortenmäßig ausgebuchtete linke Ventrikel mit verhältnismäßig großer Kalotte mitbeteiligt.

Krankenblatt.

P., 20 Jahre alt.

10. 1. 23. Anamnese wegen des Zustandes des Pat. nur unvollständig zu erheben. Von frühester Jugend an Herzbeschwerden, war vom Turnen befreit, konnte keine große Anstrengungen vertragen. Sonst angeblich nie krank. Seit 4 Wochen Schlaffheit, Stiche und Schmerzen in der Herzgegend, so daß er sich legen mußte. Es wurde der Zustand immer schlimmer. Das Atemholen wurde erschwert und dem Pat. zeitweise die Luft sehr knapp. Deshalb Krankenhausaufnahme.

Befund: Stark dyspnoischer blasser Mann; mäßiger Ernährungszustand, Körperbau mittelkräftig, Schleimhäute schlecht durchblutet, etwas zyanotisch. Keine Exantheme oder Ödeme.

Thorax etwas lang und schmal, respiratorisch gleichmäßig beweglich.

Lungen: Grenzen verschieblich, etwas tief stehend. Keine Dämpfung, Atemgeräusch vesikulär.

Cor: Spitzenstoß im 4. Interkostalraum innerhalb der Mamillarlinie, Grenzen nicht verbreitert. Lungen-Lebergrenze am oberen Rand der 5. Rippe. Stark vermehrte Herzaktion. Man hört über der Spitze ein lautes blasend schabendes systolisches und diastolisches Geräusch. Das systolische nimmt nach der Herzbasis zu ab, während das diastolische fast unverändert bleibt. Die Töne sind auch etwas in die Länge gezogen und unrein.

Abdomen etwas aufgetrieben, aber weich.

Leber steht tiefer als der Nabel, deutlich palpabel, druckschmerzhaft. Milz nicht mit Sicherheit zu palpieren.

Urin: trüb, Re: s. Alb: +, Sach: —, Urobilinogen: —, Diazo: —, Sed.: Hyal. Zyl. (+).

Blutbild: Hb: 58, Erythr. 4,7 Mill.; F. I. 0,62, Leukozyt: 39 000.

Nervensystem: Linke Pupille > rechte, sonst o. B., soweit Untersuchung möglich. Temperatur 38°.

Diagnose: Endokarditis, Vitium congenit. (?).

10. 1. 23. Therapie und Verlauf: Digitalis 1,0/550,0. Eisbeutel.

11. 1. 23. Puls zeitweise recht klein, kaum fühlbar. 12 ccm Kampfer, 6 ccm Koffein, Morphium 0,01. Am Tage 40 ccm Argoflavin intravenös. Temperatur schon vorher zur Norm abgefallen. Zeitweise Erbrechen. Sehr große Schwäche.

12. 1. 23. Herzbefund unverändert. Kampfer 2,0 und Koffein 1,0. Puls ziemlich klein. Die Geräusche und Töne am Herzen etwas leiser. Erneutes Erbrechen.

5 Uhr nachmittags Exitus letalis.

Obduktionsprotokoll.

Leiche eines 20jährigen, kräftigen, jungen Mannes mit gut entwickelter Muskulatur und reichlichem Fettpolster, breitschultrig, etwas untersetzt. Blasse Hautfarbe mit leicht gelblichem Anflug.

Die Därme sind wenig gebläht. Der Mastdarm ist stark mit Kot gefüllt. Der Wurmfortsatz ist an der Spitze hakenförmig umgebogen. Die Leber steht in 2 Handbreite unterhalb des Brustbeins, liegt außerordentlich breit vor; sie ist von tief dunkler Farbe mit deutlichen Läppchen. In der Gallenblase sehr zähe schwarze Galle. Im Magen dünnflüssiger, schwärzlicher Speisebrei. Magen selbst o. B., desgleichen Duodenum. Pankreas breit, gelb, ziemlich fest, o. B. Beide Nieren haben etwas gespannte Kapsel. Die Nieren sind blaß, ikterisch, von etwas trüber Färbung und deutlicher Rindenstreifung. In der Blase reichlich Urin. Blasenschleimhaut subikterisch. Prostata, Samenblase o. B.

Zwerchfellstand rechts 5. Rippe, links 5. Interkostalraum. Nach Eröffnung der Brusthöhle entleeren sich aus dem rechten Brustfellraum fast 600 ccm ziemlich stark getrübten, hämorrhagischen Exsudats; im linken Brustfellraum nur wenige Kubikzentimeter rötlich gefärbter Flüssigkeit. Im Herzbeutel, welcher stark vergrößert aussieht, ca. 50 ccm leicht ikterisch gefärbter Flüssigkeit.

Das Herz ist fast kindskopfgroß und sackartig in den Ventrikeln, die das ganze Herzbild beherrschen, erweitert. Vorliegend ist hauptsächlich der rechte Ventrikel, welcher von der Basis zur Spitze 14 cm, von der Arteria pulmonalis zur rechten unteren Herzkante 14 cm mißt. Vom linken Ventrikel ist, bei der Betrachtung von vorn, ein halbmondförmiger Randteil bis zur Basis des Conus pulmonalis zu überblicken. In der Mitte des rechten Ventrikels, einer Stelle entsprechend, welche am stärksten gegen das Sternum drückt, eine daumennagelgroße weißliche Perikardverdickung. Das rechte Herzohr ist lang ausgezogen, vom rechten Vorhof wenig zu sehen. Das linke Herzohr verschwindet hinter dem Conus pulmonalis. In allen Herzhöhlen pralle Ausfüllung mit deutlich ikterisch gefärbten weichen Speckgerinnseln; zwischen den Trabekeln verhältnismäßig geringe Mengen von Kruor. Der rechte Ventrikel ist stark dilatiert und an der Spitzenbildung des Herzens beteiligt. Besonders weit ist der Conus pulmonalis. Der Eingang zu der Arteria pulmonalis ist völlig verstopft durch massige thromboendokarditische Auflagerungen der Pulmonalisklappen. Die linke hintere Pulmonalisklappe ist vollständig weggefressen und nur in einem ca. 1 mm breiten Randsaum der Ansatzlinie erhalten; an dem stehen gebliebenen Rande zapfenförmige Auflagerungen. An der vorderen und rechten hinteren Klappe, welche ebenfalls stark geschwürige Zerfetzung zeigen und verkürzt sind, hängen, besonders an der vorderen Klappe, traubenförmige thrombotische Auflagerungen von über Haselnußgröße. Am Übergang der muskulösen Wand des Conus pulmonalis in die Pulmonalarterie bzw. Aortenwurzel findet sich ein $1^1/_4$ cm langer und ca. 3 mm breiter Septumdefekt, welcher in den linken Ventrikel führt und dort am oberen Rande der linken Kammerscheidewand unterhalb der rechten vorderen Aortenklappe, nach vorn von der Pars membranacea mündet. Zwischen Pars membranacea und Septumdefekt verläuft im rechten Ventrikel der Muskelbalken der Crista supraventricularis. Oberhalb des Septumdefektes ist die vordere Wurzelwand der Aorta in den Sinus der rechten vorderen Aortenklappe von der Pulmonaliswurzel her aneurysmatisch vorgestülpt. Die Wand der Aorta ist hier von membranartiger Beschaffenheit und trägt eine durch septische Abklatschendokarditis hervorgerufene Perforation, so daß außer durch den Septumdefekt auch hier eine Kommunikation zwischen Conus pulmonalis einerseits und dem rechten vorderen Taschensinus der Aorta besteht. Der rechte Vorhof ist etwas nach hinten gedrängt, in die Länge gezogen und etwas erweitert, auch etwas hypertrophisch. Der linke Vorhof zeigt nur verhältnismäßig kleine Abmessungen; dagegen ist der linke Ventrikel im Spitzengebiet und in der Ausflußbahn, etwas weniger in der Einflußbahn, stark erweitert. Er klafft am Übergang in die Aorta fast noch 4 cm. Die Wandmuskulatur ist hypertrophisch bis zu 20 mm, die Papillarmuskeln sind verdickt. Die gesamte Muskulatur des Herzens ist von auffallend blaß gelblicher Farbe. Das hintere laterale Mitralissegel ist verhältnismäßig kurz, das vordere mediale auffallend groß, ca. 4 cm im Quadrat. Unterhalb des Septumdefektes ist das Endokard schwielig verdickt, aber in nur schmaler Zone. Die linke vordere und die hintere Aortenklappe sind von normaler Größe; dagegen ist die rechte vordere Aortenklappe aufs Doppelte vergrößert und man sieht in ihren Sinus hineinragend die vorerwähnte aneurysmatische Ausbuchtung der Aortenwandwurzel mit der septischen Perforation. Die Aorta ist auffallend eng, schätzungsweise $^1/_3$ des Lumens der Arteria pulmonalis umfassend. Die Klappen der Aorta machen den Eindruck, als wenn sie wegen der mangelnden Befestigung der rechten vorderen Aortenklappe und der pendelnden membranösen Aortenwurzel insuffizient gewesen wären. Das Foramen ovale ist geschlossen.

Beide Lungen sind auffallend fleckig hämorrhagisch; die hämorrhagischen Abschnitte fühlen sich fester an; besonders in der unteren Hälfte des rechten Mittellappens zeigt sich ein talergroßer nekrotischer Infarkt mit dunklem, hämorrhagischen Saum. Ein kleiner Infarkt ist im rechten Oberlappen deutlich zu erkennen. Bei den übrigen Lungenherden ist es möglich, daß es sich vorläufig nur um septisch hämorrhagische Bronchopneumonien handelt. Die rechte Lunge ist im Unterlappen etwas vom Zwerchfell und der Brustwand abgedrängt und zeigt fibrinöse Beschläge der Pleura.

Die Leber ist sehr groß, blutreich, etwas ikterisch und zeigt deutliche Stauung mit dehr deutlicher Läppchenzeichnung. Die Milz ist auf das Doppelte vergrößert, gespannt, von septischer Beschaffenheit. Nieren sind trübe und gestaut; ebenso im Pankreas und Magen Stauung.

Mitralstenose und -Insuffizienz.

21 jähriger Mann. K.-N. 6364—6366.

Klinische Diagnose: Herzklappenfehler, Herzschwäche. (Krankenblatt s. S. 302.)

Hauptleiden: Herzklappenfehler.

Todesursache: Herzinsuffizienz und beginnende Lungenverdichtung.

Pathologisch-anatomische Diagnose: Alte Endocarditis mitralis mit Kalkinkrustation. Schwere Stenose mit gleichzeitiger Insuffizienz der Mitralklappen. Hochgradige Dilatation des linken Vorhofes. Dilatation des rechten Vorhofes. Hypertrophie und Dilatation des rechten Ventrikels und in geringerem Grade des linken Ventrikels. Auffallend weite Pulmonalis mit 2 Klappen. Enge Aorta. Mitrale Konfiguration des Herzens. Hochgradige Stauung mit Induration der Lungen, Milz, Leber, Pankreas, Nieren und des Darmes. Lungeninfarkte. Beginnende Bronchopneumonie der linken Lunge. Alte Pleuraverwachsungen der rechten Lungenspitze. Fragliche Tuberkulose der Bifurkationsdrüsen. Infarktnarben der linken Niere. (Obduktionsprotokoll s. S. 303.)

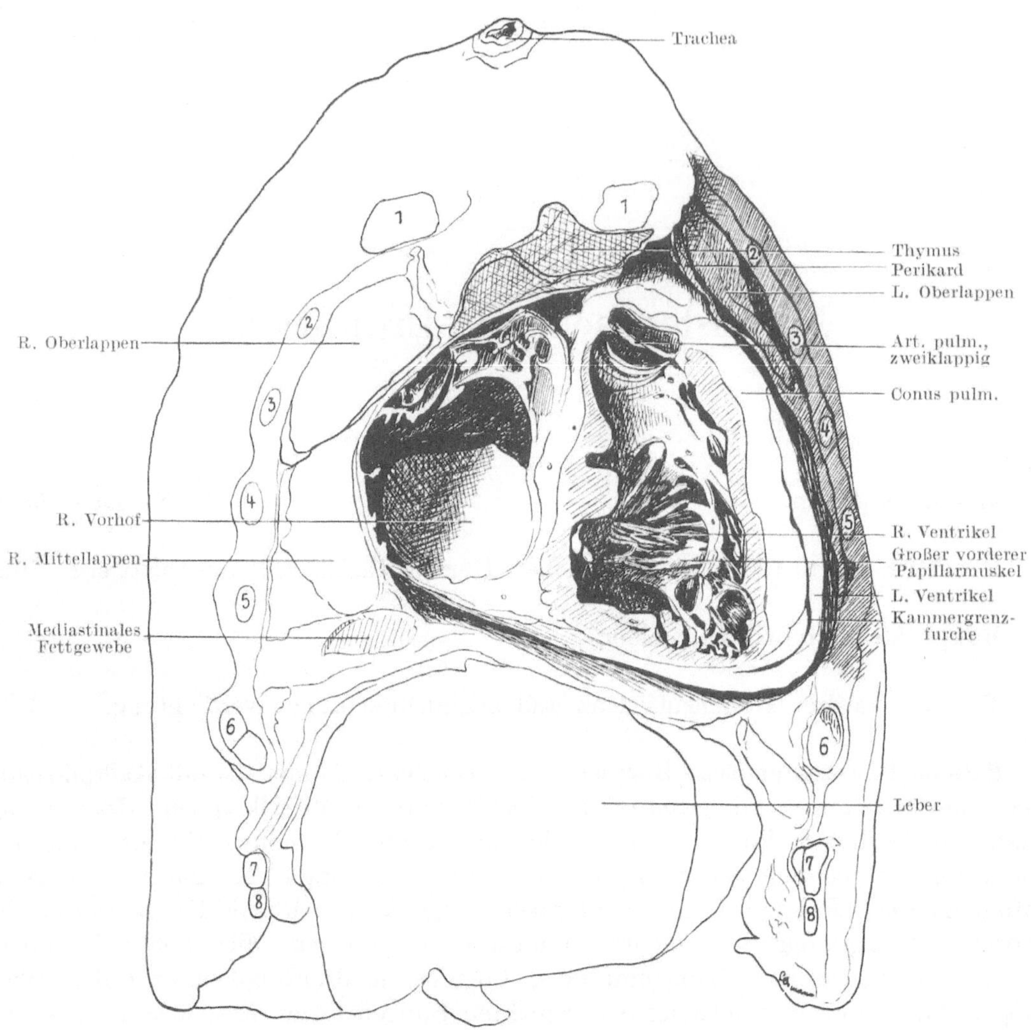

I. Schnitt. 2. Präparat. K.-N. 6365.

Das Bild wird von dem stark vergrößerten Herzen beherrscht, welches nur einen schmalen Anteil der gestauten rechten Lunge und den breit gezogenen Thymusfettkörper in die Schnittebene fallen läßt. Die linke Lunge ist völlig zurückgedrängt; nur ein schmaler Saum des linken Oberlappens ist nach Fortnahme eines Teils der linken Brustwand oberhalb der Arteria pulmonalis zu sehen. Es liegen ausschließlich rechtsseitige Herzabschnitte vor. Der rechte Vorhof ist erweitert, ebenso der, gleichzeitig hypertrophische, rechte Ventrikel, welcher bis fast zur Höhe der 2. Rippe dem Brustkorb anliegt. Die Vorderfläche des Herzens bzw. Herzbeutels war bis auf das Randgebiet des rechten Vorhofes so gut wie unbedeckt von Lunge. In der erweiterten Arteria pulmonalis finden sich nur 2 große Klappen. Der linke Herzrand wird oben vom erweiterten Conus pulmonalis, weiter unten vom linken Ventrikel gebildet. Stauungsleber.

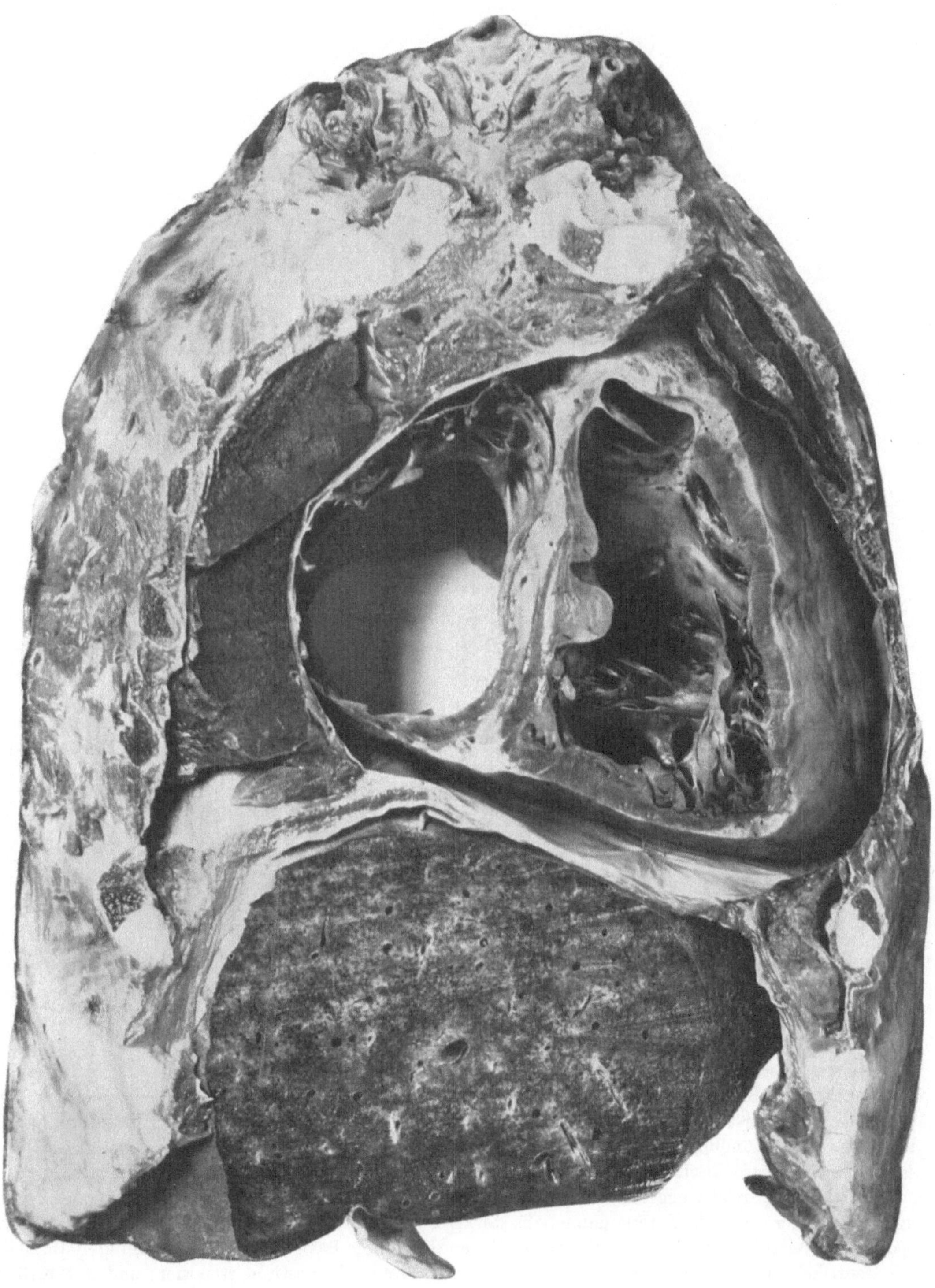

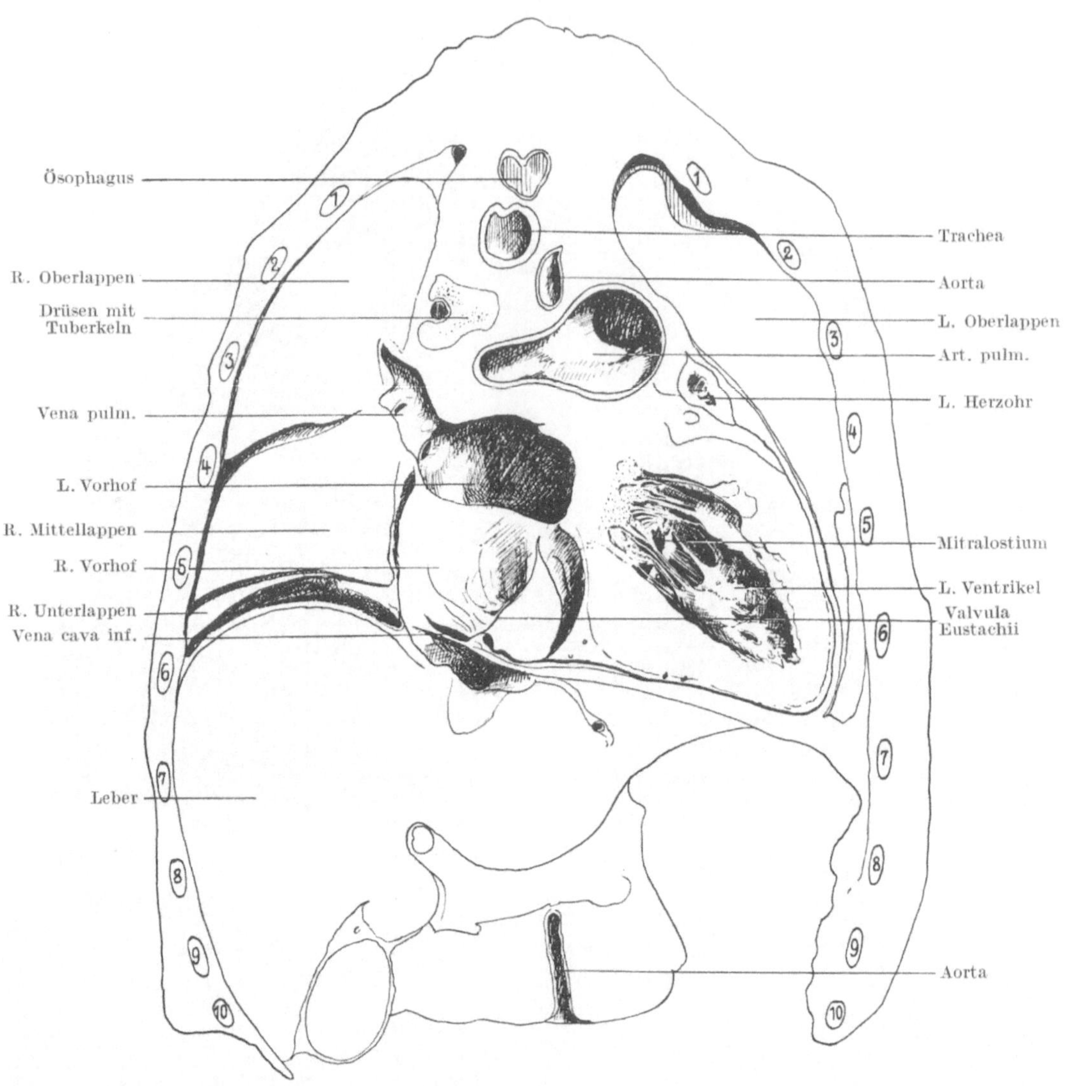

II. Schnitt. 3. Präparat. K.-N. 6366.

Das stark vergrößerte Herz ist in der unteren Hälfte des rechten Vorhofes, in dem darüber eröffneten linken Vorhof, im linken Ventrikel, der Teilungsstelle der Arteria pulmonalis und dem quergetroffenen Aortenbogen zu übersehen. Der linke Vorhof mit erweiterter Lungenvene überragt den rechten Vorhof nach rechts. Die Mündung der Vena cava inferior klafft weit. Der linke Ventrikel ist im Einflußgebiet dilatiert und hypertrophisch. Die Spitze des Ventrikels ist nicht abgerundet. Die Arteria pulmonalis ist im Gegensatz zu der relativ engen Aorta stark erweitert. Bei der linksseitigen Randbegrenzung des Herzens springt als zweiter Bogen die Arteria pulmonalis stark vor der Aorta vor. Nach unten schließt sich als dritter Bogen das erweiterte linke Herzohr, als vierter Bogen der an der Basis vorgewölbte, dann steil abfallende linke Ventrikel an. Der linke Vorhof ist unbeteiligt. Mitralklappenostium stenosiert und mit Kalk inkrustiert, insuffizient. Stauungsorgane. In den rechtsseitigen Bronchialdrüsen kleine phthisische Knötchen.

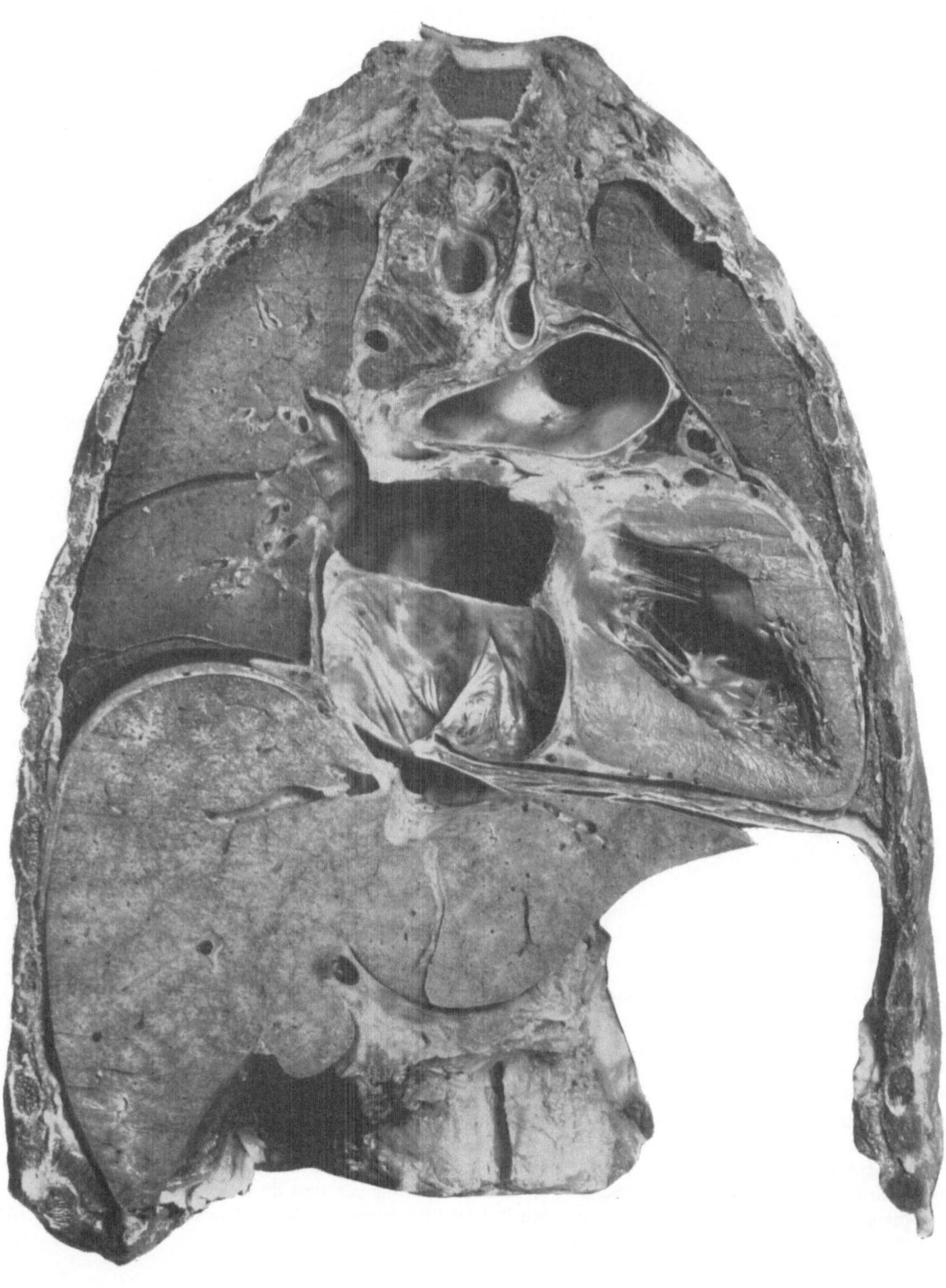

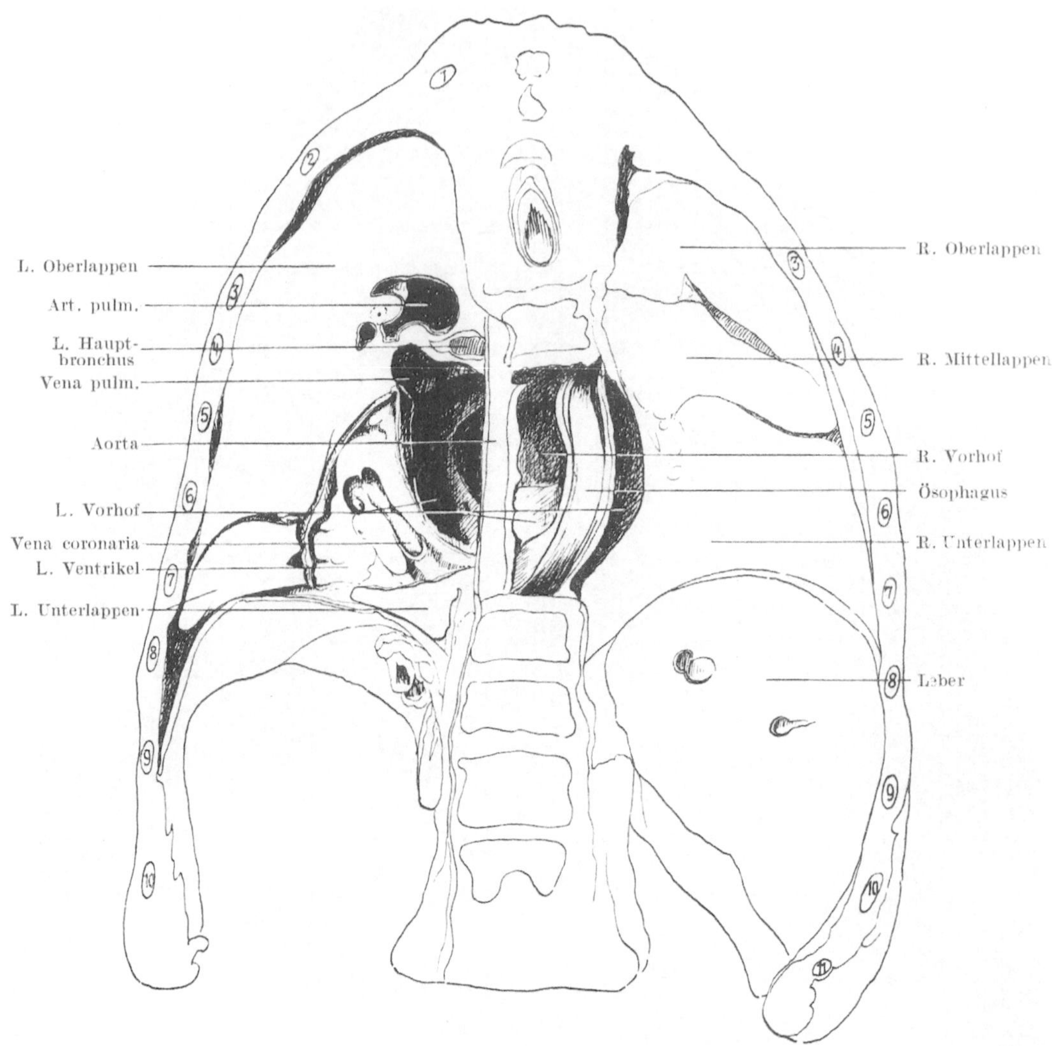

III. Schnitt. 3. Präparat. (Rückseite.) K.-N. 6366.

Die hintere Brustwand und der mittlere Teil der Brustwirbelsäule sind entfernt. Die stark gestauten Lungen sind in größter Ausdehnung getroffen. In der Wirbelsäulenlücke klafft der eröffnete große linke Vorhof, hinter welchem die relativ enge Aorta senkrecht, der Ösophagus dagegen, durch den linken Vorhof gedrängt, in starker Krümmung nach rechts hinten abwärts ziehen. In der Tiefe ist der rechte Vorhof durch rechteckigen Schnitt eröffnet. Die links oben einmündende Lungenvene ist erweitert, ebenso die darüber liegende Arteria pulmonalis. Der linke Hauptbronchus wird durch den linken Vorhof hochgedrängt. Links neben dem linken Vorhof ist ein Teil der Hinterwand des linken Ventrikels mit der gestauten Vena coronaria zu sehen. Stauungsleber.

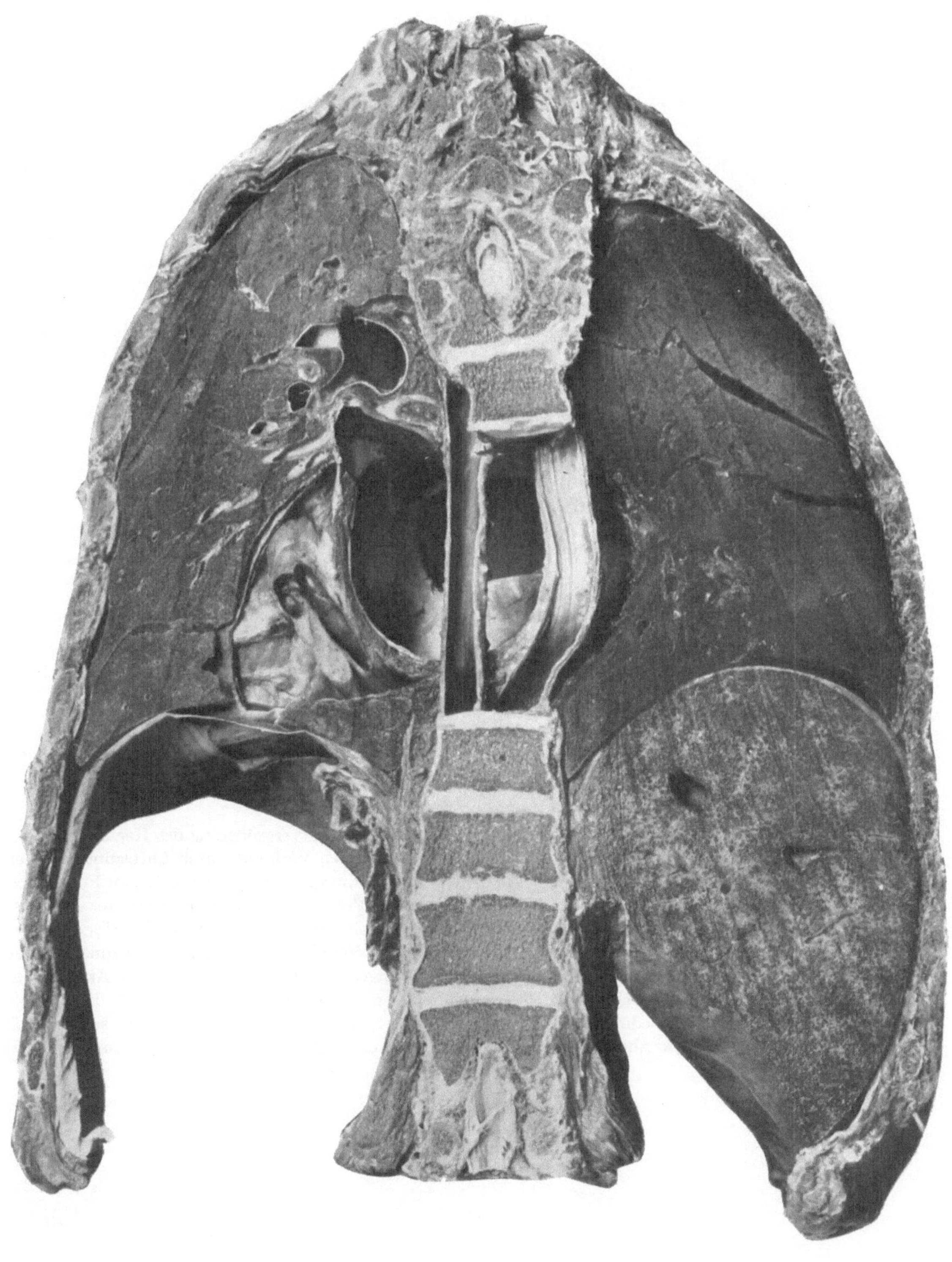

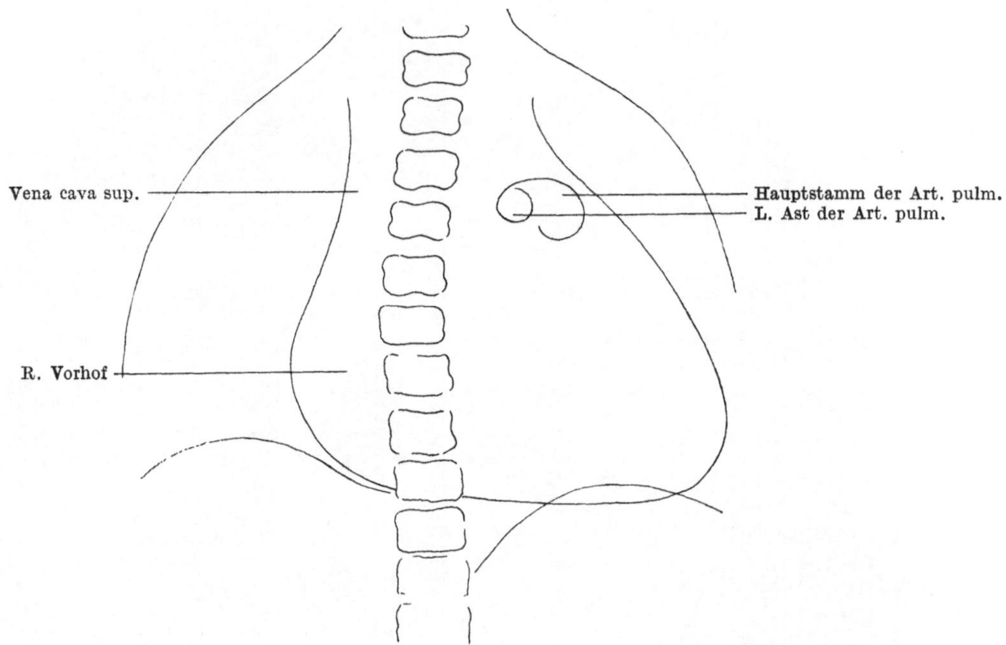

K.-N. 6364—6366.

Die Röntgenaufnahme des Leichenthorax zeigt die Gesamtvergrößerung des Herzens. Rechts sind die Grenzen der gesamten Vena cava superior und des rechten Vorhofes durch Luftsaum zwischen Herzhöhlen- bzw. Venenwandung und darin befindlichem Blutgerinnsel scharf gezeichnet. Der linke Herzrand verläuft in mitralkonfigurierter Linie mit Ausladung des Pulmonalisbogens und darunter liegender Ausbuchtung durch den Conus pulmonalis, im Endteil verhältnismäßig steil abwärts. Im Herzschatten ist eine leichte Aufhellung, welche der Ausflußbahn des rechten Ventrikel entspricht, zu erkennen. Diese Aufhellung führt zu den lufthaltigen ringförmigen Aussparungen, die durch die erweiterte Arteria pulmonalis verursacht werden. Die Unterteilung des Pulmonalisringes ist wahrscheinlich durch die mediale Konuswand (Bulbusschenkel) bedingt. Am unteren Rande der Art. pulmonalis verläuft eine schräg nach innen oben ziehende Linie mit Aufhellung, welche dem durch den linken Vorhof emporgedrängten linken Hauptbronchus entspricht.

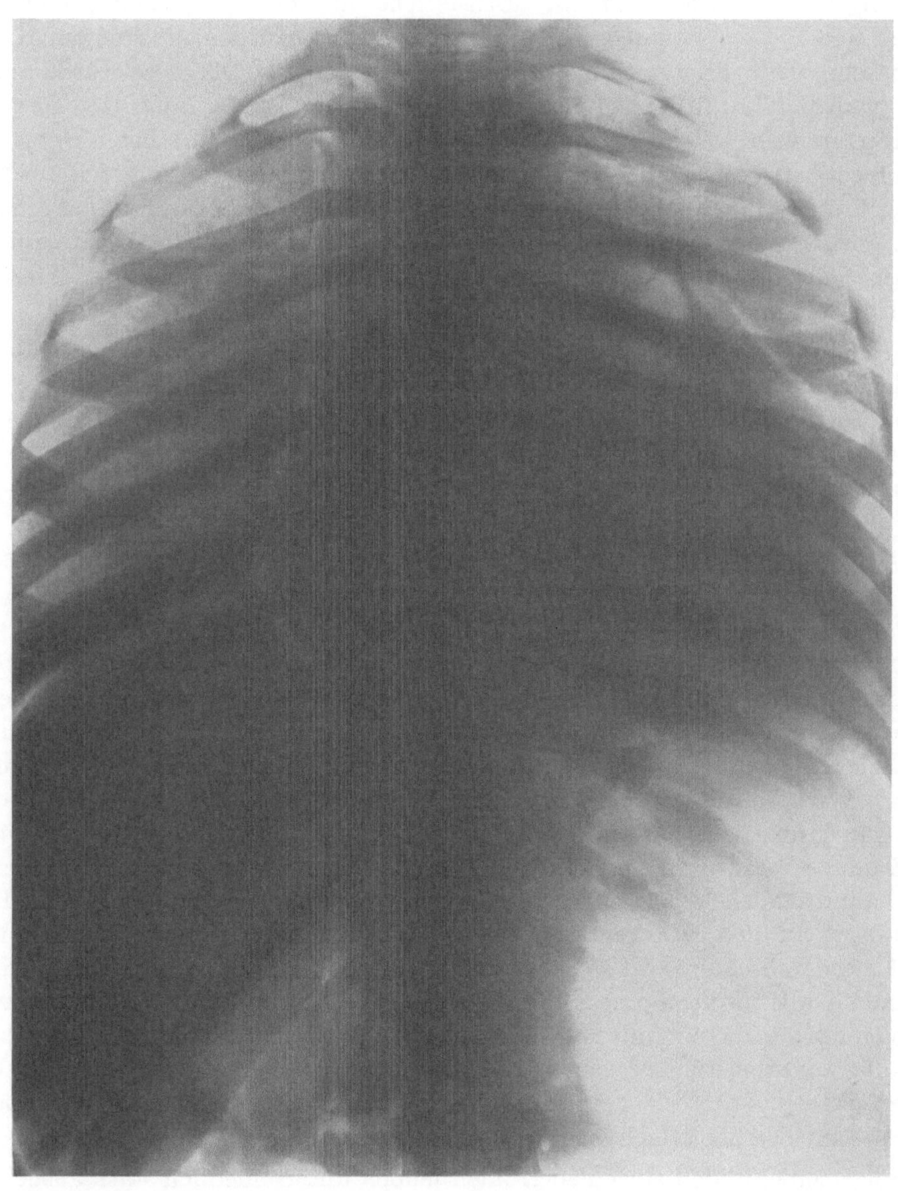

Epikrise.

Über die erste Entwicklung des Herzleidens ist in der Krankengeschichte nichts enthalten. Der 21jährige Mann ist $2^1/_2$ Jahre Soldat gewesen, ohne daß ernstlichere Herzstörungen beobachtet wurden. Bruststiche in der linken Seite, Unwohlsein, Mattigkeit und Fieber, die auf Erkältung zurückgeführt wurden, führten zur Krankenhausaufnahme, wo nach $4^1/_2$ Monaten der Tod eintrat. Die Diagnose wurde auf einen Herzklappenfehler (Mitralfehler) gestellt. Während der Beobachtungszeit erweiterten sich die Herzgrenzen, welche links 1 Querfinger breit außerhalb der linken Brustwarzenlinie und rechts am rechten Rande des Brustbeins verliefen, in der Folgezeit auf 2 Querfinger breit über die linke Brustwarzenlinie und 2 Querfinger breit außerhalb des rechten Sternalrandes, nach oben bis über die 3. Rippe. Auch die Leber, welche zunächst um Querfingerbreite den Rippenbogen überragte, war zuletzt in Handbreite unterhalb des Rippenbogens zu fühlen.

Diese Befunde entsprechen annähernd den anatomischen Herzgrenzen. Das Herz ist in allen Höhlen erweitert und z. T. hypertrophisch; es nimmt fast den gesamten vorderen Brusthöhlenabschnitt ein, liegt, unbedeckt von Lungengewebe, der vorderen und linksseitigen Brustwand an, hat die rechte Lunge stark seitlich, die linke Lunge fast ganz nach hinten gedrängt. Außerdem ist, wie das Röntgenbild auch zeigt, die Wirbelsäule kyphoskoliotisch, d. h., um für das Herz Platz zu schaffen, nach hinten und rechts seitlich gekrümmt.

Die Ursache für die Herzvergrößerung ist in einem älteren Mitralfehler zu suchen. Die Mitralklappen sind in einen durch Kalkeinlagerung starr gewordenen, für kleinen Finger durchgängigen Spalt umgewandelt, so daß funktionell eine kombinierte Stenose und Insuffizienz des Ostiums bestanden haben muß. Dem entspricht auch der anatomische Umbau des Herzens. Die Stenose hat zunächst zu starker Erweiterung des linken Vorhofes, demnächst durch Rückwirkung über den Lungenkreislauf zu Dilatation und Hypertrophie des rechten Ventrikels und zu Dilatation des rechten Vorhofes geführt. Die Insuffizienz hat eine, wenn auch nicht sehr hochgradige, Erweiterung der linken Kammer, und zwar ausschließlich im Einströmungsgebiet und gleichzeitig zu einer hauptsächlich hier lokalisierten Hypertrophie Veranlassung gegeben. Bei der sich besonders in den Vordergrund drängenden Erweiterung und Verdickung der rechten Kammerabschnitte ist gegebenenfalls mit in Anrechnung zu setzen, daß die Arteria pulmonalis insofern eine Mißbildung zeigt, als sie nur zwei Herzklappen aufweist. Wenn auch die zweiklappigen großen Gefäße an und für sich im Klappenschluß völlig funktionstüchtig sein können, ist hier mit der Möglichkeit zu rechnen, daß die zweiklappige Arteria pulmonalis bei der rückwärtigen Belastung des Lungenkreislaufes schneller als üblich insuffizient gewesen ist.

Die allgemeine, in den einzelnen Höhlen jedoch unterschiedlich stark ausgebildete, Vergrößerung des Herzens hat zu einer Gesamtverlagerung des Herzens geführt, die sich in folgender Weise kenntlich macht: Durch die Erweiterung der Vorhöfe, und zwar des linken ebenso sehr wie des rechten, sind die Ventrikelabschnitte völlig nach links von der Wirbelsäule verschoben. Das Herz im ganzen hat sich vorwiegend nach vorn und linksseitlich Platz geschafft, indem es die Lungen verdrängte und sich selbst der vorderen und linken Brustwand in breiter Fläche anlegte. Weiter hat das Herz, durch Vorhebeln durch den linken Vorhof hinter dem rechten Vorhof, eine Drehung mit der Spitze nach hinten durchgemacht, so daß die linksseitigen Herzkammerabschnitte zurück und die rechtsseitigen um so breiter vorgelagert wurden. Aber auch nach hinten hat das Herz noch neuen Raum beansprucht, und zwar besonders wegen der Vergrößerung des linken Vorhofes, dem selbst die Wirbelsäule, wie schon erwähnt, nach rechts hinten außen ausbiegen mußte, was sich an einem ausgesprochenen Rundrücken der Leiche schon kenntlich machte. Die Druckwirkung kommt aber noch sinnfälliger an der Verziehung und Ausdehnung der Speiseröhre zur Geltung, welche stumpfwinklig in Höhe der hinteren Vorhofskuppe nach rechts hinten abgehoben ist, während die Aorta im ganzen ihre straff ausgespannte Lage an der linken Seite der Wirbelsäule behalten hat. Weitere Einengung ist allenthalben auf die Lungen zu festzustellen. Die größte Beeinträchtigung hat dabei der linke Hauptbronchus auszuhalten, welcher durch das Dach des linken Vorhofes aus seiner sonst schräg nach unten verlaufenden, in eine fast horizontal gerichtete Lage emporgehebelt wurde. Verhältnismäßig wenig bemerkbar macht sich die Ausdehnung des Herzens nach unten; zwar ist links der Zwerchfellstand bis an die 5. Rippe gerückt, rechts jedoch hält die vergrößerte Leber das Zwerchfell in annähernd üblicher Höhe. Eine Druckwirkung ist trotzdem insofern zu erkennen, als der rechte Vorhof mit dem unteren Kavatrichter sich gewissermaßen in die Leber dellenförmig eingegraben hat.

Was nun die einzelnen Herzhöhlen insbesondere betrifft, so ist der rechte Vorhof entschieden dilatiert. Man gewinnt aber den Eindruck, als wenn die Dilatation dieser Herzhöhle nicht so sehr allein durch Rückstauung im Lungenkreislauf verursacht sei, sondern als ob die vor allem bedeutsame und wohl als erstes in Erscheinung getretene Dilatation des linken Vorhofes den rechten Vorhof gleichsam mitgenommen hätte. Der linke Vorhof aber hat Spielraum eigentlich nur nach rechts und hinten, da links das größer werdende Kammerherz, das sowieso schon an die Brustwand drückt und die Lunge in die hinteren Thoraxabschnitte drängt, dem linken Vorhof keinen Spielraum mehr läßt. So kommt es, daß linkerseits nur das Herzohr sich erweitert und zwischen der ebenfalls dilatierten linken Kammer und Arteria pulmonalis sich raumfüllend einschiebt. Im übrigen geschieht die Ausbreitung des linken Vorhofes, der nach hinten zu außerdem durch die Wirbelsäule beschränkt wird, vorwiegend nach rechts, und er kann dabei sich über den rechten Vorhofsrand noch hinauswölben. Dabei nimmt er, wie erwähnt, die rechte Vorhofswand mit sich unter gleichzeitiger Verdrängung des rechten Vorhofes nach vorn. Das hat zur Folge, daß die Vorhofsscheidewand mit der Fossa ovalis, welche für gewöhnlich schräg nach rechts hinten verläuft, sich frontal einstellt.

Für die funktionellen Folgewirkungen bedeutsam ist aber noch ein Zweites. Dadurch, daß die rechte laterale Vorhofswand nach rechts gedrängt wird, die Basis des rechten Vorhofes aber durch die im Sinusstreifen bzw. durch die Ausstrahlung der Valvula Eustachii am Herzskelett, der Pars membranacea bzw. Aortenwurzel, festgehalten wird, tritt nicht nur eine Insuffizienz der zu niedriger Falte ausgezogenen Valvula Eustachii sondern gleichzeitig eine innere Dehnung der Mündung der Cava inferior ein, so daß das Blut wie in einen offenen Brunnen zurückströmen kann und schwere Leberstauung wie die Stauung des ganzen Kavagebietes überhaupt die Folge sein muß.

Die Dilatation und Hypertrophie des rechten Ventrikels ergibt sich von selbst aus dem Widerstand im Lungenkreislauf. Daß die für den vorliegenden Fall besonders starke Hypertrophie z. T. durch schnellere Insuffizienz der zweiklappigen Pulmonalis mitbedingt sein kann, wurde schon erwähnt. Dabei ist ein gewisses Mißverhältnis des wohl überlasteten großen vorderen Papillarmuskels festzustellen, der im Verhältnis zu der übrigen Ventrikelmasse relativ zierlich aussieht. Dieser Papillarmuskel ist, nebenbei bemerkt, durch die Umformung der Herzhöhlen in frontaler Ebene völlig wagerecht eingestellt.

Über den linken Vorhof ist wesentliches schon gesagt. Auf seine Druckwirkung auf den Ösophagus sowie auf den Bronchialbaum im Hilusbezirk sei nochmals hingewiesen.

Der linke Ventrikel läßt ebensowohl die Folge der Mitralstenose als die der Insuffizienz erkennen. Da beide Folgewirkungen sich im gewissen Sinne aufheben, ist die Konfiguration dieser Herzhöhlen nicht so charakteristisch, wie sie bei einem unkomplizierten Klappenfehler sein könnte. Wenn man die Größe des Gesamtherzens in Rechnung setzt und dabei berücksichtigt, daß bei Vergrößerung einer Herzhälfte die andere nie ganz unbeteiligt bleibt, sondern sich etwas anzupassen pflegt, so ist die Hypertrophie in diesem Falle nicht als besonders stark zu bezeichnen. Sie ist trotzdem deutlich ausgesprochen und betrifft vorwiegend das Einflußgebiet der linken Kammer einschließlich der Papillarmuskeln, während die Spitze verhältnismäßig zierlich, wie auch bei Mitralstenosen beobachtet, geblieben ist. Daraus ergibt sich schon, daß die Dilatation auch keine bedeutende sein kann. Die ganze Spitzenkonfiguration ist auch eine verhältnismäßig scharfwinklige und ohne Abrundung, wie sie bei schwereren Mitralinsuffizienzen oder entsprechenden Aortenfehlern beobachtet wird. Das bezieht sich jedoch nur auf das rein anatomische Verhalten der linken Herzspitze, während das klinische bzw. das Röntgenbild infolge der Dilatation des rechten Ventrikels sehr wohl eine gewisse Abrundung der Herzspitze gezeigt haben könnte. Die Ursache der Hypertrophie des linken Ventrikels ist einmal in der Insuffizienz des Mitralostiums, andererseits in gewissen, wenn auch nicht hochgradigen Widerständen im Aortenkreislauf zu suchen. Die gesamte Körperschlagader ist, ob angeboren oder ob auf funktioneller Basis, als eng zu bezeichnen. Dazu kommt aber eine gewisse Einengung des Aortenbogens durch die mächtig erweiterte Arteria pulmonalis sowie durch den durch den linken Vorhof hochgehebelten linken Hauptbronchus, und schließlich sind auch die Stauungsschwellungen der mediastinalen Drüsen um den Aortenbogen nicht ganz belanglos, so daß das anatomische Präparat, welches allerdings nicht allein ausschlaggebend sein darf, eine deutliche Einzwängung des Arcus aortae erkennen läßt. Schließlich sei auch beim linken Ventrikel auf die Stellung der Papillarmuskeln hingewiesen. Während im normalen Herzen die Papillarmuskeln in den Fußpunkten genähert zu sein pflegen und nach den Enden zu leicht divergierend oder parallel laufen, sieht man hier eine Divergenz gerade der Fußpunkte und ein, wenn auch nur geringes, Konvergieren der Spitzen. Letzteres ist offenbar durch den Zug der um einen engen starren Klappenschließungsring angeordneten Sehnenfäden bedingt, da das Divergieren der Papillarmuskelspitzen nur bei entfalteten Klappen möglich ist, während hier die Papillarmuskeln mehr eine systolische Stellung zwangsweise inne halten, ihre Basis aber durch die gewisse Dilatation der linken Kammer auseinandergerückt ist.

Wenn wir nun mit Rücksicht auf die klinische Differentialdiagnose der Herzfehler die Randbegrenzungen des Herzens am anatomischen Bilde betrachten und mit dem vergleichen, was aus den Röntgenaufnahmen gedeutet zu werden pflegt, so können die allgemein üblichen Ansichten im wesentlichen nur bestätigt werden. Die basale Herzbegrenzung wird von dem rechten Vorhof und der rechten Kammer übernommen. Daß die nach rechts verbreiterte, außerordentlich weite Vena cava inf. am Boden des rechten Vorhofes noch einen leichten Schatten gegeben haben könnte, ist als möglich vorauszusetzen. Im übrigen beteiligt sich an der rechtsseitigen Randbegrenzung in den oberen Abschnitten im Anschluß an die Vena cava superior sicher wohl der den rechten Vorhof überholende linke Vorhof. Wenn auch die Hauptbegrenzung dem rechten Vorhof selbst zufällt: Jedenfalls spielt der linke Vorhof dabei nicht die Rolle, wie er sie nach klinischen Berichten (Aßmann) offenbar spielen kann. Es ist zuzugeben, daß Mitralfehler mit stärkerer Stenose als bei dem vorliegenden Fall wohl auch noch stärkere Ausladungen des linken Vorhofes zeigen können, und daß die durch die Formalininjektion vom Venensystem her bedingte besonders pralle Füllung des rechten Vorhofes bei den Thoraxschnitten die Größenverhältnisse des rechten Vorhofes doch wohl im Sinne passiver Dehnung zu beeinflussen vermag.

Die linke Herzbegrenzung läßt für diesen Fall folgende Bogeneinteilung vermuten. Der erste oder Aortenbogen wird, wenn überhaupt, so doch nur als völlig zurücktretender Vorsprung in Erscheinung getreten sein; er wird von dem 4—5 mal mächtigeren Pulmonalisbogen weit überholt, dem sich das erweiterte linke Herzohr ohne scharfe Absetzung als dritter Bogen unmittelbar anschließt. Der große Ventrikelbogen muß sich aus zwei Komponenten zusammengesetzt haben, und zwar unmittelbar unter dem Herzohr aus dem Conus pulmonalis, in der übrigen Begrenzung nach abwärts, die in verhältnismäßig steiler Kurve erfolgt, aus dem linken Ventrikel. Jedenfalls ist der linke Ventrikel in der ganzen unteren linksseitigen Herzsilhouette randbildend. Ob das allein auf die Insuffizienzfolgen der Mitralis zurückzuführen ist, da ja bei reinen Stenosen der linke Ventrikel ganz hinter dem rechten Ventrikel verschwinden soll, wage ich nicht zu entscheiden, da mir entsprechendes Material fehlt. Ich glaube aber, daß die völlige Ausschaltung des linken Ventrikels an der linksseitigen Herzbegrenzung sicher nur für extreme Fälle gilt und eine Ausnahme bildet, da der erweiterte linke Vorhof die Ventrikel nach links stößt und einer zu weitgehenden Drehung der Herzspitze nach hinten, die allerdings immer vorliegt, entgegenwirkt. Dagegen ist als sicher zu sagen, daß der linke Vorhof selbst die linke Herzgrenze nicht mitbilden hilft. Die Herzbegrenzungen sind, wenn auch nur unvollkommen, an der Röntgentafel vom Leichenthorax zu ersehen.

Schließlich ist die Frage noch von Interesse, ob bei dem vorliegenden Herzfehler die Stenose oder die Insuffizienz das Übergewicht gehabt hat. Die immerhin beträchtliche Erweiterung des linken Vorhofes, die verhältnismäßige Kleinheit und im Spitzengebiet geringe Hypertrophie des linken Ventrikels, die scharfen Konturen der linken Herzspitze lassen auf ein Überwiegen der Stenose schließen, während die Insuffizienz wie vorher beschrieben, im ganzen nur bescheidene Formveränderungen gezeitigt hat. Aus allem ist aber zu ersehen, wie gerade die Dehnung des linken Vorhofes infolge seiner eingeengten Lage zu den mannigfachsten Komplikationen, nicht nur für das Herz selbst, sondern indirekt auch für den ganzen Körper führen muß. Es wird weiter verständlich, daß die Dehnung einer Herzhöhle Lage- und Formveränderungen der anderen Höhlen nach sich zieht und dadurch die Schädigungen, welche schon in Vergrößerung einer Höhle gesetzt sind, immer mehr kompliziert. Gerade bei Mitralfehlern sind dabei die vorwiegend an den Vorhöfen sich abspielenden Veränderungen von besonderer Bedeutung, weil sie zu Insuffizienzen der venösen Zuflußbahnen führen und nicht nur die Rückstauung im venösen Kreislauf des Herzens selbst, sondern die bei Mitralfehlern besonders beobachteten schweren Stauungen im Gebiete der Cava inf. zur Folge haben. So ist die Leberschwellung gewissermaßen ein Gradmesser für die Größe der Vorhöfe und für die Leistungsfähigkeit des kranken Herzens, und es ist durch das anatomische Bild die klinische Beobachtung vollauf zu bestätigen, daß zunehmende Insuffizienz des unteren Kavatrichters, die sich nicht nur in Vergrößerung der Leber, sondern auch durch die bekannten ziehenden Schmerzen in der Lebergegend kundtut, als Zeichen zunehmender Herzschwäche und Dekompensation, als Warnungssignal für den behandelnden Arzt gelten kann.

Krankenblatt.

W., 21 Jahre alt.

Vorgeschichte nach Angabe des Patienten: Patient 21 Jahre alt, gibt an, daß seine Eltern und 7 Geschwister leben und gesund sind. Vor dem Diensteintritt niemals krank, auch nie geschlechtskrank. Eingetreten in militärischen Dienst 6. 6. 1918, nicht im Felde gewesen, nicht verwundet. April 19 aus dem Heeresdienst getreten und gleichzeitig zur Reichswehr übergetreten. Patient fühlt sich seit einigen Wochen krank (Revierbehandlung).

Beschwerden: Bruststiche links, Unwohlsein, Mattigkeit, Fieber. Da die Beschwerden nicht nachließen, Patient auf Veranlassung seines Abt.-Arztes dem hiesigen Lazarett zur Behandlung überwiesen.

Ursache: Erkältung auf Stallwache am 20. 7. 20.

9. 8. 20. Befund: Kleiner Mann, mäßig kräftig gebaut, mäßig ernährt. Haut und sichtbare Schleimhäute blaß. Im Gesicht etwas pastös aussehend. Zunge frei.

Herz: Linke Grenze 1 Querfinger breit außerhalb der linken Brustwarzenlinie, rechte Grenze am rechten Rande des Brustbeins. 1. Mitralton verstärkt, an der Mitralis ein systolisches Geräusch, 2. Pulmonalton akzentuiert.

Puls klein, weich, leicht unterdrückbar, Aktion unregelmäßig, Puls 80.

Lungen: Rechts hinten oben Schallverkürzung und Bronchialatmen, rechts vorne oben supraklavikulär Schallverkürzungen und Bronchialatmen, Grenzen leicht verschieblich.

Leib etwas aufgetrieben.

Leber 2 Querfinger breit den Rippenbogen überragend.

Nervensystem o. B.

Ödeme nicht festzustellen. Urin: E — Z —.

Krankheitsbezeichnung: Herzklappenfehler.

Behandlung: Digalen 3mal 10 Tropfen.

14. 8. 20. W. klagt über Schmerzen im Leib und Lebergegend. Palpation der Leber schmerzhaft; dieselbe 3 Querfinger breit den Rippenbogen überragend.

22. 8. 20. Immer noch allgemeines Schwächegefühl, Herzklopfen. Befund wie bisher. Liquor ferri albuminati.

24. 8. 20. Über der rechten Lungenspitze Bronchialatmen.

Herz 2 cm außerhalb der linken Mamillarlinie, rechte Grenze am rechten Sternalrand. An der Mitralis ein systolisches Geräusch. 2. Pulmonalton verstärkt. Herzaktion unregelmäßig, Puls ungleich, 70 Schläge. Leber 1 Querfinger breit den Rippenbogen überragend, palpabel.

Keine Ödeme an den Füßen.

1. 9. 20. Patient fühlt sich heute schlechter. Atemnot, Verbreiterung unverändert. Systolisches Geräusch über der Mitralis, 2. Mitralton betont.

5. 9. 20. Allgemeinbefinden etwas gebessert. Herzbefund unverändert. Lebergegend druckempfindlich. Leber überragt 1 Querfinger breit den Rippenrand.

10. 9. 20. Befund unverändert.

17. 9. 20. Allgemeinbefinden gebessert. Herzbefund unverändert.

21. 9. 20. Untersuchung des Auswurfs auf Tuberkel negativ. Patient fühlt sich im allgemeinen etwas wohler. Puls mäßig kräftig, weich, regelmäßig, nicht wesentlich beschleunigt.

10. 10. 20. Allgemeinbefinden gut. Puls mäßig kräftig, weich, regelmäßig. Sonst Herzbefund der gleiche.

15. 10. 20. Status idem. Zyanose des Gesichts.

21. 10. 20. Status idem.

30. 10. 20. Gesicht ödematös und zyanotisch. Puls beschleunigt, weich, aber regelmäßig. Allgemeinbefinden mäßig gut.

15. 11. 20. Pastöses Gesicht, verschleierte Augen. Spitzenstoß hebend, 3 Finger breit außerhalb Medioklavikularlinie. Grenzen links: 3 Querfinger breit außerhalb Medioklavikularlinie, rechts: Sternalrand. Töne: Über der Spitze systolisches und diastolisches Geräusch. 2. Pulmonal- und Aortenton betont. Puls 72, leicht unregelmäßig. Radialarterienohr von geringer Spannung und Fülle.

Lungen: Lungengrenzen gut verschieblich, überall heller, voller Klopfschall, Bläschenatmen. Leber 2 Querfinger breit den Rippenrand überragend. Magengegend druckempfindlich. Milz o. B. An den Beinen keine Ödeme.

19. 11. 20. Patient hat heute morgen Erbrechen gehabt, sieht zyanotisch aus.

20. 11. 20. Patient klagt über Schmerzen im Leib. Leber 2 Querfinger breit den Rippenbogen überragend, palpabel. Palpation schmerzhaft, Leibumschlag.

22. 11. 20. Patient fühlt sich nicht wohl, klagt über Schmerzen in der Brust und Husten. Sputum etwas sanguinolent. Über beiden Lungen vorn und hinten heute grobe bronchitische Geräusche. Herztöne beiderseits an der Mitralis hart. Linke Herzgrenze 2 Querfinger breit außerhalb der linken Mamillarlinie, rechte Grenze außerhalb des rechten Sternalrandes. Spitzenstoß am unteren Rande des 5. Interkostalraumes. Puls mittelkräftig, leidlich gespannt, unregelmäßig. Palpation der Leber schmerzhaft. Leber 2 Querfinger breit den Rippenbogen überragend. Milz nicht palpabel. Keine Ödeme an den Füßen. Urin dunkelgelb und klar.

Medikation: 3 mal täglich Digalen.

29. 11. 20. Patient fühlt sich etwas wohler. Milz nicht palpabel, Leber vergrößert, 3 Querfinger breit den Rippenbogen überragend. Keine Ödeme an den Füßen. Kein Aszites. Kein blutiger Auswurf.

Medikation: 3 mal täglich Digalen. Gelatine.

8. 12. 20. Patient hat einen etwas aufgetriebenen Leib, Leber stark geschwollen, 4 Querfinger breit den Rippenbogen überragend. Palpation des Abdomen etwas empfindlich. Keine Ödeme an den Füßen. Bettruhe.

10. 12. 20. Puls 66, mittelgroß, regelmäßig. Patient sieht blaß und elend aus, Gesicht pastös. Im übrigen derselbe Befund.

16. 12. 20. Patient sieht noch blaß aus. Leib etwas aufgetrieben. Leber etwas vergrößert, 2 Querfinger breit den Rippenbogen überragend, palpabel. Milz nicht palpabel. Keine Ödeme an den Füßen. Rechte Herzgrenze 1 cm außerhalb des rechten Sternalrandes, linke Grenze 1 cm außerhalb der linken Mamillarlinie, obere Grenze am oberen Rande der 3. Rippe. Bettruhe.

20. 12. 20. Patient fühlt sich sehr matt.

24. 12. 20. Patient klagt über Schmerzen im Leib. Starke Schwellung der Leber, 1 Handbreit den Rippenbogen überragend, palpabel.

27. 12. 20. Patient fühlt sich schlecht, hat viel Erbrechen, klagt über Schmerzen im Leib und Rücken. Leber geschwollen, 1 Handbreit den Rippenbogen überragend, palpabel. Milz etwas geschwollen, palpabel. Plätschern im Leib. Zyanose der Lippen und des Gesichts. Rechte Herzgrenze 2 Querfinger breit außerhalb des rechten Sternalrandes, linke Herzgrenze 2 Querfinger breit außerhalb der linken Mamillarlinie. An der Mitralis ein systolisches Geräusch. Die übrigen Töne unrein. Herzaktion unregelmäßig. Puls 90 Schläge, Güte desselben schwankend. Blutiger Auswurf. Klagt noch über Schmerzen in den Waden; leichte Ödeme an den Füßen.

Medikation: 3 mal täglich Digalen 1 ccm, Sauerstoff, Morphium nach Bedarf.

28. 12. 20. Unter den Zeichen der Herzschwäche tritt Exitus ein.

Obduktionsprotokoll.

Leiche eines 1,66 m großen, kräftig gebauten, breitschultrigen und etwas kurzhalsigen, muskulösen Mannes von 21 Jahren. Sehr guter Ernährungszustand, reichliches Fettpolster. Haut leicht ikterisch gefärbt. Starke Blutsenkung. Leib leicht vorgewölbt. An der Haut des Unterschenkels kleine Flecken, die z. T. wie Leberflecken, z. T. wie kleine Hämorrhagien aussehen. Totenstarre vorhanden.

In der Bauchhöhle keine vermehrte freie Flüssigkeit. Die sehr dunkle Leber überragt den Rippenbogen und steht in über Handtellerbreite unterhalb des Schwertfortsatzes. Das Netz ist nach oben etwas hochgeschlagen. Der Mastdarm stark geschlängelt.

Zwerchfellstand rechts unterer Rand der 4., links oberer Rand der 5. Rippe. Blase kontrahiert, in derselben nur wenige Kubikzentimeter dunklen Urins. Blasenschleimhaut, Prostata und Samenblasen o. B. Rechter Hoden: o. B., linker Hoden: stark variköse Erweiterung der Hodenscheidenvenen. Pankreas kurz, breit, derb. Nebenniere sehr schmal, o. B. Nieren klein, dunkle Papillen, lassen sich gut entkapseln; links an einem Pol mehrfache narbige Einziehungen. Rechte Nebenniere wie die linke, lipoidreich. Auch die rechte Niere auffallend dunkel und blutreich, besonders Venen stark gefüllt. Nieren ziemlich derb, Rinde zeigt viel gelbliche Zeichnung dabei. Im Magen viel dünnflüssiger, mit Bröckeln durchmischter, braungelber Inhalt, im ganzen ca. $^1/_2$ l. Schleimhaut des Magens gefeldert und sauer erweicht. Milz sehr derb, gespannte Kapsel, auf der Schnittfläche sehr deutliche und vorspringende Lymphknötchen und schwarzdunkle Pulpa, Leber sehr groß, hart, dunkelbraunblau, auf der Schnittfläche ausgesprochene Farnkrautblattzeichnung, wie bei typischer Muskatnußleber. Venen strotzend gefüllt. Gallenblase prall gefüllt mit dunkelgrüner, zäher Galle.

Linke Lunge an der Spitze verklebt, rechter Pleuraraum frei. Herzbeutel fast 3 Fäuste groß. Herz ebenfalls normal vergrößert, reicht links bis an den Brustkorb heran und 3 Querfinger breit nach rechts über das Brustbein hinaus. Es ist auffallend quer gelagert. Die Vorhöfe sind maximal dilatiert und prall mit Kruor und Speckgerinnsel ausgefüllt. Rechter Vorhof fast faustgroß. Vena cava inferior für 3 Finger durchgängig, weit klaffend. Trikuspidalklappen o. B. Papillarmuskeln im rechten Ventrikel verhältnismäßig schlank. Auffallend weite Pulmonalis. Stark verdickte Konusmuskulatur der Pulmonalis. Klappen der Pulmonalis nur in Zweizahl. Rechter Ventrikel beteiligt sich an der Spitzenbildung. Linker Vorhof fast noch weiter als der rechte, den er nach rechts noch überragt. Mitralklappen für einen Finger knapp durchgängig. Klappenrand rigide, verwachsen, bildet einen zähen sehnigen Ring, in welchem Kalkkonkremente eingelagert sind. Diese Konkremente finden sich auch an der Ventrikelseite, und zwar besonders an der linken Vereinigungsstelle der Klappen. An den Sehnenfäden Verdickungen in der Nähe der Klappen, einzelne auch nach den Papillarmuskeln zu stärker verdickt; letztere zeigen an ihren Spitzen sehnige Fleckenbildung. Muskulatur des linken Ventrikels nicht besonders verdickt. Keine Dilatation links. Der linke Ventrikel liegt vollständig rückwärts, so daß von vorn nur der rechte Ventrikel zu sehen ist. Linkes Herzohr wölbt sich stark vergrößert vor. Aorta auffallend eng gegenüber der ca. 4—5fach so weiten Pulmonalis. Aortenklappen o. B.

Beide Lungen von ausgesprochen bräunlicher Farbe, sehr blutreich, ziemlich derb sich anfühlend, besonders der linke Oberlappen. In den hinteren Abschnitten der rechten Lunge infarktähnliche schwarzrote Verdichtungen. In den Bronchien viel rötlicher Schaum. Bronchialdrüsen vergrößert, in einzelnen zahlreiche graue Knötchen.

Aorteninsuffizienz und -Stenose. Mitralstenose.

50jähriger Mann. K.-N. 6418, 6384, 6385.

Klinische Diagnose: Mitralinsuffizienz, Stauungsleber und -Milz. Aszites, Purpura, Herzschwäche. (Krankenblatt s. S. 315.)

Hauptleiden: Herzfehler und Herzklappenentzündung.

T o d e s u r s a c h e: Pneumonie.

Pathologisch-anatomische Diagnose: Rekurrierende verruköse Endokarditis der Aortenklappen mit Insuffizienz und Stenose. Große, bis in den Ventrikel hängende Klappenauflagerungen. Auswärtsrollung der Aortenklappen. Abgelaufene Endokarditis der Mitralis mit Verdickung der Sehnenfäden, Schrumpfung der Klappen und Stenose des Ostiums. Schwielen der Sehnenfäden und Papillarmuskelspitzen. Abklatschendokarditis des großen Mitralissegels. Dilatation und Hypertrophie des linken Ventrikels. Dilatation des linken Vorhofes. Hypertrophie des rechten Ventrikels. Obliterierende Perikarditis mit Kalkinkrustation vorn am rechten Ventrikel, vorwiegend hinter dem Brustbein. Fibrinöse Pneumonie des rechten Mittel- und Unterlappens. Fibrinöse Pleuritis rechts mit frischeren interlobären Fibrinschwarten zwischen Mittel- und Unterlappen. Alte Pleuraverwachsungen rechts oben und vorn. Kreideherd in den rechtsseitigen bronchialen Lymphdrüsen. Infarkte in der Milz und linken Niere. Embolische Herdnephritis. Milzschwellung. Tonsillarnarben und -Pfröpfe. Stauungsfettleber. (Obduktionsprotokoll s. S. 316.)

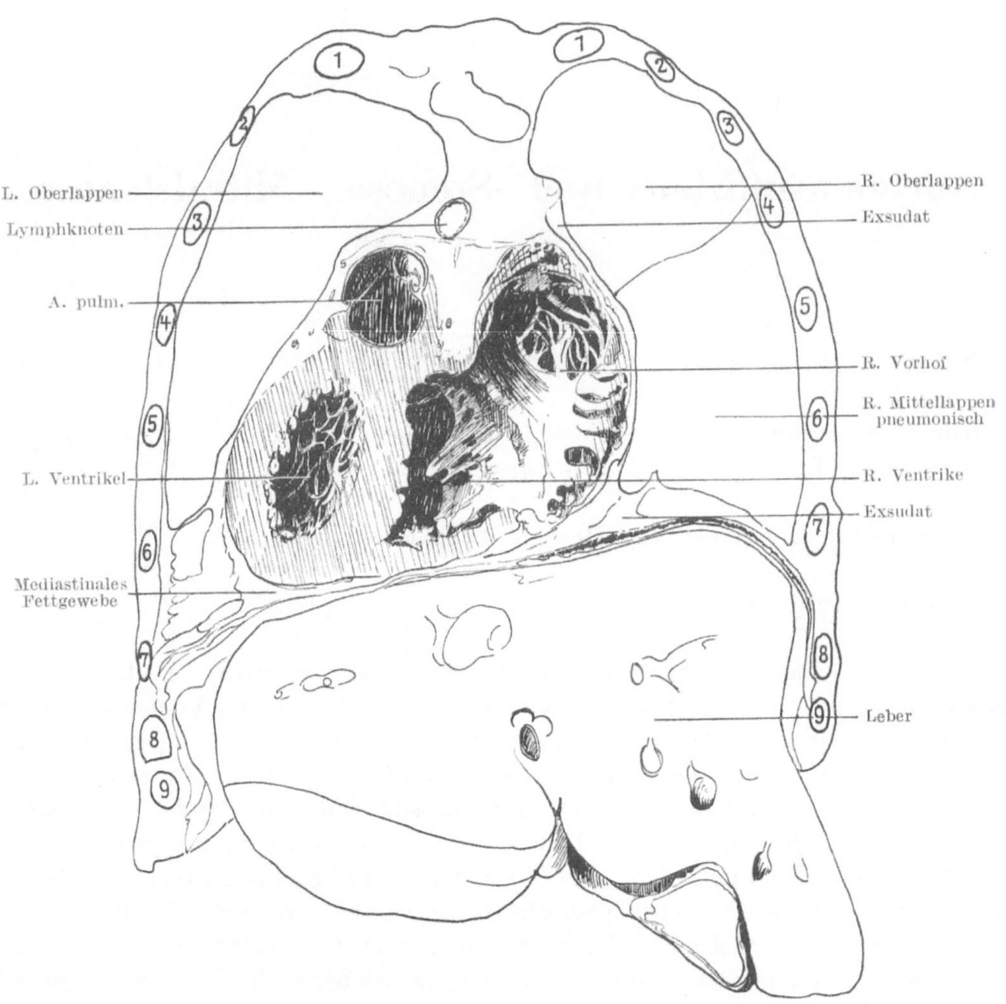

I. Schnitt. 1. Präparat. K.-N. 6418.

Von dem im ganzen vergrößerten Herzen sieht man in die vorderen Abschnitte des linken Ventrikels, des rechten Vorhofes, des Einströmungsgebietes der rechten Kammer und in das Klappengebiet der Pulmonalis. Der linke Ventrikel ist hypertrophisch und dilatiert, liegt, fast völlig den linken Herzrand bildend, der vorderen Brustwand an und beteiligt sich allein an der schafsnasenartigen Herzspitze. Der rechte Ventrikel ist hypertrophisch; die Arteria pulmonalis weit und vorspringend. Die Herzbeutelblätter sind obliteriert. In der rechten Lunge in der unteren Hälfte Pneumonie und an der Basis, bis unter den Herzbeutel sich schiebend, fibrinöses Exsudat, welches auch am rechten Vorhof hinaufsteigt. Kein größeres freies Exsudat wegen alter flächenhafter Verwachsungen der rechten Lunge. Stauungsfettleber.

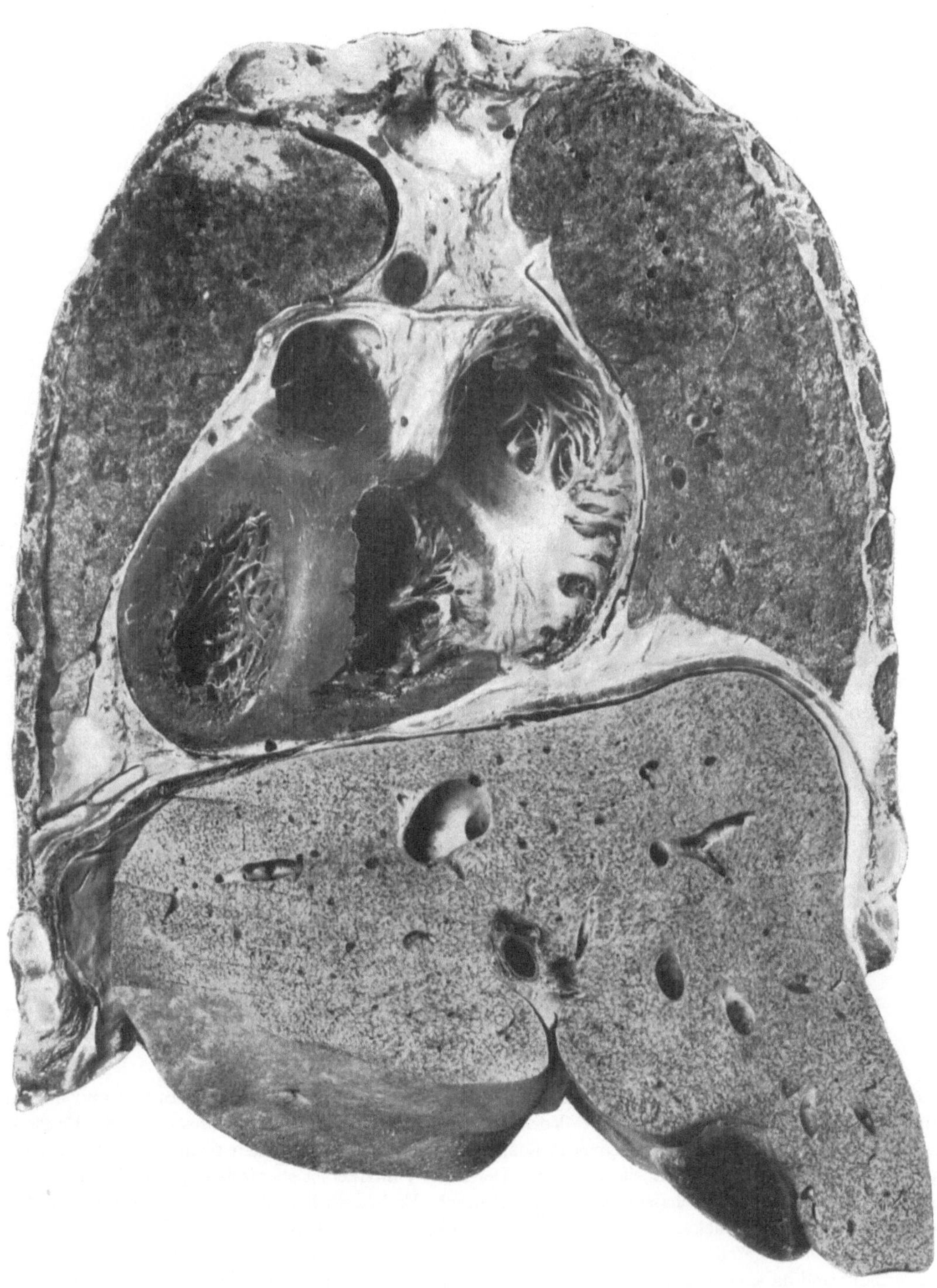

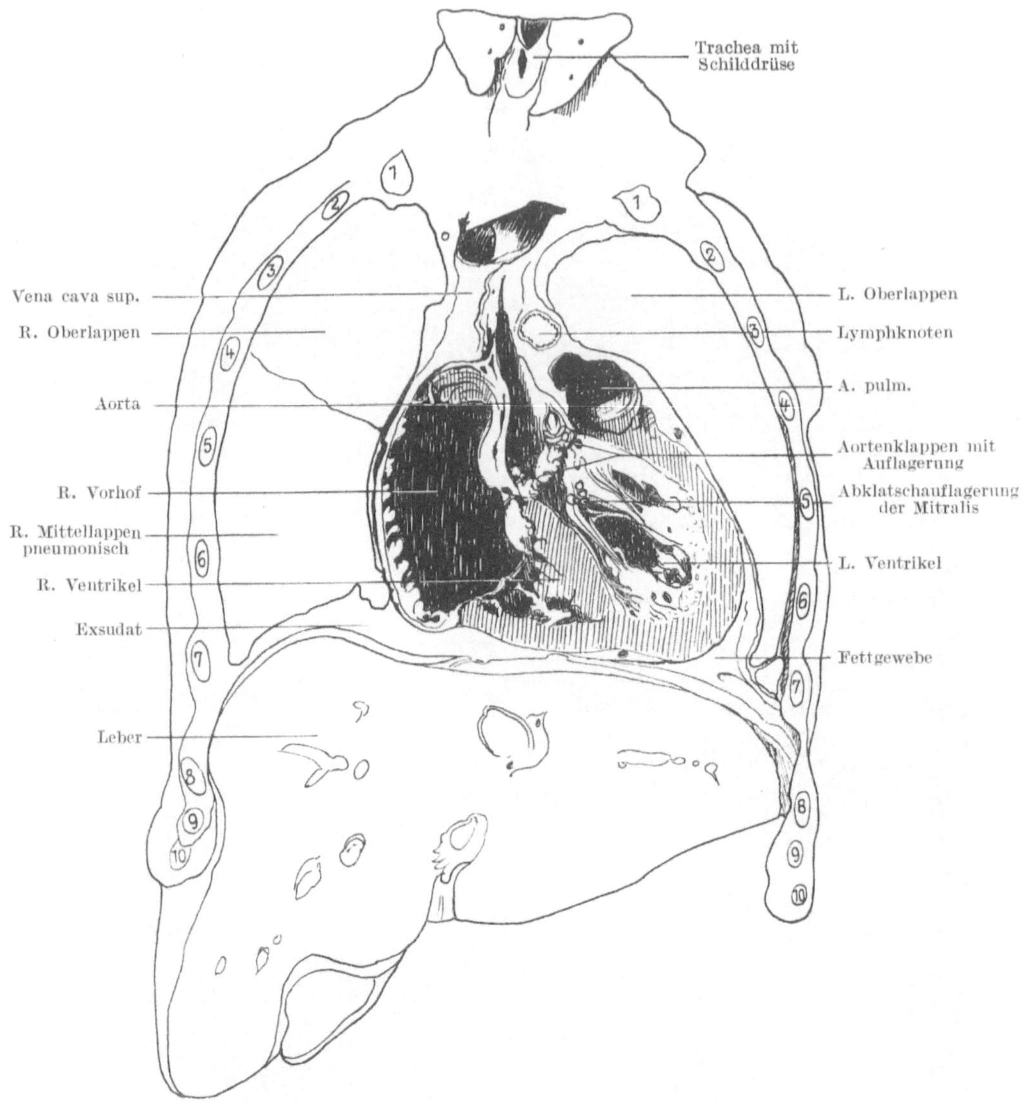

I. Schnitt. 2. Präparat. K.-N. 6384.

Das etwas schräg gestellte Herz liegt mit dem rechten Vorhof, der rechten Kammer und der linken Kammer dem Zwerchfell auf. Der rechte Vorhof ist durch die Basis des Herzohres eröffnet. Er ist langgezogen und sieht leicht zusammengedrückt aus. Von dem hypertrophischen rechten Ventrikel sind nur restliche hintere Abschnitte der Basis getroffen. Der linke Ventrikel ist ebenfalls hypertrophisch und durch Dilatation im Spitzengebiet schafsnasenartig abgerundet. Er bildet allein die kugelige Herzspitze. An den Aortenklappen hängen dicke, polypöse thromboendokarditische Auflagerungen. Die hintere Aortenklappe ist auswärts gerollt. Am großen Mitralissegel sitzen Abklatschauflagerungen. Die Sehnenfäden sind verdickt und haben oberhalb des medialen Papillarmuskels warzige Schwielen. Der rechte Mittellappen der Lunge ist pneumonisch verdichtet. An der Lungenbasis, bis unter den Herzbeutel reichend, eingedicktes fibrinöses Exsudat innerhalb alter Verwachsungen. Der Herzbeutel ist obliteriert. Stauungsfettleber, den Rippenbogen weit überragend.

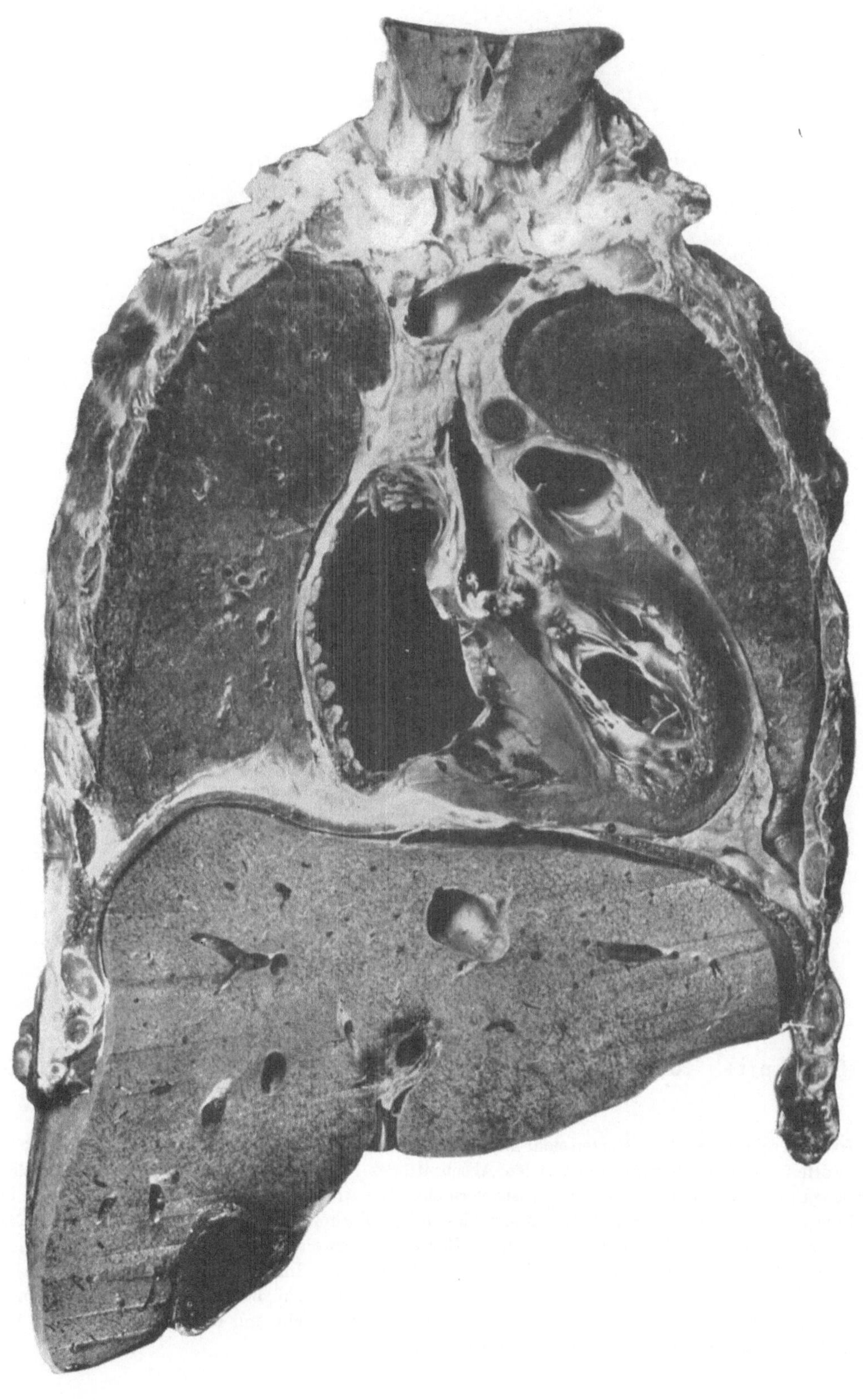

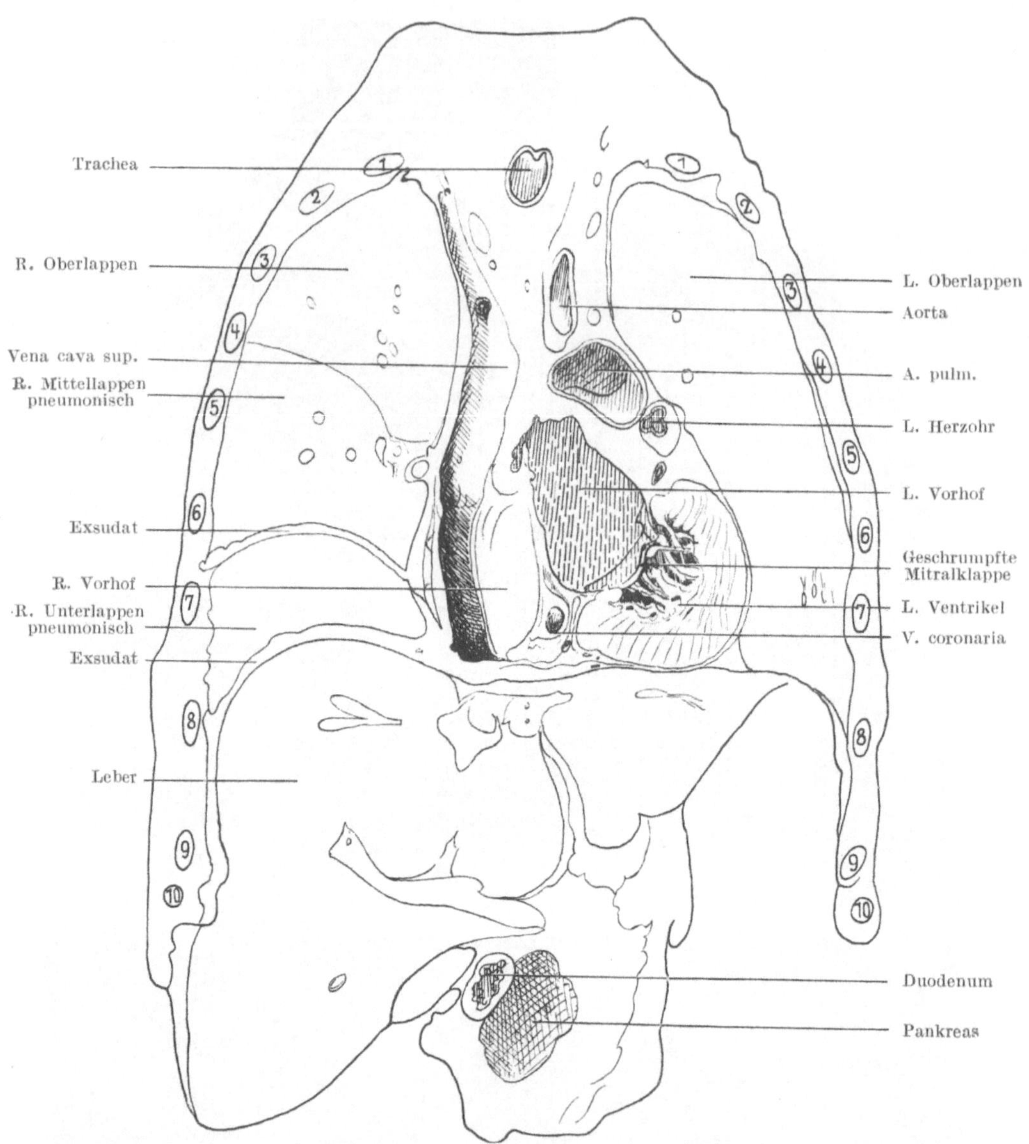

II. Schnitt. 3. Präparat. K.-N. 6385.

Von dem schräg gestellten Herzen sieht man in die Kavabahnen des rechten Vorhofes, in den erweiterten linken Vorhof und den rückwärtigen basalen Abschnitt des linken Ventrikels. Das hintere Mitralissegel ist stark verkürzt und zu einer plumpen Leiste verdickt. Die Ansatzstellen der verwachsenen Segel bilden harte knorpelige, teils verkalkte, in das Lumen des linken Vorhofes vorspringende Wülste. Das Mitralostium war stenosiert und insuffizient. Das linke Herzohr ist erweitert, ebenso die Pulmonalis. Auch der darüber liegende schräggetroffene Aortenbogen ist relativ weit. Im rechten Mittel- und Unterlappen der Lunge pneumonische Verdichtung mit interlobärem und basalem eingedickten fibrinösen Exsudat, welches sich am rechten Vorhof und der Vena cava superior hochzieht und bis unter den rechten Vorhof reicht. Herzbeutel obliteriert. Stauungsfettleber.

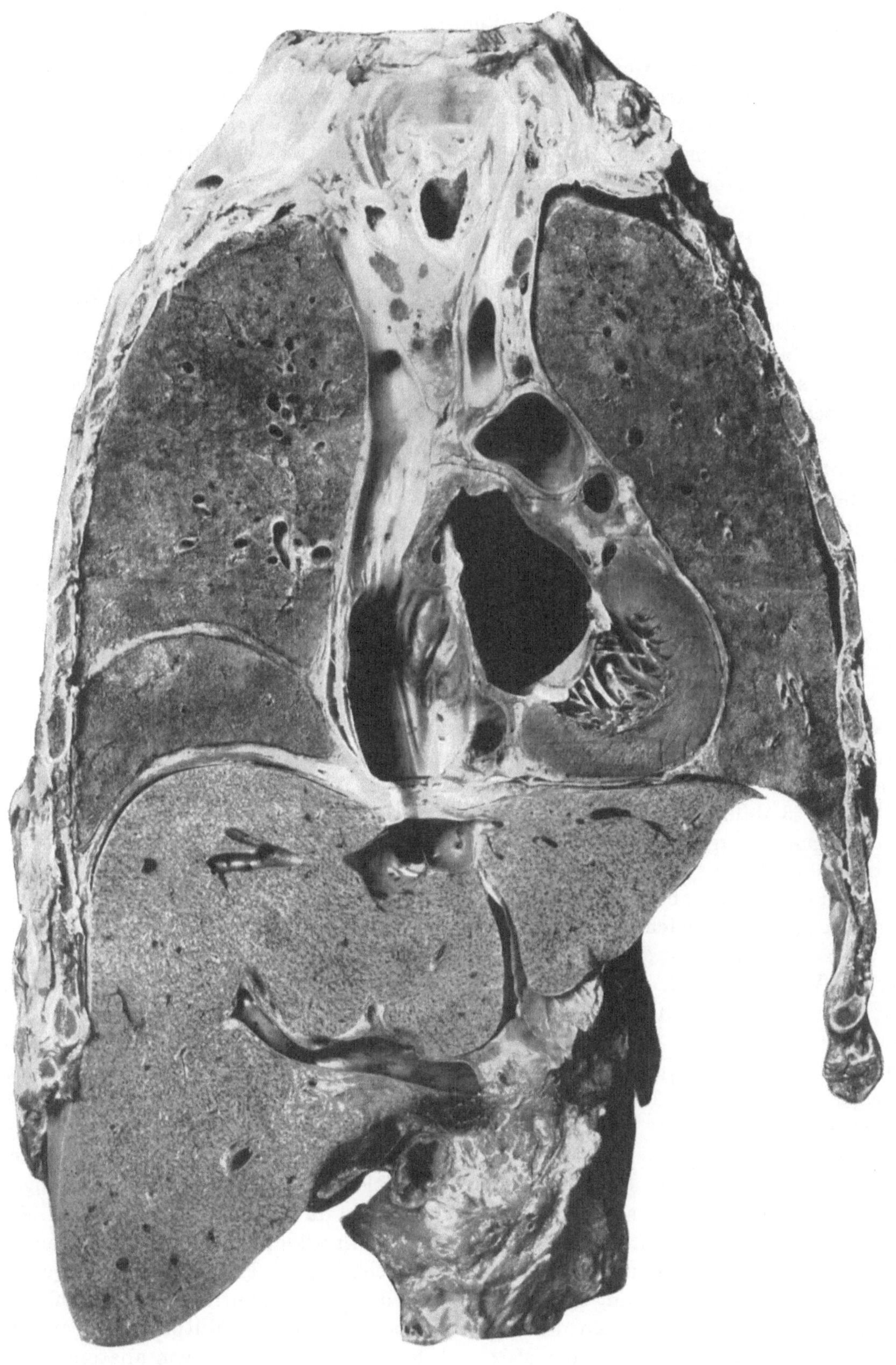

Epikrise.

Was die Natur des Herzleidens bei dem vorliegenden Fall anbetrifft, so ist dasselbe wahrscheinlich als rheumatisches anzusprechen, da im Krankenblatt vermerkt wird, daß der Kranke 20 Jahre vor seinem Tode Gelenkrheumatismus gehabt habe. Wenn wir mit diesem Zeitpunkt die als narbigen Herzfehler der Mitralklappe zu beobachtenden Veränderungen in Zusammenhang bringen, so ist eine 2. Attacke aus dem Jahre 1917, d. h. etwa 3 Jahre vor dem Tode, in der Vorgeschichte erwähnt. Damals erkrankte der Patient an Luftmangel und Herzbeschwerden, die eine 10monatliche Lazarettbehandlung, Entlassung vom Militärdienst und Kuren in Herzbädern nötig machten. Es fragt sich nun, ob sich auch diese, anscheinend schwere Erkrankung am anatomischen Präparat in irgendeiner Form wiederfinden läßt. Daß es sich bei diesem Anfall nicht um eine rekurrierende Erkrankung am Mitralostium gehandelt hat, geht aus dem reinen Narbenstadium dieses Bezirkes hervor. Herz und Nachbarorgane zeigen aber noch zweierlei andere Veränderungen; einmal die polypöse Aortenklappenentzündung, welche fast an maligne Endokarditis erinnert und zweitens eine fibrös obliterierende Perikarditis sowie ältere Pleuraverwachsungen. Von der Endokarditis kann man wohl mit Sicherheit sagen, daß sie jüngeren Datums ist als über 3 Jahre. Hier ist vielmehr anzunehmen, daß es sich um die zur letztmaligen Krankenhausaufnahme führende Erkrankung handelt, die nach 3monatigem Krankenhausaufenthalt zum Tode führte. Die Perikarditis bzw. ihre Folgezustände sind älteren Datums; zwar sind die fibrösen Verwachsungen im allgemeinen noch rings um das Herz zu lösen, so daß der Beginn dieser Erkrankung des Herzbeutels sowohl auf die 2. Attacke 3 Jahre vor dem Tode, wie auf den Gelenkrheumatismus 20 Jahre vor dem Tode zurückgeführt werden kann. Es finden sich aber doch schon an verschiedenen Stellen Verkalkungen (die, nebenbei bemerkt, gerade dort lokalisiert sind, wo das Brustbein gegen die Vorderfläche des Herzens drückt), so daß man, wenn auch nicht absolut zwingend, so doch mit Wahrscheinlichkeit auch den Zeitpunkt der Perikarditis weiter als 3 Jahre zurückverlegen müßte. Dasselbe ist für die älteren Pleuraverwachsungen zu sagen, die mit der Perikarditis wohl gleichzeitig in ihrem Ursprung festzulegen sind.

Betrachtet man aber die Aortenklappen näher, so sieht man an ihnen, abgesehen von den frischeren mächtigen polypösen Auflagerungen, auch ältere Veränderungen in Gestalt von Randverdickungen und Auswärtsrollungen, ohne daß schon so derbe narbige Veränderungen, wie an der Mitralis, bestehen, daß man geneigt sein könnte, für den 2. Anfall von Herzerkrankung 3 Jahre vor dem Tode eine erstmalige Aortenklappenerkrankung anzunehmen. In diesem Sinne ist mit zu verwerten, daß sich der Kranke, den Angaben der Vorgeschichte nach, seit dieser Attacke eigentlich nicht wieder recht erholt hat, sondern vielfach bettlägerig war und Herzkuren gebrauchen mußte.

Es würde sich daher zeitlich folgende Aufeinanderfolge der rheumatischen Erkrankungen ergeben: 20 Jahre vor dem Tode Gelenkrheumatismus, der mit einiger Wahrscheinlichkeit zu ausgedehnten Tonsillennarben in Beziehung zu bringen ist; mit diesem Gelenkrheumatismus Erkrankung der Mitralklappe, die zu Mitralstenose (und Insuffizienz) führte und wahrscheinlich gleichzeitig zu Perikarditis und rechtsseitiger Pleuritis Veranlassung gab. 3 Jahre vor dem Tode rekurrierende Erkrankung des Herzens, wahrscheinlich an der Aortenklappe. Aus diesem Zeitpunkt ferner mit Wahrscheinlichkeit Infarkte in der Milz und der linken Niere, die dem anatomischen

Befunde nach in ihrem Entstehen nicht erst in die letzten Monate und auch nicht 20 Jahre zurück zu verlegen sind. Einige Monate vor dem Tode Ausbildung der polypösen rekurrierenden Aortenklappenendokarditis mit finaler fibrinöser Pneumonie und Pleuritis. Selbstverständlich ist dabei die Möglichkeit zuzugeben, daß die letzten beiden Attacken allmählich ineinander übergegangen bzw. durch neue Infektionsschübe stärker aufgeflammt sind.

Wenn wir diese Pathogenese als wahrscheinlich voraussetzen, wird auch die Konfiguration des Herzens erklärlich. Die, wenn auch nicht sehr hochgradige, Stenose und Insuffizienz der Mitralis, welche ohne sichtbare Nachschübe zu einem im gewissen Sinne kompensierten Herzfehler an diesem Klappenbezirk geführt haben muß, deutet sich noch in einer Dilatation des linken Vorhofes, einer Hypertrophie des rechten Ventrikels sowie in einer mäßigen Hypertrophie und Dilatation des linken Ventrikels an. Für die letzten beiden Kammern sind aber noch andere Momente von ausschlaggebender Bedeutung gewesen. So glaube ich, daß die verhältnismäßig starke Hypotrophie der rechten Kammer, die ohne Dilatation einhergegangen ist, mit der fibrösen Herzbeutelobliteration, die den rechten Ventrikel am festesten getroffen hat, verquickt ist. Weiter ist vom linken Ventrikel zu sagen, daß seine ganze Form nicht die der Mitralinsuffizienz, sondern eine Aortenform ist. Die linke Kammer ist nicht an der Basis, sondern im Spitzenteil ausgebuchtet, verlängert, nach vorn gewölbt, und der linke Ventrikel beherrscht allein völlig das Spitzengebiet, so daß der rechte Ventrikel wie an ihm hinaufgerückt erscheint. Auch die schafsnasenartige Konfiguration des unteren linken Herzrandes, die auf den anatomischen Tafeln voll zur Geltung kommt, ist für die Formveränderung der Kammer bei Aortenfehlern typisch. Es hebt sich daher das Herz an der linken Seite mit tiefem Winkel vom Zwerchfell ab.

Wenn wir nun die Aortenklappenveränderungen auf ihre funktionellen Folgewirkungen untersuchen, so sind die polypösen Wucherungen im Aortenklappengebiet derart raumfüllend, daß sie einer schweren Stenose gleich kommen. Die Hypertrophie des linken Ventrikels, welche zwar ausgesprochen und auch besonders an einem sehr stark vorspringenden Herzbuckel kenntlich ist, ist aber keine derartige, daß man eine länger dauernde, über Jahre sich hinziehende Stenose des Klappenostiums annehmen müßte, sondern die Veränderungen sind derartig, daß sie mehr auf eine Aorteninsuffizienz schließen lassen, so daß auch daraus zu entnehmen sein würde, daß die zweite Erkrankung 3 Jahre vor dem Tode zu einer Aorteninsuffizienz führte und daß die letzte polypöse, Stenose bedingende Klappenentzündung jüngeren Datums ist und die Herzkonfiguration nicht in dem Maße mehr beeinflussen konnte, wie die vorhergehenden Herzfehler, ganz abgesehen davon, daß eine reinliche Scheidung der einzelnen Folgewirkungen nicht mehr durchzuführen ist.

Die Umformungen der Herzhöhlen haben zu typischen Lageverschiebungen der einzelnen Herzabschnitte geführt. Wenn auch ein kombinierter Herzfehler vorliegt, der insbesondere die Randbildung des linken Herzens für die Silhouette in etwas atypischer Form beeinflußt, kann man doch sagen, daß die Folgen der Aorteninsuffizienz die am meisten sich ausprägenden sind, wie überhaupt stets die Aortenfehler, insbesondere die Insuffizienzen, jeden anderen Herzklappenfehler der linken Seite in ihrer Folgewirkung zu überholen pflegen, wenn man von der schweren Mitralstenose absieht. In vorliegendem Fall ist der linke Ventrikel mit starkem Herzbuckel in fast 3 Querfingerbreite an der vorderen Schaufläche des Herzens beteiligt, und zwar so, daß er fast ausschließlich den linken Rand, auch in den oberen Herzabschnitten, bildet. Jedenfalls ist der hypertrophische Conus pulmonalis, wenn überhaupt, dann nur sehr gering, an der linksseitigen Herzbegrenzung beteiligt. Die vordere Grenzfurche zwischen linker und rechter Kammer steigt infolge Vorlagerung und Ausbuchtung der linken Kammer fast senkrecht vom Zwerchfell in die Höhe zum linken Rand des Conus pulmonalis. Dafür ist der rechte Ventrikel stark nach rechts über das Brustbein hinaus verbreitert, weil der linke Ventrikel den rechten nach rechts hinüberschiebt. Die weitere Folge ist die, daß der rechte Vorhof, besonders mit seinem vordern unteren, sonst dem Zwerchfell genäherten Rande, ganz nach hinten und oben geschoben wird, so daß die Koronarfurche unterhalb des rechten Herzohrs handbreit über dem Zwerchfell steht. Perkutorisch ist daher fast die gesamte Verbreiterung des Herzens nach rechts mit Ausnahme eines fingerbreiten, spitz nach unten laufenden Randes, der dem rechten Vorhofe zugehört, der rechten Kammer zuzuschreiben. Wenn auch im wesentlichen die Folgewirkung der Aorteninsuffizienz, d. h. die Verlängerung des linken Ventrikels, seine Hypertrophie und Dilatation, die Ursache für diese Verschiebung der rechten Kammer sind, so ist doch weiterhin in Betracht zu ziehen, daß die Dilatation des linken Vorhofes daran nicht unbeteiligt ist, weil sie den linken Ventrikel nach vorn unten stößt, wo dieser wiederum im Brustkorb Gegenwirkung findet und hauptsächlich nur nach rechts Ausweichmöglichkeiten hat.

Der linke durch Mitralfehler erweiterte Vorhof ist nun im Gegensatz zum reinen Mitralfehler trotz relativer Größe sehr wenig nach rechts verbreitert, wo er etwa bis zur Mitte der Vena cava superior reicht. Das hat seinen Grund einmal in der Zunahme des Längendurchmessers des linken Ventrikels, der gewissermaßen nach links unten gestoßen wird und dem linken Vorhof Raum gibt; andererseits beruht es aber darauf, daß der rechte Vorhof, wie schon gesagt, nach hinten oben gedrängt wird und dem linken Vorhof kein Vorbeischlüpfen mehr gestattet. Der rechte Vorhof ist infolge seiner Verlagerung und nicht wesentlichen Erweiterung von langgezogener Form in kraniokaudaler Richtung und sieht in horizontaler Linie zusammengedrängt aus.

Die Aorta ist verhältnismäßig weit, besonders auch der Aortenbogen von ansehnlichen Dimensionen. Die Randbegrenzung des Herzens, wie sie in einem Röntgenbilde sich wiederspiegeln müßte, würde daher für den vorliegenden Fall etwa folgende sein: auf der rechten Seite hoch hinaufreichender Herzschatten, an welchem die Vena cava superior, der rechte Vorhof und über dem Zwerchfell die rechte Kammer beteiligt ist. Die basale Begrenzung auf dem Zwerchfell wird zu $^3/_4$ vom rechten Ventrikel, zu $^1/_4$ vom linken Ventrikel übernommen. Linkerseits beginnt die Begrenzung mit einem relativ großen Aortenbogen, dem sich ein leicht ausladender (also nicht einspringender) Pulmonalisbogen, der mit dem ebenfalls leicht erweiterten Herzohrbogen zusammenfällt, anschließt; jedoch ist es fraglich, ob das Herzohr den Silhouettenrand ganz erreicht. Jedenfalls wird unter diesem 2. bzw. 3. Bogen eine leichte Taille anzunehmen sein, auf welche in schafsnasenartiger Kurve der linken Ventrikel in vorher erwähnter Form zum Zwerchfell zieht. Der linke Vorhof ist weder an der rechten noch an der linken Herzbegrenzung beteiligt. Die aufsteigende Aorta bleibt medial von der Vena cava und überlagert dieselbe in keiner Weise, was auch schon wegen der Zurückdrängung des rechten Vorhofes und damit der Kavabahnen nicht möglich wäre. Wenn man auf Grund eines einzelnen Präparates, verglichen mit dem vorherigen Fall eines reinen Mitralfehlers, und unter Berücksichtigung dessen, daß bei diesem Fall die Mitralis mitbeteiligt ist, vom anatomischen Standpunkte aus Anhaltspunkte für die klinische Diagnostik der Herzbegrenzung geben wollte, so wäre vielleicht als wichtig hervorzuheben die relative Größe des Aortenbogens, die rundlich ausspringenden Herzspitzenkonturen mit tiefem Zwerchfellwinkel und die steile, hoch hinaufragende rechtsseitige Herzbegrenzung, welche beim Mitralfehler rundlich ausladend ist.

Die Röntgenplatte von dem Leichenthorax ließ sich für die Wiedergabe nicht verwenden, da die pneumonischen Lungenveränderungen die Herzkonturen an den wesentlichsten Stellen verwischt hatten.

Krankenblatt.

B., 50 Jahre alt.

16. 1. 21. Vorgeschichte: Keine erbliche Belastung. Vor 20 Jahren an Gelenkrheumatismus erkrankt. 1917 im Felde mit Luftmangel und Stichen in der Seite erkrankt. 10monatliche Lazarettbehandlung. Darauf 1918 entlassen. Nachdem Kur in Altheide; konnte dann arbeiten. War darauf aber wieder bettlägerig; war dann nochmals zur Kur; dieselbe brachte aber keine Besserung. Jetzt wiederum erkrankt mit Atem- und Herzbeschwerden, deshalb dem Lazarett überwiesen.

Befund: Mittelkräftiger Mann in leidlichem Ernährungszustand. Am rechten Fuß deutlich ödematöse Schwellung. Herzgrenzen nach rechts bis zum rechten Sternalrand reichend, nach links bis zur linken Mamillarlinie. Systolisches Geräusch über der Spitze, Herzaktion sehr irregulär. 2. Pulmonalton akzentuiert. Leber und Milz leicht geschwollen. Leib etwas aufgetrieben, aber nicht schmerzhaft.

11. 2. 21. Patient klagt über Stiche in der Brust und Atemnot. Lungen o. B. Herzgrenzen oben: oberer Rand der 3. Rippe; rechts: rechter Sternalrand; links: 5. Interkostalraum. Mamillarlinie. Herztätigkeit sehr erregt, über der Herzspitze deutliches Geräusch. Leib stark aufgetrieben, druckempfindlich. An beiden Unter- und Oberschenkeln kleine Blutungen unter der Haut.

Verordnung: Strophantin, Wildunger Salz.

22. 2. 21. Temperatur normal, Puls 90 Schläge pro Minute, unregelmäßig. Über allen Ostien systolische Geräusche. Herz nach rechts dilatiert. Leib aufgetrieben, druckempfindlich. Aszites. Leber reicht etwa 3 Querfinger breit über den Rippenrand hinaus. Milz vergrößert, druckempfindlich. Es besteht zur Zeit Brechreiz. Geringe Atemnot. Appetit schlecht. Zunge stark belegt. Patient ist apathisch, schläft viel, aber unruhig. Ödeme an den Beinen und im Gesicht bestehen nicht.

Verordnung: Herzmittel, Alkohol, Koffein, Nährklistiere.

23. 2. 21. Patient klagt über Mattigkeit, Druck in der Magengegend, Herzbefund unverändert. Temperatur besteht nicht. Geringe Ödeme an den Beinen. Völlige Appetitlosigkeit.

Verordnung: Koffein, Kampfer abwechselnd. Alkohol, Digitalis.

Allgemeinzustand schlecht.

24. 2. 21. Erbrechen hat nicht mehr stattgefunden. Patient schläft viel. Puls 90 Schläge pro Minute, Extrasystolen. Stuhlgang regelmäßig, Urinausscheidung ebenfalls. Sonst Zustand wenig verändert.

Verordnung: Nährklistier, Alkohol, Digitalis, Koffein.

25. 2. 21. Zustand unverändert. Keine Temperatursteigerung. Patient schläft viel. Eßlust etwas besser. Stuhlgang und Urinausscheidung normal. Keine besondere Beschwerden. Verordnungen dieselben.

26. 2. 21. Es hat sich Atemnot eingestellt. Puls 90 Schläge pro Minute ziemlich kräftig, jedoch unregelmäßig. Allgemeine Unruhe. Auftreten von Purpuraflecken an den Oberschenkeln, Leib und Kreuzgegend. Appetit schlecht. Behandlung bleibt dieselbe.

1. 3. 21. Immer noch Somnolenz. Puls 84 Schläge pro Minute, ziemlich regelmäßig. An der Herzspitze systolisches Geräusch, sonst Herztöne ziemlich rein. Linke Herzgrenze etwa 2 Querfinger breit über der Mamillarlinie, rechte Grenze 1 Querfinger breit über dem rechten Brustbeinrand. Leber überragt den Rippenbogen um etwa 4 Querfinger. Die Oberfläche ist glatt, auf Druck etwas empfindlich. Milzschwellung ist zurückgegangen, Milzgegend nicht druckempfindlich. Ausgesprochener Aszites. Behandlung dieselbe.

2. 3. 21. Befund derselbe.

3. 3. 21. Patient war in der Nacht sehr unruhig; daher $^1/_2$ Spritze M. Puls schwächer, Koffein. An beiden Füßen geringe Ödeme. Patient scheint etwas benommen. Sonstiger Befund wie an den vorhergehenden Tagen. Zu den bisherigen Verordnungen noch dauernd Herzkompressen.

4. 2. 21. Starke Unruhe, Temperatur 37°, Puls 84 Schläge pro Minute. Trachealrasseln, schnelle Atmung.

Verordnung: Abwechselnd jede Stunde 1 Kampfer-Koffeinspritze. Schwächerwerden des Pulses. Trachealrasseln wird stärker, Atmung langsamer.

Um $11^1/_4$ Uhr vormittag tritt der Tod ein.

Obduktionsprotokoll.

Leiche eines 1,63 m großen Mannes, leicht ikterische Hautfarbe, besonders an Brust und Oberarm. Der Leib ist etwas aufgetrieben (Flüssigkeitsansammlung). An den Unterschenkeln mäßige Ödeme. Ernährungszustand mäßig. Muskulatur der Arme schwach. Das Gesicht ist gedunsen, bläulich; bläuliche Verfärbung zeigt auch der ganze Hals, während die Seiten- und Rückenpartien diffuse blaue Verfärbung zeigen. Die ganze Haut des Bauches, Oberschenkels und z. T. noch des Unterschenkels ist bedeckt mit blauroten Punkten und stecknadelkopfgroßen, flohstichartigen, dunkelroten Flecken, die an Unterschenkeln und Brust vereinzelt stehen. Am Unterschenkel sieht man noch Spuren von vermutlich älteren solchen Blutpunkten. Bauchsitus o. B. Das Netz mäßig fettreich, ohne Verwachsungen. Dünndarmschlingen wenig gebläht. Die ganze Darmoberfläche ohne Veränderungen; die Farbe ist fast rötlich.

Schädel: Im Längssinus schwärzlich geronnenes Blut, sowie in den einmündenden Sinus. Die weiche Hirnhaut ist mit Flüssigkeit durchtränkt. Gefäße sämtlich stark gefüllt. Gehirnmasse ist blutreich. Blutungen nirgends sichtbar.

Linke Niere: Kapsel leicht abziehbar, Farbe bläulichrot, an der Oberfläche kleine punktförmige dunkelrote Flecken, $12^1/_2 : 6^1/_2 : 5^1/_2$ cm. An der Hinterfläche findet sich ein 10pfennigstückgroßer tief eingesunkener Herd mit unregelmäßiger Begrenzung und zentraler weißgelblicher Farbe, der auf der Schnittfläche keilförmig nach der Pyramide zu verläuft. Rechte Niere: Farbe wie links, $13^1/_2 : 5^1/_2 : 5^3/_4$ cm. An der Vorderfläche ein nicht ganz erbengroßes, wasserklares Bläschen; deutliche renkuläre Zeichnung. Milz schwer, groß, $15^1/_2 : 11^1/_2 : 7$ cm, hauptsächlich dunkelblaurot, auf der Oberfläche diffus weißlich verdickt, sonst mehr fleckförmig. Am unteren Pol findet sich ein haselnußgroßer, gelblicher Herd; auf der Schnittfläche ebenfalls gelblich. Magenschleimhaut stark gefaltet, graurötlich, verdickt, feinkhöckrig gefeldert; nahe dem Pylorus ist die Schleimhaut schiefrig verfärbt. Duodenum gestaut. Abführende Gallenwege durchgängig. Pankreas ziemlich derb, rosa gefärbt. Harnblase fest zusammengezogen, Schleimhaut rosa. Vorsteherdrüse o. B., Prostatavenen stark gefüllt.

Herz doppelt faustgroß, mit dem Herzbeutel überall fest verwachsen. An der linken Lunge seitlich strangförmige Verwachsungen, rechts völlige Verklebung des Pleuraraums. An der Basis der rechten Lunge und am Herzbeutel aufsteigend neben dem rechten Vorhof gelbliche, eiterähnliche Flüssigkeit, die im Pleuraspalt der größtenteils fixierten Lunge emporsteigt. Ferner schiebt sich im Septum zwischen rechten Mittel- und Unterlappen eine sulzige, gelblich schwartige Schicht nach innen. Rechter Vorhof prall mit Kruor ausgefüllt; auch in den anderen Herzhöhlen dicke Kruormassen besonders auch im linken Ventrikel. Herz von kugeliger Gestalt. Herzspitze anscheinend ausschließlich von der linken Kammer gebildet. Rechter Vorhof sehr weit. Muskulatur nicht besonders hypertrophisch. Trikuspidalklappen und Pulmonalklappen o. B. Linker Vorhof sehr stark erweitert, Herzohr ebenfalls. Die Mitralis ist verengt und rigide. Der Klappenrand ist eingerollt verdickt, mit sehr flachen, nur am linken Klappenwinkel etwas mehr vorspringenden Höckern bedeckt. Die Sehnenfäden der Papillarmuskeln sind zu dicken Strängen verdickt, nur in der Nähe der Klappen miteinander verwachsen. Die Papillarmuskeln zeigen sehnig umgewandelte Spitzen, der hintere sieht dadurch verkürzt und verdickt aus. An den Sehnenfäden über den Papillarspitzen knorpelige Exkreszenzen. Das Lumen des Aortenostiums ist so gut wie völlig verlegt durch dicke, warzige, graugelbe Höcker, welche vor dem großen Mitralissegel herabhängen. Die warzigen Auflagerungen gehen aus hauptsächlich von den beiden vorderen, weniger von der hinteren Aortenklappe, und zwar von der Ventrikelseite. An dem großen Mitralissegel finden sich erbsengroße Abklatsch-Exkreszenzen. Die rechte vordere Klappe ist mit ihrem Rand stark in das Lumen gerollt, die linke vordere mehr gleichmäßig verdickt. Die Herzkammer ist besonders im Spitzenteil dilatiert. Eine warzenartige Wucherung findet sich oberhalb der Klappensinus in der Aorta an der Kommissur der beiden vorderen Klappen. Keine sicheren Schwielen in der Herzmuskulatur.

Linke Lunge im wesentlichen lufthaltig, von ziemlich dunkler, leicht bräunlicher Farbe, sonst o. B. An der rechten Lunge Unterlappen und medialer Teil des Mittellappens von fester Konsistenz, auf der Schnittfläche von trockener, leicht körniger Beschaffenheit, Farbe graubraun, obere Lungenabschnitte lufthaltig. Der Unterlappen ist so gut wie völlig hepatisiert, der Mittellappen zum Teil, Oberlappen ist frei. Bronchien mit dickem fibrinösem Exsudat ausgefüllt. Schleimhaut lebhaft gerötet. In den hinteren Abschnitten findet sich allenthalben um die Lungen bis zur Spitze gelbliches fibrinöses Exsudat, welches sich auch in die Furche zwischen Ober- und Mittellappen hineinschiebt.

Tonsillen klein, zerklüftet; in der rechten ein rundlicher käsiger Pfropf. Große Schilddrüse. Speiseröhre o. B. In den bronchialen Lymphdrüsen Verkreidung, sonst keine Zeichen für Tuberkulose. Markige Schwellung der oberen mediastinalen Drüsen.

Leber groß, mit deutlicher Läppchenzeichnung, fettreich.

Koronarsklerose. Bukardie.

54jähriger Mann. K.-N. 6483–6485.

Klinische Diagnose: Herzinsuffizienz. Pneumonie.

Hauptleiden: Koronarsklerose.

Todesursache: Herzinsuffizienz. Pneumonie. (Krankenblatt s. S. 327.)

Pathologisch-anatomische Diagnose: Schwere stenosierende Atherosklerose der rechten, geringere der linken Koronararterie. Schwielige Herzmuskelveränderungen im vorderen Ventrikelseptum, in der Vorderwand des rechten Ventrikels und im rechten vorderen großen Papillarmuskel. Dilatation und Hypertrophie aller Herzhöhlen und Wandungen. Bukardie. Atheromatose der Aorta mit stärkerer Sklerose der Bauchaorta. Schwere Sklerose der peripheren Arterien, besonders der Nieren- und Hirnarterien. Großer Erweichungsherd im Ausbreitungsgebiet der linken Arteria fossae Sylvii. Thromben des rechten Herzohres. Embolische alte Infarkte im rechten Mittel- und Unterlappen sowie in beiden Nieren. Stauungsorgane. Bauchfellwassersucht. Anasarka. Kleiner rechtsseitiger Pleuraerguß. (Obduktionsprotokoll s. S. 329.)

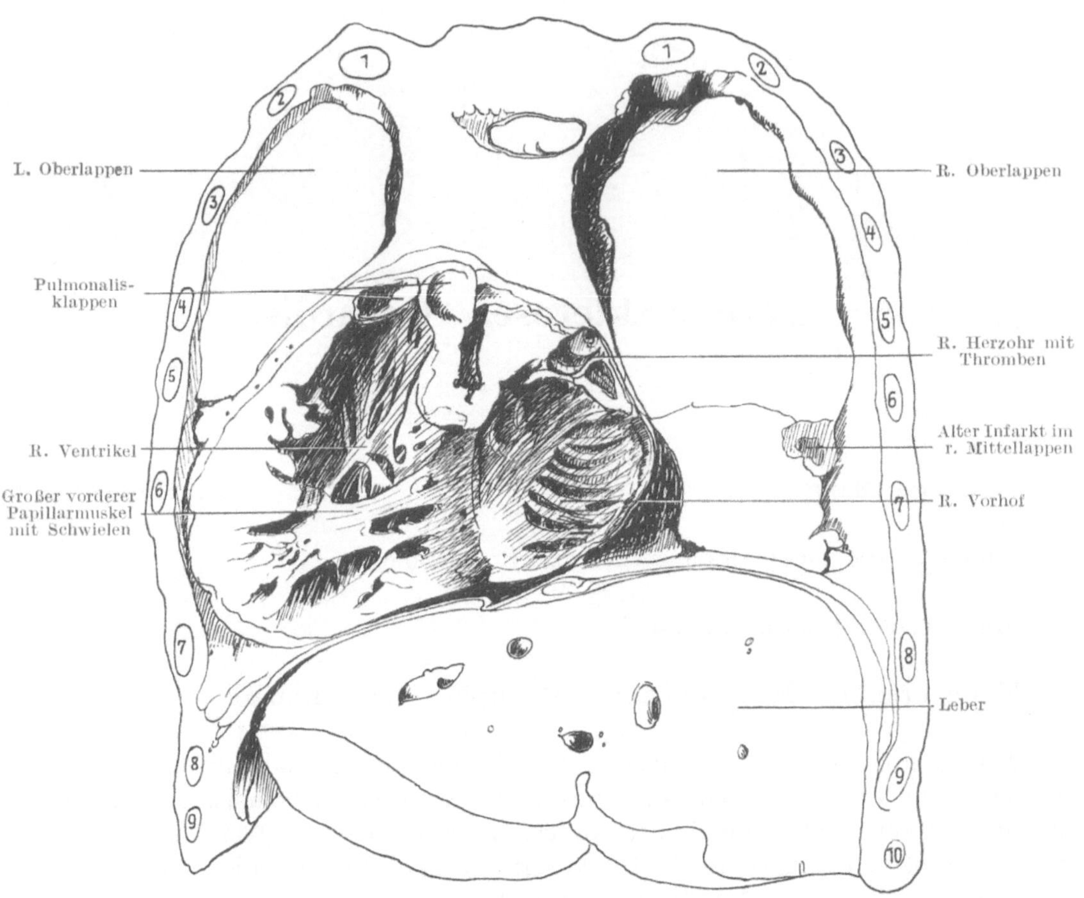

I. Schnitt. 1. Präparat. K.-N. 6483.

Die Vorderwand des in allen Abschnitten stark vergrößerten Herzens ist im rechten Ventrikel und Vorhof angeschnitten. Die Herzspitze ist noch nicht erreicht. Der rechte Ventrikel hat großen Höhendurchmesser und liegt breit abgerundet der Brustwand an. Die Kammer ist dilatiert, die Wand hypertrophisch. Der angeschnittene große vordere Papillarmuskel ist infolge sklerotischer Verengerung der rechten Kranzarterie schwielig entartet und lang ausgezogen, so daß er fast an die Trikuspidalklappe, welche am Rande Abnützungssklerose zeigt, heranreicht. Auch die Vorderwand des Herzens, besonders die des stark erweiterten Conus pulmonalis, enthält Schwielen. Im rechten Herzohr sitzen geschichtete Thromben, im rechten Unterlappen subpleural ein alter Infarkt. Stauungsleber.

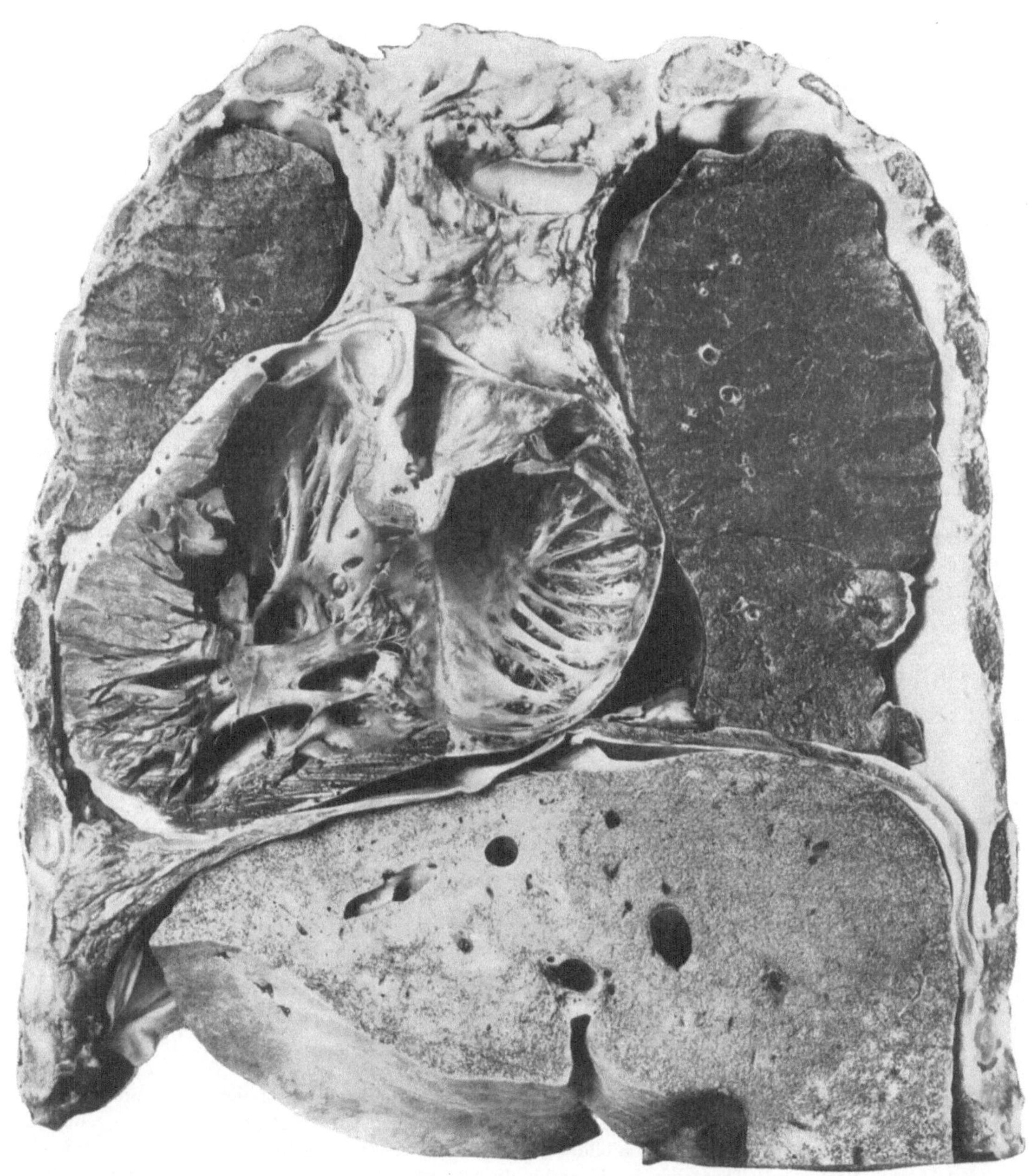

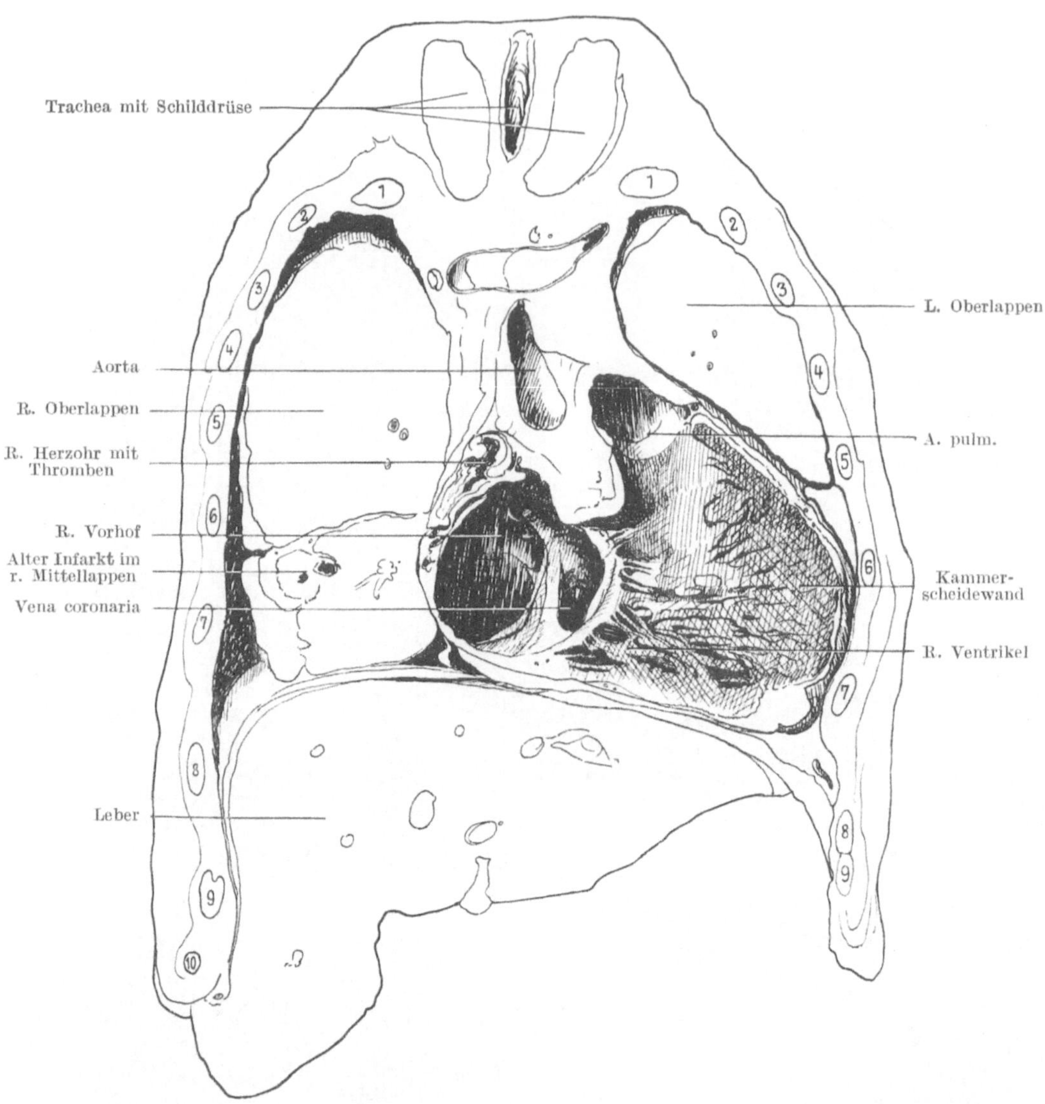

I. Schnitt. 2. Präparat. K.-N. 6484.

Das in allen Höhlen vergrößerte, quergestellte Herz ist von uncharakteristischer abgerundeter Form und reicht in breiter Anlehnung mit stark gebuckelter Spitzengegend an die Brustwand. Die eigentliche Herzspitze, welche vom linken Ventrikel gebildet wird, ist noch nicht im Schnitt getroffen. Der kugelig erweiterte rechte Vorhof mit Thromben im Herzohr, die rückwärtigen Abschnitte des rechten Ventrikels mit der Pulmonalisausflußbahn sowie die eröffnete Aorta sind zu übersehen. In der Gegend des hochgelegenen Herzbuckels ist die Kammerscheidewand angeschnitten. Der rechte Ventrikel ist hypertrophisch, dilatiert. Die linksseitige Herzbegrenzung wird unterhalb der Arteria pulmonalis vom Konus und dem linken Ventrikel, weiter unten ganz vom linken Ventrikel übernommen. Im rechten Lungenunterlappen ein subpleuraler alter Infarkt mit zentraler Höhlenbildung. Der Unterlappen wird durch kleines Transsudat gegen das Herz gedrängt.

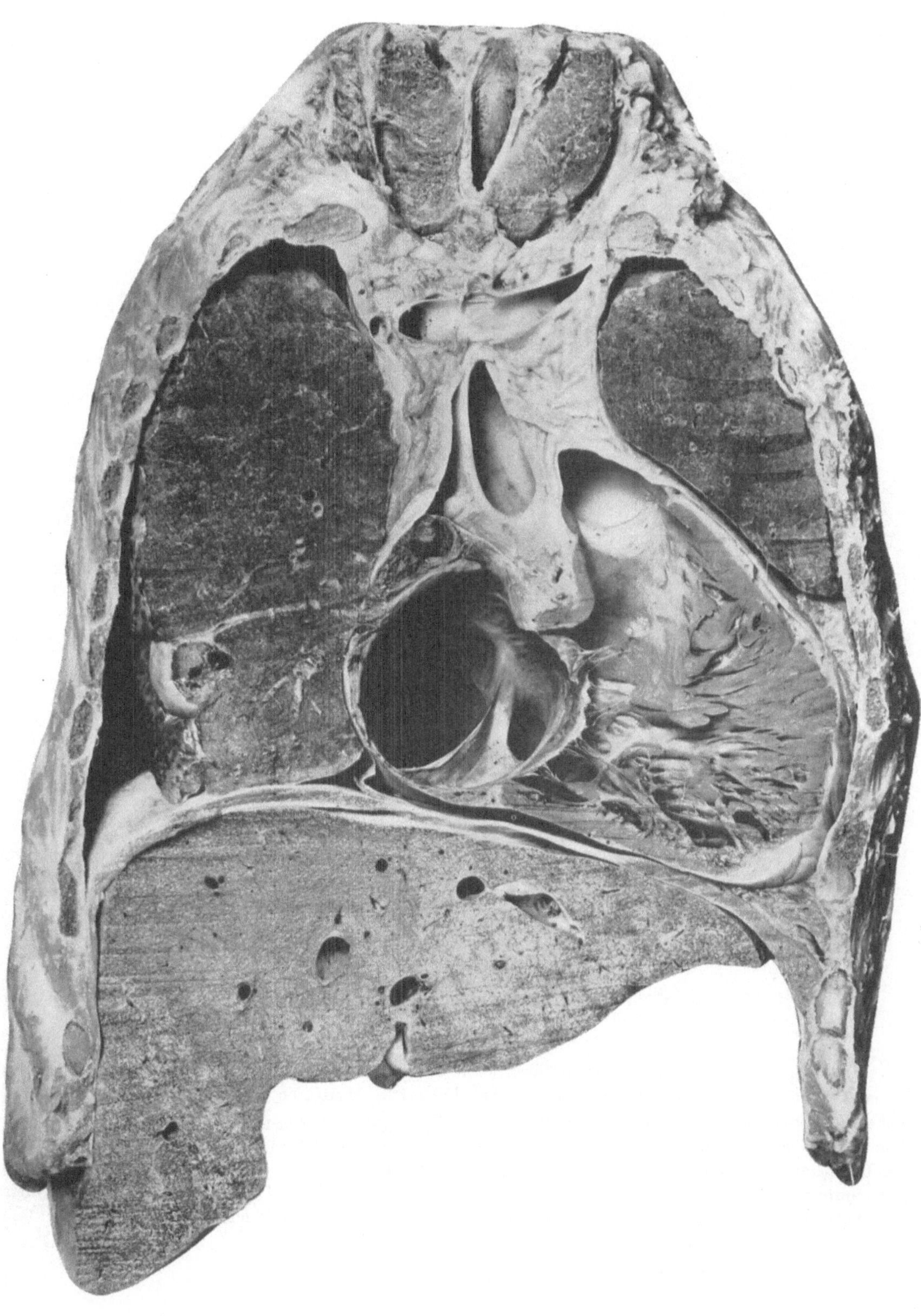

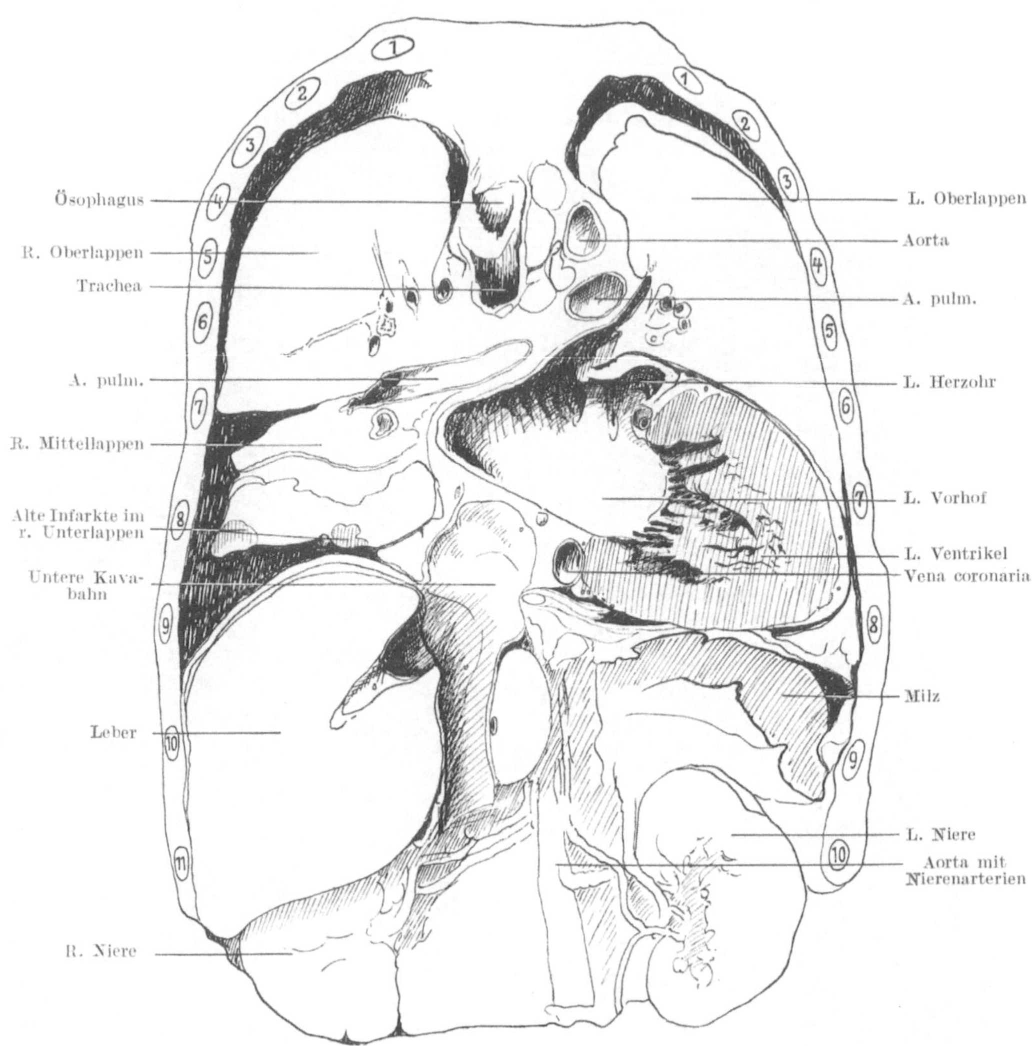

II. Schnitt. 3. Präparat. K.-N. 6485.

Das Herz ist kurz hinter seinem größten Umfange getroffen. Man sieht die breite Einflußbahn der Vena cava inferior in den rechten Vorhof, darüber den stark erweiterten und besonders hypertrophischen linken Vorhof mit erweitertem Herzohr, sowie die Einströmungsbahn des hypertrophischen linken Ventrikels. Das Herz ist quergestellt und nach links unten gestoßen. Der linke Vorhof überragt den rechten Vorhof rechts seitlich. Die Vena coronaria ist stark erweitert, ebenso die Lungenvenen und -Arterien. Der rechte Lungenunterlappen mit 2 älteren Randinfarkten und der Mittellappen sind durch Transsudat komprimiert. Die absteigende Aorta sowie die stark geschlängelten Nierenarterien sind sklerotisch. Im rechten unteren Nierenpol eine Infarktnarbe. Stauungsorgane.

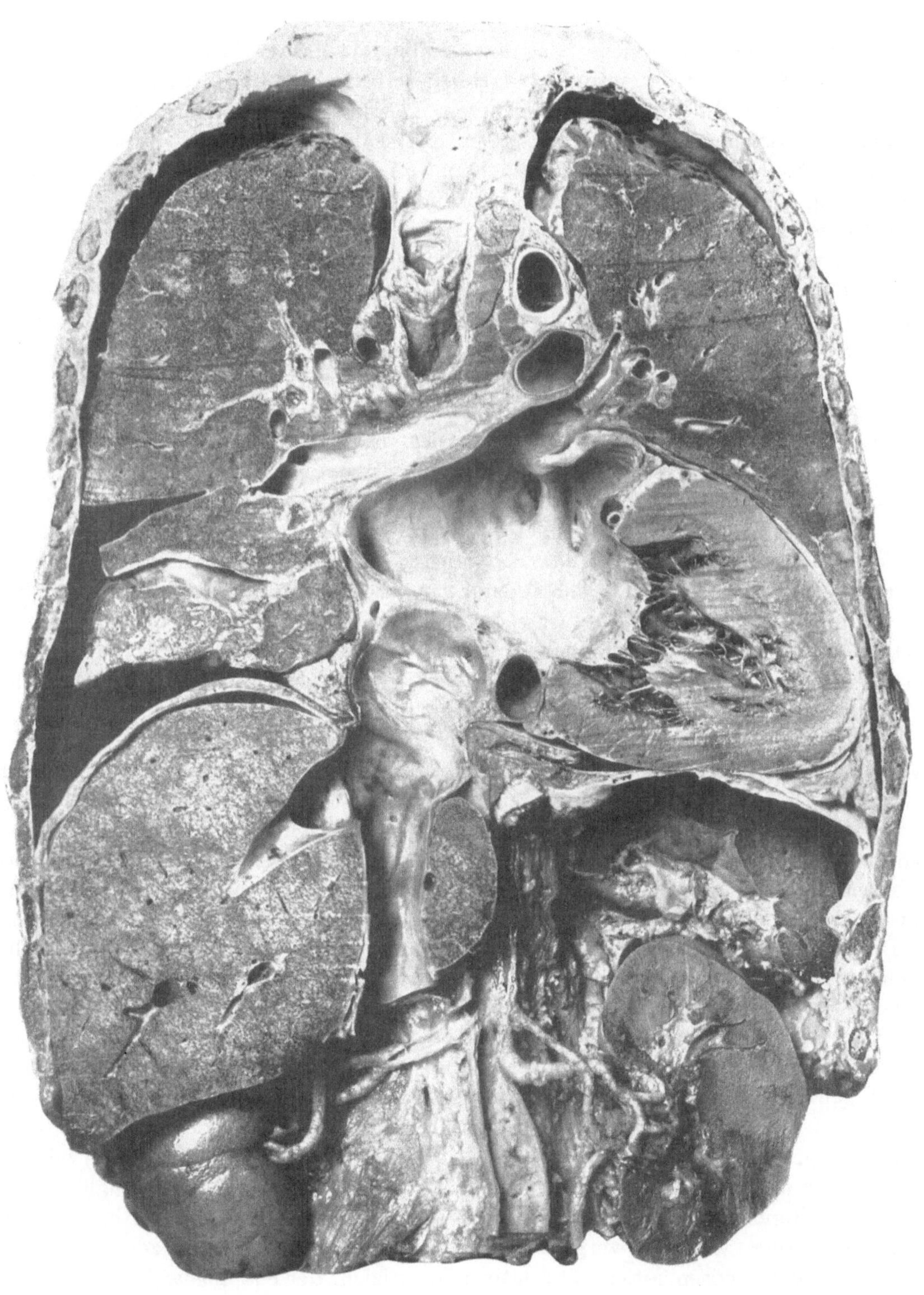

Epikrise.

Das Krankheitsbild, welches der Krankenbericht des vorliegenden Falles gibt, wird beherrscht von den Symptomen allgemeiner Herzschwäche; nicht nur subjektive Erscheinungen von Luftmangel, Herzklopfen, Herzkrämpfen, sondern auch objektv nachweisbare Erscheinungen, so vor allem massenhafte Flüssigkeitsansammlungen im Unterhautzellgewebe und in der Bauchhöhle, Leberschwellung, verminderte Urinausscheidung bei verhältnismäßig regelrechtem Urinbefund sprechen dafür. Die Ursachen dieser Herzschwäche sind letzten Endes auf Schädigung des Herzmuskels selbst und nicht auf etwaige Klappenveränderungen zurückzuführen. Das arterielle Gefäßsystem zeigt atherosklerotische Veränderungen, die weniger in der Hauptkörperschlagader oder hier doch vorwiegend nur im Bauchteil derselben lokalisiert sind, als wie in den von ihr abgehenden größeren und mittelgroßen Gefäßstämmen, so vor allem den Kranzarterien und den Arterien der Bauchhöhle, besonders den Nierenarterien und den basalen Hirnarterien. Die feineren arteriellen Gefäßverzweigungen sind wiederum weniger betroffen. Es ist vorweg zu nehmen, daß der Nierenbefund keine eigentliche atherosklerotische Schrumpfniere makroskopisch und mikroskopisch erkennen ließ, sondern daß bei der Niere die Gefäße noch gut durchgängig, wenn auch, wie erwähnt, stark sklerotisch waren. Verengerungen des arteriellen Gefäßsystems haben sich dagegen an den Hirnarterien mit großem Erweichungsherd und an den Herzkranzarterien mit ihren Zirkulationsstörungen im Herzmuskel bemerkbar gemacht. Es ist vorzugsweise die rechte Kranzarterie ca. 3 cm nach ihrem Abgang betroffen, so daß sich auch in ihrem Versorgungsgebiet die Herzschwielen finden. Die Hauptveränderungen sitzen in der Vorderwand des rechten Ventrikels, bis auf die Hinterwand übergreifend, im Conus pulmonalis, im hinteren Septum und im großen vorderen Papillarmuskel; aber auch der linke Ventrikel ist nicht frei von, allerdings mehr kleineren Schwielen. Außerdem besteht als Ausdruck der Herzschwäche eine weitgehende diffuse Verfettung der Herzmuskulatur.

Als Ursache für die Gefäßveränderungen kommen nach dem Krankenblatt Lues, Nikotin und Alkohol in Frage. Es ist aber hervorzuheben, daß die Lues anscheinend energisch behandelt wurde, die Wassermannreaktion negativ war und daß auch anatomisch keine sicheren Anhaltspunkte für die überstandene Lues vorhanden sind.

Die Folgen der Herzmuskelerkrankung für das Gesamtherz äußern sich viel allgemeiner, als wir es bei, wenigstens isolierten, Herzklappenfehlern sehen. Das Herz hat eine allgemeine Vergrößerung auf über 3 Faustgröße erlitten, die einmal auf Dilatation aller Herzhöhlen, daneben auf Hypertrophie der Herzwandungen zurückzuführen ist. Das Herz hat dadurch eine unförmliche, sackartige, weich konturierte und im ganzen uncharakteristische Form angenommen, welche in kein Schema der Form bei Herzklappenfehlern ohne weiteres hineinpaßt. Es wurde schon erwähnt, daß die Klappen keine Veränderungen, die auf Entzündungen zurückzuführen wären, zeigen. Zwar sieht man an der Trikuspidalis leichte Verdickung und weißglänzende Färbung der Randabschnitte, doch erinnern diese Veränderungen mehr an Abnutzungsfolgen bei starker, vielleicht zerrender Inanspruchnahme. Es ist trotzdem bei auffälliger Weite der venösen Ostien mit relativer Insuffizienz der Klappen wohl zu rechnen, und auch in dem Krankenblatt sind systolische und diastolische Geräusche, die aber wechselnd gewesen zu sein scheinen, vermerkt.

Was nun die einzelnen Herzhöhlen anbetrifft, so ist der rechte Vorhof kugelig erweitert und hat besonders eine große Tiefe. Die Valvula Eustachii, welche sehr gut ausgebildet ist, ist zu einer fast 5 cm langen und $1^1/_2$ cm hohen halbmondförmigen Klappe ausgezogen. Die Verbreiterung des Vorhofes sowohl nach rechts wie besonders auch nach hinten läßt aber trotzdem das Einmündungsgebiet der Vena cava inferior in weitem Ausmaß unbedeckt, so daß die auch im anatomischen Bild an der Leber sich ausprägende Insuffizienz eine beträchtliche gewesen sein muß. Ebenso ist die Vena coronaria besonders stark gestaut und in ihrem Mündungsgebiet für Daumenkuppe zugängig.

Der rechte Ventrikel liegt mit der Vorderwand des Vorhofes der Brustwand breit an. Er ist nur im Conus pulmonalis zum Teil von der linken Lunge bedeckt. Er ist zwar dilatiert, doch weniger im Spitzenteil als wie vielmehr in der gesamten Ausströmungsbahn. Er bildet demnach auch nicht die Herzspitze, die vom linken Ventrikel übernommen wird. Seine Wandung ist deutlich hypertrophisch. Ein auffälliges Verhalten zeigt der große vordere Papillarmuskel, welcher fast wagerecht aus dem Spitzentrabekelwerk zur Trikuspidalis zieht. Dieser Papillarmuskel ist fast in gesamter Länge mit noch nicht sehr alten Schwielen durchsetzt. Dabei erscheint er lang ausgezogen, so daß er mit seiner Muskelmasse fast bis an die Trikuspidalklappe heranreicht, ohne daß die Sehnenfäden dabei verdickt sind, sondern dieselben sind durchweg von zarter Beschaffenheit. Man gewinnt den Eindruck, daß bei Klappenschluß der Papillarmuskel in seinen mittleren Abschnitten nachgegeben hat und allmählich näher an die Klappe herangerückt ist. Im übrigen ist der rechte Ventrikel von nur geringer Tiefe; er erscheint vielmehr durch das linke Kammerherz nach vorn gedrängt; dafür ist jedoch seine Höhe vom Zwerchfell zur Arteria pulmonalis eine beträchtliche.

Der linke Vorhof fällt nicht nur durch seine Dilatation, sondern fast noch mehr durch seine hypertrophische Wandung auf. Er erscheint in der Herzachse langgezogen und ist mit seiner rechten Seite durch die Auswölbung des rechten Vorhofes nach oben gedrängt. Hier überragt er allerdings mit seinem kurz abgerundeten Bogen gerade noch die Konturen des rechten Vorhofes bzw. der Vena cava superior. Im übrigen hat er sich nach links oben, vor allem auch in das Herzohr, sowie nach links unten gegen den Ventrikel zu, den er vor sich herstößt, Platz gemacht, da ihn nach hinten Aorta, Ösophagus und Wirbelsäule, nach oben der Bronchialbaum einengen.

Der linke Ventrikel ist stark hypertrophisch, die Wandstärke erreicht 20 mm, so daß seine Muskelmasse eine ganz beträchtliche ist, wie sich auch an den äußerst starken Papillarmuskeln erkennen läßt; außerdem zeigt er deutliche Dilatation, die vorwiegend im Spitzengebiet, weniger in der Einströmungsbahn liegt. Er wölbt deshalb durch Dilatation und Hypertrophie einen besonders starken Herzbuckel vor, der dazu beiträgt, daß das Herz die auffallend plumpe abgerundete Herzspitzenkontur erhalten hat.

Wenn man somit die Lage der einzelnen Herzhöhlen zueinander feststellt, so ergibt sich, daß rechts vorn der kugelig ausgewölbte rechte Vorhof liegt. Der vorderen Brustwand anliegend findet sich der stark nach oben ausgedehnte rechte Ventrikel. In die linksseitige Zwerchfellnische stößt die starke Muskelmasse des linken Ventrikels, der infolge gleichzeitiger Dilatation im Raum sehr anspruchsvoll, sich notgedrungen auch weit nach hinten ausbreiten mußte, da der in der Herzachse stark dilatierte linke Vorhof ihn nach unten drängt. Letzterer überholt rechts oben die Konturen des rechten Vorhofes bzw. der Vena cava superior.

Wenn wir somit die äußeren Herzkonturen in ihrer Silhouette festzulegen versuchen, so springt rechts oben an der Basis der Vena cava neben dem rechten Herzohr der linke Vorhof bis in die Randbegrenzung, welche er, unter Berücksichtigung der Dilatation des rechten Vorhofes durch die Injektion vom Schenkelvenengebiet aus, im Leben voraussichtlich richtig mit übernommen hat. Ihm schließt sich in der Folge nach abwärts in runder Kontur der rechte Vorhof an, welcher mit seiner Basis gleichzeitig breit dem Zwerchfell aufliegt. Anschließend folgt auf dem Zwerchfell der rechte Ventrikel, welcher nach rechts nicht stark verbreitert ist, sondern etwa in der Mittellinie sein Ende findet. Der nach links sich aus dem Zwerchfellschatten herauswölbende Spitzenteil des Herzens wird zunächst noch vom rechten Ventrikel, die eigentliche Herzspitze aber ausschließlich vom linken Ventrikel gebildet. Bei der linksseitigen Herzbegrenzung beginnt der erste Bogen mit einer vielleicht etwas vorspringenden Aortenbogenkrümmung, welche mit einer leichten Einsenkung den linken Hauptast der Arteria pulmonalis im Gefolge hat. Daran anschließend folgt mit taillenartiger Abknickung der ziemlich breite 2. Bogen des Hauptstammes der Arteria pulmonalis, der möglicherweise gerade nach von der Kontur des erweiterten linken Herzohres nach außen verstärkt wird. Irgendwie entscheidend kommt jedoch das linke Herzohr für die Herzbegrenzung nicht in Frage, da es zu weit nach hinten liegt. Im Anschluß an den Pulmonalisbogen folgt also gleich der Ventrikelbogen, der trotz Erweiterung des Conus pulmonalis jedoch von Anfang an randbildend durch das hypertrophische und dilatierte linke Kammerherz gebildet wird. Auch dieser Ventrikelbogen setzt sich, leicht nach außen vorgewölbt, vom Pulmonalisbogen ab; allerdings ist diese Taille nur angedeutet. Der eigentliche Ventrikelbogen ist alsdann außerordentlich lang und zeigt große, weiche, abgerundete Konturen mit stark nach außen konvexer Krümmung, wobei die stärkste Krümmung 3 Querfinger oberhalb der Herzspitze im Bereiche des verbreiterten, besonders stark entwickelten Herzbuckels liegt.

Wir sehen also als Besonderheiten der Herzbegrenzung, daß der Pulmonalisbogen zweigeteilt ist, indem dem Aortenbogen sich zunächst ein kleiner Bogen, der auf den Stamm der linken Arteria pulmonalis zurückzuführen ist, anschließt und erst dann der eigentliche Bogen des Hauptstammes der Arteria pulmonalis folgt, welcher nicht übermäßig stark vorspringt. Ferner sehen wir, daß das linke Herzohr trotz seiner Dilatation höchstens bis an den Rand des Herzens, und zwar im Gebiet des Pulmonalisstammes heranreicht, der linke Vorhof aber überhaupt für die Randbildung nicht in Frage kommt. Weiterhin ist zu bemerken, daß der in der Muskulatur besonders geschädigte und dilatierte Conus pulmonalis trotzdem nicht randbildend wird, sondern daß direkt im Anschluß an den Pulmonalisbogen von Anfang an der linke Ventrikel die Herzbegrenzung bis einschließlich der Spitze übernimmt.

Man kann somit von dem Herzen sagen, daß es sich ohne einen besonderen Typus, wie bei Klappenfehler, zu vertreten, zu einem sog. Ochsenherzen mit allseitig abgerundeten Konturen umgeformt hat und daß dem linken Ventrikel die beherrschende Stellung eingeräumt ist. Das gesamte Herz macht den Eindruck, als wenn inkoordinierte Herzbewegungen die einzelnen Herzabschnitte gegenseitig ungünstig beeinflußt hätten, wie es bei Schädigung der Herzmuskulatur der Fall sein kann. Die beträchtliche Hypertrophie des linken Ventrikels kann zum Teil, aber sicher nur in geringem Ausmaße, auf die periphere Gefäßsklerose, zum Teil auf kompensatorische Hypertrophie bei Ausfall bestimmter Muskelregionen, aber doch nicht auf diese beiden Komponenten allein, zurückgeführt werden, sondern die muskuläre Klappeninsuffizienz, die auch klinisch beobachtet ist, muß wesentlich mit wirksam gewesen sein. Dafür spricht ebenso die auffällig starke Hypertrophie des linken Vorhofes, welche sonst kaum zu erklären wäre. Die ausgesprochene Stauung im Koronarvenenkreislauf, welche auf Schwäche des rechten Ventrikels, die ja durch die Stenose der rechten Koronararterie erläutert wird, zurückzuführen ist, hat dem Herzmuskel des weiteren zugesetzt, und schließlich ist es zu Thrombenbildungen im rechten Herzohr gekommen, welche die Quelle für die Lungeninfarkte und über die Lunge hinaus auch für die Infarkte der Nieren geworden sind.

Krankenblatt.

Sch., 54 Jahre alt.

Vorgeschichte: Vor 12 Jahren Lues, Schmierkur und Jodkali. Alle 3—4 Jahre Salvarsankur oder Quecksilberkur. Die Blutuntersuchung ergab Anfang Oktober 1920 angeblich negative Wassermann-Reaktion. Seitdem bekam Patient Beschwerden, anfänglich Luftmangel, Herzklopfen und Anfälle, Schmerzen in der Herzgegend von krampfartiger Natur, besonders starke Anfälle nachts, außerdem Depressionsgefühl. Die Anfälle wurden immer häufiger. Vor 4 Wochen begannen Schwellungen an beiden Beinen, die immer mehr nach oben zogen; allmählich entwickelte sich starker Aszites. Abusus Nicotini konzediert in starkem Maße; Abusus alcoholi ebenfalls konzediert in mäßigen Grenzen.

24. 3. 21. Befund: Unförmig geschwollener Patient, der aufrecht im Bett sitzt und mit arger Atemnot kämpft. Der Leib ist riesig aufgetrieben. Hydrops anasarca an den Flanken. Die Beine sind derartig unförmig, daß die Haut am linken Unterschenkel gerötet, geplatzt ist. Patient näßt durch die Haut durch. Skrotum ebenfalls geschwollen. Penis zeigt Posthornform. Herzgrenzen s. später.

Töne: systolisch-diastolisches Geräusch an der Spitze.

Lungen: Klopfschall beiderseits in den abhängigen Partien gedämpft, besonders rechts bis zur Mitte der Skapula hinauf. Atemgeräusch ebenda abgeschwächt.

Diagnose: Hydrops anasarca in den unteren Körperteilen, Hydrothorax, Insufficientia cordis.

Therapie: Pinseln der geröteten Unterschenkel mit Aphlogol, Einstechen von Kurschmannschen Kanülen in die Unterschenkel.

1 ccm Zymarin intravenös. Karellkur.

25. 3. 21. 1 ccm Digipurat intravenös, 3 mal Theocin 0,1. Ödemflüssigkeit läuft gut ab, aber kein Urin.

26. 3. 21. Bis früh 8200 ccm. Ödemflüssigkeit abgelaufen. Am Nachmittag spontanes Urinieren, 1100 ccm. Urin frei von Alb., auch Abgang von Stuhl.

4. 4. 21. Da Digipuratum nicht anschlägt 0,0005 Strophantin. Boeringer intravenös. Patient ist oft recht unruhig, nimmt aber an Ödemen ab. Über den Lungen ist die Dämpfungszone nur noch etwa handbreit.

11. 4. 21. Strophantin 0,0006 + Novasurol 2 ccm → Diurese 3500.

21. 4. 21. Unter weiteren Strophantininjektionen gute Diurese.

23. 4. 21. Strophantin 0,0006 + Atropin 0,0009 → Zurückbleiben der Diurese. Atemnot.

27. 4. 21. Gestern abend 0,001 Strophantin. Heute früh keine Puls- und Diuresebesserung. Herzschläge unregelmäßig, oft ein kräftiger, dann zwei schwache, deren Pulswelle peripher nicht wahrnehmbar ist. Auskultatorisch an der Spitze ein pfeifendes systolisches Geräusch. Herzgrenzen: Spitzenstoß fast in der vorderen Axillarlinie, verbreitert und hebend im 6. Interkostalraum. 5 Querfinger links von der Mamillarlinie, Herz quergestellt, rechte Grenze am rechten Sternalrand.

30. 4. 21. Puls unregelmäßig, bessert sich nach Mo. 0,01 subkutan.

2. 5. 21. Abends Strophantin 0,001! + Mo. 0,01 intravenös, kurz danach Atemnot, Beklemmungsgefühl, das aber schnell vorübergeht.

3. 5. 21. Patient hat nach seiner Angabe „glänzend“ geschlafen.

8. 5. 21. Patient erhält intermittierend Strophantin mit Novasurol. Anstieg der Urinmenge daraufhin auf 3200!

9. 5. 21. Die Oberschenkel, die wieder angeschwollen waren, sind dünner geworden. Der Puls ist gespannt, regelmäßig; trotzdem besteht Atemnot.

11. 5. 21. Nachmittags starke Steigerung der Atemnot. Puls 120, regelmäßig. Strophantin 0,001 und Novasurol 0,15 (1,5 ccm) intravenös, 0,01 Mo. subkutan → Minderung der Atemnot.

20. 5. 21. Puls gespannt irregulär. Patient fühlt sich wohl. Nächte gut, ohne Anwendung von Morphium. Keine Atemnot. Nach intravenöser Darreichung von Strophantin 0,001 und Novasurol 0,15 erneute starke Steigerung der Harnausscheidung.

23. 5. 21. Puls regulär. Patient ist aber etwas unklar. Paraphasie besteht.

24. 5. 21. Nach 0,001 Strophantin und Novasurol 0,1 erneute große Harnsekretion, 4300 ccm! Im Urin Alb. + Sed. hyaline Zylinder.

26. 5. 21. Patient klagt selbst über seine „Dösigkeit" und seine Paraphasie.

31. 5. 21. Nach einer Woche ohne Herzmittel und Diuretikum Puls regulär. Wohlbefinden. Sehr starker Hunger! Patient liegt im Freien. Abnahme des Körpergewichts in 12 Tagen 10 kg.

1. 6. 21. 1 mg Strophantin. Patient steht auf am 4. 6.! Diurese ist gut. Patient kann nicht lesen. Pulsus regularis.

6. 6. 21. Starker Durst; 2000 ccm Einnahme, Ausfuhr nur 800 ccm. 1 mg Strophantin (1 Teil ist neben die Vene gekommen). Die Haut ist jetzt nach Abnahme der Ödeme lederartig fest.

7. 6. 21. Keine Paraphasie.

13. 6. 21. Patient ist im allgemeinen mißvergnügter Stimmung und klagt immer noch über Hunger und Durst, trotzdem er reichlich zu essen erhält. Seit gestern ist der Appetit gering. Die Beine und der Leib sind etwas angeschwollen. Über der Herzspitze ein giemendes systolisches Geräusch. Erste Töne an der Basis kaum hörbar. Puls regulär. Lungen: links hinten Spitzendämpfung, rechts hinten keine Verschieblichkeit der Lungengrenze, rechts hinten unten handbreite Dämpfung, feinblasige Rasselgeräusche und Krepitieren, auch links hinten unten feinblasige Rasselgeräusche, links unten Lungengrenze verschieblich. Leib etwas gespannt. Leberrand 5 Finger breit unter dem Rippenrand fühlbar. Milz palpabel, weit unter dem Rippenrand. Bettruhe, 1 mg Strophantin, Liquor kali acetici 10/200,0. 2 Stunden 1 Eßlöffel.

16. 6. 21. 0,001 g Strophantin und 0,1 Novasurol intravenös. Steigerung der Diurese, die jedoch bald wieder nachläßt.

20. 6. 21. Patient fühlt sich wohler. Puls mittelkräftig, regulär.

21. 6. 21. Patient steht auf.

26. 6. 21. Gegen Abend kollapsartiger Zustand. 1 ccm 0,1 Camph. fort. und 1 cg Morphium.

Am folgenden Tage 0,001 Strophant.

1. 7. 21. Diurese mangelhaft. Puls unregelmäßig. Patient klagt über Übelkeit und Kopfschmerz, ist sehr unruhig.

5. 7. 21. Befinden ein wenig gebessert, nachts noch sehr unruhig, 20 Tropfen Morphium.

15. 7. 21. Puls ziemlich regelmäßig. Röntgendurchleuchtung zeigt sehr großes, besonders links stark vergrößertes Herz. Verbreiterung der großen Gefäße. Hochstehendes Zwerchfell. Handbreiter Erguß im rechten Pleuraraum.

23. 7. 21. Allgemeinbefinden bedeutend gebessert. Atmung freier. Patient steht auf, weilt tagsüber fast ausschließlich im Freien. Nachts zeitweise noch sehr unruhig.

2. 8. 21. Patient wird auf 24 Stunden nach Hause beurlaubt; kehrt in bestem Wohlbefinden zurück.

4. 8. 21. Absetzen aller Medikamente.

6. 8. 21. Mangelhafte Diurese. Puls beginnt wieder irregulär zu werden.

15. 8. 21. Patient wird auf eigenen Wunsch gebessert nach Hause entlassen.

24. 8. 21. Wiederaufnahme mit starker Dyspnoe und geschwollenen Beinen.

Befund: Dyspnoe, Aszites, Hydrops Arhythmie.

24. 8. 21. Coffein und Morphium zur Nacht.

25. 8. 21. 0,0006 Strophantin und 0,1 Novasurol intravenös. Einsetzen starker Diurese bis 3200.

29. 8. 21. Atemnot und Unruhe ist wieder so stark, daß Strophantin und Novasurol nötig ist. Danach überschießende Urinmengen, 2 Tage lang anhaltend.

2. und 3. 9. 21. Erbrechen.

9. 9. 21. Puls regelmäßig, Patient steht auf.

20. 9. 21. Befinden wechselnd.

5. 10. 21. Bauchpunktion ohne Erfolg. Strophantin 0,001, Novasurol 0,1 intravenös, erhebliche Diurese. Nachts und im Laufe des folgenden Tages entleert sich reichlich Aszitesflüssigkeit aus der Punktionswunde, in der Hauptsache wohl Anasarkaflüssigkeit.

13. 10. 21. Patient ist nachts sehr unruhig. Vor dem Schlafen Pantopon.

16. 10. 21. Nach Strophantin-Novasurol-Injektion Urinausscheidung 3000. Die Diurese läßt jedoch bald wieder nach.

22. 10. 21. Subjektives Befinden leidlich. Puls immer regelmäßig, mittlere Füllung. Urintagesmenge 500 ccm. Strophantin und Novasurol intravenös.

26. 10. 21. Ständig hochgradige Dyspnoe, mangelhafte Diurese. Bauchpunktion: Ablassen von über 3000 ccm Aszites. Danach zwar große Schlappheit und Frösteln, jedoch Gefühl der Erleichterung, freie Atmung.

2. 11. 21. Wegen fast völligen Versiegens der Diurese Strophantin 0,001, Novasurol 0,1 intravenös. Urinmenge steigt auf 2500 ccm.

5. 11. 21. Ansteigen der Abendtemperatur auf 38,9. Seit einigen Tagen schon Husten und Auswurf von eitrigen Ballen. Über den Lungen sind nur wenig bronchitische Geräusche zu hören.

7. 11. 21. Völliges Versagen der Diurese.

8. 11. 21. 0,001 Strophantin und 0,1 Novasurol intravenös. Auch danach kein Urin. Puls regelmäßig, schwach. Im Sputum Pneumokokken.

9. 11. 21. Früh $3^1/_4$ Uhr Exitus letalis.

Schlußdiagnose: Herzinsuffizienz, Pneumonie.

Obduktionsprotokoll.

Leiche eines ca. 1,70 m großen, gut genährten Mannes mit reichlichem Bauchfettpolster. Zwerchfellstand rechts unterer Rand der 5. Rippe, links desgleichen. Aus der Bauchhöhle fließen ungefähr 500 ccm einer klaren gelbbraunen Flüssigkeit ab. Darm zeigt starke Stauungserscheinungen, sonst o. B. Beckenorgane, Hoden und Nebenhoden desgleichen.

Am Hirn ist die Dura o. B. An der linken Großhirnhälfte liegt ein etwa 5 cm langer, $1^1/_2$ cm breiter, im Gebiet der Endverzweigungen der Art. foss. Sylv. sich ausbreitender, eingesunkener, schwappend weicher, gelblichbraun gefärbter Herd. An der Basis ist besonders die Art. basil., die linke Art. vertebralis sowie die beiden Art. foss. Sylv. von starker Arteriosklerose betroffen. Die Pia ist ödematös. Die Hirnventrikel sind o. B. Die Querschnitte durch die Ganglien zeigen keine Veränderungen.

Herz über 3 faustgroß, füllt die ganze untere Hälfte des linken Brustfellraumes aus. Im Herzbeutel verhältnismäßig nur wenig klare Flüssigkeit, ebenso im rechten unteren Brustfellraum. Lungen nicht mit der Brustwand verwachsen.

Das Herz ist von plumper Gestalt mit Vorwölbung des linken Ventrikels oberhalb der Spitzenstoßgegend. Das Perikard ist spiegelnd und glänzend. Alle Herzhöhlen prall mit Kruor und Speckhaut gefüllt. Sämtliche Herzhöhlen, mit Ausnahme des linken Vorhofes, sind erweitert; das gilt besonders für den rechten Vorhof. An der rechten Kammer ist es vor allem die Pulmonalisausflußbahn, welche erweitert ist, während das Spitzengebiet der Kammer zwar entsprechend der Größe des Herzens, ausgezogen, aber nicht so besonders dilatiert ist. Entsprechend der Größe des Herzens ist auch die Muskulatur des rechten Ventrikels verdickt und erreicht Werte bis ca. 8 mm. Die Klappen der Trikuspidalis sind im allgemeinen zart, nur der große, vordere Papillarmuskel, welcher ganz abgeplattet ist und auf dem Durchschnitt schwielige Veränderungen zeigt, reicht auffallend nahe an die Trikuspidalis heran, welche hier etwas sklerotisch geschrumpft und höckrig aussieht, ohne daß man den Eindruck hat, daß es sich um eine richtige abgelaufene Endokarditis handelt. Auch die Vorderwand der rechten Herzkammer sieht gelblich und atrophisch aus, wie überhaupt die Herzmuskulatur einen auffallend hellgelben Farbenton besitzt. Im rechten Herzohr finden sich kleine geschichtete Thromben. Die rechte Koronararterie ist eng und derb sklerotisch, und zwar beginnt die derbe Sklerose etwa 3 cm nach ihrem Abgang und an dieser Stelle, welche zwischen Basis des rechten Vorhofes und des Conus pulmonalis liegt, schlängelt sich die Arterie auffallend und wird sehr eng und völlig kalkig rigide. Auch an dieser Stelle abgehende Äste, von denen einer in Richtung auf den großen Papillarmuskel zieht, sind am Abgangsteil verengt und verkalkt. Klappen der Pulmonalis zart. Der linke Ventrikel ist dilatiert, und zwar besonders im Spitzenteil und in der Vorderwand. Das Endokard ist überall grauweiß und verdickt. Die starken Trabekel der Vorderwand am Septum zeigen ebenfalls schwielige Veränderung, die Papillarmuskeln dagegen sowie die übrige Wandmuskulatur des Herzens sind wohl blaß, aber ohne direkte Muskelschwielen. Die Trikuspidalklappen sind zart bis auf geringe Altersverdickungen der Ränder. Die Klappen der Aorta ebenfalls im ganzen zart. An der linken Koronararterie ebenfalls eine gewisse Rigidität und Verkalkung der Wandung, aber keine so ausgesprochene Veränderung wie rechts. Die Aorta ist mäßig weit und ebenfalls mit beetartigen, aber nicht so sehr sklerotischen gelblichen Platten bedeckt.

Beide Lungen dunkel, auf der Schnittfläche tief braun. Im rechten Mittellappen unter der Pleura ein über kirschgroßer, mit einer Höhle versehener, derber, gelbroter Infarkt, in dessen Bereich die Lunge stark eingezogen ist. Im obersten Abschnitt des Unterlappens noch zwei weitere gelbe, derbe, alte Infarkte von kleineren Abmessungen. Im übrigen fühlen sich die Lungen im ganzen etwas fest an, besonders im Bereiche des rechten Unterlappens.

Bronchialdrüsen dunkelschwarzrot mit viel Anthrakose. Trachea von blauroter Farbe. Zungenbein und Kehlkopfknorpel völlig verknöchert. Große, etwas zystische Kolloidstruma. Ösophagus o. B.

Milz sehr fest und derb, dunkelblaurot, nicht besonders vergrößert, sonst o. B. Linke Niere läßt die Kapsel gut abziehen. An der Konvexität mehrere eingezogene Infarktnarben. Die Nieren im übrigen dunkel und gestaut. Die Nierenarterien, links zwei, rechts eine, sind auffallend hart; die linke besonders geschlängelt, mit dicken sklerotischen Platten. Auch in der rechten Niere mehrere alte Infarktnarben. In der Gallenblase zähe, sehr dunkle Galle. Leber groß, von grüngelblicher Farbe, ausgesprochene Muskatnußleber. Magenschleimhaut gewulstet und von livider Farbe. Pankreas derb, o. B. Nebennieren dunkel, mäßiger Lipoidgehalt. In der Bauchaorta ebenfalls wie in den peripheren Arterien Arteriosklerose und atheromatöse Geschwüre.

Aortenaneurysma.

67 jähriger Mann. K.-N. 6405—6407.

Klinische Diagnose: Aortenaneurysma. Aortenherz. (Krankenblatt s. S. 341.)

Hauptleiden: Syphilis der Körperschlagader.

Todesursache: Aneurysma der aufsteigenden Aorta mit Ruptur und Blutung in den Herzbeutel.

Pathologisch-anatomische Diagnose: Syphilis der Körperschlagader. Über faustgroßes Aneurysma der Aorta ascendens mit hauptsächlicher Erweiterung nach vorn gegen das Brustbein. Ruptur des Aneurysmas an der rechten Seite noch innerhalb des Herzbeutels, Blutung in den Herzbeutel und Herztamponade. Druck des Aneurysma auf den Bronchialbaum an der Teilungsstelle der Trachea und auf den Ösophagus. Zylindrische Erweiterung der gesamten Brustschlagader mit syphilitischen und sklerotischen Veränderungen. Keine Erweiterung und nur geringe sklerotische Veränderungen der Bauchaorta. Kyphotische Krümmung der Brustwirbelsäule. Großer geschichteter Thrombus im Aneurysma. Konzentrische Hypertrophie des linken Ventrikels. Stauungsorgane. Gallensteine. Prostatahypertrophie. (Obduktionsprotokoll s. S. 342.)

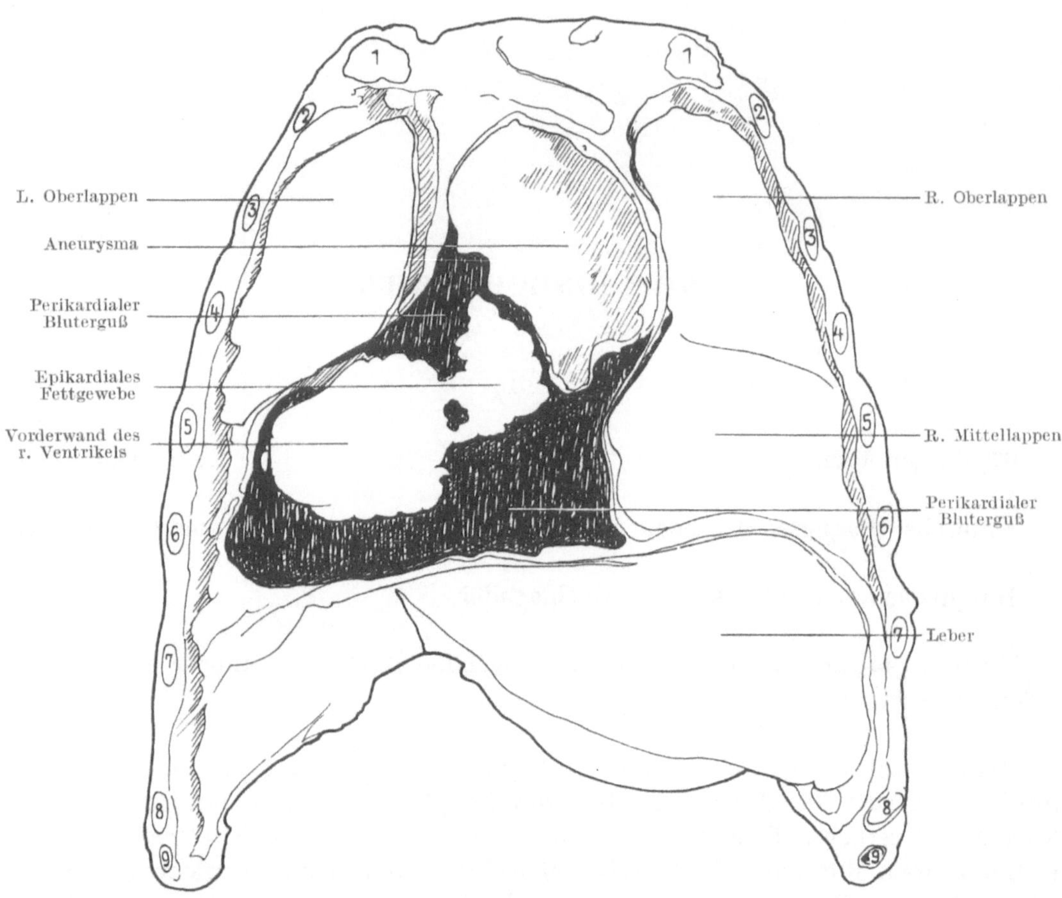

I. Schnitt. 1. Präparat. K.-N. 6405.

Die Vorderwand des rechten Ventrikels ist tangential angeschnitten. Die trabekulären Lücken klaffen nicht infolge von Kompression des Herzens durch perikardialen Bluterguß, welcher aus intraperikardial geborstenem Aneurysma stammt. Das Blut füllt den Herzbeutel prall aus. Das Herz schwimmt auf dem Bluterguß. Oberhalb des perikardialen Fettgewebes der Ventrikelbasis ist die völlig gegen das Brustbein sich vorwölbende vordere Aneurysmabucht gelegen, deren Innenwandung stark narbige Höcker und Grubenbildung zeigt.

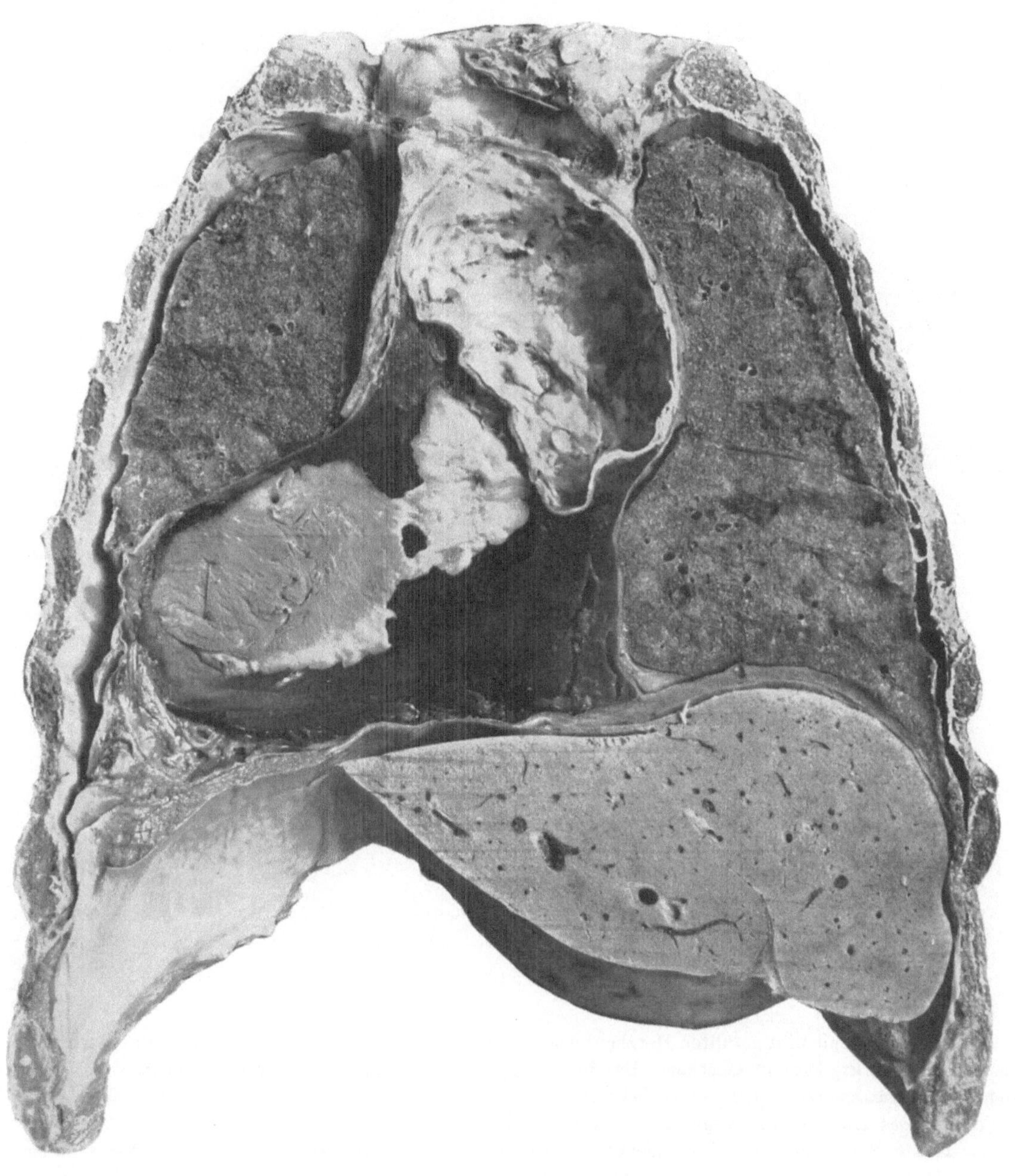

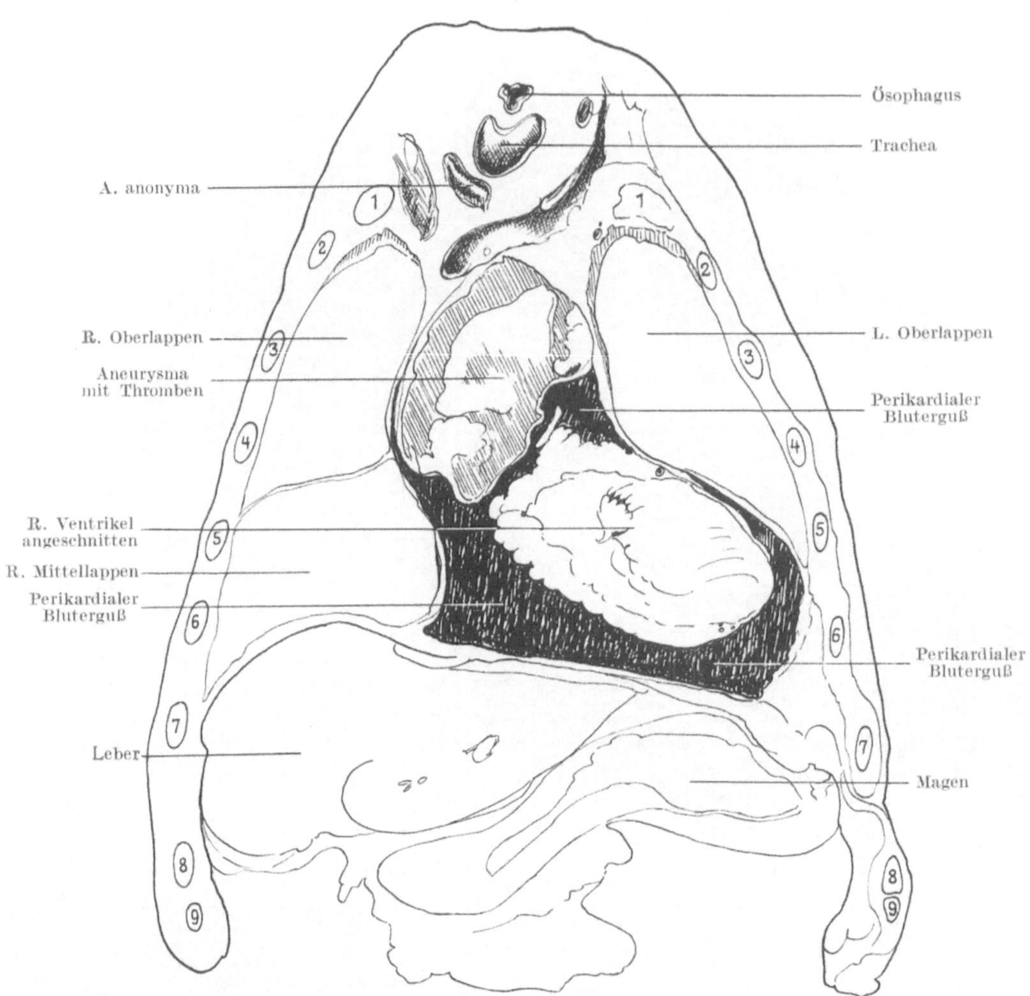

I. Schnitt. 2. Präparat. K.-N. 6406.

In dem prall mit Blut gefüllten Herzbeutel schwimmt das im rechten Ventrikel tangential getroffene, zusammengedrückte Herz in Querlage. Das Lumen des rechten Ventrikels ist infolge starker Zusammenziehung des Herzens nur in einigen Trabekelspalten zu erkennen. Links daneben ist das Ventrikelseptum getroffen. Das Kammerherz zeigt Aortenform mit rundlich vorgebuckelter Spitze. Der stark komprimierte rechte Vorhof ist von Blut bedeckt und durch die untere Ausbuchtung des Aneurysmas überlagert. Das 10 : 6 cm große Aneurysma der aufsteigenden Aorta reicht bis auf die Herzkranzfurche und wölbt sich ballonartig aus der oberen Umschlagstelle des Perikards. In der Tiefe des Aneurysmasackes ein apfelgroßer geschichteter Thrombus.

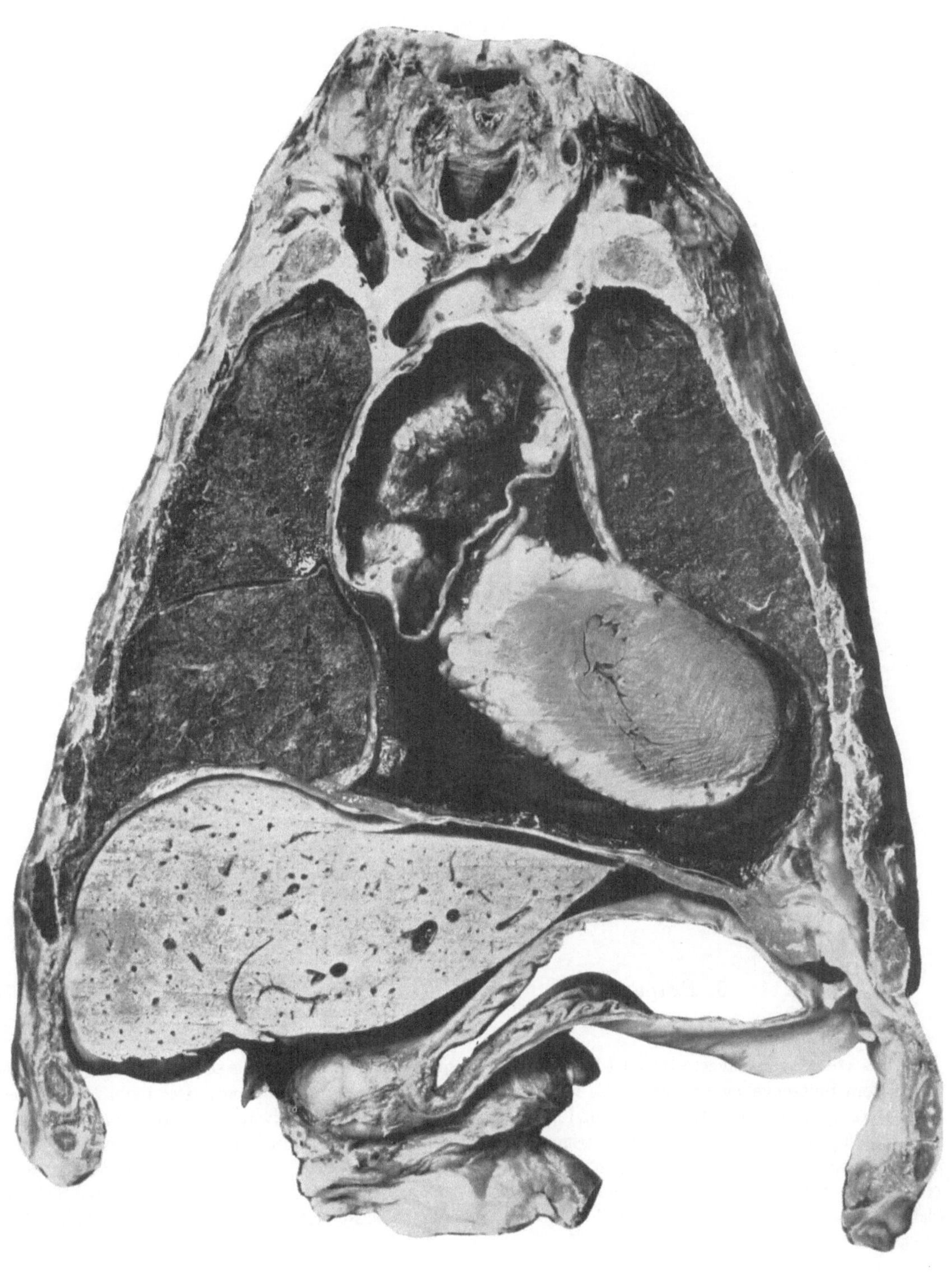

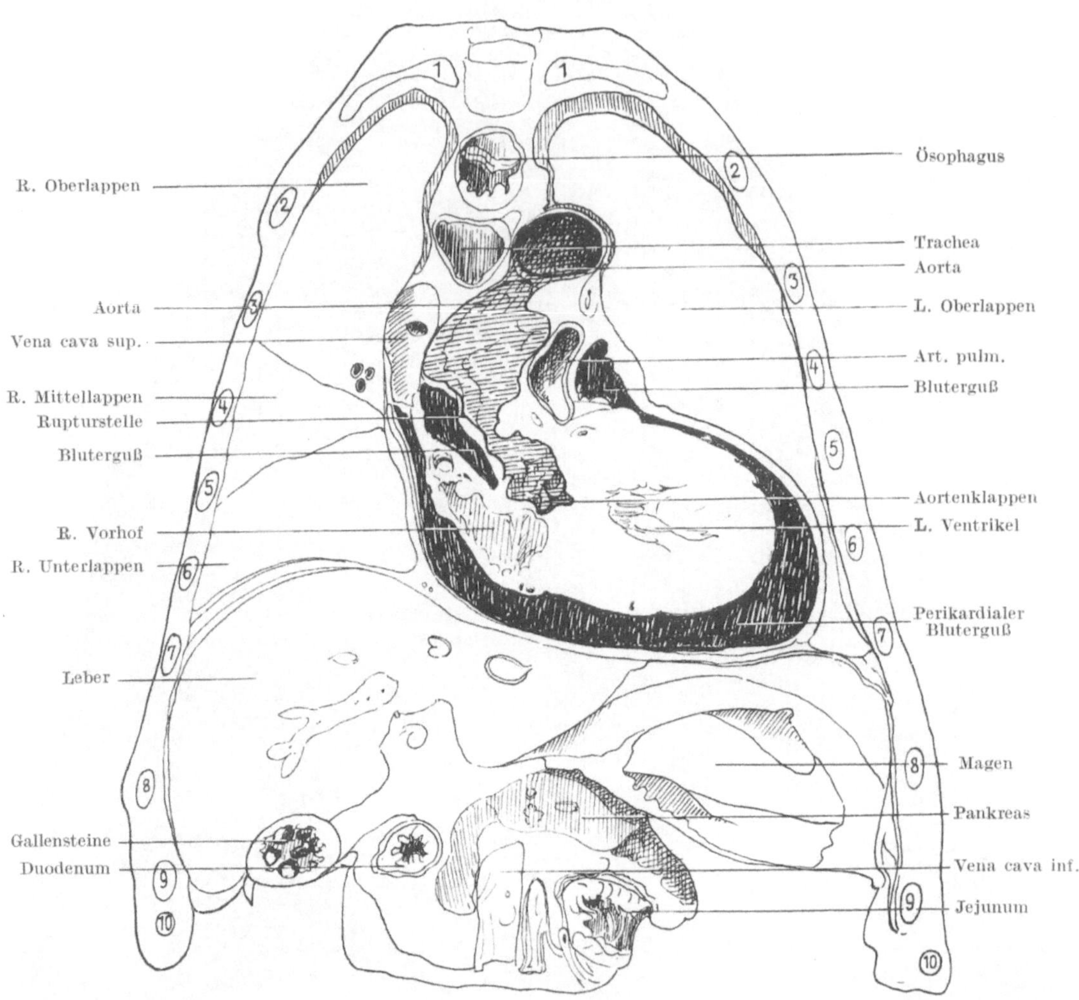

II. Schnitt. 3. Präparat. K.-N. 6407.

Das völlig quergelagerte Herz ist im rechten Vorhof, Aorta und Pulmonalis sowie im linken Ventrikel hinter dem Spitzengebiet getroffen. Es wird allseitig von Blutmassen umdrängt. Der rechte Vorhof ist seitlich komprimiert, der linke Ventrikel hypertrophisch. An der Rückwand der aufsteigenden, sehr unregelmäßig gewellten und narbig höckerigen Aorta ist rechts seitlich die Perforationsstelle des Aneurysmas in den Herzbeutel, und zwar zwischen Vena cava sup. und Aorta, getroffen. Der Arcus aortae zeigt zylindrische Erweiterung. Auch Trachea und Ösophagus, durch das Aneurysma weiter unten beengt, klaffen weit. In der chronisch entzündlich verdickten Gallenblase sitzen fest eingekeilte Pigmentkalksteine.

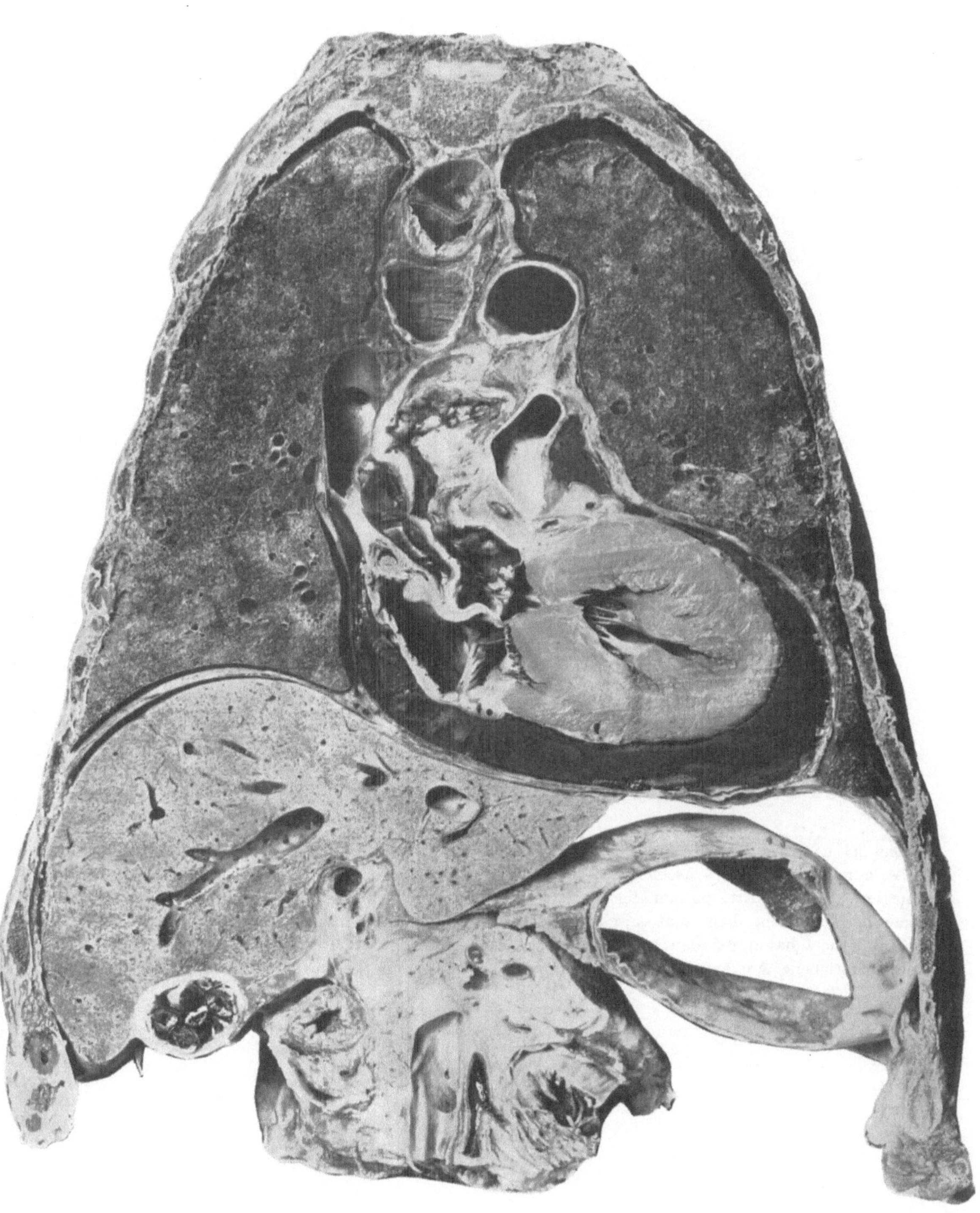

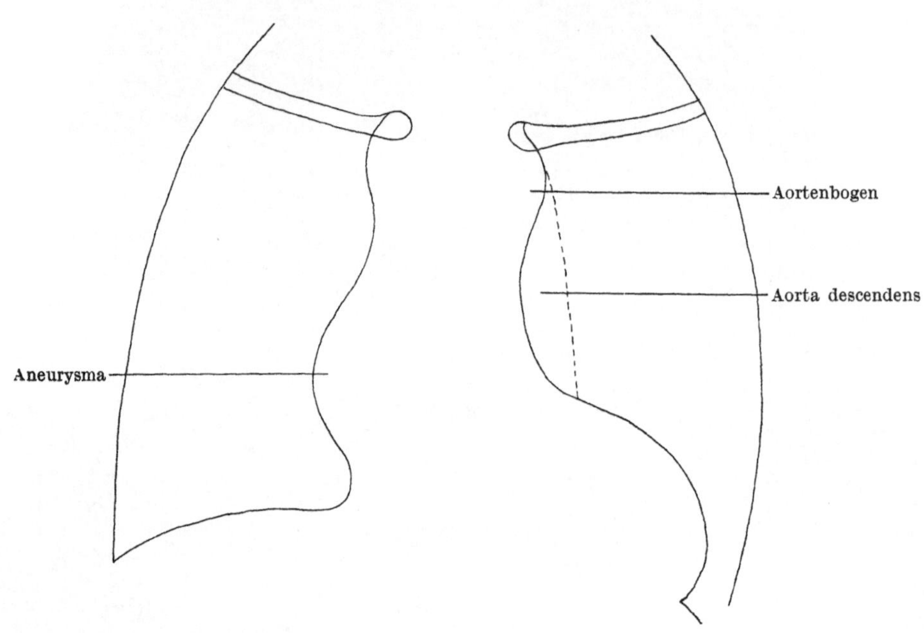

K.-N. 6405—6407.

Das **klinische Röntgenbild** ist 17 Tage vor dem Tode aufgenommen worden. Es zeigt das große Aneurysma der Aorta ascendens, welches auch nach links sich ausgedehnt und hier unterhalb des Aortenbogens die Art. pulmonalis überlagert. An dem Schatten zwischen Aortenbogen und linker Kammer beteiligt sich, dem anatomischen Befunde nach, wahrscheinlich auch die Aorta descendens. Das Kammerherz hat durch den Aneurysmadruck eine besonders starke Querlagerung erfahren, so daß es eine übertriebene Aortenform erhält, die dem tatsächlichen Befunde nicht in dem Maße entspricht.

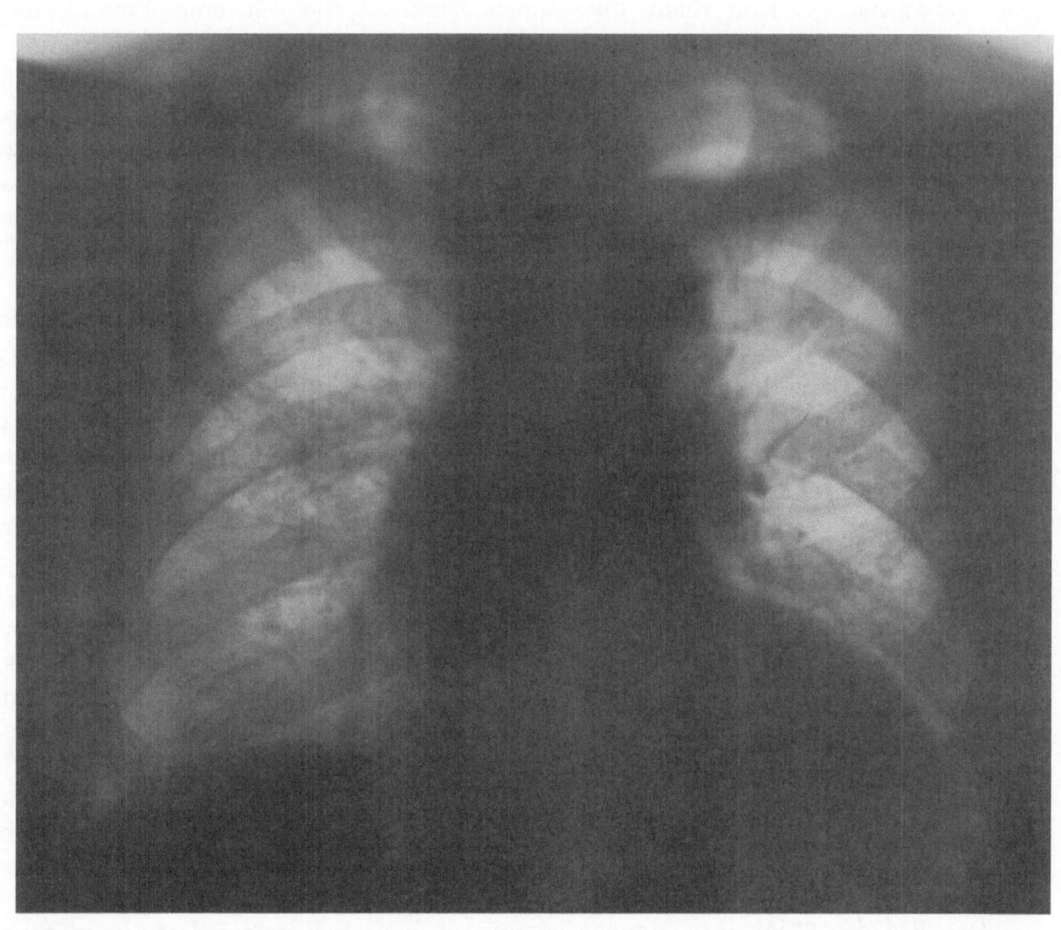

Epikrise.

Nach der Vorgeschichte des Krankenblattes liegt die syphilitische Infektion 40 Jahre zurück. Die spezielle Behandlung wurde vernachlässigt, und erst 4 Jahre vor dem Tode sind die ersten antisyphilitischen Kuren eingeleitet worden.

Auf das Herz selbst hat das Aneurysma zunächst relativ geringe Einwirkung gehabt. Die Aortenklappen selbst sind durch den syphilitischen Prozeß so gut wie gar nicht berührt worden, sie sind zart und isoliert geblieben, zeigen weder Schrumpfung noch Verwachsung. Erst dicht über ihnen beginnen die schweren Veränderungen der Aortenwand, welche auch noch das Abgangsgebiet der Koronararterien mit umfassen, die hinaufgerückt und an der Abgangsstelle trichterförmig erweitert sind, dagegen keine Verengerungen zeigen. Deutlich ausgeprägt ist nur am Herzen eine Hypertrophie des linken Ventrikels, eine Abrundung der Herzsilhouette im Spitzengebiet und eine gewisse Verlängerung der linken Kammer zur Aortenform des Herzens, aber ohne nennenswerte Dilatation. Diese Hypertrophie der linken Kammer findet in der Erweiterung der Strombahn im Aneurysmagebiet, in den dort liegenden großen Thrombusmassen und Ablenkungen der Blutbahn genügende Erklärung.

Das Aneurysma selbst sitzt ausgesprochen an der vorderen Wand der aufsteigenden Aorta; es wölbt sich kugelig nach vorn bis hart an das Brustbein heran, wobei es gewissermaßen auf der Basis des Herzens ruht. Alle abführenden größeren Gefäßstämme des Aortenbogens sind in ihren Anfangsabschnitten bis zu Fingerdicke erweitert. Der Aortenbogen selbst hat noch eine klaffende Lichtung von 3 cm und bis zum Zwerchfell hin bleibt die Lichtungsweite fast dieselbe, um in der Bauchaorta bis auf $1^1/_2$ bzw. 1 cm Lichtung herunterzugehen; dabei zeigen auch noch die abgehenden Arterien des Tripus stark trichterförmig erweiterte Zugänge.

Das Aneurysma hat weitere Verdrängungserscheinungen gezeitigt. Der direkte Druck auf die Lungenoberlappen ist wohl von geringerer Bedeutung, dagegen macht sich eine Kompression der Trachea an der Teilungsstelle und mehr noch des abgehenden rechten Hauptbronchus in einer ganz auffälligen Weite des oberen Trachealabschnittes geltend, welcher fast 2 Finger starke Lichtung aufweist. Im gleichen Sinne ist der dahinter liegende Ösophagus betroffen, welcher allerdings in seinem ganzen Verlauf auffällig weit ist, durch den nach hinten gedrängten Hilus ebenfalls abgeknickt wird und oberhalb dieser Hilusenge bis über 3 cm klafft. Den erweiterten Rohrsystemen der Trachea, des Ösophagus und der Aorta hat die Wirbelsäule in ihrem Verlauf sich angepaßt, indem sie sich im Brustteil nach hinten kyphotisch ausbiegt.

Der Tod des 67jährigen Mannes ist nun nach dem Krankenblatt ein plötzlicher gewesen. Die Ursache dafür ist Herztamponade, welche durch Ruptur des Aneurysmas, noch innerhalb des Herzbeutels, bedingt wurde. Es besteht jedoch nirgends eine irgendwie größere Rißstelle, sondern nur eine sehr feine haardünne Perforation einer besonders gedehnten und verdünnten Wandstelle des Aneurysmas an seiner rechten Seite zwischen Vena cava sup. bzw. rechtem Herzohr und Aorta. Es ist anzunehmen, daß von hier aus ein allmähliches Aufpumpen des Herzbeutels erfolgte. Wie lange die Füllung bis zur völligen Tamponade gedauert hat, ist nicht zu sagen; dem Krankenblatt nach ist der Patient morgens angekleidet im Krankensaal plötzlich umgefallen. Es wird sich also voraussichtlich nur um Stunden gehandelt haben, wenn man den Eintritt der eigentlichen Ruptur nicht in die Nachzeit verlegt.

Die Konfiguration des Herzbeutels und die Lagerung des Herzens in ihm ist prinzipiell dieselbe wie bei perikarditischem Erguß. Der Herzbeutel zeigt die abgerundeten, aus dem Zwerchfell sich abhebenden Konturen, die nur wegen des Auseinanderdrängens der Umschlagstelle des Perikards an den großen Gefäßen durch das Aneurysma nicht die zeltförmigen, nach oben sich verjüngenden Formen haben. Im übrigen schwimmt das Herz, wie üblich, auf dem flüssigen Herzbeutelinhalt, wobei es in völlige Querlage gebracht wird, die hier jedoch durch Druck des Aneurysmas auf den rechten Vorhof wesentlich verstärkt ist. So kommt es, daß der rechte Vorhof ebenfalls stark quergelagert wird und daß ein Teil seiner lateralen Wand an die Basis rückt. Noch eine weitere Abweichung ist zu sehen. Während das schwimmende Herz bei liegenden Kranken sonst scharf gegen die vordere Brustwand und nach links oben gegen den linken Oberlappen gedrängt wird, hat das hauptsächlich nach vorn sich vorwölbende Aneurysma das Herz im ganzen zurückverlagert, so daß in diesem Falle zwischen Vorderwand des Herzens und Herzbeutel sich noch eine ziemlich dicke Blutschicht befindet und vorwiegend die Hochhebelung des Herzens gegen den linken Oberlappen zur Geltung kommt. Infolgedessen ist auch bei der Schnittführung des ersten Schnittes der rechte Ventrikel tangential nur gerade angeschnitten worden Sehr viel deutlicher als bei einfachen entzündlichen Ergüssen macht sich bei der Herztamponade die Kompressionswirkung auf das Herz selbst geltend. Das sieht man besonders deutlich an der seitlichen Zusammenpressung des rechten Vorhofes wie an der rechten Kammer. Während gerade bei dem vom Venensystem injizierten Herzen die rechten Herzabschnitte eher zu weit und gedehnt angetroffen werden, kann man in diesem Fall in die rechte Kammer, auch vom Trikuspidalostium aus, nur mit Sonde eindringen und ein eigentliches Lumen existiert nicht. Eine gewisse Bedrängung und Verengerung ist auch bei entzündlichen Ergüssen zu finden, doch ist sie nicht mit der hier beobachteten zu vergleichen.

Krankenblatt.

K., 67 Jahre alt.

Vorgeschichte: Pat. kann über Kinderkrankheiten keine Angaben machen. Mit 17 Jahren Go., die Pat. trotz aller Kuren fast nie ausgeheilt hat. Während seines Aufenthaltes in Rußland mit 28 Jahren Ulcus durum. Behandlung wurde vernachlässigt. Erst vor 4 Jahren die erste Salvarsankur abwechselnd mit Hg (5—6 Spritzen). Mit 25 Jahren Brustfellentzündung, daran anschließend Gelenkrheumatismus. Seitdem treten beim Pat. Beschwerden in der Herzgegend und in der Mitte des Sternums auf. An letzterer Stelle brennendes Gefühl. Atemnot beim Treppensteigen und Angstgefühl. Vor 6 Wochen und vor 10 Wochen hatte Pat. heftige Schmerzen in beiden Nierengegenden.

7. 4. 21. Status: 67jährig. Mann in leidlichem Ernährungszustand und frischer Haut- und Gesichtsfarbe.

Pupillen mittelweit, leichte Entrundung links, reagieren auf Licht und Konvergenz.

Zunge feucht, nicht belegt, keine Drüsenschwellungen.

Rachenorgane o. B.

Herzgrenzen: Linke Mamillarlinie, Unterrand der 3. Rippe, 2 cm seitlich des rechten Sternalrandes, Spitzenstoß im 5. Interkostalraum, eben sichtbar. Aktion gleich- und regelmäßig. Töne: systolisches Geräusch über allen Ostien.

Puls mittelhart, von kräftiger Füllung und Spannung.

Lungen: Grenzen normal, Atemgeräusch vesikulär, keine Dämpfung. Reichlich zähes farbloses Sputum.

Leib weich, nicht aufgetrieben. Leber leicht druckempfindlich, handbreit unter dem Rippenbogen fühlbar. Milz nicht fühlbar.

Linksseitige Inguinalhernie. An der linken Seite der Glans penis kreisrunde Narbe.

Reflexe: Patellar rechts = links, Fußsohlen rechts = links, kein Babinsky. Temperatur 36°.

Therapie: 3mal 3 Tropfen Nitroglyzerin. Blutdruck nach Riva-Rocci: links 200/150; rechts 130/120.

Urin: Alb., Indikan, Sacchar., Diazo, Urobilin, Urobilinogen = negativ.

11. 4. 21. Verlauf: Pat. ist ohne Anfall geblieben, hat nur hin und wieder leichte Atemnot. Es wird heute mit der modifizierten Carellschen Kur begonnen: 400 Brei, 3mal 200 Milch, 100 Brot.

12. 4. 21. Wassermann negativ.

Röntgendurchleuchtung und Platte: Aortenaneurysma der Aorta ascendens. Verbreiterung des linken Ventrikels (Aortenherz).

14. 4. 21. Wassermann positiv.

18. 4. 21. Keine Anfälle von Atemnot mehr. Beginn einer Neosalvarsankur (0,15).

21. 4. 21. Neosalvarsan 0,3

25. 4. 21. „ 0,45

28. 4. 21. „ 0,3 im ganzen 1,2.

29. 4. 21. Pat. fällt morgens angekleidet plötzlich im Saal um und ist tot.

Obduktionsprotokoll.

1,73 m große Leiche männlichen Geschlechts in mittlerem Ernährungszustand. Subkutanes Fettpolster ca. 3 cm an den Bauchdecken dick. Muskulatur mittelkräftig, Knochenbau kräftig, Totenstarre in Lösung, Totenflecke im Gesicht und an den abhängigen Partien.

Milz 13 : 10 : 4 cm, ziemlich derb und fest, auf dem Durchschnitt braunrot, Pulpazeichnung verwaschen. Nebenniere: Rinde ockergelbe Farbe. Niere derb, fest, Zeichnung gut erkennbar, Rinde nicht verbreitert, Kapsel leicht abziehbar, Farbe blaurot, am unteren Pol eine starke narbige Einziehung. Darm, Blase, Mastdarm frei. Prostata kleinapfelgroß. Kopf und Rückenmark nicht seziert.

Der mit Formol injizierte Thorax wird durch drei Frontalschnitte in vier Präparate zerlegt.

Der erste Schnitt trifft das Herz tangential, so daß die rechte Kammer kaum eröffnet wird. Der gesamte Herzbeutel ist prall mit Blutgerinnseln ausgefüllt, in welchen das Herz quergestellt schwimmt. Der Herzbeutel stößt dabei links an die Brustwand und hat von links nach rechts eine größte Ausdehnung von $16^1/_2$ cm. Auch die Zwischenräume zwischen den Abgangsstellen der großen Herzgefäße sind prall mit Blut gefüllt. An der Basis des Herzens, welches selbst eine Schafsnasenform an der Herzspitze hat, liegt eine faustgroße aneurysmatische Erweiterung der Aorta, welche nach vorn das Herz überholt und bis an das Brustbein stößt. Das Aneurysma hat eine Länge von ca. 10 und eine Breite von ca. 5 cm. Fingerbreit über dem Ostium der Aorta beginnt in dem Aneurysma ein 4 : 5 cm messender, dreieckiger, geschichteter Thrombus, dem sich Kruormassen anschließen. Die Wand des Aneurysmas, welches besonders gegen den rechten Lungenoberlappen drückt, zeigt unregelmäßige Dicke, schwielige Kapsel und im Innern atheromatöse Geschwüre, sklerotische Platten und unregelmäßig narbige Verdickungen. Beide Lungen, anscheinend lufthaltig, sind von brauner Färbung; rechts ist die Pleurahöhle vollständig obliteriert.

Der zweite Schnitt trifft das Herz gerade im Ostium der Aorta und im Fußpunkt der linksseitigen Papillarmuskeln. Der Blutmantel umkreist das Herz vollständig, soweit das Perikard nachgegeben hat. Zwischen Aorta und Vena cava superior sowie zwischen Aorta und Pulmonalis befinden sich ebenfalls dicke Blutgerinnsel. Durch den Druck des Blutes ist der rechte Vorhof außerordentlich stark komprimiert, auch die Pulmonalarterien sehen sehr eng aus. Zwischen Vena cava superior und Pulmonalarterie liegt die Rückwand des Aortenaneurysmas. Zirka $4^1/_2$ cm oberhalb des Aortenostiums in Höhe des oberen Randes des rechten Herzohres ist an der rechten Seite des Aneurysmas, noch innerhalb des Herzbeutels, die Media der Aorta völlig unterbrochen. Hier scheint es zur Blutung in die Perikardialhöhle gekommen zu sein. Die Aortenklappen selbst sind im ganzen zart; die syphilitisch-sklerotischen Veränderungen beginnen erst etwas oberhalb der Klappenzone. Getrennt von der aufsteigenden Aorta weiter links oben ist der 3 cm im Durchmesser messende Aortenbogen getroffen. Rechts daneben liegt die sehr weite, ebenfalls 3 cm klaffende Trachea und dahinter (bzw. im Schnitte darüber) die ebenfalls sehr weite Speiseröhre; letztere beide laufen im Bogen nach hinten unten, wie auch die im Brustteil stark gekrümmte Wirbelsäule, anscheinend infolge Druckes des bis ans Brustbein reichenden Aneurysmas. Die Muskulatur des linken Ventrikels ist stark hypertrophisch. Die Leber ist verhältnismäßig klein, von gelbgrauer Farbe mit deutlicher Läppchenzeichnung. In der Gallenblase 10 facettierte Pigment-Kalksteine von der geschrumpften Gallenblasenwand prall eingeschlossen. In Magen und Duodenum Stauungskatarrh. Auch in den Lungen ausgesprochene Stauung und Hyperämie.

Der nächste Schnitt führt in der Mitte durch die Speiseröhre und unten durch die Bauchaorta. Die Speiseröhre ist in ihrem ganzen Verlauf außerordentlich stark erweitert und in der Gegend des Lungenhilus leicht nach hinten abgeknickt. Die Erweiterung liegt aber nicht nur oberhalb der Knickungsstelle, sondern auch unterhalb derselben, wo vielleicht in der Zwerchfellzone die stark erweiterte Aorta noch ein Hindernis gebildet hat. Der Durchgang zum Magen ist frei. In der Aorta, welche gleichzeitig zylindrisch erweitert ist, bestehen syphilitische und sklerotische Veränderungen bis zum Tripus. In der Bauchaorta, welche sehr viel enger ist, nehmen die Veränderungen wesentlich ab. Alle abgehenden Gefäße sind an ihren Abgangsstellen auffallend erweitert, und zwar sowohl die vom Arkus abgehenden wie auch die Bauchgefäße.

Pulmonalarterien-Aneurysma bei Endarteriitis obliterans.

33jährige Frau. K.-N. 6396—6397.

Klinische Diagnose: Aortenklappeninsuffizienz, Aneurysma aortae. (Krankenblatt s. S. 352.)

Hauptleiden: Endarteriitis obliterans der Pulmonalarterie.

Todesursache: Herzlähmung.

Pathologisch-anatomische Diagnose: Endarteriitis obliterans der Pulmonalarterienverzweigungen in den feineren Ästen (mikroskopisch festgestellt). Hochgradigste Hypertrophie des rechten Ventrikels. Aneurysmatische Erweiterung des Hauptstammes der Arteria pulmonalis mit chronischer Periarteriitis. Schwielige Zerrungsatrophie des großen rechtsseitigen Papillarmuskels. Hypertrophie und Dilatation des rechten Vorhofes. Kleine linksseitige Herzhöhlen. Chronische interstitielle Pneumonie. Stauungsleber. (Kein Obduktionsprotokoll.)

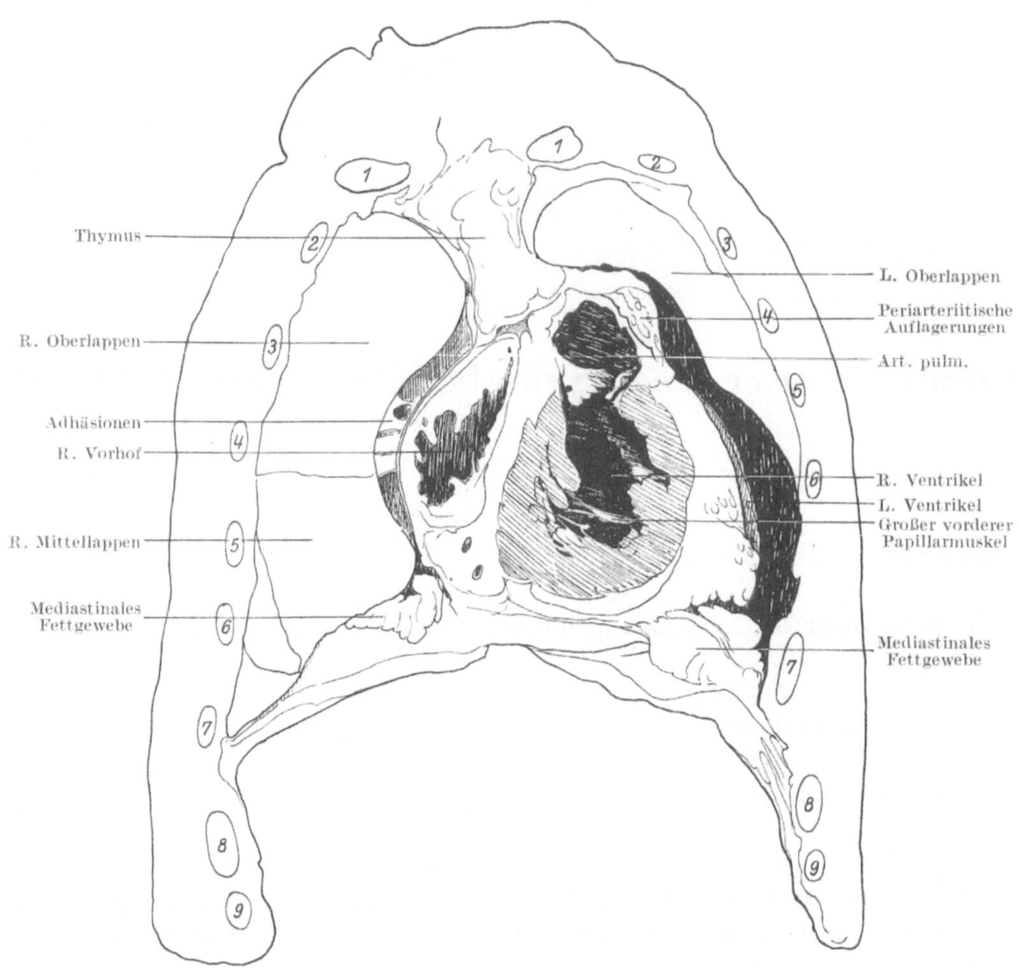

I. Schnitt. 2. Präparat. K.-N. 6396.

Das dreieckige vergrößerte Herz ist im rechten Vorhof, der rechten Kammer und in der Arteria pulmonalis eröffnet. Die rechte Kammer ist außergewöhnlich hypertrophisch, Wandstärke 1,5—1,75 cm. Sie bildet die Hauptmasse des Kammerherzens und beherrscht bei nur mäßiger Dilatation völlig die Spitze des Herzens. Der linke Ventrikel wird bis auf kleinen Saum in der Mitte des linken Ventrikelbogens völlig verdeckt. Die Arteria pulmonalis ist zylindrisch aneurysmatisch erweitert und mit chronisch periarteriitischen Granulationen bedeckt. Der große Papillarmuskel der rechten Kammer ist im Gegensatz zu der Wandhypertrophie zu einem zierlich atrophischen Kegel umgebildet. Der rechte Vorhof ist durch den rechten Ventrikel zurückgelagert, daher nur angeschnitten. In den Lungen chronisch interstitielle fleckige Pneumonie. (Die linke Brustwand ist im Bereiche des Herzens zurückgeschnitten und mit der Lunge vom Herzen abgezogen.)

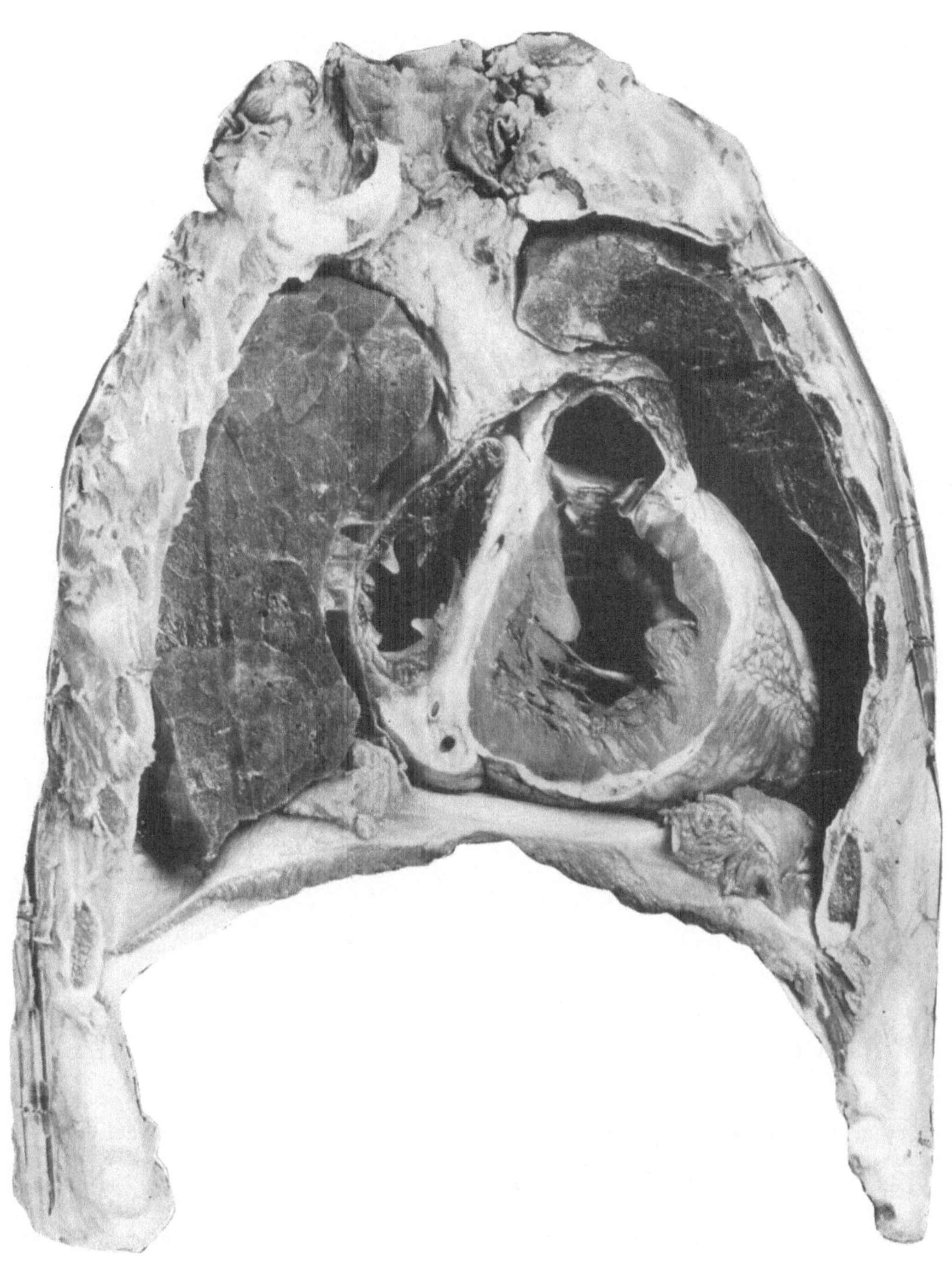

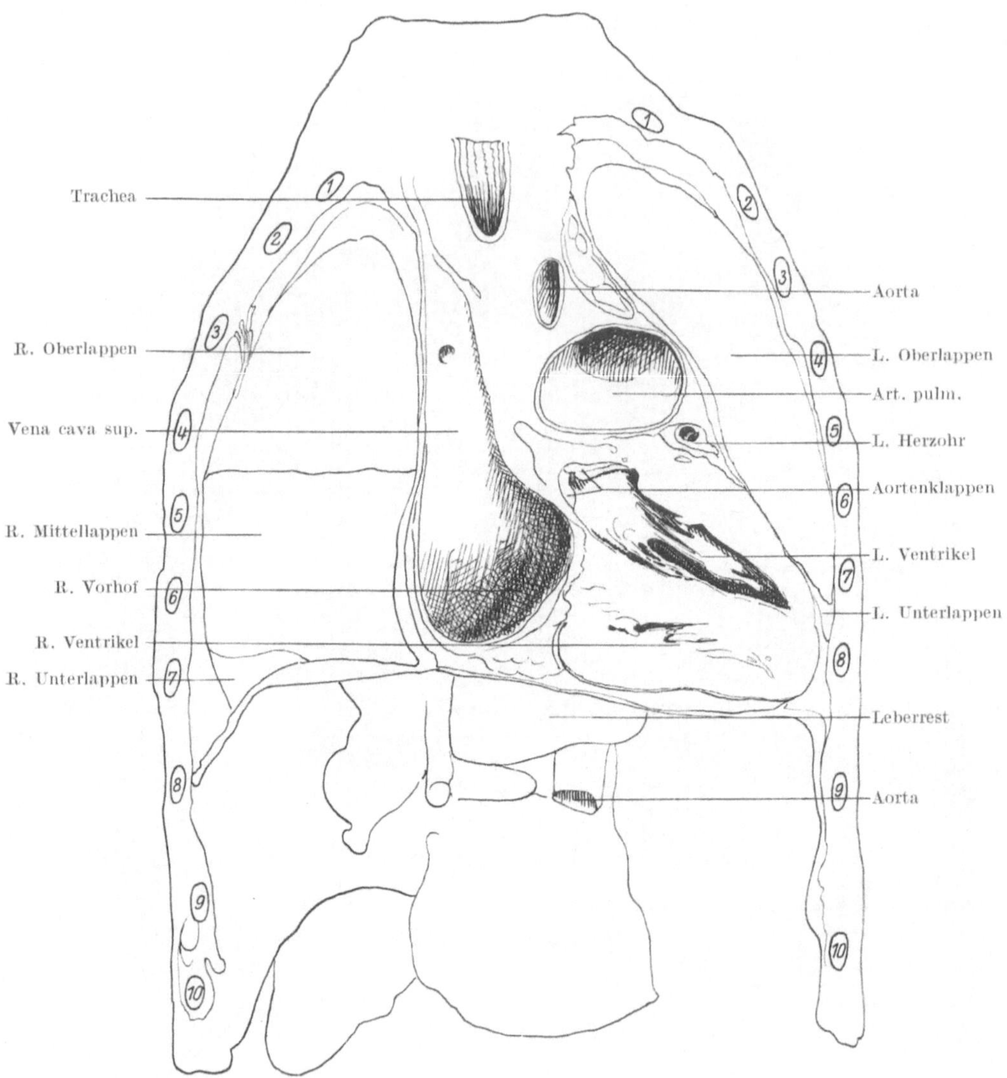

II. Schnitt. 3. Präparat. K.-N. 6397.

Die hintere Fläche des rechten Vorhofes mit der Vena cava sup., der hintere Restabschnitt des rechten Ventrikels, der linke Ventrikel in der Einströmungsbahn sowie die Arteria pulmonalis und der Aortenbogen sind zu übersehen. Die Wandstärke des rechten Ventrikels, welcher die Herzspitze bildet, übertrifft die des linken Ventrikels, welcher am Herzen hochgerückt erscheint. Der Stamm der Arteria pulmonalis ist besonders stark erweitert und überholt die Lichtungsweite der Aorta um das 5—6fache. Die Arteria pulmonalis springt in der linksseitigen Herzbegrenzung weit über Aorta und linkes Herzohr hinaus. In den Lungen fleckige Zeichnung, welche durch chronisch interstitielle Pneumonie infolge von endarteriitischen Prozessen der feineren Pulmonalarterienverzweigungen bedingt ist.

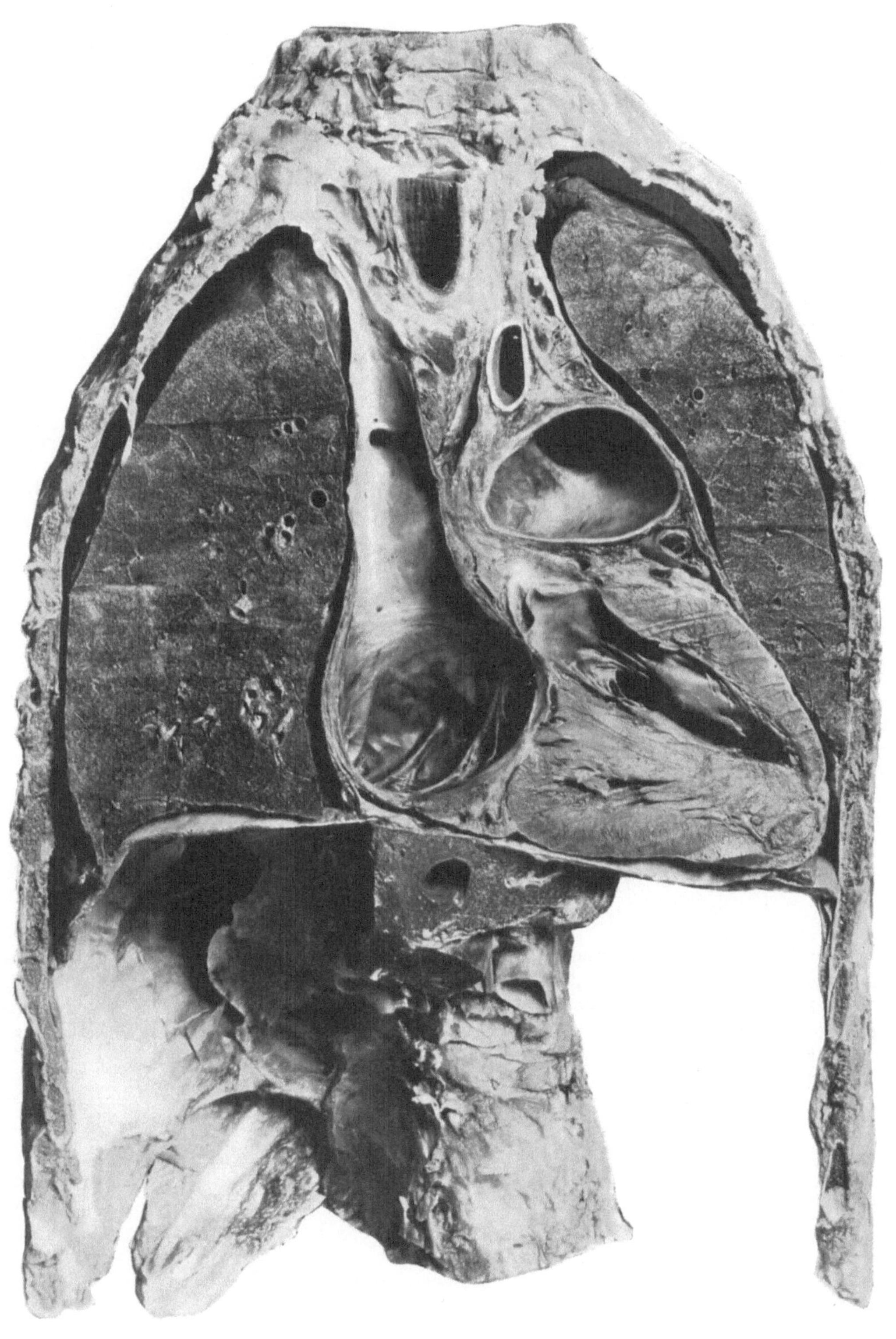

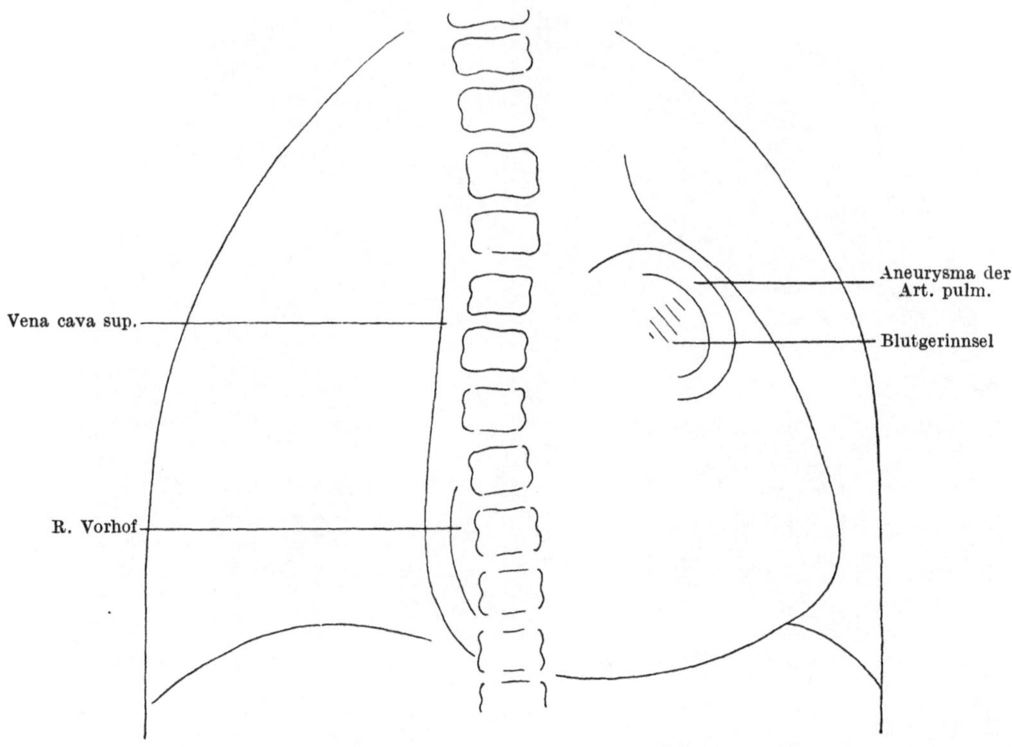

K.-N. 6396, 6397.

Die vom Leichenthorax genommene ventro-dorsale Röntgenplatte gibt die plumpe dreieckige Form des Herzens wieder, wie sie ungefähr der Abbildung auf Tafel 91 entspricht. Der lufthaltige, nicht besonders erweiterte rechte Vorhof ist rechts neben der Wirbelsäule mit seiner Außenwand zu sehen. Das links oben gelegene Aneurysma der Art. pulmon. wird teilweise von Blutgerinnsel ausgefüllt. Die Wirbelsäule zeigt die typische kyphoskoliotische Ausbiegung bei Herzvergrößerung.

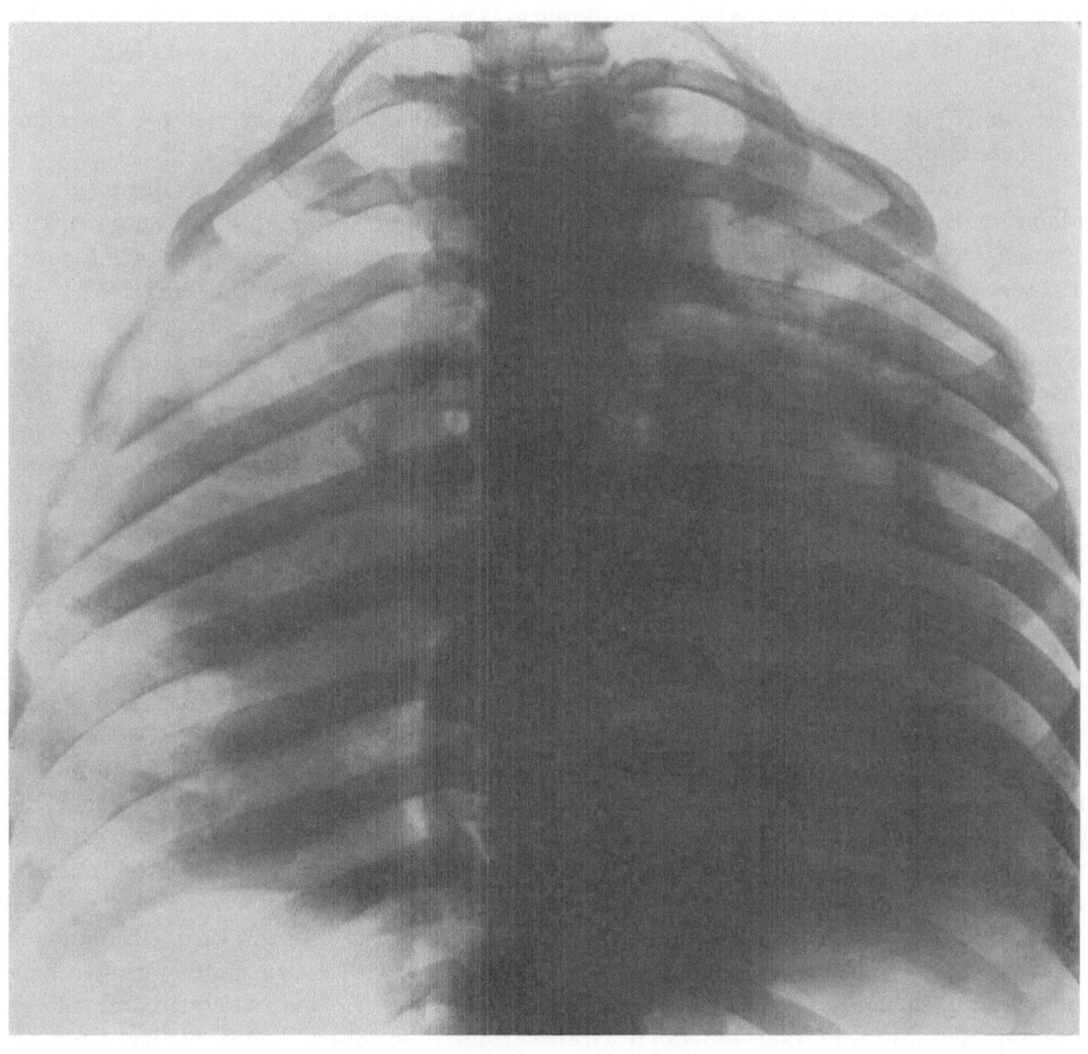

Epikrise.

In der Vorgeschichte der mit 33 Jahren verstorbenen Frau ist erwähnt, daß sie mit 6 Jahren Diphtherie, mit 12 Jahren Gelenkrheumatismus, mit 15 Jahren Blinddarmreizung, daß sie später, 7 Jahre vor dem Tode, Influenza und im Anschluß daran ständige Herzbeschwerden und Atemnot gehabt haben soll. Eine wesentliche Verschlechterung ist 2 Jahre vor dem Tode eingetreten, so daß sie vielfach bettlägerig war. $^1/_2$ Jahr vor dem Tode wird Erkrankung an Luftröhrenkatarrh und in den folgenden Monaten das Auftreten von Ödemen des Körpers berichtet. Außerdem soll die Patientin schon 5 Jahre arbeitsunfähig gewesen sein. Weiter ist hervorzuheben, daß die Patientin drei Aborte gehabt hat und daß die Wassermann-Reaktion bei der letzten Krankenhausbehandlung stark positiv war.

Es sind also in der Anamnese vielfache Infektionskrankheiten, darunter vor allem auch Lues, angegeben. Zur Beurteilung des durch die Obduktion aufgedeckten Befundes sind die Diphtherie, der Gelenkrheumatismus und die Lues als ätiologische Faktoren enger in Betracht zu ziehen, da klinisch und anatomisch ein Herz- bzw. Gefäßleiden vorlag. Wie vorher erwähnt, sind alle den Herzbefund erläuternden Symptome und Veränderungen zurückzuführen auf eine Erkrankung der feineren arteriellen Verzweigungen der Lungen, wie sie als Endarteriitis obliterans des öfteren beschrieben worden sind, so selten auch an und für sich diese Erkrankung sein mag. Es ist dabei von der Mehrzahl der Untersucher, wenn auch der Beweis nicht vollgültig zu erbringen ist, empirisch die Lues als wahrscheinliches ätiologisches Moment angenommen worden. Es verdient deshalb hervorgehoben zu werden, daß auch in diesem Falle die Lues in der Anamnese und durch die Wassermann-Reaktion bestätigt ist. Es sei weiterhin gleich bemerkt, daß am Myokard oder am Klappenapparat des Herzens sich keine Veränderungen fanden, wie sie nach Diphtherie oder Gelenkrheumatismus vielfach gefunden werden.

Um das topographisch anatomische Bild der Brustorgane deuten zu können, ist eine kurze mikroskopische Beschreibung des Lungenbildes notwendig. Das gesamte arterielle System der Lunge, von den Hauptstämmen an, ist erweitert, die Wandungen sind verdickt und nehmen an relativer Mächtigkeit immer mehr zu, je kleiner die Gefäße werden. Die elastischen Fasern sind besonders stark ausgebildet. Mit der zunehmenden Verdickung der Wandungen im ganzen geht peripherwärts, auf die kleinen und kleinsten Äste beschränkt, ein Schwund des Gefäßlumens einher, welches mit Intimaproliferationen angefüllt und schließlich ganz verschlossen wird. In manchen kleinen Gefäßen sieht man noch winzige Lumina von verhältnismäßig großen einzelnen Endothelien umgrenzt. Es sind auch Bilder zu sehen, wo zwei oder drei solcher Lumina gesondert in den zentralen Granulationen bestehen. Akut zellige Prozesse sind an den Gefäßen selbst im allgemeinen nicht zu finden; auch nicht an der Gefäßscheide.

Die Lunge dagegen zeigt chronisch-interstitielle Prozesse mit ausgebildeten kernarmen Schwielen, meist im Bereich größerer Bronchien und Gefäße, daneben das bunteste Bild von stellenweise kollabierten Alveolen mit dicken Wandungen und kubischem, fast drüsigem Epithel. An anderen Stellen ist frische Bronchopneumonie mit kollateralem Ödem zu sehen, stellenweise sind auch im Interstitium auffallend weite, blutgefüllte Kapillaren und kleine Venen in fast angiomartiger Anordnung vorhanden, und über die ganze Lunge verstreut sieht man an den Teilungsstellen feinerer Bronchien oder Bronchiolen lymphatische Zellanhäufungen, welche wie vergrößerte intrapulmonale Lymphdrüsenanlagen aussehen. Außer dieser letzterwähnten Zellvermehrung sind aber zellig entzündliche interstitielle Veränderungen nicht zu erkennen.

Eine Ausnahme macht der Hauptstamm der Arteria pulmonalis, welcher mit einem Wall periarteriitischer Granulationen umgeben ist. Hier scheint es sich aber um keine primäre Entzündung, sondern um Reaktion auf die starke Inanspruchnahme des Stammes bei Behinderung in den Verzweigungen zu handeln.

Die Veränderungen, welche das Strombahnhindernis in der Lunge am Herzen gezeitigt hat, sind ganz ähnlicher Art, wie sie bei einer Pulmonalstenose, z. B. bei angeborenem Herzfehler, gefunden werden. Der hypertrophische rechte Ventrikel beherrscht die Herzmuskelmasse. Seine Wandungen haben eine Mächtigkeit erreicht, welche die des normalen linken Ventrikels noch übersteigt. Der linke Ventrikel verschwindet in seinen Proportionen gegenüber dem rechten Ventrikel und erscheint fast wie ein Appendix des Herzens. Obwohl so gut wie keine Dilatation des rechten Ventrikels besteht, bildet er allein die Spitze des Herzens. Es liegt also ein ziemlich rein hypertrophischer Zustand der rechten Kammer vor, bei welcher besonders die Muskelschenkel der Crista supraventricularis und der Taenia septomarginalis als massive Muskelbalken in der Ausströmungsbahn zu sehen sind.

In einem auffallenden Mißverhältnis zu der Muskelmasse des rechten Ventrikels stehen die verhältnismäßig kleinen Papillarmuskeln und unter ihnen besonders der große vordere äußere Papillarmuskel. Dieser letztere bildet einen auffallend dünnen, weißlich glänzenden, ganz spitz zulaufenden Kegel, welcher mikroskopisch schwere Schwielenbildung und Verfettung der restierenden Muskelfasern zeigt. Da die übrige Muskulatur des rechten wie des linken Ventrikels nichts von Entzündung, nichts von Schwielenbildung oder Verfettung aufweist, glaube ich, daß es sich bei den pathologischen Veränderungen des großen Papillarmuskels rein um regressive Veränderungen durch Überlastung handelt, wie auch die Periarteriitis des Pulmonalstammes schon erklärt wurde. Ich möchte weiterhin annehmen, daß die übermäßige Ausbildung der Muskelleisten an der Basis des Conus pulmonalis, der Crista supraventricularis und der Taenia septomarginalis nicht allein als dem hypertrophischen Zustande des rechten Ventrikels koordiniert anzusehen ist, sondern daß diese der Grenzscheide zwischen Ein- und Ausströmungsbahn vorgelagerten Muskelbalken gewissermaßen kompensatorisch als Sphinktermuskeln zum Abschluß gegen das aus der Pulmonalis zurückströmende Blut eingesprungen sind, als die Überlastung des großen Papillarmuskels zu dessen Degeneration und zu drohender Insuffizienz der Trikuspidalis geführt hatte.

Die Klappen der Arteria pulmonalis sind groß, ausgezogen, aber ohne direkte krankhafte Veränderungen. Bei der Weite des Pulmonalostiums jedoch ist an eine relative Insuffizienz dieses Ostiums zu denken, und es ist nicht unwahrscheinlich, daß die klinisch beobachteten Herzgeräusche so zu deuten sind, da die übrigen Ostien, mit Ausnahme vielleicht des Trikuspidalostiums, welches infolge der Veränderungen des großen Papillarmuskels insuffizient gewesen sein kann, keine Veränderungen aufwiesen.

Die Arteria pulmonalis springt als maximal erweitertes Gefäß nach links oben aus der Herzsilhouette, gegen den linken Lungenoberlappen sich vordrängend. Der linke Ventrikel ist völlig nach hinten verlagert. Bei der Ansicht von vorn ragt nur ein Bruchteil dieser linksseitigen Begrenzung über die Herzsilhouette hervor. Die Herzspitze wird nur vom rechten Herzen gebildet und die Furche zwischen linkem und rechtem Ventrikel an der Spitze ist linksseitlich ca. 3 cm in die Höhe gerückt. Durch die Hypertrophie des rechten Ventrikels mit fast fehlender Dilatation ist das Herz im ganzen zwar vergrößert, aber längst nicht in dem Maße wie bei Klappenfehlern oder Dilatation der Herzhöhlen. Die Abmessungen entsprechen mehr der Herzvergrößerung des Schrumpfnierenherzens, wenn auch natürlich die Herzgestalt eine gänzlich andere ist. Die Vergrößerung macht sich aber in dem Sinne geltend, daß das Herz von vorn nach hinten und weniger von links nach rechts an Masse zunimmt. Ein Verschieben der Herzbasis nach rechts ist allerdings dabei zu konstatieren, wodurch der rechte Vorhof etwas nach hinten rotiert wird. Dieser zeigt übrigens ebenfalls kaum Dilatation, aber auch seinerseits eine gewisse Hypertrophie der Wandung. Der linke Ventrikel ist dem rechten nach links hinten oben aufgelagert. Obwohl er, wie schon gesagt, kaum den linken Herzrand überragt, reicht er trotzdem doch nur sehr wenig weit nach hinten unten, wo ebenfalls noch Muskelmasse des rechten Ventrikels lagert. Es ist deshalb eigentlich weniger von einer Rückwärtsverlagerung des linken Ventrikels, sondern mehr von einer Umwachsung des linken Ventrikels durch den rechten zu sprechen.

Diese Verhältnisse bedingen eine eigenartige Form der Herzsilhouette, wie sie das Röntgenbild gegeben haben müßte. Rechts sind die Vena cava superior und der rechte Vorhof allein randbildend. Auf dem Zwerchfell wird die Herzbegrenzung zunächst ebenfalls durch den rechten Vorhof, dann ausschließlich von der rechten Kammer gebildet. Links liegt als erster Bogen eine kleine, wie zusammengedrückt aussehende Aorta, welcher ein enorm großer und den Herzrand weit nach links überspringender Pulmonalisbogen sich anschließt, der aus dem linken Hauptast und der äußeren Wandung des Hauptstammes gebildet wird. Mit tiefer Taille folgt die hypertrophische Muskulatur des Conus pulmonalis, hinter welcher der Zipfel des kleinen linken Herzohres verdeckt wird. An den Konus schließt sich, die Mitte des linken Ventrikelbogens einnehmend, ein schmaler Saum der linken Kammer und die letzten ca. 3 cm der linken Herzbegrenzung werden wieder von der rechten Herzkammer übernommen.

Die Aorta ist in ihrem ganzen Verlauf gleichmäßig, ohne aneurysmatische Veränderungen und ohne nachweisbare Syphilis.

Daß das Aneurysma der Arteria pulmonalis, zumal bei positivem Wassermann, klinisch bei gleichzeitigen diastolischen Geräuschen auf die Aorta und nicht auf die Lungenarterie bezogen wurde, ist bei der großen Seltenheit der vorliegenden Erkrankung durchaus verständlich, findet aber noch darin seine Erklärung, daß der ebenfalls noch sehr stark erweiterte linke Hauptast der Arteria pulmonalis im Bogen nach hinten oben sich auswölbt und dabei dem Aortenbogen dicht angelagert ist, welcher diesen erweiterten Pulmonalarterienast nur noch ganz wenig überragt.

Krankenblatt.

F., 33 Jahre alt.

12. 2. 21. Anamnese: Mutter leidet an offenen Füßen und Arteriosklerose. Familienanamnese sonst o. B. Patientin hatte mit 6 Jahren Diphtherie, mit 12 Jahren Gelenkrheumatismus, mit 15 Jahren Blinddarmreizung, Perioden immer unregelmäßig, erste Periode mit 16 Jahren, letzte Januar 1921. 2 Partus, davon 1 nach künstlicher Entbindung bald gestorben. 3 Aborte. Pat. hatte 1914 eine Influenza, im Anschluß daran stellten sich ständige Herzbeschwerden ein. Atemnot und nächtliche Anfälle. 1919 trat eine Verschlechterung des Zustandes ein. Pat. mußte wiederholt längere Zeit im Bett liegen. Dezember 1920 erkrankte Pat. nach einem heftigen Anfall an Luftröhrenkatarrh. Seit Februar 1921 Ödeme am ganzen

Körper. Da bei Behandlung durch den Arzt keine Besserung, wurde Pat. ins Krankenhaus verlegt. Seit 1916 arbeitsunfähig.

Status: 33jährige, mittelgroße Frau von schlechtem Kräfte- und mäßigem Ernährungszustand. Haut stark zyanotisch verfärbt. Mäßige Dyspnoe, Andeutung von Ikterus. Starkes Ödem der abhängigen Teile des Rumpfes und der Beine. Starke Füllung der Halsvenen, sichtbares Pulsieren der Karotiden.

Zunge grauweiß, belegt. Pharynx: Blutungen im weichen Gaumen.

Pulmones: Hinten rechts unten 2 Querfinger Schallverkürzung, diffus spärliches Giemen, links unten reichliches, nicht klingendes Rasseln.

Vorn beiderseits oben klingendes Rasseln in geringer Menge.

Cor: Spitzenstoß nicht umschrieben fühl- oder sichtbar. Nach rechts 1 Querfinger über den rechten Sternalrand, nach links 1 Querfinger über die Mamillarlinie hinausreichend. Auskultation: Über allen Ostien, besonders über der Spitze und dem linken Sternalrand in Höhe der 3. Rippe, langgezogenes, lautgießendes Geräusch (diastolisch).

Abdomen aufgetrieben. Aszites. Hepar undeutlich palpabel. Lien nicht nachweislich vergrößert.

Patellarreflex stark herabgesetzt, Babinski —. Pupillen etwas verengt, Reaktion stark herabgesetzt. Temperatur 36,5.

Urin: A + S —, massenhaft granul. und hyal. Zylinder. Mäßig Leukozyten und Erythrozyten.

14. 3. 21. Kein Fieber. Sehr schlechte Diurese.

16. 3. 31. Breite Aortendämpfung.

20. 3. 21. Zunehmende Zyanose und Ödeme. Kräftezerfall.

21. 3. 31. Wassermann-Reaktion: +++. Zeitweise Somnolenz.

23. 3. 21. Trotz Purostrophan, Kampfer, Koffein keine Zunahme der Diurese. Cheyne-Stokessches Atmen.

24. 3. 21. Exitus letalis.

Kein Obduktionsprotokoll.

Rückblick.

In den Epikrisen der vorher beschriebenen Erkrankungen ist auf das Wesentliche eines jeden Falles kurz hingewiesen worden. Die holoptische Sektionsmethode gibt uns die Möglichkeit, nicht nur die einzelnen erkrankten Organe in ihrer natürlichen Stellung im Körper und ihren durch die Krankheit bedingten Abweichungen zu beobachten, sondern, was ebenso bedeutungsvoll ist, sie fördert auch das Verständnis für die Beziehungen der Organe untereinander; sie läßt die Verlagerung des vergrößerten oder verkleinerten Organs kenntlich werden und zeigt die Druck- und Zugwirkungen auf Nachbarorgane. Die Übersicht über große Körperschnittebenen gibt einen unmittelbaren Eindruck von dem pathologischen Geschehen, und der erreichte Krankheitszustand ist oftmals ebenso leicht mit einem Blick zu übersehen wie der Werdegang der gesamten Krankheitsprozesse.

Im folgenden soll nun noch eine kurze Übersicht über das gegeben werden, was die Methode unter Berücksichtigung des vorliegenden Materials zusammenfassend für die Bestätigung klinischer Untersuchungsmethoden und für die ein oder andere Frage der Pathogenese einigermaßen gesichert hat. Für die Schlußfolgerungen besteht ein gewisser Mangel darin, daß die Zahl der „Fälle" nur eine geringe ist und sein kann und daß die Organe nicht in jeder Richtung eingeschnitten und gründlich abgetastet werden können. Da aber trotzdem für manche Erkrankungsformen doch eine Mehrzahl von Präparaten vorliegt, die sich ergebenden Resultate außerdem bei der gebräuchlichen Sektionsmethode nachkontrolliert wurden und schließlich beim Aufstellen der Präparate eine gründliche Durchforschung auch der nicht in der Schnittebene liegenden Organabschnitte unter Zuhilfenahme der Röntgenstrahlen und durch Absuchen mit Nadeln und dem tastenden Finger vorgenommen wurde, glaube ich, bestimmte Ergebnisse als möglichst gesichert bestätigen zu können[1].

Die den Kliniker immer wieder beschäftigende Frage der Einstellung des beweglichen Exsudates in der Pleurahöhle ließ sich an den Schnitten mit einiger Präzision beurteilen. Man kann generell für Exsudate, sofern sie frei beweglich sind und die Lungen keine Verwachsungen zeigen, den einfachen Satz aufstellen, daß sie sich in der Form in der Pleurahöhle ansammeln, daß die Lunge auf ihnen schwimmt. Das Exsudat sammelt sich also in erster Linie in den abhängigen Brustkorbabschnitten und drängt die Lunge nach vorn und oben. Das ist jedoch nur die gröbere Lokalisierung der Exsudate. Die eigentliche Einstellung derselben wird durch mannigfache Faktoren noch besonders bestimmt. Bei jedem Druck im Pleuraraum oder, richtiger gesagt, bei jeder Raumbeschränkung im Pleuraraum zeigt die Lunge das Bestreben, sich von allen Seiten in der Richtung auf den Hilus zusammenzuziehen. Das soll nicht einen aktiven Vorgang von seiten der elastischen Kräfte der Lunge bedeuten, sondern nur die Richtung der raumgebenden Bewegung der Lunge anzeigen. Infolge des verschieden großen Radius vom Hilus bis zur Pleura in den einzelnen Lungenlappen ist der Weg, den die periphere Pleura in der Richtung auf den Hilus zurückzulegen hat, naturgemäß ein verschieden langer

[1]) Es verdient jedoch, generell im Auge zu behalten, daß das gesamte Thoraxmaterial von Kranken stammt, die vor dem Tode bettlägerig waren, und daß daher die Einstellung der Organe, besonders bei Verdrängung durch ortsfremden Inhalt, von diesem Gesichtspunkte aus mitbetrachtet werden muß.

und da die Lunge sich auf gleichen Raumabschnitten im gleichen Verhältnis beim Zusammensinken verkürzt, ist die Retraktion längerer Lungenabschnitte auch eine stärkere als diejenige von kürzeren Lungenabschnitten, d. h. z. B. daß der Weg vom Hilus bis zum unteren Rande des Unterlappens, etwa in der hinteren Axillarlinie, sich um einen größeren Teil verkürzen wird, als der Weg vom Hilus nach den Seitenabschnitten des Thorax etwas unterhalb der Achselhöhle. Demzufolge wird dort, wo die Lunge am meisten Raum schafft, auch das Exsudat am massigsten sich ansammeln. Daraus ergibt sich ferner, daß die Einstellung des Exsudats mit bedingt wird durch die konstitutionelle Thoraxform, der sich die Lungenform anpaßt. Der breite runde Thorax des untersetzten Mannes zeitigt andere Ausmaße der Lungen mit geringerem Unterschied des Lungenradius vom Hilus zur Basis, zur Spitze, zur Seite, nach vorn oder hinten, als wie der asthenische Habitus, dessen außerordentlich lang gezogene Lungen in ihrem Radius vom Hilus bis zur Lungenbasis den Seitenradius der Lunge bei weitem übertreffen. Es müssen daher die Begrenzungen freier Exsudate beim gedrungenen runden Thorax anders verlaufen als beim asthenischen Habitus, und zwar in dem Sinne, daß bei dem letzteren infolge größerer Retraktion der Lunge in Richtung der Basis auf den Hilus und geringer Retraktion in seitlicher Richtung die Exsudate schmaler und höher (s. Tafel 55), beim Thorax des Untersetzten breiter und niedriger sind.

Einen wesentlichen Einfluß auf die Stellung des Exsudates hat aber vor allem die Größe desselben. Der hydrostatische Druck der Exsudate schafft sich Platz unter Überwindung selbst größerer Widerstände; er weitet die Thoraxwand aus, läßt die Wirbelsäule skoliotisch sich ausbiegen, verdrängt das Mediastinum mitsamt dem Herzen und überwindet vor allem selbst die muskuläre Kraft des Zwerchfells. Bei rechtsseitigen Ergüssen vermag auch die große Leber nichts gegen diesen Druck, sondern sie wird in den Bauchraum hineingedrängt und für den Kliniker unter dem Rippenbogen tastbar. So bestehen auch keine Unterschiede zwischen linker und rechter Zwerchfellseite, sondern gleichgroße Exsudate drücken das Zwerchfell mitsamt der Leber gerade so tief, wie entsprechende Ergüsse der linken Seite. Die Entfaltung des komplementären Raumes kann allerdings rechts und links gewisse Unterschiede aufweisen. Das Bestreben größerer Flüssigkeitsmengen, sich zwischen Zwerchfell und Brustwand einzuschieben, ist am intensivsten an der Hinterfläche der Brustkorbwand. Das wird auf der rechten Seite durch die Leber, welche gegen die vordere Brustwand gedrängt wird, nur im beschränkten Maße möglich sein, während man linkerseits an Situspräparaten des öfteren beobachten kann, wie das Zwerchfell unter bestimmten Bedingungen an seiner Hinterfläche förmlich in Beutelform durch größere Exsudate in den Bauchraum vorgewölbt wird. Dafür pflegt auf der rechten Seite die Vergrößerung des phreniko-kostalen Winkels, wie ja am Röntgenschirm bei der Durchleuchtung festgestellt werden kann, um so ergiebiger zu sein, da für die Leber nach der Medianebene zu eine Ausweichsmöglichkeit eher besteht. Die Abplattung und Streckung des Zwerchfells mit Vergrößerung des phreniko-kostalen Winkels, der in der Norm wohl überhaupt keine positiven Werte hat, bis auf 45^{0} bei Betrachtung von vorn, ist daher nicht einmal ungewöhnlich. Ob die Vorbuchtung des Zwerchfells bei Ergüssen in der Pleurahöhle so weit gedeihen kann, daß es völlig in die Bauchhöhle hineingestülpt wird, halte ich, wenn kein Pneumothorax mit im Spiele ist, für weniger wahrscheinlich, da ich bei den größtmöglichsten Ergüssen doch immer nur im wesentlichen eine straffe Ausspannung mit maximaler Erweiterung des phreniko-kostalen Winkels, aber keine richtige Umstülpung gesehen habe. Bei den Vorstülpungen, wie man sie bei Sektionen sieht, sprechen die Eröffnung der Bauchhöhle, gelöste Totenstarre, Fäulnisprozesse und dergleichen sicher vielfach mit, so daß die Befunde nicht eindeutig sind.

Schwieriger ist die Beurteilung der Lagerung kleiner Exsudate, besonders freier, nicht durch Verwachsungen der Lunge komplizierter Flüssigkeitsergüsse. Wie Aschoff hervorhebt, kann das Kavum des Pleuraraumes Exsudat bergen, ohne daß der komplementäre Raum mit beteiligt ist. Bei Besprechung der Verwachsungen der Lunge wird noch darauf zurückzukommen sein. Ich selbst habe unter meinem Thoraxmaterial nur wenig frischere kleine Exsudate zu verzeichnen, da diese nicht zum Tode führen und nur gelegentlich als Nebenbefund mit beobachtet werden konnten. Wo bei meinen Präparaten kleine Flüssigkeitsansammlungen sich fanden, hatte ich mehr den Eindruck, daß sie sich hauptsächlich oberhalb des komplementären Raumes in den untersten Abschnitten des Kavum und vorwiegend an der hinteren Seite hielten und jedenfalls nicht ausschließlich im komplementären Raum sich angesammelt hatten, vor allem nicht in dessen seitlichen Abschnitten. Wie Ganter außerdem hervorhebt, ist bei kleinen Ergüssen infolge der zwischen den Pleurablättern bestehenden Kapillarität mit sehr feiner Verteilung des Exsudates hoch um die Lungen hinauf zu rechnen, so daß Ergüsse bis 400 ccm nicht nachweisbar sein sollen.

Es ist überhaupt zu betonen, daß in der hinteren Nische zwischen Zwerchfell und hinterer Brustwand kleine Exsudatansammlungen sich verstecken können, welche, noch ohne erhebliche Druckwirkung, als dünner, dem Zwerchfell aufliegender Keil der Beobachtung, auch der vor dem Röntgenschirm, entgehen können, da sie seitlich den phreniko-kostalen Winkel nicht entfalten. Selbstverständlich wird bei Betrachtung vor dem Röntgenschirm bei Atembewegungen auch in den phreniko-kostalen Winkel Flüssigkeit eintreten können; es ist aber andererseits auch wieder daran zu denken, daß schon kleine Ergüsse mit der Abwehr des Zwerchfells, mit einer gewissen Ruhigstellung desselben zu rechnen haben, welches sich so lange wie möglich gegen dauerndes Eindringen von Exsudat in den phreniko-kostalen Winkel wehrt. Am ausgesprochensten wird dies Verhalten des Zwerchfells bei seinem Hochstand bei ganz frischen Pleuritiden beobachtet. Nimmt der Erguß an Größe zu, so daß Raum geschafft werden muß, so sehen wir zuerst eine Beeinflussung der benachbarten Lungenabschnitte. Der Unterlappen wird in natürlicher Einstellung, d. h. indem seine hintere und seitliche Kante tiefer stehen bleiben als die vorderen medialen Abschnitte, hiluswärts gedrängt. Er hebt sich vom Zwerchfell ab und entfernt sich gleichzeitig von der Brustwand. Dabei kommt jedoch schon der Schwimmfaktor zur Geltung und die Lunge wird gleichzeitig nach vorn gedrängt, so daß in den hinter dem Sternum gelegenen Lungenabschnitten die Lunge noch das Zwerchfell berührt. Solche Befunde können wir z. B. bei Ergüssen von etwa 500 ccm Größe erheben.

Ich glaube, daß bei dieser Lungeneinstellung die von Aßmann gegebene Erklärung mit Berücksichtigung verdient, daß nämlich die einzelnen Lungenlappen eine relative Selbständigkeit in bezug auf ihr Verhalten gegenüber Flüssigkeitsergüssen im Thoraxraum aufweisen. Bei freien, nicht durch Pleuraverwachsungen komplizierten Ergüssen ist es nichts ungewöhnliches, daß man Retraktions- und Druckwirkungen ausschließlich auf einen Lappen, und zwar zunächst den Unterlappen, beschränkt sieht, während der Ober- bzw. Mittellappen noch nichts von Verdrängung oder Retraktion erkennen lassen. So können wir also bei einem mittleren Erguß im rechten Brustfellraum sehen, daß der Erguß vorwiegend dorsal und auf dem Zwerchfell sitzt, daß der preniko-kostale Winkel kaum entfaltet ist, daß der Unterlappen vom

Zwerchfell und von der Brustwand im Bereiche des Kavum hinten und seitlich abgedrängt wird, daß aber der Mittellappen vorn bis aufs Zwerchfell herabreicht und daß an ihm auch seitlich, natürlich je nach Größe des Ergusses, noch kaum Abdrängung zu erkennen ist.

Die Einstellung größerer Exsudate nun ist durch die physikalischen Untersuchungsmethoden einschließlich der Röntgendurchleuchtung und durch autoptische Befunde immer mehr geklärt worden. Die Streitfrage, ob ein Pleuraerguß sich, einfach dem Gesetz der Schwere folgend, einstellt oder gewissen Gesetzen folgt, welche ihm eine kurvenartige Begrenzung kranialwärts in dem Sinne geben, daß der Erguß nicht nur hinten höher steht als vorn, sondern auch seitlich höher als medial, hat sich nach allen Erfahrungen der letzten Jahre zugunsten der letzten Annahme entschieden. Das bestätigt sich auch an meinen Thoraxpräparaten. Kompliziert wird die Deutung der letzteren vorwiegend dadurch, daß bei der Obduktion nur sehr selten große freie Ergüsse ohne jegliche Verwachsung der Pleurablätter zur Beobachtung gelangen und daß auch bei nicht entzündlichen Transsudaten die Lungen doch so oft die eine oder andere ältere Verwachsung aufweisen. Soweit sich meine Schlüsse auf größere Exsudate aus der Betrachtung der verschiedensten Thoraxschnitte kombinieren lassen, ergibt sich, im wesentlichen im Einklang mit den Erfahrungen der letzten Jahre, folgendes:

Es steht außer Zweifel, daß die Schwerkraft der Flüssigkeitsansammlung gegenüber der lufthaltigen Lunge die Hauptrolle spielt; es wirken ihr jedoch die elastischen Kräfte des Thorax, die muskulären Kräfte des Zwerchfells und der Bauchhöhlendruck, der Widerstand des Mediastinums und der Lunge entgegen, wodurch sich eine gewisse typische Einstellungsweise der Brusthöhlenergüsse ergibt. Da die Lunge auf der Flüssigkeit schwimmt und die Mehrzahl der mit größeren Exsudaten behafteten Personen eine erhöhte Bettlage anzunehmen pflegt, sammeln sich die Flüssigkeitsmengen in den hinteren abhängigen Brustkorbabschnitten. Die Exsudatbegrenzung, die bei einfach nivellierender Einstellung der Flüssigkeitsansammlung sich alsdann ergeben müßte, finden wir aber nicht, da dann über dem Zwerchfell, besonders herznahe, hinter der vorderen Brustwand kein Erguß gefunden werden dürfte, weil die Lungen, selbst wenn sie komprimiert sind, doch immer noch ihren Raum beanspruchen. Wir sehen vielmehr, daß der Flüssigkeitserguß den Thorax in seiner hinteren Hälfte bis zur Spitze ausfüllen kann, ja selbst die anatomische Lungenspitze noch von der Thoraxkuppel abdrängt, daß er sich weiter besonders längs der Wirbelsäule von der Spitze bis zum Zwerchfell ausbreitet, dann seitlich die Lunge umgreift und sie vorn in absteigender Kurve umfaßt, wobei die noch gut lufthaltigen Lungenteile, welche nicht untergetaucht sind, nach vorn medial und etwas nach oben gepreßt werden. Man findet also bei freien Ergüssen nie den Oberlappen atelektatisch, wenigstens nicht in seiner oberen Hälfte kranialwärts vom Hilus, dagegen bei jedem großen freien Erguß, den Unterlappen bzw. die Untergeschoßlungenabschnitte aufs stärkste komprimiert, d. h. daß das Schwimmen der Lunge auf dem Erguß sich stets noch kenntlich macht, soweit die Raumbeschränkung dieses überhaupt zuläßt und das Lungenvolumen lufthaltiger Teile noch Ausweichsmöglichkeiten in flüssigkeitsfreie Thoraxabschnitte gestattet; nur die Lungenteile, welche nicht mehr in diesem flüssigkeitsfreien Raum unterkommen können, werden komprimiert und zeigen Retraktion bzw. Verdrängung in Richtung auf den Hilus, daneben aber immer noch die Verlagerung im Sinne des Schwimmens, d. h. hauptsächlich nach vorn und medial.

Da wir nun aber auch bei nicht bettlägerigen Kranken klinisch die schräge Einstellung des Exsudats beobachten und, wie vorher ausgeführt, auch die Exsudatbegrenzung bei liegenden Kranken nicht einfacher Nivellierung eines Flüssigkeitsspiegels entspricht, müssen besondere Verhältnisse vorliegen, welche diese Einstellung bewirken, und es sind wohl vorwiegend mechanische Einflüsse dabei ausschlaggebend. Schon der Thoraxbau kommt sehr in Betracht. Die Rippenelastizität ist am größten und die Rippenexkursionen sind am ergiebigsten im Bereiche der unteren äußeren Thoraxabschnitte, während die oberen Rippenringe zwar große Federkraft, aber wenig Ausweichsmöglichkeiten haben und, soweit sie mit kurzen geraden Knorpeln am Sternum befestigt sind, nur im Sinne der Hebung der Rippenringe etwas Spielraum zu geben vermögen. Das Exsudat wird also nach unten außen sich Platz zu machen versuchen, und zwar dann, wenn die Verschiebung des Mediastinums ihre Grenze erreicht hat und die wenig nachgiebige hintere Rippenwinkelrinne bis an die Wirbelsäule heran aufgefüllt ist.

Der Widerstand des Zwerchfells ist nicht nur in seiner eigenen muskulären Kraft, sondern auch in der Gegenwirkung des Bauchhöhleninhaltes zu bewerten, doch spielen da ganz sicher individuelle Eigentümlichkeiten eine große Rolle. Die Auffüllung des phreniko-kostalen Winkels an der Hinterfläche des Zwerchfells ist jedenfalls das erste, die seitliche Auffüllung bedarf schon eines ziemlich großen Ergusses und zu völliger Abplattung des Zwerchfells sind positive und negative Kräfte nötig, die nicht zu klein zu schätzen sind. Für die positiven Komponenten kommt in erster Linie die Größe des Ergusses selbst in Frage, aber selbst sehr umfangreiche Exsudate brauchen noch nicht zu weitgehender Abplattung des Zwerchfells zu führen, wenn die Thoraxwand, aktiv und passiv, sowie Mediastinum und Lunge gut auszuweichen vermögen. Ist dagegen die Thoraxwand unnachgiebig, ist vor allem die Lunge selbst durch pneumonische oder phthisische Prozesse wenig kompressibel, ist das Zwerchfell selbst durch große Angriffsfläche, wie beim Habitus asthenicus, und Muskelschwäche sowie durch geringen Bauchhöhlenwiderstand nachgiebig, so kommt es zu immer stärkerer Abplattung des Zwerchfells, welches schließlich zu einer straffen Scheidewand ausgespannt werden kann.

Wenn wir damit auch schon gewisse Anhaltspunkte für die unregelmäßige Einstellung von Pleuraergüssen gewonnen haben, so scheint doch für die eigentliche kurvenartige Begrenzung das Verhalten der Lunge selbst von Bedeutung zu sein und die einleuchtendste Deutung für ihre Lagerung finde ich beim Vergleich mit meinen Thoraxschnitten in der von Kraus erwähnten, daß die an verschiedenen Stellen verschiedene Retraktionskraft der Lunge die Ursache sein kann, sowie in dem von Aßmann betonten selbständigen Verhalten der einzelnen Lungenlappen; nur ist immer dabei festzuhalten, daß die Schwerkraft des Ergusses dominierend seine Lage bestimmt und daß die Grenzen zwischen Dämpfungs- und Aufhellungsbezirk durch die auf dem Exsudat schwimmende Lunge modifiziert werden.

Welche anatomischen Unterlagen haben wir daher für das Garlandsche Dreieck und für die Ellis-Damoiseausche Kurve? Immer zunächst vorausgesetzt, daß es sich um freie, nicht durch Verwachsungen komplizierte Ergüsse handelt, scheint es mir möglich, die Behauptung aufzustellen, daß das Garlandsche Dreieck von der Lunge tatsächlich nur vorn mit der Exsudatbegrenzung mehr oder weniger korrespondiert, daß dagegen hinten in Wirklichkeit die Lunge selbst nicht in Dreiecksform der Brustwand anliegt, sondern durch eine mehr oder weniger dicke Exsudatschicht von der Brustwand getrennt wird. Gerade die hintere Brustwandfläche, vor allem auch die paravertebrale Rippenrinne, füllen sich vom unteren Cavum pleurae zuerst mit Exsudat. Dieses Verhalten geht schon daraus hervor, daß man am fixierten Thoraxpräparat die Lunge nach Fortnahme der vorderen Brustwand im Bereiche des Ergusses stets von der Seite her nach hinten umgreifen kann. Ist der Erguß ein größerer, so steigt der Flüssigkeitsspiegel an der Hinterwand der Lunge bis zur Kuppel hinauf und fällt dann, je größer der Erguß ist, um so steiler, an den seitlichen Brustwandabschnitten beginnend, nach vorn, die eingetauchten Lungenabschnitte umgreifend, auf das Herz zu ab. Es ist also eigentlich nur vorn eine typische von medial nach lateral ansteigende, kranialwärts meist leicht konkave Exsudatbegrenzung vorhanden, jedenfalls wenn es sich um ein größeres freies Exsudat handelt. Trotzdem halte ich es vom anatomischen Gesichtspunkt aus für höchst wahrscheinlich, daß die perkussorische Diagnostik auch an der Hinterwand des Brustkorbes eine aufsteigende Exsudatbegrenzung und ein Garlandsches Dreieck erzielen muß. Das kann bei größeren Exsudaten wegen der zwischen Lunge und Brustwand tatsächlich vorhandenen Flüssigkeitsmenge nur bei stärkerer Perkussion, wie auch in der klinischen Literatur schon angegeben, erzielt werden, und für die von der Wirbelsäule nach außen aufsteigende Kurve sind zweierlei Momente maßgebend. Einerseits stellt die Lunge sich tatsächlich in Dreiecksform ein, indem die unteren Lungenabschnitte am stärksten sich retrahieren und, soweit sie eintauchen, auch komprimiert werden, so daß die vordere Begrenzung, wie erwähnt, sich tatsächlich in nach außen aufsteigender Linie bewegt; andererseits ist für die Perkussion, was auch schon des öfteren erwähnt ist, zu berücksichtigen, daß das hinter der Lunge gelegene Exsudat von ganz verschiedener Mächtigkeit sein muß. Es wird am tiefsten sein und die stärkste Dämpfung geben in der Richtung vom hinteren Rippenwinkel auf die Lunge zu, sofern die Lunge schon so weit nach medial gedrängt ist, daß der vom hinteren Rippenwinkel geführte Perkussionsstoß an der Lunge vorbei die gesamte Exsudatmenge bis an die vordere Brustwand betrifft. Ist die Retraktion noch nicht so weit gediehen, so kann die Grenze tiefster Dämpfung noch etwas weiter nach außen verschoben werden, sofern die Dicke des Exsudats an der Lunge vorbei von der Hinterwand bis zur Vorderwand die Schicht des Ergusses zwischen Lunge und hinterer Brustwand übertrifft. Geht man noch weiter nach außen, so wird für den Perkussionsstoß bei abnehmender Thoraxtiefe in der seitlichen Rippenbiegung naturgemäß die erzielte Dämpfung immer geringer ausfallen. Die intensivste Dämpfung wird daher an der Hinterwand des Thorax im Bereiche der hinteren Rippenwinkel oder etwas seitlich davon gelegen sein. Die Dämpfung muß aber auch nach medial auf die Wirbelsäule zu, und zwar steiler als wie außen, abfallen, weil die Rippen vom Winkel her nach der Wirbelsäule zu sich wieder nach vorn wenden und die Exsudatschicht zwischen hinterer Brustwand und nach vorn gedrängter Lunge in den medialen Abschnitten tatsächlich dünner wird. Außerdem strebt, schon von der 5. Rippe an nach aufwärts, die Thoraxkuppel wieder nach vorne, da sich ja jede Brustkorbhälfte nach oben kuppelförmig verjüngt. Weil nun ferner die Lunge hauptsächlich nach vorne oben und medial gedrängt wird und in ihren nicht völlig eingetauchten Abschnitten sicher nicht weniger lufthaltig, vielleicht sogar in gewisser Inspirationsstellung ist, wird einerseits dem Erguß so viel Raum genommen, daß er medialwärts eine immer dünnere Schicht bildet, andererseits müssen die in Dreiecksform eingestellten, noch lufthaltigen Lungenabschnitte die perkussorische Aufhellung des Garland-Dreieckes ergeben, falls die Perkussion nicht zu leise ausgeführt wird, zumal die untergetauchten komprimierten Lungenabschnitte die Exsudatdämpfung nicht wesentlich werden aufhellen können. Die auf der Röntgenplatte sich ergebenden Schattenbilder müssen aus demselben Gesichtspunkte, wenn auch nicht genau in der Ausdehnung, so doch in der Form, wesentlich dieselben Resultate zeitigen.

Mit einigen Worten möchte ich hier noch auf die Untersuchungen von Ganter über die Lagerung von Pleuraergüssen eingehen. Die mit sehr anschaulichem Modell gewonnenen Darstellungen stimmen in den meisten Schlußfolgerungen mit meinen anatomischen Befunden überein. Vor allem scheint es mir wertvoll, daß Ganter die verschiedene Retraktionskraft der Lunge an verschiedenen Abschnitten derselben besonders hervorhebt und dafür u. a. die unterschiedliche Nachgiebigkeit des Thorax und die Saugwirkung des Zwerchfells verantwortlich macht. Auch daß außer der Retraktionskraft der Lunge die Schwerkraft des Ergusses, und zwar von dessen oberem Niveau nach unten zunehmend, für die Lagerung von Exsudaten wesentliche Bedeutung hat, betont Ganter mit Recht. Zweifelhaft erscheint mir aber, ob es den Tatsachen entspricht, daß kleine Gasblasen an dieselbe Stelle wandern, wo sich auch kleine Ergüsse ansammeln, d. h. in die untersten Kavumabschnitte. Wenn ich auch auf den Pneumothorax weiter unten noch ausführlich zu sprechen komme, so möchte ich doch schon hier darauf eingehen, weil Ganter das Wandern hoch eingebrachter Gasblase nach unten durch nivellierende Einstellung eines gleichzeitig eingefügten und natürlich an typischer Stelle seitlich unten gelagerten Kochsalzlösungergusses begründet und außerdem bemerkt, daß die perkussorische Grenze des Pneumothorax die gleiche sein soll, wie die beim Erguß. Das widerspricht meinen anatomischen Präparaten. Daß eine kleinere Gasblase vor dem Röntgenschirm der Beobachtung bald entgeht, beruht nicht darauf, daß sie nach unten wandert, sondern darauf, daß sie sich neben dem vorderen Mediastinum versteckt, wie später noch gezeigt werden wird. Daß andererseits ein kleiner Erguß erst durch gleichzeitiges Einbringen von Luft in den Thorax sichtbar wird, sagt noch nicht, daß auch ohne diesen Erguß die Gasblase an derselben Stelle zu sitzen braucht, sondern durch gleichzeitigen flüssigen und luftartigen Erguß werden, da an allen Stellen der Lungenoberfläche Druckausgleich herrscht, für den Erguß besondere Bedingungen geschaffen. Auch daß Ganter kein Aufsteigen der Gasblase in die Pleurakuppel sah, wird weiter unten von mir noch bis zu einem gewissen Grade erklärt werden können, ganz abgesehen davon, daß wohl in vielen Fällen, wo der Pneumothorax angelegt wird, Lungenspitzenverwachsungen bestehen werden. Endlich glaubt Ganter aus theoretischen Erwägungen annehmen zu müssen, daß mit zunehmender Größe der Ergüsse der seitliche Hochstand derselben abnimmt, da die Retraktionskraft der Lunge nach oben zu immer geringere Unterschiede aufweist. Das stimmt wohl nur zum Teil, und zwar nur für die hintere Lungenfläche, wie ich vorher gezeigt habe, wogegen es nicht für die vorderen Lungenflächen zutrifft, und dagegen spricht auch die von Ganter selbst als wichtig betonte Komponente des hydrostatischen Druckes, welcher sich bei großen Ergüssen, von oben nach unten zunehmend und daher unten auch mehr auswirkend, zu der Retraktionskraft der Lunge hinzugesellt.

Die Flüssigkeitseinstellung wird nun sofort modifiziert, wenn Verwachsungen der Pleurablätter im Spiele sind. Natürlich ist es unmöglich, alle Formen der Verwachsungen und alle daraus resultierenden Abweichungen in der Lokalisation von Ergüssen zu berücksichtigen. Ich verweise bezüglich der typischen Verwachsungsarten auf die systematische Aschoffsche Beschreibung. Was zunächst die frischen pleuritischen Membranen anbetrifft, so werden dieselben, so lange sie noch zart, gefenstert und unvollkommen abschließend sind, keinen wesentlichen Einfluß auf die Exsudateinstellung haben können. Das kann sich jedoch schnell ändern. Membranen von seidenpapierdünner Beschaffenheit, selbst allerzarteste Häutchen, können, wenn sie noch keine Perforationen besitzen und den Pleuraraum völlig quer durchtrennen, zu

Kammerungen führen, die dem Exsudatinhalt eine gewisse Selbständigkeit verleihen. Ich selbst habe in einem einschlägigen Fall die Beobachtung gemacht, daß sich infolge solcher Abkammerungen an dem Leichenthorax das Exsudat nicht vollständig durch Punktion entleeren ließ und daß sich bei nachträglicher Gelatineinjektion auch nur die kommunizierenden Kammern wieder füllten, obwohl gerade in diesem Falle die Membranen von besonders zarter, fast spinnwebenartiger Beschaffenheit waren. Das ist ja auch fast tägliche klinische Erfahrung (s. Tafel 1 u. 2).

Die Anordnung dieser zunächst frischen Membranen ist derart, daß sie überall dort ihren Ursprung nehmen, wo leichte Unebenheiten der Pleuraoberfläche, vielleicht nur funktioneller Art bei der Atmung, den Fibrinansatz begünstigen. Das ist vor allem der Rippenverlauf, und zwar setzen die Membranen am oberen oder unteren Rande der Rippen an, also wohl dort, wo inspiratorische Atembewegungen Niveauunterschiede zwischen Rippen und Interkostalraum bewirken. Sie ziehen sich von dort zu dem Lungenteil, welcher dieser Stelle ursprünglich angelegen hat oder doch benachbart war und verlaufen deshalb, nach hinten ansteigend, den Rippen parallel, steigen aber gleichzeitig im Thoraxraum nach medial etwas in die Höhe, weil die Lunge durch das wachsende Exsudat nach medial oben und vorn verlagert wird. Das gilt zunächst nur für die primär gebildeten Membranen. An der Lunge selbst gelten, abgesehen von Rippenkontaktstreifen, als typische Vorsprünge für Membranansatz die scharfe untere Lungenkante und die einzelnen Kanten der verschiedenen Lungenlappen; für das Zwerchfell kommen die Unebenheiten der Muskelzüge und deren Grenze zur Pars tendinea in Frage sowie die später noch zu besprechenden Aschoffschen Randverwachsungen und der Grenzbezirk zwischen Cavum pleurae und Sinus phrenicocostalis.

Die Entwicklung dieser primären Membranen gibt dem Exsudat nun aber sofort wieder neue Ursprungsstellen für sekundäre Membranen, welche die zunächst größeren Kammern unterteilen. Als erstes wird die gesamte Thoraxwand zwischen den Membranansätzen durch der Wand anliegende oder doch nur wenig sich abhebende Sekundärmembranen ausgekleidet. Es handelt sich meistens um nur kleinere Membrankammern, die jedoch bei Probepunktion durchstoßen werden müssen, wenn man nicht zu Trugschlüssen kommen will. Weiterhin teilen größere Sekundärmembranen die primären Kammern in Unterabteilungen. Bei diesen sekundären Membranen kann man im allgemeinen das Prinzip gewahrt sehen, daß sie auf dem kürzesten Wege von Punkt zu Punkt ziehen und gern dort ihren Ursprung nehmen, wo schon die primäre Membran ihren Ansatz oder ihr Ende fand. Ich verweise dabei auf die Abbildungen (Tafel 1, 2. u. 3), wo man von der seitlichen Thoraxwand im abgedrängten phrenikokostalen Winkel auf das Zwerchfell zu, desgleichen vom scharfen Rand und der Unterfläche der Lungenbasis nach dem Zwerchfell hin, radspeichenartige Sekundärmembranen sehen kann.

Die primären und sekundären Membranen bilden schließlich ein reichhaltiges Kammerwerk mit Abteilungen verschiedenster Größe. Die kleinsten und zahlreichsten Kammern sitzen dort, wo der Weg, den die Membran zurückzulegen hat, der kürzeste ist, d. h. zwischen Zwerchfell und Brustwand in den vorderen Abschnitten sowie ebenfalls vorn hinter der Brustwand zwischen dieser und der noch lufthaltigen Lunge, welche der Brustwand natürlich am nächsten steht. Die Kammern vergrößern sich nach hinten zu und ebenso seitlich zwischen der am weitesten abgedrängten Lunge und der Brustwand. Nach oben hin, wo wieder kürzere Wege zurückzulegen sind und öfters auch längs der Wirbelsäule zwischen Brustwand und Lunge, werden die Kammerungen wieder zahlreicher und entsprechend kleiner.

An diesen Membranen machen sich nun im Laufe der Zeit Schrumpfungsprozesse geltend. Schon in der frischen Membran sieht man rippenartige Veränderungen, die im Laufe der Zeit mächtiger werden, wobei es offenbar zu Rissen in den Membranen kommt und zu Einrollungen der Ränder (s. Tafel 5). Die zunächst völlig durchsichtigen Blätter werden undurchsichtig, weiterhin fast sehnig, behalten aber noch den Charakter der Membran. Die Verdickung scheint nicht nur durch Schrumpfung, sondern auch durch Aneinanderlegen von Einzelmembranen bzw. durch Nachschübe von Fibrinniederschlägen zustande zu kommen. Bei der Schrumpfung sieht man dann, wie die Membran nicht mehr in der ganzen Ursprungskante der Rippen- oder Lungenpleura anhaftet, sondern daß von Strecke zu Strecke Teile der Ansatzlinie sich lösen und nur gewisse festere, anscheinend gerippte Abschnitte der Membranen, haften bleiben. Das ergibt dann arkadenförmige Ansatzlinien, und in den ausgezogenen Schenkeln dieser modifizierten Membranen sind schon die ersten Anfänge der so häufigen alten pleuritischen Strangbildungen zu erkennen. Der Schrumpfungsprozeß kann ebensogut von der Lungenpleura wie von der Kostalpleura ausgehen und schließlich auch mitten in der Membran einsetzen. Bei dieser Umbildung der Membranen kommt es zu wirrer Geflechtsbildung, oft zu einem komplizierten Maschenwerk, dem man in der aufgeteilten Form die Genese aus großen zusammenhängenden Membranen kaum noch anmerken kann. Es ist aber immer zu bedenken, daß wir in zahlreichen Fällen, wo wir berechtigt sein konnten, ausgedehnte Membranbildung nach früherer Pleuritis zu vermuten, nur verhältnismäßig geringe Strangbildung antreffen. Offenbar kann die unter günstigen Bedingungen sich wieder entfaltende Lunge in einem auch sonst reaktionstüchtigen Organismus sich weitgehend „losarbeiten“ (Aschoff), und zeitige, geregelte Lungengymnastik trägt sicher dazu bei, zahlreiche Stränge zum Verschwinden zu bringen, die sonst, wie weiter unten gezeigt werden wird, zu ungünstigen Verwachsungen führen. Meines Erachtens sind es vorwiegend die primären Membranstränge, welche gelöst werden müssen, um die sekundären gefahrloser zu machen.

Mit dem Schwinden des Exsudats und der Wiederentfaltung der Lunge ergeben sich ganz von selbst weitere Umformungen der pleuritischen Strang- und Membranbildungen. Durch Ausdehnung der Lunge in die Pleuraraumabschnitte, aus welchen sie verdrängt war, d. h. vorwiegend nach hinten außen und unten, werden die Membranen bzw. Stränge mit verlagert, aneinandergelegt und zu Verklebung angeregt. So kommt es zu umschriebenen oder ausgedehnten flächenhaften Verwachsungen nach den serösen Ergüssen, die natürlich auch dort in größter Ausdehnung zu finden sind, wo die Membranbildungen am ausgedehntesten waren. Der Fibringehalt der Exsudate einerseits und die Zeitdauer ihres Bestehens andererseits sind bestimmend für den Charakter und die Zahl der Membranbildungen. Während Transsudate ohne Pleuramembranen verlaufen können, sehen wir nach postpneumonischen oder rheumatischen Pleuritiden Verwachsungen, welche vorwiegend das Untergeschoß der Lunge unter besonderer Mitbeteiligung von Zwerchfellverwachsungen betreffen. Da es sich wohl vielfach um rasch steigende, aber auch verhältnismäßig schnell wieder schwindende Exsudate handelt, fehlt den Membranen die Ruhe zur Ausbildung und nur die Abschnitte, die das weichende Exsudat am längsten auszuhalten haben, zeigen die Exsudatfolgen mit ihren Verwachsungen an den vorher erwähnten Stellen. Anders ist es bei der bei weitem am häufigsten phthisischen Pleuritis. Alle einschlägigen Thoraxpräparate stammen von Leuten, bei denen selbst die noch zarten Membranen bei doch schon wochenlanger Pleuritis gefunden wurden, und bei denen, wo die älteren Membranstadien sich fanden, konnte aus der Krankheitsgeschichte das Bestehen der Pleuritis schon nach Monaten berechnet werden. Hier haben die Membranen Zeit sich auszubilden, zu stabilisieren, Sekundärmembranen zu treiben und, wohl durch Rezidive beeinflußt, an der Lunge hoch hinaufzuklettern, so daß nach Schwinden des Exsudats die Pleuraverwachsungen sehr umfangreich werden, wenn nicht gar zu völliger Obliteration des Pleuraraumes führen müssen. Mit dem eben Skizzierten sollen selbstverständlich nur gewisse Typen gestreift werden und Abweichungen, ja entgegengesetztes Verhalten wird man sicher bei Analyse jedes einzelnen Falles oft genug beobachten, aber auch begründen können.

Auf eine relativ häufig vorkommende Verwachsungsart, die ich auch bei meinen Schnitten immer wieder beobachten konnte, macht Aschoff besonders aufmerksam, und das ist die Verwachsung des unteren scharfen Lungenrandes mit dem Zwerchfell. Die Verwachsung kann nur eine teilweise sein, sie kann aber auch ringförmig den ganzen Lungenrand betreffen, so daß es zur Abkammerung des Pleuraraumes zwischen Zwerchfell und Lungenbasis gegenüber dem übrigen Pleuraraum kommt. Die Lunge kann weiter, wie Aschoff ausführt, gleichzeitig in Höhe ihres Randes mit der Brustwand linienförmig verklebt sein, wodurch ein Abschluß des phreniko-kostalen Winkelabschnittes gegen das Cavum pleurae bewirkt wird. In der Tat scheint diese Randverwachsung stets an typischer Stelle zu erfolgen, nämlich dort oder doch in der Nähe, wo sich funktionell das Cavum pleurae vom Komplementärraum trennt. Ich halte auch die Erklärung Aschoffs, daß kleinere Exsudate mit einem hydrostatischen Druck, welcher den phreniko-kostalen Winkel noch nicht zu entfalten vermag, die Hauptursache sind, für am einleuchtendsten und habe an meinen Thoraxschnitten ebenfalls den Eindruck gewonnen, daß, selbst bei Präparaten mit breit abgedrängtem Zwerchfell, die offenbar aus der Zeit der Entstehung des Exsudates herrührende Randverwachsung doch gerade der Übergangsstelle vom Kavum zum Komplementärraum entsprach, wenn man sich das Zwerchfell mit der Lungenrandverwachsung in seine natürliche Stellung zurückgebracht dachte. Solche Randverwachsungen sind in typischer Form auf den Tafeln 5, 8, 11, 21, 27, 28, 34 zu erkennen. Es ist aber zuzugeben, daß Randverwachsungen auch in anderer Weise zustande kommen können und dann nicht mehr der Grenzzone zwischen Kavum und Komplementärraum entsprechen, und zwar, wenn chronische Exsudate den zunächst freien Unterlappen schnell seitlich komprimiert haben. Es verwächst dann der äußere untere scharfe Lungenrand mit dem Zwerchfell mehr in Richtung auf die Wirbelsäule zu, wobei Vorbedingung zu sein scheint, daß keine seitlichen Lungenverwachsungen die Kompression der Lunge nach medial verhindern. Wenn aber schon an und für sich diese Verwachsungsart entgegen der typischen Aschoffschen Randverwachsung eine seltene ist, scheinen stets auch noch besondere Umstände dafür verantwortlich zu sein. Denn wie wir gesehen haben, drückt das Exsudat den Unterlappen nicht nur nach medial, sondern hebt ihn auch gleich vom Zwerchfell ab. Es gehören also Exsudate mit massenhaften schnellen Gerinnselablagerungen dazu, welch letztere die Brücke zwischen Lunge und Zwerchfell herstellen müssen. Solche gehaltreichen Exsudate sind oft nur die Vorstufe für empyematöse Umwandlung des Exsudates und bei Einschmelzung etwaiger seitlicher Strangbildungen durch das Empyem bleibt dann die Lunge im Bereiche der basalen Gerinnsel in Wirbelsäulennähe mit dem Zwerchfell verklebt.

Nehmen die Exsudate, wie besonders bei der phthisischen Pleuritis und Polyserositis, einen chronischen Charakter an, so habe ich schon darauf hingewiesen, wie es alsdann zu derber Membranbildung kommt. Das dauernde Sichhalten des vielfach anscheinend fibrinärmer werdenden Exsudats bewirkt auch eine dauernde Kompression und typische Verlagerung der Lunge, die schließlich in dieser Einstellung fest verwächst. Es brauchen dabei durchaus keine schweren Lungenveränderungen zu bestehen, von welchen aus chronische Pleuraauflagerungen die Verwachsung mit der Brustwand oder dem Herzbeutel verursachen, sondern wir sehen im Gegenteil diese Verwachsungsart der Lunge viel mehr bei chronischen Pleuritiden mit verhältnismäßig geringfügigen Lungenparenchymveränderungen. Für den Nachweis der Einstellung der Lunge bei Exsudat im Sinne der Ellis Damoiseauschen Kurve und mit Bildung des Garlandschen Dreiecks sind diese Präparate besonders demonstrativ, da man die Lungenbasis in ausgesprochen schräg nach außen aufsteigender Linie eingestellt und in dieser Stellung die Lunge fest verwachsen findet. Hinter und unterhalb der Lunge steht das chronische, meist wenig getrübte Exsudat, und in dem Exsudatraum zeigen sehnige Membranen das relativ hohe Alter des Prozesses an. Man wird also bei solchen Fällen auch nach Punktion und, wenn solches möglich ist, völliger Entleerung der Flüssigkeit die Lunge bei physikalischer Untersuchung nach wie vor in ihrer verdrängten Stellung oder doch nahezu in derselben verharren sehen und höchstens durch das Wiederzurückgleiten des Zwerchfells ein verändertes physikalisches Untersuchungsbild bekommen. Zu berücksichtigen ist allerdings auch noch, daß die mediale Verwachsung der Lunge am Herzbeutel an einem relativ beweglichen Fixationspunkt geschehen ist und das Zurücktreten des durch Exsudat verdrängten Herzens nach Entleerung des Ergusses ebenfalls zu neuen physikalischen Untersuchungsergebnissen führen kann. Dagegen ist es nicht denkbar, daß die äußere, an der Thoraxwand erfolgte, feste Verwachsung der Lunge, die hier mit ihrer Basis am höchsten steht, nach Exsudatentleerung sich ändern kann, zum mindesten nicht in den ersten Tagen nach der Punktion. Als auf ein Beispiel für solchen Fall verweise ich auf die Tafeln 4 u. 5.

In anderen Fällen, und zwar gerade bei solchen phthisischer Natur, die aber auch in die Gruppe der Polyserositis gehören und, wie Gohn besonders erwähnt, sehr häufig die Folge eines Primärkomplexes sind, trifft man im Gegensatz dazu auf ein anderes Bild, nämlich auf völlige Obliteration der serösen Höhlen des Brustraumes, die entweder alle 3 Höhlen umfassen oder auch die ein oder andere Höhle vollständig auslassen. Meistens sind aber die Höhlen, welche betroffen sind, gleichmäßig und völlig verödet. Man gewinnt bei ihnen den Eindruck, daß die Exsudatbildung bei Beginn des pleuritischen Prozesses wahrscheinlich nur eine geringfügige war oder daß doch schnelle Resorption erfolgte. Vielleicht sind das die Fälle, welche als die so seltene diffuse trockene Pleuritis zur Beobachtung gelangen. Man findet dann eine gleichmäßige Verlötung der Pleurablätter bzw. der Perikardialblätter ohne besondere Schwartenbildung. Das ist vor allem bei kindlichen Präparaten zu erkennen. Wenn man jedoch eine etwas größere Zahl solcher Fälle zu untersuchen Gelegenheit hat, zeigt sich, daß bei genauer Betrachtung der hinteren und basalen Lungenabschnitte die Verwachsungen stärker und dicker und daß besonders über dem Zwerchfell und in der hinteren Zwerchfellnische flache Schwarten zu finden sind, die darauf deuten, daß dort ein Erguß zeitweilig bestanden hat. Die schwereren Veränderungen finden wir dann auf der Seite, auf welcher der Primärkomplex gesessen hat, wobei es durchaus nicht nötig ist, daß der primäre Lungenherd unmittelbar bis an die Pleura reicht; ja. ich habe den Eindruck, als wenn bis in die Pleura sich erstreckende Herdbildungen eher zu schneller örtlicher Verklebung und Verwachsung und, mit Vorsicht gesagt, weniger zu allgemeiner Pleuraverödung führen, als wenn der Herd nicht ganz bis in das Pleuragebiet gelangt ist.

Die diffuse nicht schwartige Pleuraobliteration ist aber durchaus nicht Monopolgebiet phthisischer Infektion, sondern wir können sie ebensowohl bei andersartigen, z. B. rheumatischen oder pneumonischen Erkrankungen finden.

Ein besonderes Wort ist noch über die Ergußfolgen im Bereiche des Zwerchfells zu sagen. Auf die typischen basalen Verwachsungen ist schon hingewiesen worden. Dagegen wird klinischerseits vielfach auf diaphragmale, meistens strangförmige Adhäsionen hingewiesen, und die Ausziehung des Zwerchfells durch solche Adhäsionen, wie auch Ausziehung des Herzbeutels werden mit besonderer Genugtuung im Röntgenbilde demonstriert. Ich glaube, wenn man überhaupt von dem Leichenmaterial mit seinen so anderen Bedingungen Rückschlüsse machen darf, daß die Diagnose der Ausziehungen reichlich häufig gestellt wird und daß die sich ergebenden Röntgenbilder zum Teil anders gedeutet werden können, wie auch Gräff und Küpferle betonen. Gerade auf dem Zwerchfell, und zwar vor allem dort, wo die Nischen sich bilden, d. h. beiderseits neben dem Herzbeutel und an der Grenze zwischen Kavum und phrenikokostalem Winkel, findet die Hauptablagerung der Fibringerinnsel statt. Infolgedessen sehen wir auch hier, und vielfach im Anschluß an die beiderseitigen Fettbürzel des Herzbeutels, massige Klumpen von Fibringerinnseln gelagert, die sich zeltartig vom Zwerchfell emporwölben und mit der Lunge auch noch in Verbindung stehen können. Auch ist der Fettbürzel ganz verschieden stark ausgebildet und kann große Dimensionen annehmen, so daß er bei gleichzeitigem Erguß als solcher im Röntgenbilde nicht sicher analysiert werden kann. Diese Auflagerungen auf dem Zwerchfell müssen meines Erachtens zu Täuschungen Anlaß geben können, da die aus der Zwerchfelloberfläche sich erhebenden Auflagerungen beim Herabtreten des Zwerchfells besonders eine Ausziehung des letzteren vortäuschen können. Ich habe jedenfalls bei meinen Präparaten, trotzdem so vielfach isolierte Verwachsungen der Lungenbasis mit dem Zwerchfell bestanden, nur sehr selten unregelmäßige Konturen der Zwerchfelloberfläche, sei es bei Erguß, bei dem bei bestehenden Verwachsungen das Zwerchfell herabgedrängt war, sei es bei alten Verwachsungen ohne Erguß, beobachten können. In den Fällen, wo gewisse Unregelmäßigkeiten der sonst so gleichmäßig geschwungenen Zwerchfellinie zu erkennen waren, hielten sich diese umschriebenen und auf Adhäsion zurückzuführenden Erhebungen meist auch in so bescheidenen Grenzen, daß sie der Röntgendiagnose, im Vergleich mit den anatomischen Präparaten, kaum zugänglich sein konnten, zumal sie ja auch nur dann zu beobachten sind, wenn sie sich über die höchste Kuppe des Zwerchfells erheben. Immerhin zeigt ein Präparat bei bestehendem größeren Transsudat und einer alten basalen Lungenrandverwachsung eine deutliche, wenn auch nicht sehr hochgradige Ausziehung des Zwerchfells zu einer vorspringenden dreieckigen Erhebung (s. Tafel 8). Ich muß allerdings zugeben, daß die Röntgendurchleuchtung beim Lebenden durch die Zwerchfellbewegung viel häufiger und stärker die Ausziehungen zur Geltung bringen wird, möchte aber doch darauf hingewiesen haben, daß Täuschungen möglich sind. Ich gebe ferner zu, daß beim Pneumothorax, auf welchen später noch zurückzukommen ist, die Verhältnisse ganz anders liegen und hier die Ausziehungen, sei es vom Zwerchfell oder vom Herzbeutel, auffälliger in Erscheinung treten und auch am anatomischen Präparat gefunden werden.

Gehen wir nunmehr auf die Folgen ein, welche Flüssigkeitsansammlungen der Pleuraräume und etwaige Verwachsungen der serösen Häute auf ihre Umgebung zeitigen, so ist bezüglich der Verlagerung der vom Erguß selbst betroffenen Lunge schon das nötige gesagt. Die rücksichtslos raumbeanspruchenden größeren Ergüsse haben aber ihre Fernwirkung auf alle Nachbarorgane. Schon der Druck auf die äußere

Brustwand kann nicht belanglos sein, indem die Rippen, um den Druck auf die lebenswichtigen mediastinalen Organe möglichst hinausschieben, in immer mehr hervortretende aktive und passive Inspirationsstellung gehen, die Rippeninterstitien sich ausweiten und in der Folge die Atemexkursionen der befallenen Thoraxseite von immer ungünstigerer Ausgangsstellung erfolgen. Die Nachgiebigkeit der Thoraxwand ist zudem nur eine beschränkte, und bei steigendem Erguß macht sich der Druck auf die inneren Nachbarorgane ganz ausgesprochen bemerkbar. Er äußert sich zunächst in seiner Einwirkung auf das Herz mitsamt dem Mediastinum. Beide werden von größeren Ergüssen auf die entgegengesetzte Seite gedrängt, und zwar in bogenförmiger Linie zwischen den Anheftungspunkten des Herzens, ungefähr entsprechend der oberen Umschlagstelle des Perikards an den großen Gefäßen und der unteren Perikardansatzstelle an der Vena cava inferior. In der Mitte dieser Punkte ladet der Verschiebungsbogen am weitesten nach der gesunden Seite aus, und dementsprechend finden wir die größte Druckwirkung bei rechtsseitigen Ergüssen im Bereiche der Einmündung der Cava superior in den rechten Vorhof, bei linksseitigen Ergüssen etwa in Höhe des Conus pulmonalis.

Da nun bei Flüssigkeitsansammlungen im Brustfellraum die gesamten Brustorgane der erkrankten Seite außer nach medial, ganz ausgesprochen auch nach vorn gedrängt werden, so sehen wir bei Verdrängung durch Erguß eine viel gleichmäßigere Verschiebung des gesamten Mediastinums mit dem Herzen auf die entgegengesetzte Seite, als wie z. B. beim Pneumothorax, wo das vordere Mediastinum vorzugsweise betroffen wird, worauf später noch zurückzukommen ist. Exsudat und Transsudat drängen das hintere Mediastinum ziemlich gleichmäßig auf die gesunde Seite hinüber, da der Erguß sich hinter der Lunge neben und bis vor die Wirbelsäule unter Vordrängung der Lunge und des Herzens gegen die vordere Brustwand ausbreitet. Die Druckwirkung ist nicht nur an den hinter dem Hilus gelegenen Organen, wie an der Speiseröhre und dem Aortenbogen zu erkennen, welche zwar im ganzen straffer ausgespannt und fixiert sind, aber doch deutlich vor der Wirbelsäule Verschiebungen erkennen lassen, sondern man sieht vor allen Dingen auch die zunächst betroffene Lunge selbst bis vor die Wirbelsäule und mit ihrem medialen Rande bis über dieselbe hinausgedrängt. Etwas stärker, wenn auch längst nicht in dem Maße wie beim Pneumothorax, macht sich die Verlagerung des leichter verschieblichen vorderen Mediastinums geltend. Seine Verdrängung geschieht weniger durch den Erguß selbst, als wie vielmehr durch die von dem Erguß direkt betroffene Lunge. Man sieht alsdann an den Thoraxschnitten besonders den Thymuskörper bzw. -Fettkörper vom Jugulum schräg abwärts nach der gesunden Seite ziehen und kann bei Betrachtung der Thymusschnittlinie schon mit einem Blick (was beim Pneumothorax noch viel mehr gilt) die Stärke der Druckwirkung beurteilen.

Es sei schon hier betont, daß, wie Gräff und andere dargelegt haben, ein unterschiedliches Verhalten zwischen links- und rechtsseitigen Ergüssen zu beobachten ist, und zwar in dem Sinne, daß rechtsseitige Ergüsse, allgemein gesagt, stärker in die Augen fallende Verdrängungen im Gefolge haben als die linksseitigen, worauf noch einmal zurückzukommen sein wird.

Was nun die Einwirkung von Ergußdruck auf das Herz betrifft, so ist bei den Einzelbeschreibungen schon darauf hingewiesen worden, daß der Erguß das Herz in toto auf die gesunde Seite hinüberschiebt, andererseits aber auch nach vorn gegen die Brustwand drängt. Die seitliche Verschiebung kann hohe Grade erreichen. Sie kann so weit gehen, daß bei rechtsseitigen Ergüssen der rechte Herzrand kaum noch die rechte Wirbelsäulenkante überragt und daß andererseits bei linksseitigen Ergüssen mehr als die Hälfte des Herzens rechts von der Mittellinie des Thorax gelegen ist.

Bei der Verlagerung des Herzens nach vorn ist einerseits das Herz im ganzen vorverlagert, aber es findet gleichzeitig eine Drehung um die Achse des Herzens, welche durch seine Aufhängepunkte läuft, statt. Die Aufhängepunkte entsprechen grob den schon vorher erwähnten Umschlagstellen des Perikards an den großen Herzgefäßen. Auf derartige Drehungen des Herzens um die Längsachse weist auch Gräff hin, allerdings nur bei linksseitigen Ergüssen. Aber auch bei rechtsseitigem Erguß wird der rechte Vorhof mit dem rechten Ventrikel breit an das Brustbein gedrängt, während der linke Ventrikel notgedrungen eine Rotierung rückwärts durchmacht; d. h. für solchen Fall, daß wir bei Betrachtung des freigelegten Herzens von vorn nur einen kleinen Saum des linken Ventrikels in der vorderen Schaufläche finden würden, dagegen rechten Vorhof und rechten Ventrikel die vordere Schaufläche absolut beherrschen sehen, daß bei linksseitigen Ergüssen dagegen der linke Ventrikel mit großer Kalotte sich an der vorderen Schaufläche des Herzens beteiligt und der rechte Vorhof nur mit der Basis und dem Herzohr zur Geltung kommt. Weiterhin macht sich bei rechtsseitigem Erguß der Flüssigkeitsdruck von hinten her direkt auf die Wand des rechten Vorhofes geltend, indem der Vorhof von hinten nach vorn an Tiefe abnimmt und, da auch der seitliche Druck stark in Erscheinung tritt, in eine lang ausgezogene Form übergeht. Nebenbei wirkt der Druck noch ebenso auf die Venae cavae, allerdings nicht in dem Maße, wie man es bei den zartwandigen Gefäßen erwarten sollte. Ich habe in keinem meiner Fälle eine ausgesprochene Verengerung oder säbelscheidenartige Kompression der Venen beobachten können, wie sie durch Drüsen oder Geschwülste jeder Zeit verursacht werden kann. Ich mache aber darauf aufmerksam, daß gerade für diese Frage das Thoraxmaterial nicht eindeutig ist, da wegen der Formolinjektion der Leiche vom Venengebiet aus mit passiver Dehnung oder Wiederentfaltung der Cavae gerechnet werden muß und wir eigentlich ständig gerade in den Cavae dicke, offenbar nach dort hin zusammengeschobene Blutgerinnsel finden. Ich kann daher nicht sicher bestätigen, ob der von Gräff angenommene Druck auf die Vena cava superior, der zwar sicher besteht, ein derartiger werden kann, daß er allein wesentliche Zuflußerschwerung zum Herzen auszulösen vermag.

Größere Aufmerksamkeit ist bisher schon dem Verhalten der Vena cava inferior bei Ergüssen gewidmet. Auch Gräff nimmt mit früheren Autoren durch rechtsseitigen Exsudatdruck eine Abknickung der Vena cava inferior am Zwerchfelldurchtritt an, die einmal durch die konkave Ausbuchtung der Kavabahnen nach links, andererseits durch die Verschiebung des rechten Leberlappens nach unten zustande kommen soll. Wenn ich mich ausschließlich auf mein einschlägiges Material beziehe, was ich in jedem Fall durchzuführen gedenke, so kann ich dies Verhalten nicht bestätigen. Die Cavae pflegen schon im allgemeinen nicht in völlig gestreckter Bahn in den Vorhof einzumünden, sondern die Cava inferior hat einen etwas schräg von hinten unten nach vorn oben geneigten Verlauf; auch ist zuweilen eine schon physiologisch erkennbare, ganz leichte Ausbiegung der Cavabahnen nach links hin zu sehen. Beide normalerweise ziemlich geringfügige Krümmungen werden durch rechtsseitigen Exsudatdruck verstärkt, da der Exsudatdruck gerade in Richtung der Krümmungsradien sich auswirkt. Ich habe jedoch nie mit einigermaßen sicherem Anhalt auch bei sehr großen Ergüssen eine richtige Abknickung der Vena cava inferior gesehen, höchstens eine leichte allgemeine Verengerung und geringfügige Abplattung. Doch ist auch in bezug auf die Cava inferior dasselbe gültig, was ich für die Cava superior schon hervorgehoben habe, daß nämlich die Gewinnung des Materials mit Formolinjektion von den Schenkelvenen aus Vorsicht in der Beurteilung gerade der Verhältnisse an den zum Herzen führenden großen Venen geboten erscheinen läßt.

Es ist nun nicht zu leugnen, daß klinische und anatomische Erfahrungen bei größeren Pleuraergüssen Störungen im rechten Blutkreislauf erkennen lassen, und auch die vorwiegend auf das rechte Herz zu beziehenden Symptome der Herzschwäche bestehen offenbar. Wie lassen sich dieselben erklären, wenn wir einmal annehmen wollen, daß richtige Abknickungen und wesentliche Verengerungen der zuführenden großen Venen durch den Exsudatdruck nicht erzeugt werden? Es finden sich dafür nun tatsächlich andere Anhaltspunkte. Das größere Exsudat oder Transsudat entfaltet den Sinus phrenico-kostalis und drängt das Zwerchfell herab; der Zug des tiefertretenden Zwerchfells wirkt sich aus an dem kurzen Stamm der Vena cava inferior und zieht den rechten Vorhof zu einem langen Gebilde aus. Dabei wird die Valvula Eustachii, welche zwar sicher nicht mehr als eigentliche abschließende Klappe in Funktion tritt, aber durch ihre gratartige Erhebung die Stromrichtung beeinflußt, ebenfalls lang ausgezogen, und sie bildet in ausgesprochenen derartigen Fällen eine immer niedriger werdende, also funktionell immer mehr sich ausschaltende Leiste, die ihrer Aufgabe, des funktionellen Abschlusses der Vena cava inferior, nicht mehr gerecht werden kann. Sie muß aber bei Ausziehung des Vorhofbodens im Bereiche der Vena cava inferior immer niedriger werden, weil sie mit ihrer zentralen Anheftung an dem ursprünglichen Sinusseptum bzw. der Aortenbasis fixiert ist. Die Folge davon ist ein Zurückfluten des Blutes in die Vena cava inferior und Stauung im Leberkreislauf. Da die Wirkung so großer Exsudate sich für gewöhnlich nicht über große Zeiträume erstreckt, kommt es aus diesem Grunde allein naturgemäß noch nicht zum Bilde der ausgesprochenen Stauungsleber, und wir sehen deshalb auch, allein durch großes Exsudat bedingt, keine Hypertrophie des rechten Herzens, welches ja theoretisch eher an Blutmangel, wenigstens im Lumen der rechten Höhlen, zu leiden haben würde.

Auch Gräff bewertet die Ausschaltung der Valvula Eustachii, hält sie aber für mehr dadurch bedingt, daß durch den Exsudatdruck die Cava inferior aus ihrem schrägen Verlauf gerade gerichtet ist, während ich doch daran festhalten möchte, daß neben dieser Ursache die Ausziehung des Vorhofbodens und damit der Valvula Eustachii der besonders in Betracht kommende Faktor ist. Durch denselben Mechanismus wird auch höchstwahrscheinlich eine muskuläre Insuffizienz des Trikuspidalostiums mitbedingt sein. Bei dem Tiefertreten des rechten Zwerchfells wird das Ostium fast vertikal gestellt und, da es oben am Herzskelett und der Konussehne fixiert ist, von dem tiefertretenden Vorhofsboden nach unten mitgenommen und so auseinander gezogen (s. auch Tafel 7 u. 10).

Wenn, wie erwähnt, die Verhältnisse an den einmündenden Venen bei rechtsseitigem Erguß keine Hypertrophie der rechten Herzseite bedingen, sondern eher gegensätzlich sich auswirken, so finden wir doch unverkennbar öfters eine Dilatation der rechtsseitigen Herzhöhlen einschließlich des Conus pulmonalis und der Arteria pulmonalis. Ich habe dabei zunächst noch rechtsseitige Ergüsse im Auge, und es fragt sich, wie dieselben zu erklären sind. Sicher ist dem Widerstande im Lungenkreislauf der Hauptanteil zuzumessen. Nicht nur die Inspirationsstellung des Thorax an der Seite des Ergusses mit ungenügender Ventilation der anteiligen Lunge, sondern auch die Kompression der eingetauchten Lungenabschnitte, die gewisse Blähung der verdrängten, nicht eingetauchten Lungenanteile, die Verschiebung des Mediastinums usw. bieten genug Erklärungsmöglichkeiten, um die Erweiterung der rechten Herzhöhlen sich klar zu machen. Wir finden nun aber im Herzmuskel selbst das Bild der Stauung, und ich glaube, daß, wenn man von aller toxischen Einwirkung auf den Herzmuskel absieht, die Erschwerung des Abflusses des Koronarvenenblutes mit in Anrechnung gesetzt werden muß. Sie ist auf das gleiche Konto zu setzen, wie der Funktionsausfall der Valvula Eustachii, indem durch die Ausziehung des Vorhofbodens mit der Streckung der Valvula Eustachii offensichtlich auch der Koronarvenensinus abgeschnürt und straff umrandet wird, so daß der Zufluß aus der Herzmuskulatur durch die spaltförmig verengte Koronarvenenmündung sichtlich erschwert und Stauung der Herzmuskulatur die Folge ist. Das muß zu Herzschwäche des rechten Herzens disponieren und im Verein mit dem Widerstande im Lungenkreislauf zu Dilatation der rechten Kammerabschnitte führen, welche, nebenbei bemerkt, noch die Eigentümlichkeit aufweist, daß sie in Lungennähe, d. h. im Bereiche des Conus pulmonalis, am ausgesprochensten ist und über das Ventrikeleinströmungsgebiet, die Spitzen- und Basisteile der Kammer, nach dem Vorhof zu abzunehmen pflegt.

Ich hatte erwähnt, daß rechtsseitige Ergüsse das Herz nach vorn und gleichzeitig etwas um die Fixationsachse drehen, so daß die rechten Herzabschnitte vor-, die linke Kammer zurückverlagert werden. Es muß jedoch hervorgehoben werden, daß die Drehung des Herzens mit der Spitze nach links hinten in dem Fall nicht sehr ergiebig ausfällt, wenn das hinter dem Herzen sich einschiebende Exsudat bzw. die nach dorthin verdrängte Lunge gegen den linken Vorhof drücken und die Hebelwirkung am Herzen wieder ausgleichen. Wir finden dann vielmehr eine Gesamtverschiebung des Herzens nach links und eine Gesamtverschiebung nach vorn gegen die Brustwand mit meist ausgesprochener Querlagerung. Die letztere kann aber dem physikalischen, insbesondere dem Durchleuchtungsbefunde im gewissen Sinne wieder dadurch entgehen, daß die Ausbuchtung des Conus pulmonalis und die Erweiterung der Arteria pulmonalis ihrerseits wieder einen steileren Anstieg der linksseitigen Herzbegrenzung verursachen, so daß die Taille des einfach quergelagerten Herzens an dieser Stelle mehr oder weniger zum Verschwinden kommt.

Die linksseitigen Pleuraergüsse sind nach meinen Erfahrungen etwas seltener als die rechtsseitigen. Auf Herz und Mediastinum wirken sie sich prinzipiell in derselben Weise wie die rechtsseitigen aus, doch bedingen die anatomischen Verhältnisse gewisse Unterschiede. Ich habe schon Erwähnung getan, daß die Kompressionswirkung von rechts diejenige von der linken Seite her zu überbieten scheint. Schon das Mediastinum posterior läßt sich nach rechts nicht in derselben Weise verlagern wie nach links, da die Aorta auf der linken Seite herabzieht, der Ösophagus nach der linken Seite strebt und auch die Cavae, wie erwähnt, am Treffpunkt ihrer Bahnen mehr nach links denn nach rechts ausladen. Das vordere Mediastinum ist dagegen nach rechts ebenso verschieblich, wie nach der linken Seite, was sich am Verlauf des Thymuskörpers kontrollieren läßt.

Aber auch auf das Herz ist der Angriff des größeren Flüssigkeitsergusses ein etwas anderer. Das ist vorwiegend dadurch zu erklären, daß die Kammerabschnitte des Herzens sehr frei beweglich sind und durch Herabdrängen des linken Zwerchfells mit ihrem Spitzenteil stark gesenkt werden können, zumal auch der linke Leberlappen nachgiebiger ist als der kompakte rechte. Diese Senkung des Herzens vermag schon viel Platz zu schaffen. Aber auch die Verlagerung der linken Herzabschnitte durch Druck des Exsudates von hinten her äußert sich bei linksseitigen Ergüssen in stärkerer Drehung um die Herzachse, als es bei rechtsseitigen Ergüssen der Fall ist, so daß die Beteiligung der linken Kammer an der vorderen Schaufläche des Herzens bei linksseitigem Erguß eine besonders in die Augen fallende wird. Ähnlich wie rechterseits in bezug auf den rechten Vorhof sehen wir linkerseits den linken Vorhof in gewisser Abplattung von hinten nach vorn der Druckwirkung des Ergusses unterliegen. Der linke Vorhof schiebt sich dabei, da er ganz vor die Wirbelsäule zu liegen kommt, hinter den rechten Vorhof und drängt das ganze Herz mit nach vorn. Die Venae cavae verlaufen außerordentlich gestreckt. Ein Ausbiegen ihrer Konfluenz nach rechts habe ich nicht beobachtet; scheint aber nicht außer dem Bereich der Möglichkeit zu liegen.

Was nun die großen Arterien betrifft, so werden an ihnen Strangulationen und Abknickungen erwähnt, die zu Strombahnverengerung der abführenden Arterien führen sollen (Gräff). Ausgesprochene Verengerungen der Arteria pulmonalis habe ich nicht zu sehen bekommen; nur ist die Strömungskurve aus dem Conus pulmonalis in den linken Pulmonalisast bei rechtsseitigen Ergüssen und in den rechten Pulmonalisast bei linksseitigen Ergüssen eine entschieden ungünstige und stark gewinkelte. Bei der Aorta ist zu sagen, daß rechtsseitige Ergüsse die Krümmung des aufsteigenden Aortenastes etwas verstärken, daß aber die Ausströmungskurve, ähnlich derjenigen bei starker Querlagerung, nicht direkt als ungünstig zu bezeichnen ist. Dasselbe gilt bei der Streckung der aufsteigenden Aortenbahn durch linksseitige Ergüsse. Dagegen ist hervorzuheben, daß der Aortenbogen durch Kompression von seiten des hinteren Mediastinums, durch Druck des Ösophagus, der Bifurkation und der dort gelagerten Drüsenpakete, sowohl bei rechtsseitigen, wie noch mehr bei linksseitigen Ergüssen im Sinne einer Verengerung nachteilig beeinflußt wird und auf den anatomischen Schnitten nicht selten eine mehr spaltförmige Lichtung zeigt.

Was schließlich das Zwerchfell anbetrifft, so ist das Wesentliche eigentlich schon vorher gesagt worden. Betonen möchte ich aber nur noch einmal, daß die Ansammlung der Ergüsse gerade in den hinteren Abschnitten des phreniko-kostalen Winkels die Oberbauchorgane nach vorne drängt, was sich auf der linken Seite bei Milz und Magen stärker auswirkt als auf der Seite des rechten Leberlappens. Daß die Leber um ihr Aufhängeband im Bereiche der Einmündungsstelle der Vena cava inferior wie ein Wagebalken gehebelt wird, ist schon gesagt. Gräff glaubt, daß dadurch Abknickungen der thorakalen Vena cava inferior gegen den Leberanteil zustande kommen können. Ich vermag das nicht zu bestätigen, da die Cava in der Leber eine fast ausgestanzte weite Rinne bildet, welche nicht zum Verschwinden zu bringen ist; nur können auch hier die Strombahnrichtungen ungünstiger werden, und es ist zuzugeben, daß der kurze Cavastamm oberhalb der Leber bei linksseitigen Ergüssen durch den Sporn der der Cava anliegenden Basis des rechten Ventrikels leicht verengt werden kann. Im allgemeinen habe ich aber, soweit man von anatomischen Präparaten, zumal nach Injektion des venösen Gefäßsystems, Rückschlüsse machen darf, den Eindruck gewonnen, daß die großen zu- und abführenden Herzgefäße, und zwar die Venen fast noch mehr als die Arterien, dem Exsudatdruck wenig nachgeben, wogegen sie durch Tumoren, Aneurysmen, Drüsenpakete und dergleichen, wie wir wissen, aufs schwerste beengt werden können.

Noch ein Wort über das Rauchfußsche Dreieck. Liegen dem Perkussionsbefunde anatomische oder nur akustische Ursachen zugrunde? Auf Grund meiner Präparate möchte ich das erstere annehmen, wenn ich mir auch über die zweite Annahme kein eigenes Urteil zu erlauben vermag. Die Verdrängung des Mediastinums durch größere Ergüsse ist eine so sinnfällige und das hintere Mediastinum wird mitsamt dem Herzen soweit über den Bereich der Wirbelsäule auf die gesunde Seite hinübergedrängt, daß von anatomischer Betrachtung aus Dämpfungen die Folge sein müssen. Welche Organe sich an diesen Dämpfungen mit beteiligen, ist kaum ganz zu analysieren. Da das Herz in toto nach vorn verlagert wird und auch auf der gesunden Seite trotz hebelnder Drehung in seiner Gesamtheit eher weiter vorn als hinten gelegen ist und von hinten her mit Lunge bedeckt wird, kommt es in seinem Kammerabschnitt kaum mit in Frage. Dagegen spielen bei rechtsseitigen Ergüssen: Aorta, Ösophagus, Bifurkationsdrüsen und linker Vorhof, bei linksseitigen Ergüssen: Ösophagus, Hilus mit Drüsen und rechter Vorhof sicher eine Rolle; nur müßte man bei rechtsseitigen Ergüssen mehr eine Dreiecksform der Dämpfung, bei linksseitigen Ergüssen mehr eine parallele paravertebrale Dämpfung annehmen. Verstärkt wird sicher die Dämpfung auch noch dadurch, daß gerade in den paravertebralen Rezessus das Exsudat mit seinem Druck auf das hintere Mediastinum sich bis auf den benachbarten gesunden Lungenunterlappen auswirken muß (Denecke).

Was endlich doppelseitige Ergüsse anbetrifft, so verfüge ich nur über spärliches einschlägiges Material; außerdem sind bei demselben die Prozesse nicht gleichaltrig und auf der einen Seite durch schon bestehende ältere Verwachsungen kompliziert. Das Herz nimmt eine Mittelstellung ein und ist, wie auch die Oberbauchorgane, in toto nach vorn verlagert. Die beiderseitigen Ergüsse haben den typischen Stand wie der einseitige Erguß für sich. Die Leber steht besonders tief, trotzdem rechtsseitige Verwachsungen im phreniko-kostalen Winkel sie rechterseits noch etwas hochhalten müßten. Es sind aber vor allem wieder die Flüssigkeitsmengen in der hinteren Zwerchfellnische, welche die Oberbauchorgane herabdrängen. Der beiderseitige Druck auf die Vorhöfe macht sich in diesem Falle noch am meisten geltend (s. Tafel 4 u. 5).

Bei den Folgen aller Ergüsse wird es nicht nur auf die absolute Größe der Flüssigkeitsansammlung ankommen, sondern ihre Einwirkung auf die Nachbarschaft wird einerseits durch die Art modifiziert, wie die Nachbarorgane selbst beschaffen sind, und andererseits hängt viel davon ab, ob der Erguß sich langsam oder schnell heranbildet. Wenn auch bei dem post-pneumonischen Exsudat der ansehnliche Erguß meistens noch nicht im Stadium der hepatisierenden Versteifung der Lunge vorhanden zu sein pflegt, so werden doch bei schlecht sich lösenden Pneumonien, in deren Gefolge wir gerade nicht so selten größere Exsudate auftreten sehen, die noch vorhandenen Versteifungen und Volumensvergrößerungen der Lunge selbst dem Exsudatdruck sich in ungünstiger Richtung hinzugesellen. Dasselbe gilt für Ergüsse im Anschluß an Tumorbildungen des Brustraumes; es gilt schließlich ebenso für raumbeanspruchende und die Lunge versteifende phthisische Prozesse mit gleichzeitiger Exsudatbildung. Hier ist es unmöglich, aller etwaigen Kombinationen im einzelnen Erwähnung zu tun.

Aber auch das Alter der Kranken und die daraus sich ergebende abweichende Beschaffenheit des Thorax und seiner Innenorgane sind in Betracht zu ziehen. Der jugendliche elastische Thorax wird dem Druck von Ergüssen ganz anders nachgeben, als der starre Thorax des älteren Individuums, wie andererseits auch die mediastinalen Organe der jugendlichen Person verschieblicher sind als die der älteren.

Des weiteren wird ein rasch sich heranbildender Erguß mit seinen Druckfolgen viel ungünstiger auf die Zirkulation von Einwirkung sein, als die langsam zunehmenden Ergüsse, selbst wenn diese dabei allmählich zu beträchtlicher Höhe ansteigen. Gerade bei den schnell steigenden Ergüssen macht sich die vorher schon besprochene Herzschwäche akut bemerkbar, und sie findet, teils durch indirekten Einfluß auf die Blutbewegung im Herzen, teils durch die Entspannung der Lunge auf der nicht betroffenen Seite, in Neigung der gesunden Lunge zu Lungenödem ihren bedrohlichen Ausdruck. Bei linksseitigen Ergüssen ist schließlich auch noch darauf zu achten, daß bei schnellem

Anstieg der Flüssigkeit und Herabdrängen des Zwerchfells ein ausgesprochener Druck auf den Magen die Folge ist, welcher gegen Leber, Pankreas und Wirbelsäule gepreßt, vielleicht sogar abgeknickt werden kann, und das bei solchen schnell steigenden linksseitigen Ergüssen beobachtete Erbrechen ist sicher zu einem Teil hiermit in Zusammenhang zu bringen.

Bei der Besprechung der sich entwickelnden Pleuramembranen ist schon von den verschiedensten Möglichkeiten der Abkammerungen von Ergüssen gesprochen worden. Solche abgesackten Ergüsse sind nur nach vorangegangenen frischen umschriebenen Pleuritiden oder nach Pleuraadhäsionen früherer Pleuritiden zu erwarten. Was die letztere Gruppe anbetrifft, so sehen wir sie vorzugsweise bei phthisischen Lungen- und Pleuraerkrankungen und finden sie hier vorwiegend im Bereich der unteren Lungenabschnitte, da einerseits die langsam im Gefolge von chronisch phthisischen Lungenparenchymerkrankungen sich einstellenden Pleuraverwachsungen im allgemeinen von oben nach unten lokal fortschreiten, andererseits bei Verwachsungen nach früherer diffuser Pleuritis die durch den Exsudatdruck nach vorn und oben gedrängte Lunge auch in den oberen Abschnitten leichter verwächst; die unteren, noch nicht verwachsenen Lungenanteile können jederzeit rezidivierende exsudative Pleuritiden durchmachen. Da aber gerade bei sonst noch relativ freier Pleura im Untergeschoß hier doch vielfach einzelne größere Adhäsionen, besonders vom freien unteren Lungenrande aus oder von der Basis zum Zwerchfell hin bestehen, finden wir nicht so selten gerade hier in abgesackten Pleurakammern umschriebene Ergüsse, die teils nur zwischen Lungenbasis und Zwerchfell sitzen, in anderen Fällen sich auf kurze Strecke flach an der Brustwand ausbreiten oder auch fast ausschließlich im komplementären Raum gelagert sind, wo sie nur mit verhältnismäßig geringer Kontaktfläche zu der Lungenpleura in Beziehung stehen.

Die abgesackten Exsudate im Gefolge von akuten Pleuritiden sind dagegen vorwiegend im Anschluß an herdförmige Lungenerkrankung zu beobachten. Die Phthise kommt weniger dafür in Frage, dagegen der Lungeninfarkt, der Lungenabszeß und die Gangrän, die Schluckpneumonie und vor allen Dingen die herdförmige Bronchopneumonie, weshalb gerade im Anschluß an Grippe die meisten abgesackten Exsudate erwähnt werden. Der Vorgang ist derartig zu denken, daß der zunächst noch unter der Pleura liegende Prozeß zu einer umschriebenen frischen fibrinösen Pleuritis und zu Verklebung der Pleurablätter an umschriebener Stelle führt und daß bei Fortschreiten des pulmonalen Herdes bis in die Nähe der Pleura sich Exsudat innerhalb des verklebten Bezirkes ansammelt, ohne daß die Randzone der Verklebung durchbrochen wird und eine allgemeine Pleuritis somit ausbleibt. Wie Schridde und Neugarten aber erwähnen, bestehen außerdem bei alten Pleuraverwachsungen ganz ausgesprochene Beziehungen zur Lungenentzündung, die sich in allen Formen gerade im Bereich der Verwachsungen mit Vorliebe ansiedeln und wegen der schon bestehenden Adhäsionen zu abgesackten Exsudaten führen kann. Selbstverständlich finden wir, je nach der Art der Lungenerkrankung, solche Exsudate nicht selten Empyemcharakter annehmen. Da diese katarrhalischen Pneumonien sich mehr in den Unterlappen oder doch in den unteren Hälften der Lungen und besonders gern in den hinteren Abschnitten entwickeln, sind auch diese abgesackten Exsudate vorzugsweise basal auf dem Zwerchfell oder seitlich und hinten unten zu finden. Im allgemeinen handelt es sich um flache Ergüsse, die bei der Punktion leicht durchstoßen werden und der klinischen Diagnose damit entgehen können. Bei der oft sehr willkürlichen Anordnung der katarrhalischen Grippebronchopneumonie, welche nicht immer wie die hypostatische oder die Schluckpneumonie die Unterlappen und deren abhängige Partien bevorzugt, sondern vielmals gerade in den Oberlappen zu finden ist, sind abgesackte Exsudate auch im Obergeschoß der Lungen seitlich und hinten zu erwarten. Eine auffällige Bevorzugung der Oberlappenbronchopneumonien ist mir an dem Kriegsmaterial bei den Gasvergiftungen aufgefallen, und zwar sowohl bei den Chlorphosgengasvergiftungen wie bei denen durch die bunten Gase. Bei letzteren ähnelt der pseudomembranöse Entzündungsprozeß mit seinen Folgen überhaupt ausgesprochen den Vorgängen bei den grippalen Lungenaffektionen.

Wie zwischen Lunge und Thoraxwand können auch zwischen Mediastinum und Lunge und zwischen den einzelnen Lappen der Lungen selbst, im Anschluß an mehr lokale Pleuritis, abgesackte Exsudate zur Ausbildung kommen. Nächst der Grippe, die auch hier wieder besonders beteiligt ist, sind es vor allem die postpneumonischen interlobären Exsudate, welche einerseits zwischen Zwerchfell und Lungenbasis sich abkapseln, aber auch zwischen Lunge und Herzbeutel aufsteigen und schließlich in den Interlobärfurchen isoliert sich finden. Von den Interlobärfurchen ist es vor allem die zwischen Mittel- und Unterlappen gelegene, welche am häufigsten in Betracht kommt. Die interlobären Absackungen können, wie die längs der Thoraxwand, durch mehr umschriebene Erkrankung des Lungenparenchyms bedingt sein, sie verdanken aber sicher auch noch anderen Ursachen ihre Entstehung. So beobachtet man sie bei Fällen mit weitgehender Obliteration der Pleurahöhle, bei denen umschriebene Pleuraabschnitte von den meist nur zart fibrösen diffusen Pleuraverwachsungen, vor allem aber die zugekehrten Pleurablätter der Interlobärspalten frei geblieben sind. Wenn sich an solchen Lungen nach Jahren neue katarrhalische oder genuine pneumonische Prozesse entwickeln, kommt es an den von Verwachsungen freigebliebenen Stellen zu frischer exsudativer Pleuritis und die Vorbedingungen für abgesackte oder interlobäre Exsudate sind gegeben. Wir finden deshalb, außer bei der Grippe, welche weniger individuelle Auswahl trifft, die interlobären Exsudate vorzugsweise bei Personen, welche im Anschluß an rheumatische Infektionen früher Pleuritiden durchgemacht haben, bei Leuten, die zu Angina neigen und bei rheumatischen Herzfehlern.

Aber nicht nur die Exsudate selbst haben ihre Folgewirkung auf die umgebenden Organe, sondern das Narbenstadium nach pleuritischen Prozessen kann sich ebenfalls, und zwar meist in entgegengesetzter Richtung, in der Nachbarschaft geltend machen. Wie ich schon bei dem Werdegang der pleuritischen Membranbildung beschrieb, sind Verklumpungen, Schrumpfungen, Einrollungen und Strangbildung die Ausgänge der Niederschlagsmembranen bei der pleuritischen Entzündung. Alle Schrumpfungsvorgänge müssen zunächst zwischen zwei fixen Punkten einhergehen. Der nachgiebigere Teil zwischen Brustwand und Thorax ist zunächst die Lunge, welche mit der Brustwand, je nach Ausdehnung der Verwachsungen, lokal oder mehr diffus in immer festere Verbindung gerät. Bei der einfach fibrösen, nicht schwartigen Obliteration der Pleurahöhle, die wir u. a. nach Polyserositis beobachten können, ist die Ventilation der Lunge an die Exkursionen der Thoraxwand und des Zwerchfells gebunden. Das ist sie zwar auch, wenn keine Verwachsungen bestehen, aber nicht so beschränkt, wie es bei obliterierenden Prozessen im Pleuraraum der Fall sein kann, wenn ein Hinabsteigen der Lunge in die Komplementärräume infolge Verödung derselben nicht mehr möglich ist. Auch die Eigenelastizität der Lunge ist sicher zum Teil ausgeschaltet. Daß solche Lungen oftmals nicht vollwertig arbeiten, ist Klinikern und Anatomen längst bekannt, und die Leistungs- und Widerstandsfähigkeit der Personen, die mit derartigen diffusen Obliterationen behaftet sind, ist eine geringere. Ob durch die Entspannung der Lunge

Lungengewebe selbst zugrunde geht, die Atemfläche sich verkleinert und die Vitalkapazität sinkt, mag noch fraglich sein, erscheint mir aber wohl glaubhaft. Sicher ist aber die Zirkulation in den Lungen beeinträchtigt und macht sich rückwärts auf das Herz geltend. In solchen Lungen besteht eine, wenn auch nicht sehr in die Augen fallende, dauernde, leichte passive Hyperämie im Venensystem neben Anämie im arteriellen System. Sie neigen daher an und für sich nicht im besonderen Maße zu Infektionen oder doch mehr zu nur katarrhalischen als genuinen pneumonischen Prozessen; wenn sie aber betroffen werden und die Infektion eingesetzt hat, sind die Folgen entschieden stürmischere. Ich verweise auch hierbei auf die Gasvergiftungen, wo gerade unter den Todesfällen prozentual die mit pleuritischen Adhäsionen Behafteten an erster Stelle stehen.

Die mehr strangförmigen oder umschriebenen membranartigen Verwachsungen der Lunge brauchen keine ernsteren Folgen zu haben, wenn die Stränge und Membranen hauptsächlich nur den primären Membranbildungen zwischen Lunge und Brustwand entsprechen. Diese Membranen spannen sich, wie schon erörtert, zwischen den Stellen der Thoraxwand einerseits, der Lungenwand andererseits aus, welche bei der Entfaltung der Lunge in natürlicher Einstellung benachbart sind; sowie jedoch die sekundäre Membranbildung mehr in den Vordergrund tritt, ergeben sich nicht nur an und für sich festere, umfangreiche Verwachsungen, sondern bei Schrumpfung der Membranen, die in immer größerer Front angreifen, kommt es zu unphysiologischen Verschiebungen der Lungenabschnitte untereinander, wie auch gegen Brustwand und Zwerchfell. Der Zug der schwartig und schwielig werdenden Adhäsionen verkleinert die Lungenoberfläche und damit die Respirationsfläche, verkleinert die Rippeninterstitien, immobilisiert das Zwerchfell, verzieht das Herz und Mediastinum und setzt die Exkursionsbreite der betroffenen Thoraxseite wesentlich herab. Die Folgen für das Herz sind allgemein bekannt; die Einwirkung auf den knöchernen Thorax kann eine sehr eingreifende sein. Deutliches Einsinken der Brustwand mit besonderer Einziehung über dem Zwerchfellansatz, Verdrehung der Rippen mit der oberen Kante nach außen, mit der unteren Kante nach innen, Ausbiegung der Wirbelsäule nach der erkrankten Seite, ja selbst atrophische Prozesse in den Knochen selbst (Gräff) können beobachtet werden und geben Zeugnis dafür, wie weit die Ausschaltung einer gesamten Lungenseite nur durch Pleuraschwarten gedeihen kann. Die dann nicht selten auf der nicht betroffenen Seite sich ausbildende kompensatorische Lungenblähung, die vielleicht zunächst mit günstig wirkender Vergrößerung der Respirationsfläche einhergeht, belastet aber wieder mit der Zeit das Herz, auf welches sie außerdem schon durch die Raumbeanspruchung ungünstig einwirkt. Der Narbenzug und die Schrumpfungsprozesse der Pleuraschwarten wirken sich aber auf die Lunge selbst noch aus. Die subpleuralen Alveolarbezirke verkleinern sich. Die durch mangelhaften Kollaps der fixierten Lunge ungenügend kollabierenden Bronchien gehen in chronischen Entzündungszustand über, wobei die Verziehung des Hilus noch unterstützend mitwirkt. Chronische Bronchitiden sind daher nichts Ungewöhnliches bei ausgedehnten Pleuraschwielen, und alle Prozesse zusammengenommen haben immer wieder ihre schädliche Rückwirkung auf das Herz, welches außer durch die im Lungenkreislauf begründete Stauung durch oft sehr weitgehende Verlagerung und Verdrehung schon an und für sich unter ungünstigen Bedingungen arbeitet. Inwieweit einzelne derbe Stränge zwischen Lunge und Brustwand, Zwerchfell und Mediastinum besondere Folgen haben können, ist von Fall zu Fall zu entscheiden und soll hier nicht im einzelnen besprochen werden.

Dagegen bedarf das infizierte Exsudat, das Empyem, noch einer kurzen Erwähnung. Im großen und ganzen gelten natürlich für den flüssigen Empyemerguß in bezug auf seine Lokalisation und seine hauptsächlichsten Folgen dieselben Schlußfolgerungen wie für das Exsudat und Transsudat. Auf einzelne Unterschiede ist jedoch aufmerksam zu machen. Diese beruhen letzten Endes darauf, daß, wenigstens bei dem akuten Empyem, durch die lytischen Eigenschaften des leukozytenreichen Ergusses die Fibrinmembranen bis auf ihre Ursprungsstellen an der Pleura weggedaut werden, so daß wir bei dem ausgebildeten Empyem keine Membranbildung sehen, sofern dieselben nicht schon das fibröse organisierte Stadium erreicht haben. Statt dessen sammelt sich auf den Pleurablättern eine, die gewöhnliche fibrinöse Ausschwitzung an Mächtigkeit meist übertreffende schwammige Masse an, welche aus Resten von Fibringerinnseln, aus Stümpfen von durchgedauten flottierenden Membranen, aus zelligen, vorwiegend leukozytären Elementen, aus Detritus und, was besonders wichtig ist, in der Tiefe aus lebhaft tätigem Granulationsgewebe mit reichem Kapillargehalt besteht. Je stürmischer die Infektion, je eitriger der Prozeß, desto geringer ist die Riffelbildung und Auflagerung auf den Pleurablättern. Es kann dabei so weit kommen, daß die Pleurablätter in der Hauptsache jegliche rauhe Beschaffenheit, jegliche gröbere Auflagerung in Höckerbildung vermissen lassen und nur mit einer speckig-eitrigen Membran von homogener Beschaffenheit bedeckt sind. Allerdings werden je nach Entstehen des Empyems dabei Unterschiede zu verzeichnen sein. Während man bei dem Empyem, welches sich aus einer fibrinösen Pleuritis entwickelt, bei welcher es zu stärkeren Fibrinausschwitzungen gekommen ist, auch wohl stets die schwammig geriffelten Auflagerungen, selbst bei stürmischer Infektion, findet, geben andererseits die direkte eitrige Infektion der Pleura, wie z. B. nach Schußverletzung unter Einschleppung virulenter Keime oder auch der Spontanpneumothorax nach Lungenabszeß mehr zu der glatten Ausbildung der pyogenen Membran Veranlassung.

Die Folgen des Empyems in bezug auf Verwachsungen der Lunge mit der Umgebung sind dementsprechend etwas andere, als wir sie nach der einfachen fibrinösen Pleuritis zu beobachten Gelegenheit haben. Das Empyem als solches führt in der Mehrzahl der Fälle auf Grund des Fehlens der Einzelmembranen viel weniger zu strangförmigen Verwachsungen, sondern mehr zu den flächenhaften, und zwar in ganzer Ausdehnung der Empyemhöhle, die, soweit die Lunge nicht ältere Verwachsungen zeigt, stets den ganzen Pleuraraum einnehmen muß, ohne daß das Empyemexsudat dabei von entsprechender Größe zu sein braucht, d. h. mit anderen Worten, während wir bei der fibrinösen Pleuritis bei umschriebener fibrinöser Auflagerung auch umschriebene schnelle Verklebung bei kleineren Exsudaten bekommen können und bei größeren fibrinarmen Exsudaten doch die Pleura makroskopisch nur an mehr umschriebenen Stellen stärkere fibrinöse Auflagerungen aufzuweisen braucht, finden wir bei der eitrigen Pleuritis auch bei kleinem Exsudat die gesamte Pleura mehr oder weniger mit Empyemmembranen bedeckt. Demzufolge haben wir auch bei gutartigen, wie z. B. parapneumonischen (und phthisischen) Empyemen meistens mit einer völligen Obliteration der Pleurahöhle zu rechnen, wobei nur die interlobären und die an der Basis der Lunge über dem Zwerchfell sich öfter doch noch rechtzeitig abkapselnden Empyeme eine gewisse Ausnahmestellung einnehmen.

Die Verwachsungen der Lunge mit der Brustwand oder dem Zwerchfell nach Empyem pflegen nun von besonderer Festigkeit und Derbheit zu werden. Das ist in erster Linie auf das durch den Reiz des eitrigen Exsudats sich heranbildende, lebhaft wuchernde Granulationsgewebe zurückzuführen, welches bei Annäherung der

Lunge an die parietalen Wände sich stürmisch entgegensproßt und unter Einbeziehung und späterer Organisation der auf dem Granulationsgewebe liegenden Detritusmassen zu sehr viel mächtigeren, oft schwartenartigen Verwachsungsmembranen führt, die uns als Empyemfolgen unrühmlichst bekannt sind. Je größer die Fibrinreste waren, desto dicker fallen die Schwarten aus; daher werden auch gerade bei den operativ behandelten Empyemen, wo Mischinfektion und Rezidive nicht zu vermeiden sind, die Schwartenbildungen stärker sein als bei spontan sich resorbierenden oder durch Punktion entleerten Empyemen. Auch die phthisischen Empyeme, selbst wenn sie nicht auf Kavernendurchbruch beruhen und dann virulent mischinfiziert sind, gehen bei relativ dünnflüssigem Exsudat mit starker Gerinnselbildung einher und bedingen durchweg kompakte Schwarten. Hierzu kommt allerdings, daß sie, wie sich klinisch bestätigt, relativ gutartig sein können, konservativ behandelt zu werden pflegen und daher chronisch verlaufen, wodurch der Granulationsgewebswall der Pleurablätter ein besonders starker und die Verwachsungen der Pleurablätter besonders feste werden müssen.

Noch eins ist im Gefolge der Empyembildungen zu beobachten. Die Einschmelzung etwaiger Fibrinmembranen, das Zugrundegehen zahlreicher Zellgenerationen, die Ablösung von eitrigen Fibrinflocken und Detritusbildung führen zu besonders dicken Pleuraraumsedimenten, die sich entweder an der Grenze des Cavum pleurae und dem Sinus phrenicocostalis oder bei Entfaltung des letzteren in diesem, ihn allmählich auffüllend, ansammeln, ohne daß Membranverklebungen oder Lungenrandverwachsungen unter Umständen schützend eingreifen, wobei die Größe des Empyems und seine Zähigkeit natürlich mitbestimmend sind. Daher finden wir gerade nach Empyem die festeste und vielmals das Zwerchfell in Hochstand fixierende Verlötung des komplementären Raumes, die besonders massigen Schwarten, welche wie eine Kapsel den scharfen unteren Lungenrand umgreifen und sich auf dem Frontalschnitt T-förmig längs der Thoraxwand im phreniko-kostalen Winkel, im unteren Kavum und auf dem Zwerchfell ausbreiten. Da mit diesen Sedimentgerinnseln an der hinteren und seitlichen Grenze des Kavum die Lunge sich besonders schnell und fest vereinigt, vermag, unter Abdeckung nach oben, das Empyem sich noch auf der Zwerchfellkuppe unter der Lungenbasis abgekapselt zu halten und hier nach Resorption und Organisation ebenfalls zu besonders starken Schwarten, zu festen Verlötungen von Zwerchfell und Lunge, zu Starre des Zwerchfells und Unbeweglichkeit desselben zu führen.

Daß die Schrumpfungsvorgänge von Empyemschwarten auf die Umgebung von intensiver Stärke sind, ist bekannt genug, und sie unterscheiden sich im wesentlichen nur graduell von den vorher erwähnten postpleuritischen Retraktionen. Schuld daran ist nicht nur die massive Ausbildung der Schwarte an und für sich, sondern die lebhafte Beteiligung des Granulationsgewebes und die auf die Lunge übergreifende, mit Parenchymverlust einhergehende fibröse Verdickung des pulmonalen Interstitiums, die ihre Ausläufer bis weit unter die Pleura nach innen sendet.

In einem gewissen Gegensatz zu der Einstellung der Lunge bei Flüssigkeitsergüssen im Pleuraraum steht das Verhalten beim Pneumothorax. Während beim Erguß die Lunge auf der Flüssigkeit schwimmt, schwimmt beim Pneumothorax die Luftblase auf der Lunge. Mit dieser kurzen Bezeichnung, die auch Ganter erwähnt, pflege ich für gewöhnlich die Hauptunterschiede bei Erguß und Pneumothorax an meinen Thoraxpräparaten zu demonstrieren. Die Gasblase drängt die Lunge hiluswärts, nach hinten und im ganzen etwas nach oben. Der Ausdruck drängen hat seine

Berechtigung aber wohl nur beim Spannungs- bzw. Ventilpneumothorax, während bei dem nur Luftdruckausgleich schaffenden Pneumothorax die einfache Retraktionskraft der Lunge hiluswärts in Erscheinung tritt. Die im folgenden gegebenen Beschreibungen fußen alle vorwiegend nur auf anatomischen Präparaten von Spontanpneumothorax, wobei sowohl der Ventil- wie der breiter kommunizierende Pneumothorax vertreten sind, und auf Pneumothorax nach Brustwandverletzung. Allen Präparaten gemeinsam ist das Zurückdrängen der Lunge nach hinten in die hintere Rippenfurche, natürlich nur insoweit nicht Verwachsungen bestehen. Man sieht alsdann die ersten Schnittpräparate des Thorax, welche die vorderen Lungenabschnitte hinter der vorderen Brustwand umfassen, auf der Pneumothoraxseite völlig frei von Lungengewebe, während auf der nicht betroffenen Seite die Lunge schon breit getroffen ist. Bestehen Verwachsungen, die bei phthisischen Lungen vorwiegend oben sitzen, so pflegen nur Bruchteile des Oberlappens und nur im Bereiche der Verwachsungen an der vorderen Brustwand zu haften (s. Tafel 12, 22 u. 26). Ist die Lunge auch sonst frei von Verwachsungen und nicht durch infiltrierende Prozesse zu unnachgiebig, so wird die Lunge allseitig in der Richtung auf den Hilus gedrängt. Da jedoch die Lunge in der Hauptsache nach hinten verlagert wird, ist die Abdrängung der Lungenpleura von der seitlichen Brustwand nicht so erheblich und viel gleichförmiger in ihren Abständen, als es beim Exsudat der Fall ist. Infolgedessen vermag das sagittale Röntgenbild keine richtige Vorstellung von der Größe des Pneumothorax zu geben, zumal, wenn noch seitliche oder Zwerchfellverwachsungen bestehen. Meistens ist der Pneumothorax sehr viel umfangreicher, als man nach der sagittalen Durchleuchtung, vor allem, falls die Röntgenplatte vom liegenden Patienten gewonnen wurde, erwarten sollte. Auch die Abdrängung der Lungenbasis vom Zwerchfell ist eine mäßige. Von der Pleurakuppel wird die Lunge ebenfalls nach unten geschoben, wie sie auch vom Mediastinum, von Herz und Aorta durch Luftgehalt getrennt werden kann. In theoretischer Fassung zieht sich also die freie Pneumothoraxlunge entsprechend der Retraktionskraft ihrer verschieden langen Lungenabschnitte gleichmäßig auf den Hilus zurück, unter Gesamtverdrängung durch die auf ihr schwimmende Luftblase. Sie zieht sich daher auch am meisten an den Stellen zurück, wo sie normalerweise in komplementäre Räume am weitesten sich auszudehnen pflegt, d. h. von der Basis aus und vom Mediastinum aus in Richtung auf den Hilus. Durch die gleichzeitige Rückverdrängung der gesamten Lunge fällt die Retraktion vom Mediastinum her am meisten in die Augen, so daß der Herzbeutel mitsamt den großen Gefäßen, ja einschließlich der Lungenwurzel, bei Eröffnung des Brustkorbes auf der Pneumothoraxseite breit zutage liegt (s. Tafel 13, 23, 27 u. 31), während die Zurückziehung aus der Pleurakuppel, die eines komplementären Raumes entbehrt und, wie ich schon gesagt habe, wegen der Nachhintenverlagerung der Lunge, auch die Zurückziehung von der seitlichen Brustwand am anatomischen Bild zwar deutlich ausgesprochen ist, für die Röntgendurchleuchtung aber bei der gewöhnlichen sagittalen Strahlenrichtung nicht so aufdringlich in Erscheinung treten wird. Es sei aber nochmals, auch im Hinblick auf die Ganterschen Ausführungen, betont, daß auch die Abdrängung der Lunge von der Pleurakuppel bei frei beweglicher Lunge und nicht nur bei aufrechter Stellung stets beobachtet wird, da die Retraktionskraft der Lunge allein schon in diesem Sinne wirkt und nur bei Spannungspneumothorax noch besondere Verhältnisse vorliegen.

Ich habe bei dem Pleuraerguß schon darauf hingewiesen, daß man die Vorlagerung der Lungen an den verschiedenen Schnitten durch den Thorax deutlich dadurch bestätigt findet, daß man bei gleichmäßiger Schnittführung durch den Thorax bestimmte, sonst gleichmäßig verteilte Lungenabschnitte, wie z. B. die großen Hauptbronchien, auch in verschiedenen Ebenen antrifft, so daß z. B. auf der gesunden Lunge der Hauptbronchus halbiert ist, während auf der durch Erguß vorgelagerten Lunge der Hauptbronchus im Schnitt schon überholt wurde. Dasselbe gilt in umgekehrter Reihenfolge für den Pneumothorax, wo wir, wenn die Schnittebene auf der erkrankten Seite durch den Hauptbronchus geht, infolge Zurückverlagerung dieser Lunge auf der gesunden Seite den Hauptbronchus in der Schnittebene überholt finden. An diesem kleinen Merkmal läßt sich noch nachträglich, wenn Verwachsungen das Bild nicht komplizieren, feststellen, ob neben dem Pneumothorax ein größerer Erguß mit im Spiele war, da letzterer die Rückverlagerung der Lunge zum Teil wieder ausgleicht.

Wenn nun, wie beim Spontanpneumothorax, der in der Mehrzahl der Fälle bei phthisischen Prozessen zur Beobachtung kommt, Verwachsungen, und besonders strangförmige, bestehen, so sehen wir die bizarrsten Verzerrungen der Lunge. Meistens sind es natürlich die Obergeschosse, welche oft in ganzer Ausdehnung verwachsen sind. Dann wird die untere Lungenhälfte, zumal bei Ventilpneumothorax, um so energischer allein verdrängt und es kommt zu großen stufenförmigen Absetzungen der Lungenkonturen; bestehen nun außerdem in den unteren Lungenabschnitten einzelne strangförmige Adhäsionen, so werden diese durch die Pneumothoraxwirkung straff ausgezogen und die Lunge hiluswärts gedrängt, soweit die Stränge es zulassen.

Da gerade, wie früher ausgeführt, an den Kantenabschnitten der einzelnen Lungenlappen mit Vorliebe strangförmige Verwachsungen bestehen, sehen wir deshalb nicht selten ein treppenförmiges Absetzen des rechten Unter-, Mittel- und Oberlappens oder des linken Ober- und Unterlappens durch die Pneumothoraxwirkung erfolgen. Sind die Stränge kurz und unnachgiebig, so wird die Lunge in ihren einzelnen Lappen statt nach dem Hilus nach dem Ansatzpunkt der Verwachsungen zu abgedrängt und wenn diese an der vorderen oder seitlichen Brustwand sitzen, kommt es zu breiten Abhebungen der Lunge vom Herzbeutel und Mediastinum. Infolge der stufenförmigen Verlötung der Lunge mit der seitlichen Brustwand können, bei Abdrängen der Lunge zwischen den Verwachsungen von der Brustwand, bei sagittaler Röntgendurchleuchtung auf diese Weise die Bilder des abgesackten Pneumothorax vorgetäuscht werden, ohne daß es sich um tatsächliche Absackung handelt, sondern um einen gemeinsamen Pneumothoraxraum, in welchem nur an umschriebenen Stellen Pleurastränge die Lunge in der Nähe der Thoraxwand festhalten. Ich erwähne dieses deshalb, weil aus dem sagittalen Durchleuchtungsbilde allein nicht auf die Möglichkeit oder Unmöglichkeit, einen künstlichen Pneumothorax anzulegen, geschlossen werden darf, sondern die Perkussion mir hier, wie überhaupt beim Pneumothorax, ausschlaggebender zu sein scheint.

Wie wirkt sich nun der Pneumothorax auf die Nachbarschaft aus? Der Eindruck, welchen ich, allgemein gesagt, gewonnen habe, ist der, daß er, allein auf Druckwirkung bezogen, auf das Zwerchfell weniger, auf Herz und Mediastinum mehr als der Erguß Einfluß ausübt. Das findet wohl seine einfachste Erklärung darin, daß die Luftblase vorwiegend vorn oben gelegen ist, wo sie auf das ebenfalls vorn gelegene Herz und vordere Mediastinum sich in großer Angriffsfläche betätigen kann, während die vorderen Zwerchfellabschnitte die weniger ins Gewicht fallenden und am Rippenbogen straff fixierten sind. Bei jedem Pneumothorax ist, wenn keine Verwachsungen zwischen Lungenbasis und Zwerchfell bestehen, das Zwerchfell in seinen vorderen Abschnitten von der Brustwand abgedrängt und der phreniko-kostale Winkel wird in der Regel von vornherein breiter entfaltet, als es beim Erguß der Fall zu sein pflegt. Druckwirkung auf den linken Leberlappen und auf den Magen sind aufs Eindringlichste zu beobachten. In den hinteren Zwerchfellabschnitten dagegen zeigt sich wenig Besonderes, ganz im Gegensatz zum Erguß, der hier in erster Linie sich auswirkt. Ist der Pneumothorax rechtsseitig, so bleibt das Zwerchfell eng der Leber anliegend und drängt sie nur im ganzen nach abwärts unter Entfaltung des vorderen komplementären Raumes. Alle Verschiebungen aber machen sich längst nicht in dem Maße geltend, wie beim Erguß, sofern nicht besonders starker Überdruck herrscht. Sowie jedoch der Pneumothorax mit Exsudatbildung kompliziert ist, nimmt das Zwerchfell eine besondere Stellung ein. Vorn drängt die Luftblase unter Entfaltung des komplementären Raumes das Zwerchfell von der vorderen und seitlichen Thoraxwand ab, und ausschließlich in der hinteren Zwerchfellnische sammelt sich bei dem (meist wohl liegenden) Kranken der nivellierte Erguß an, welcher das Zwerchfell in seiner hinteren Hälfte nach unten und vorn gegen die Bauchhöhle zu ausbeutelt. An der Leiche fällt dann regelmäßig die schlaffe schwappende Beschaffenheit des Zwerchfells auf, die schon beim einfachen Pneumothorax charakteristisch ist, bei Komplikation mit Erguß aber noch sinnfälliger wird. Gerade bei Verletzungen des Brustkorbes, bei Schußverletzungen insbesondere, sind Blutergüsse mit Pneumothorax häufig vergesellschaftet und ich habe hier dann stets die eben geschilderte Gestaltung des Zwerchfells gefunden. Die nebenstehende Skizze möge in schematischer Darstellung erläutern, wie sich das Zwerchfell des liegenden Patienten im sagittalen Schnitt, etwa in der Mammillarlinie, bei Erguß, bei Pneumothorax und beim Pneumothorax mit Erguß einstellt.

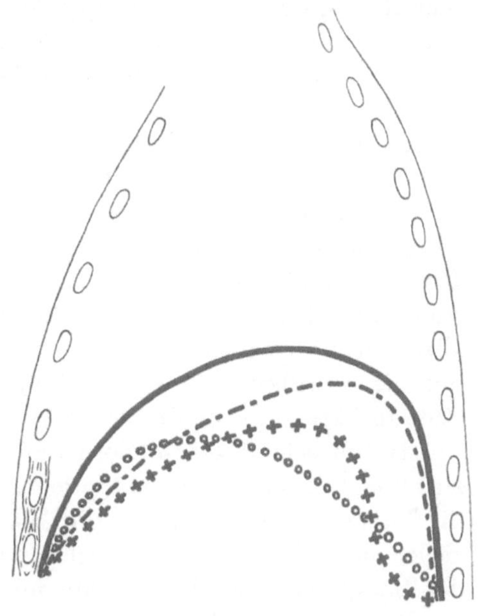

Sagittalschnitt durch den Thorax in der Mammillarlinie. Schematische Darstellung des Zwerchfellstandes bei normaler Einstellung (—), bei Erguß (o o o), bei Pneumothorax (–•–•–), bei Pneumothorax mit Erguß (+++).

Es sei hier mit einem Wort auf den Hämato- bzw. Hämatopneumothorax näher eingegangen. Daß der reine Bluterguß in dem Brustfellraum, wie er nach Eröffnung eines Blutgefäßes eintritt, grundsätzlich ein ähnliches Verhalten zeigt wie ein anderweitiger Flüssigkeitserguß, versteht sich ohne weiteres. Es ist mir aber aufgefallen, daß die dickflüssigen Blutergüsse, sofern man den Leichenbefund überhaupt mit dem Befund an Lebenden in Vergleich setzen darf, besonders ungünstige Verhältnisse schaffen. Sie sind sehr massig, sicher außerordentlich schwer resorbierbar und wirken direkt als Fremdkörper. Sie müssen demnach zu besonders intensiven Schwartenbildungen und hier wieder besonders an der Grenze von Kavum und Sinus führen. Sie haben aber außerdem noch die besondere Eigenschaft, daß sie sich vielmehr in den höher gelegenen Pleuraraumabschnitten und ganz besonders zwischen den Lungenlappen halten, was vielleicht mit der Viskosität des Ergusses zusammenhängt.

Es ist mir weiter aufgefallen, daß bei Schußverletzungen des Brustkorbes und Lungenverletzung mit Bluterguß, wie z. B. nach Selbstmord mit kleinkalibrigem Revolver, das gesamte Verlagerungsbild der Lunge und der Nachbarorgane vielmehr an die Verschiebung und Verdrängung durch Erguß, in diesem Falle also Bluterguß, erinnerte, als an Kombination mit Pneumothorax. Es ist das nur so zu erklären, daß bei dem schrägen Durcheilen eines kleinkalibrigen Geschosses durch die verschiedenen Schichten der Brustwand durch die begleitende Blutung nicht nur der Schußkanal in der Brustwand, sondern auch in der Lunge so schnell verklebt wurde, daß nicht nur der Lufteintritt in die Pleurahöhle ein verhältnismäßig geringer gewesen sein wird, sondern auch diese Luftmenge in kurzer Zeit weitgehend resorbiert wurde, so daß mit Wiederentfaltung der Lunge im ursprünglichen Pneumothoraxbereich nur noch die Wirkung des Hämatothorax, d. h. die Ergußwirkung, kenntlich blieb. Ist der Pneumothorax bei Verletzungen noch ausgesprochen, selbst wenn man Verklebungen nur kleiner Wunden in Brustwand oder Lunge annimmt, so läßt sich das am Thoraxschnitt, abgesehen von der typischen Verlagerung der Lunge, besonders gut daran erkennen, daß die Schußkanalöffnungen an der Innenseite der Thoraxwand und an entsprechender Stelle der Lunge örtlich weit auseinandergerückt sind (s. Tafel 16—18), und zwar viel weiter, als daß man es nur auf die Totenstarre der, durch Formolinjektion eher noch gedehnten, Lunge erklären könnte.

Noch auf ein anderes möchte ich bei der Gelegenheit gleich aufmerksam machen. Bei Verletzungen, kleineren und größeren, im Bereiche des Sinus phrenicocostalis oder in seiner Nachbarschaft finden wir trotz Pneumothorax, trotz Erguß, oft keinen Tiefstand des Zwerchfells, wie zu erwarten, sondern eher einen ausgesprochenen Hochstand desselben. Man hat unwillkürlich den Eindruck, als wenn das Zwerchfell mit allen Mitteln versuchte, das Brustwandloch abzudecken. Ich glaube, daß daran nicht nur die unwillkürliche Ruhestellung und reflektorische Kontraktion der verletzten Seite in bezug auf die die Atmung unterhaltende Muskulatur des Zwerchfells und der Brustwand schuld ist, sondern daß das Bestreben, die Kommunikation nach außen zu schließen, wesentlich mitspricht, ja, wir sehen nicht nur das Zwerchfell, sondern die Lunge selbst sich gegen die Wundöffnung tamponieren, obwohl wir ihr Zurückziehen in Richtung auf den Hilus viel eher vorauszusetzen hätten und einen Prolaps der Lunge nach der Wunde hin nur schwer erklären könnten. Man kann so Bilder zur Beobachtung bekommen, wo bei Verletzung der Brustwand im Bereiche des Sinus und dem Bestehen eines Hämato- oder Pyopneumothorax das Zwerchfell hoch steht, der Unterlappen sich in dem Sinus phrenicocostalis mit dem Zwerchfell gegen die Wundöffnung tamponiert (s. Tafel 14 u. 15), die übrigen Lungenabschnitte aber, d. h. Oberlappen bzw. Oberlappen und Mittellappen, in typischer Weise, wie beim Pneumothorax, verdrängt sind. Die weitere Folge ist, daß der Unterlappen bei solchen Zuständen große Neigung haben wird mit dem Zwerchfell zu verkleben, und es wird nicht weniger mit auf diesen Umstand zurückzuführen sein, daß wir nach Empyemoperationen mit Resektion der Rippen ebenfalls so oft besonders derbe Verwachsungen zwischen Lunge und Zwerchfell finden.

Gehen wir weiter darauf ein, wie die Einwirkung des Pneumothorax auf Herz und Mediastinum sich gestaltet, so habe ich schon gesagt, daß aus rein physikalischen Überlegungen das vordere Mediastinum besonders beteiligt ist und daß die Verdrängung der Mediastinalorgane diejenige bei Erguß vielfach zu übertreffen pflegt. Beim Spontanpneumothorax ist nach meinen anatomischen Bildern der Druck zumeist ein ziemlich beträchtlicher, und das liegt vorzugsweise daran, daß der Spontanpneumothorax in der Mehrzahl der Fälle eine Art Ventilpneumothorax zu sein pflegt.

Selbst bei verhältnismäßig größeren Öffnungen in der Lunge, die über sondenstark und noch weiter sein können, wird die Luft leichter bei der Inspiration in den

Pneumothorax dringen, als sie aus dem Gesamtpleuraraum durch die immerhin relativ enge Öffnung wieder entweichen kann, und die zunehmende Drucksteigerung bei der Ausatmung innerhalb des Pleuraraumes, aus dem die Luft nicht schnell genug entweichen kann, wird zu weitgehender Verengerung der Pleuraperforation führen, vor allem, wenn die Perforation rißartig ist und sich klappenartig schließen kann. Beim Durchbruch größerer Kavernen oder bei glatten Bronchusfisteln können natürlich günstigere Ausweichsmöglichkeiten für die Pneumothoraxluft vorhanden sein. Den artefiziellen Pneumothorax übergehe ich hier, weil die Gaszufuhr in den Pneumothoraxraum mehr oder weniger willkürlich und unter Manometerkontrolle vom Arzt ausgeführt wird. Beim Spontanpneumothorax jedoch kann man gar nicht so selten beobachten, daß bei dem ausgesprochenen Bilde des Pneumothorax eine eigentliche Perforation, selbst bei der Obduktion, makroskopisch nicht nachweisbar ist. Man wird aber stets in der Lage sein, an einer oder auch mehreren Stellen der Pleura leichte Trübungen, blasenartige Vorwölbung, seidenpapierdünne Beschaffenheit festzustellen und unter diesen Bezirken Abszesse, Gangrän, Kavernen oder ähnliches zu erkennen. Bei derartigem Befund ist anzunehmen, daß die Pleura, deren beginnende Nekrose vielfach unverkennbar ist, schon für Luft durchgängig gewesen sein muß, ohne daß eine eigentliche Perforation bestand. Daß sie auch Krankheitskeime hier hat durchwandern lassen, ergibt sich aus der häufigen Begleiterscheinung von ganz beginnenden Pleuritiden. Diese Befunde sind am Thoraxdurchschnitt sehr genau zu analysieren, und ich selbst bin erstaunt gewesen, wie oft ich bei der Zerlegung von injizierten Thoraxpräparaten den Pneumothorax zu Gesicht bekam, der klinisch nicht diagnostiziert war, sicher auch nur kurze Zeit bestanden hat und als letzte Todesursache angesprochen werden mußte. Da bei der gewöhnlichen Sektionsmethode der Nachweis des Pneumothorax, besonders wenn klinisch nicht darauf aufmerksam gemacht wurde, vielfach entgehen wird, weise ich auf seine relative Häufigkeit hin.

In der Mehrzahl der Fälle finden wir den Spontanpneumothorax natürlich bei der Phthise. Dabei ist jedoch wieder der Durchbruch einer älteren Kaverne der chronischen Phthise das seltenste Ereignis, weil die peripleurale Abkapselung und Verlötung mit der Brustwand meistens eine sehr ergiebige ist. Fast stets sind vielmehr die Pleuradurchbrüche auf käsige bronchopneumonische Prozesse mit und ohne Einschmelzung zurückzuführen und am ehesten noch werden sie bei den käsigen Aspirationspneumonien beobachtet, für welche allerdings ältere Kavernen wieder die speisende Quelle sein können. Der Durchbruch sitzt deshalb auch viel öfter im Untergeschoß der Lunge, als in den oberen Abschnitten, und der in die Lingula auslaufende Teil des linken Oberlappens sowie der rechte Mittellappen, in denen besonders gern akut käsige Aspirationspneumonien gefunden werden, sind erheblich mitbeteiligt, aber auch an der ursprünglich gesunderen Lunge kann, wenn sie aus der kranken chronisch-kavernösen, aber durch Verwachsungen vor Pneumothorax mehr oder weniger geschützten Lunge käsig-pneumonisch infiziert wird, der Pneumothorax plötzlich einsetzen und damit für den Kliniker Überraschungen bieten.

Noch mehr als beim Erguß läßt sich beim Pneumothorax die Verschiebung des Mediastinums — am anatomischen Präparat besonders gut am Verlauf des Thymus zu verfolgen — erkennen. Man sieht ausgesprochen bogenförmige Ausbuchtung desselben nach der gesunden Seite hin. Die Verdrängung des Herzens in toto erreicht hohe Werte, so daß völlige Verlagerung bis über die Mittelebene auf die gesunde Seite bei starkem Überdruck einwandsfrei beobachtet werden kann. Das Herz wird aber gegensätzlich zu der Verdrängung durch Erguß, wo es sich breit an die vordere Brustwand anlagert, von dieser eher abgedrängt, so daß es nur in spärlichem Ausmaß der vorderen Brustwand anliegt. Die kleine Herzdämpfung bei Pneumothorax ist deshalb nicht analog der Emphysemherzdämpfung, wo sich zwar die gedehnten Lungenabschnitte zwischen Brustwand und Herz einschieben, aber das Herz selbst doch keine oder nur geringfügige Rückwärtsverlagerung erleidet. Beim Pneumothorax jedoch beruht die schwindende Herzdämpfung auf tatsächlichem Abrücken des Herzens von der Brustwand. Dem steht, wie schon erwähnt, die große Herzdämpfung bei Pleuraerguß gegenüber, wo das Herz breit gegen die Brustwand gedrängt wird und wo die Verbreiterung der Herzdämpfung in erster Linie auf die Vorlagerung des Herzens und erst in zweiter Linie auf Vergrößerung des Herzens selbst (Dilatation) oder Beteiligung des Ergusses an der Herzdämpfung zurückzuführen ist. Das ist prinzipiell hervorzuheben. Bei rechtsseitigem Pneumothorax wird der Vorhof nach medial hinten und oben gedrängt, die Vena cava inferior lang ausgezogen, das rechte Herzohr zeigt mit seiner Spitze steil nach oben, der Vorhof ist in seitlicher Richtung abgeplattet, der rechte Ventrikel über dem Zwerchfell wird nach links gedrängt, der Sulcus coronarius zwischen rechtem Vorhof und rechtem Ventrikel hat eine Verlaufsrichtung von unten nach oben, kurz, es finden sich lauter Druckerscheinungen auf die rechten Herzhälften in Richtung von vorn unten außen nach hinten oben innen. Der Druck des Vorhofes teilt sich dem dahinter liegenden linken Vorhof mit. Es findet eine leichte Drehung des Herzens um seine Fixpunkte, von oben gesehen im Sinne des Uhrzeigers, statt. Bei linksseitigem Pneumothorax gilt ein Ähnliches. Die Herzspitze wird gesenkt, das Herz um seine Fixpunkte, entgegen der Uhrzeigerrichtung beim Blick von oben, gedreht, der rechte Ventrikel bohrt sich bei der Senkung der Herzspitze mit dem Tiefertreten des linken Zwerchfells und bei dem Gesamtdruck auf das Herz förmlich in den rechten Vorhof hinein und erhebt sich mit seiner sonst dem Zwerchfell aufliegenden Wandung rechts aus dem Niveau des Zwerchfells heraus. Seine basale Muskelkante am Annulus fibrosus kann sich dabei förmlich gegen die Vena cava inferior vorstülpen und sie beengen. Die Ausbiegungen der Kavabahnen nach rechts sind nichts Ungewöhnliches. Bei sehr starkem Überdruck ist eine Drosselung aller Herzhöhlen, zum mindesten eine beträchtliche Erschwerung der Entfaltung, ganz sicher anzunehmen und in einem Fall von besonders ausgesprochenem Spannungspneumothorax ließ sich bei meinem Material erkennen, wie der linke Ventrikel als der muskelkräftigere sich gleichsam in den rechten einbohrte, so daß dieser fast hernienartig nach vorn ausgewölbt würde.

Die Einwirkung des Pneumothorax auf Herz und Mediastinum ist also, wie aus den Schilderungen zu entnehmen sein mag, unter Umständen eine ganz beträchtliche. Es kommt hinzu, daß auch die großen arteriellen Gefäße bei linksseitigem Pneumothorax direkter Druckwirkung unterliegen, was sich an der Art. pulm. durch eine gewisse Abflachung ihres Lumens erkennen läßt. Die Wirkung des akuten Pneumothorax, um den es sich bei meinen Fällen meistens handelt, ist also eine allgemein direkt auf die Herzhöhlen und Herzbahnen zielende. Dilatationen der Herzhöhlen, nur auf den akuten Pneumothorax bezogen, habe ich in keinem Falle gesehen. Auch die Ausziehung des Vorhofbodens bei rechtsseitigem Pneumothorax kommt sehr viel weniger in Frage, als wie beim Erguß, da der Pneumothorax in den vorderen Abschnitten des Zwerchfells seine Wirkung ausübt, die Vena cava aber mehr hinten verläuft, wo der Erguß angreift.

Ganz anders sind die Folgen des chronischen oder ständig nachgefüllten artefiziellen Pneumothorax. Da ich über keine Schnitte solcher Thoraxfälle verfüge, sondern mich nur auf nach der üblichen Sektionsmethode gewonnenes Material stützen kann und bei Besprechung der Phthise noch darauf zurückkommen werde, soll hier zunächst nicht darauf eingegangen werden [1]).

Da der im gleichen Verlage erscheinende [2]) Atlas von Gräff und Küpferle sich speziell mit der Frage der Lungenphthise und im besonderen auch mit der Diagnostik der verschiedenen Formen der Phthise beschäftigt, habe ich selbst auf die Wiedergabe einer größeren Tafelübersicht über die gesamte Frage der phthisischen Lungenerkrankung verzichtet, zumal bei den verschiedenen Erkrankungen der Pleura, besonders beim Pneumothorax, die Phthise meistens das Grundleiden darstellt und auf den entsprechenden Tafeln in ihren verschiedenen Verlaufsformen mit erscheint. Besonders berücksichtigt habe ich nur solche Präparate, die den Werdegang der phthisischen Infektion, vor allem mit dem primären Komplex, zur Darstellung bringen, und außerdem möchte ich hier noch einige besondere Fragen kurz berücksichtigen, welche auf die Lokalisation phthisischer Prozesse eingehen und, wenn auch im einzelnen den meisten bekannt, für die Praxis des Klinikers kurz zusammengestellt werden sollen.

Das klassische Bild des Primärkomplexes, das Gohn und Ranke uns im besonderen wieder vor Augen geführt haben, findet seitdem tägliche Bestätigung, und da es gewissermaßen zum gesetzmäßigen Schulbeispiel geworden ist, habe ich einschlägige Fälle in den vorhergehenden Tafeln wiedergegeben, da die übersichtliche Anschauungsweise, welche die Thoraxschnitte vermitteln, die Zusammenhänge besonders gut erkennen läßt.

Was den primären Lungenherd betrifft, der zunächst nur berücksichtigt werden soll, so handelt es sich bei ihm stets um einen käsig pneumonischen, nie um einen produktiven Prozeß. Auf die nähere histologische Beschreibung gehe ich nicht ein, da sie in ausführlichster Weise häufig genug gegeben ist, und ich verweise u. a. nur auf die neuere Arbeit von Puhl. Auch bezüglich der Lokalisation primärer Lungenherde stimmen meine Beobachtungen mit allen letzten Veröffentlichungen überein. Der Herd sitzt dort, wo der Luftstrom den leichtesten Zugang hat, d. h. dort, wohin der Tuberkelbazillus am leichtesten und ungehindertsten und vielleicht auch in größter Masse auf einmal hingelangen kann. Es besteht hier eine gewisse Gegensätzlichkeit zu dem exogenen Reinfektionsherd, dessen Vorliebe für die Spitzengegend wir kennen, der dort sich einnistet, von wo der Luftstrom und mit ihm Infektionskeime am schlechtesten wieder entweichen können. Für den Primärherd ist es deshalb verständlich, wenn er im Verlauf der Bronchien sich findet, welche am gestrecktesten aus der Trachea auslaufen, und so sind es besonders gern die unteren Abschnitte des Oberlappens und die oberen Abschnitte des Unter- bzw. Mittellappens, welche den Primärherd bergen. Der geradeste Weg führt allerdings auf die Lungenbasis zu, doch sind allerlei Begleitumstände zu berücksichtigen, welche trotzdem die Lokalisierung beeinflussen können. Die Mehrzahl der Autoren ist sich wohl darüber einig, daß das eigentliche Spitzengebiet der Lunge sicher nicht eine bevorzugte Stätte für den Primärinfekt darstellt, sondern daß dieses Gebiet im Gegenteil dabei völlig zurücktritt. Der umbiegende Verlauf der Spitzenbronchien, das Fehlen des komplementären Raumes und die geringen Thoraxexkursionen mit ihren Folgeerscheinungen geben genug Erklärungsmöglichkeiten. Auch der rechte Mittellappen, dessen Bronchus nach vorn abbiegt,

[1]) S. jedoch den nachträglich eingefügten Fall von artefiziellem Pneumothorax S. 117—126.

[2]) Inzwischen erschienen.

tritt in der Beteiligung zurück. Die basalen Lungenabschnitte, und zwar der linken Lunge noch mehr als die der rechten, pflegen ebenfalls, wenn auch mit Einschränkung, weniger beteiligt zu sein, was wegen der saugenden Zwerchfelltätigkeit, wegen der gerade hier größtmöglichen Entfaltungsfähigkeit der Lunge zunächst wenig erklärlich erscheint. Es ist aber dabei zu berücksichtigen, daß der Weg dorthin schon ein beträchtlich langer ist, daß trotz der günstigen Stromrichtung viele Verzweigungswinkel der Bronchien zu überholen sind, wo schon Abfangsmöglichkeiten bestehen. Es ist weiterhin zu bedenken, daß die meisten Primärinfekte schon im kindlichen Alter sich bilden, wo die große Leber und der verhältnismäßig große Magen den ganzen Oberbauchraum einnehmen und das noch nachgiebige Thoraxskelett die Zwerchfellatmung in bescheidenen Grenzen hält.

Man kann weiter sagen, je jünger das Alter, in dem der Primärinfekt sich ansiedelt, desto peripherer sitzt der Infekt. Gerade im Säuglingsalter geht er mit Vorliebe bis unter die Pleura; zwar wird im allgemeinen angenommen, daß die kindlichen Bronchien besonders eng seien, was aber wohl nur in dem Sinne zu verstehen ist, als sie leichter kollabieren. Ihre Entfaltungsmöglichkeit ist funktionell sicher eher eine größere als beim Erwachsenen, zumal auch das elastische Gewebe erst im Laufe der Jahre durch Inanspruchnahme sich voll entwickelt.

Jedenfalls sind Primärinfekte, welche jenseits des Säuglingsalters beobachtet werden, vor allem die selteneren im Pubertäts- und Erwachsenenalter, oftmals mehr im Lungenparenchym selbst, d. h. im ganzen mehr hiluswärts gelegen oder erreichen doch die Pleura nicht ganz. Es sind das natürlich keine gesetzmäßigen Unterschiede, sondern nur hervortretende Typen, die damit gekennzeichnet sein sollen. Ich glaube sogar, wenn auch der Beweis nur sehr schwer mit Hilfe genauer klinischer Angaben zu erbringen sein würde, daß man daraufhin am Sitz des etwa ausgeheilten Herdes, des typischen alten Kreideherdes, noch annähernd bestimmen kann, ob die Infektion schon im frühesten Kindes- bzw. Säuglingsalter oder erst später erfolgt ist. Jedenfalls ist mir aufgefallen, daß gerade die ausgesprochen subpleural gelegenen, abgekapselten, vernarbten Primärherde, die man bei der Sektion des Erwachsenen als Nebenbefund findet, viel schärfer organisiert, derber, fast knorpelig abgekapselt und bis ins Innere vernarbt, verkalkt oder gar verknöchert sind, als die mehr im Parenchym gelegenen, von der Pleura entfernten, aber ebenfalls als Primärinfekte aufzufassenden Herde von mehr käsiger oder käsig kreidiger Beschaffenheit. Aber, wie gesagt, handelt es sich dabei mehr um persönlichen Eindruck, als wie um bewiesene Gesetzmäßigkeit.

Der Primärinfekt bzw. Primärkomplex des Pubertätsalters sowie die Spätformen jenseits des Pubertätsalters unterscheiden sich prinzipiell nicht von denen des kindlichen Alters, d. h. wir haben auch hier schnell verkäsende, lobuläre, umschriebene Lungenherde mit der Verkäsung des zugehörigen Lymphdrüsenkomplexes im Abflußgebiet. Gerade der vergangene Krieg hat uns Gelegenheit gegeben, an dem Bevölkerungsmaterial des Balkans und Klein-Asiens sowie den farbigen Völkern Afrikas solche späten Erstinfektionen und anaphylaktischen Spätformen zu beobachten. Die Fälle, welche mir zu Gesicht gekommen sind, zeigten zwar niemals mehr den unkomplizierten Primärkomplex, sondern stets schon die generalisierende Form, die aber auch der des kindlichen Alters durchaus ähnelte. Nur ist es mir auch hier, wenn auch an sehr kleinem Material, aufgefallen, daß die noch erkennbaren primären Herde mehr in Hilusnähe saßen, was mit meinen vorher gegebenen Ausführungen übereinstimmt. Noch in anderer Weise zeigten die phthisischen Erkrankungen dieser Leute Anklänge an das Verhalten kindlich phthisischer Erkrankungen bei der generalisierenden Form des zweiten Rankeschen Stadiums, und das war die ausgesprochene Beteiligung aller Drüsen des Körpers, die Beteiligung der serösen Häute, des Knochensystems, die großknotigen Formen der Organphthise, besonders in Milz, Leber und Nieren, die skrofulösen Hornhaut- und Bindehautekzeme, die Beteiligung der Meningen und das zurücktretende Befallensein der Geschlechtsorgane.

Aber ebenso wie wir bei der kindlichen Phthise bei der Nachforschung nach dem Werdegang der Infektion stets das Verhalten des Darmtraktus genau beobachten müssen, scheint mir für die späten Erst- und Sekundärinfektionen diese Forderung sich noch mehr herauszuarbeiten. Schon das Befallensein so ausgedehnter Drüsenbezirke von der Schädelbasis bis zu den untersten Bauchraumdrüsen hat immer etwas Verdächtiges an sich, und ich glaube, daß zum mindesten bei den Spätformen der Erstinfektionen, wahrscheinlich aber auch bei den kindlichen Infekten, der Darm häufiger die Eintrittspforte ist, als man nach den bisherigen Statistiken (2—3 $^0/_0$ der Fälle) annehmen möchte. Die massenhaften phthisischen Veränderungen vorgeschrittener sekundärer Phthise machen zwar eine Analyse ganz außerordentlich schwer; trotzdem gelingt es doch auf Grund des besonderen Charakters der Veränderungen der einzelnen Organe, besonders auch der Lungen, den Weg der Infektion noch mit einiger Sicherheit aufzudecken. Bei den allgemeinen Drüsenerkrankungen (s. S. 197 ff.) ist mir aufgefallen, daß nächst den großen Paketen in der Subkutis die Bauchraumdrüsen im Mesenterium am stärksten befallen waren und demnächst die Drüsen der Leberpforte, am Pankreaskopf und längs der kleinen Kurvatur zum Zwerchfell hin besonders starke Verkäsungen, daß die eigentlichen bronchopulmonalen Drüsen die geringsten Veränderungen aufwiesen, die Lungen selbst keine ulzerierenden Prozesse, dagegen reichlich lymphangitische Knötchenbildung zeigten, daß ferner nur im Dünndarm solitäre Geschwüre und sowohl im Mesenterium wie an der Leberpforte neben den verkästen Drüsen auch verkreidete Lymphknoten sich fanden. Das alles deutet doch sehr auf enterogene Infektion und läßt vielleicht auch noch die Annahme gerechtfertigt erscheinen, daß hier der Typus bovinus vorgelegen haben könnte.

Auch für die Annahme einer doppelten Primärinfektion, vom Darm und von der Lunge aus, habe ich mich in einem Falle (s. S. 172—174) entscheiden müssen, wo in der Lunge ein abheilender Primärkomplex und im Darm Geschwüre des gesamten Dünndarms und dazu Verkäsung der mesenterialen und der aufsteigenden Bauchraumdrüsen gefunden wurden, während in der Lunge nichts von ulzerierenden Prozessen, ja überhaupt kaum nennenswerte phthisische Veränderungen sich fanden. Nach allen Erfahrungen, die bisher durch die so sorgfältigen Untersuchungen gerade auf dem Gebiet der Phthise gemacht sind, muß man annehmen, daß die Natur des Primärkomplexes unter Mitbeteiligung der regionären Lymphdrüsen stets eine gesetzmäßige ist, daß nach einmal erfolgter Primärinfektion nie ein zweiter klassischer Primärkomplex gefunden werden kann, wenn nicht, was aber noch unbewiesen ist, Infekte mit Typus humanus und Typus bovinus so heterogener Natur sind, daß sie doch noch als Einzelprimärinfekte nacheinander auftreten könnten. Ich habe daher in einem anderen Falle (s. S. 153 ff.), wo ein deutlicher Spätprimärkomplex vorhanden war, ausgedehnte pleuritische Strangbildungen, die bei den bestehenden, allerdings als Primärherd gedeuteten, phthisischen Veränderungen der Lunge am nächstliegendsten auch als phthisischer Natur anzusprechen waren, als auf nicht phthisische Entzündung der Pleura zurückgeführt, weil es mir, entgegen Hübschmann, eben als ausgeschlossen erscheint, eine frühere phthisische Erstinfektion, selbst wenn sie dem anatomischen Nachweis als ausgeheilt entgehen könnte, anzunehmen, wenn zur Zeit wieder phthisische Veränderungen gefunden werden, die man nach ihrem ganzen makroskopischen oder mikroskopischen Bau für einen Primärkomplex halten muß.

Von allen Untersuchern, die sich näher mit der Frage beschäftigt haben, wird bei dem Primärkomplex die ausgedehnte Mitbeteiligung der regionären Lymphknötchen betont, die meistens viel hervorstechendere Veränderungen in Gestalt von Verkäsung zeigen, als der Primärkomplex selbst. Das habe ich ebenfalls stets bestätigt gefunden. Aber auch hier gilt dasselbe Gesetz, je jünger das Individuum, desto ausgedehnter ist die Verkäsung der Drüsen im Abflußgebiet des Primärinfektes. Bei Säuglingen und jungen Kindern können die so veränderten Drüsenpakete den Primärinfekt um das Vielfache an Ausdehnung übertreffen. Bei zunehmendem Alter der befallenen Individuen, d. h. bei späteren Erstinfektionen, gleicht sich das Mißverhältnis immer mehr aus und es kann zu gegensätzlichem Verhalten kommen, ohne daß man doch bei dem charakteristischen makroskopischen und mikroskopischen Bilde zu Zweifeln an der Natur der Veränderungen als Primärkomplex berechtigt ist. Die Ursache dieser mit dem Alter der befallenen Individuen sich einstellenden Veränderungen ist wohl einerseits in der zunehmenden Entfaltung der Lunge, in den Unterschieden zwischen dem Verhältnis des Bronchialbaumes zu seinen alveolären Bezirken, in der modifizierten Atmungsmechanik und in Veränderungen der Lymphbahnen in den Drüsen von Personen des heranwachsenden Alters zu suchen.

Wann finden wir nun Verkäsungen der bronchialen Lymphdrüsen, um zunächst bei den praktisch wichtigsten Lungenveränderungen zu bleiben? Die so überaus häufige klinische Diagnose der sog. ,,Hilusdrüsentuberkulose" hat schon von klinischer Seite selbst, wie besonders von anatomischer Seite, zu einer gewissen Abwehrstellung Anlaß gegeben. Sicher ist, daß die schwere Erkrankung der bronchialen bzw. Hilusdrüsen, insbesondere die käsige Veränderung, im Vergleich zu der Häufigkeit der Lungenphthise selbst an Häufigkeit zurücktritt. Eine primäre Drüsenverkäsung scheint mir fast ausgeschlossen oder doch so selten in Betracht kommend, daß man sie praktisch vernachlässigen kann; dagegen haben wir, wie erwähnt, eine jederzeitige Mitbeteiligung beim Primärkomplex. Kommt dieser relativ früh zur Untersuchung, so kann auch in den bronchialen Drüsen die Verkäsung noch verhältnismäßig umschrieben und oft nicht die ganzen Drüsenbezirke einnehmend sein. Wenn aber, was bei dem Sektionsmaterial naturgemäß das Häufigere ist, bereits das generalisierende Stadium vorliegt, sind auch die Verkäsungen diffus, die ganzen Drüsenkomplexe umfassend, und weitere Drüsen in der Fortsetzung des Abflußgebietes oder auch retrograd pflegen mit ergriffen zu sein. Dieses Stadium ist eigentlich dasjenige, wo man für die klinische Diagnostik tatsächlich am ehesten von ,,Hilusdrüsentuberkulose" sprechen kann und wo der klinische Nachweis am ehesten zu bringen sein wird. Bei dem großen Material der tertiären Phthise in der Reinfektionsperiode treten die käsigen Veränderungen der Lungenwurzeldrüsen gegenüber den schweren Veränderungen, die die Lunge selbst aufweisen kann, ganz in den Hintergrund. Die phthisische Miterkrankung der Drüsen kann so klein an Ausdehnung sein und selbst bei mikroskopischer Untersuchung so geringe und dann produktive Veränderungen darbieten, daß man direkt nach ihnen suchen muß. Zu erwähnen ist allerdings, daß auch gelegentlich ausgedehnte Schwellungen der Lymphknoten zu großen Paketen gefunden werden können, daß es sich dann aber mehr um das Bild der markigen Schwellung handelt, wie wir sie als lokale Reaktion bei entzündlichen Veränderungen sehen und die in solchen Fällen auch meistens mit Mischinfektionen nicht phthisischer Natur ihre Deutung findet.

Ich habe schon andernorts gesagt, daß man in analoger Weise, wie man im Gefolge des Primärstadiums das sekundäre Stadium unterscheidet, auch im Anschluß an das tertiäre Stadium ein viertes Stadium unterscheiden könne, und ich möchte zur leichteren Verständlichmachung dieses vierte Stadium als ein typisches Abschlußstadium für viele Phthisen besonders hervorheben. Es sind das die Fälle, wo im Anschluß an die tertiäre Phthise wieder die käsigen Prozesse das Bild beherrschen. Allerdings pflegen sie entsprechend dem ganzen Charakter der vorangehenden tertiären Periode, mehr organweise beschränkt und besonders in den Lungen vorherrschend zu sein. Das Bild ist anatomisch so bekannt, daß es sich erübrigt, es aufs Neue zu beschreiben. Hier nun kann es wieder zu käsigen Drüsenveränderungen kommen. Da aber die die Drüsenveränderungen bedingenden exsudativen Lungenprozesse meist ausgedehnter, vielfach doppelseitig zu sein pflegen, sind auch die gesamten Drüsengruppen der Lungenwurzel und Bifurkation viel umfassender an Zahl ergriffen, obwohl sie im einzelnen meist nicht die schwere diffuse Verkäsung aufweisen, wie beim Primärkomplex und im Sekundärstadium. Man sieht vielmehr zersplitterte Käsestränge oder Gruppen käsiger Knötchen, manchmal Randverkäsung bei zentraler Anthrakose, und alles in allem genommen bleiben die käsig veränderten Drüsenpakete fast stets an Größe erheblich hinter den Veränderungen zurück, welche wir in den ersten Stadien der Phthise sehen. Es kommt also praktisch für die klinische Diagnostik darauf hinaus, daß wir beim Primärkomplex ausgesprochen käsige Mitbeteiligung der Lungenwurzeldrüsen, aber beim reinen Primärkomplex im ganzen doch auf bestimmte Gruppen beschränkt finden und daß die Drüsenveränderungen klinisch nicht so leicht nachzuweisen sein werden, daß die schweren käsigen Veränderungen der anaphylaktischen Periode am ehesten der klinischen Erkenntnis zugänglich sein müssen, daß bei der tertiären Phthise Veränderungen im Lungenhilusbezirk, was den rein phthisischen Charakter der Drüsenerkrankung anbetrifft, sehr selten überhaupt auf die Drüsen zu beziehen sein werden und daß bei dem lokalanaphylaktischen vierten Stadium wiederum die Lungenwurzeldrüsen mehr in den Vordergrund treten, aber doch nicht so das Bild beherrschen, wie in den Erststadien; kurz, daß man sagen kann, daß von der tertiären Phthise ab klinisch diagnostizierbare Veränderungen im Hilusgebiet im ganzen nur selten auf die Hilusdrüsen hindeuten können. Auch das ist schon öfters hervorgehoben worden, ich halte aber aus praktischen Gründen einen neueren Hinweis für gerechtfertigt. Wohl verstanden handelt es sich bei allen diesen Veränderungen noch nicht um Verkreidungen, sondern ich habe hier nur die exsudativ käsigen Prozesse im Auge gehabt.

Die frische Verkäsung der Mesenterialdrüsen im Anschluß an primäre Infekte vom Darm aus ist ein seltener anatomischer Befund. Das hängt einerseits natürlich damit zusammen, daß der enterogene Infektionsweg überhaupt an Häufigkeit zurücktritt, dann aber auch damit, daß anscheinend die schweren Folgewirkungen, die beim Primärinfekt in der Lunge sich einstellen können, beim Darminfekt weniger bedrohlich sind, so daß es zu Ausheilung, zum mindesten zu viel langsamerer Generalisierung und nicht in so lebenswichtigen Organen kommt, zumal die wichtigeren größeren Bauchdrüsen, besonders Leber, Pankreas und Nieren, im ganzen wenig empfänglich für den phthisischen Infekt sind. Wir sehen deshalb in den Mesenterialdrüsen mehr das Stadium der Vernarbung und Verkreidung, wobei kleine Kalkherde in dem fettreichen Mesenterium älterer Leute sicher noch oftmals der Beobachtung entgehen. Aufgefallen ist mir, daß bei Verkreidung der mesenterialen Lymphdrüsen, wie ich vorher schon angedeutet habe, auch in den Lymphknoten am Leberstiel, am Pankreaskopf und längs der kleinen Kurvatur kleinere Verkreidungen gefunden werden, so daß zur

Klärung des Infektionsganges, insbesondere auch bei gleichzeitigen phthisischen Prozessen oberhalb des Zwerchfells, diese Lymphknotengruppen sorgfältig mit untersucht werden müssen.

Schwierig zu deuten ist stets der Weg der Infektion bei generalisierter phthisischer Verkäsung größerer Drüsengruppen, d. h. bei dem Bilde der ausgebreiteten Drüsenskrofulose. Daß vom Primärherd der Lunge aus im Sekundärstadium nächst den Lungenwurzeldrüsen das große Gebiet der oberhalb gelegenen Lymphknoten mit ergriffen sein kann, ist ohne weiteres verständlich. Auch die mehr isolierte Skrofulose der zervikalen Lymphknoten bei Infekt von den obersten Abschnitten des Atmungs- und Verdauungstraktus, ist erklärlich. Es muß aber dabei berücksichtigt werden, daß z. B. bei der im tertiären Stadium so häufigen komplizierenden Kehlkopfphthise so gut wie nie Verkäsungen der zugehörigen Lymphknoten gefunden werden, sondern daß die mehr isolierte Verkäsung zervikaler Lymphknoten entweder als zu hoch sitzendem Primärinfekt zugehörig oder als Generalisationsprozeß bei darunter oder darüber liegender Erkrankung anzusehen ist. Dasselbe gilt von den mesenterialen Drüsen, wo Verkäsungen bei der einfachen komplizierenden ulzerösen Darmphthise im ganzen selten sind und nur bei sehr schweren Prozessen des vierten Stadiums wieder gefunden werden, daß dann aber auch weniger die eigentlichen mesenterialen Drüsen, sondern, entsprechend dem tieferen Sitz der phthisischen Ulzera des dritten Stadiums, häufiger die das Kolon begleitenden Lymphknoten und die der Ileozökalregion verkäst gefunden werden. Die generalisierte Lymphknotenverkäsung, welche die gesamten Lymphdrüsen des Bauchraums, auch die längs der Aorta, die Oberbauchraumdrüsen, die Drüsen an den Organhilus und aufsteigend die Drüsen im Brustraum, Achselhöhle und Halsregion ergreift, kommt anscheinend nur bei bestimmten Individuen vor, wobei es sich um dieselben Persönlichkeiten handelt, die auch den Primärinfekt aus besonderen Gründen annehmen und nicht sofort abkapseln, d. h. wir sehen sie bei Kindern und nicht exponiert gewesenen Individuen des heranwachsenden oder gerade ausgewachsenen Alters. Wir müssen bei allen diesen Personen, wenn nicht einen besonders geeigneten Infektionserreger, also etwa den Typus bovinus, so doch besonders weite und leicht zugängige Lymphbahnen und die Möglichkeit weitgehender, auch retrograder Verschleppung annehmen. Jedenfalls ist bei den so befallenen Personen die lymphogene Metastasierung nicht nur an der Veränderung der Lymphknoten selbst, sondern auch an der so häufigen Mitbeteiligung der serösen Häute erkennbar, und weiter ist es auffallend, wie gerade bei ihnen die Lungen ein ganz besonderes Verhalten zeigen, indem dieselben keine käsigen Prozesse, keine ulzerierenden, keine dem eigentlichen Bild der tertiären Phthise zugehörigen Veränderungen aufweisen, sondern mehr interstitielle Knötchenbildung erkennen lassen, die aber auch nicht zu dem Bilde der hämatogenen Miliartuberkulose gehört, daß ferner im Lungenparenchym verstreute kleine Käseknötchen gefunden werden, die als Mitbeteiligung intrapulmonaler Lymphknötchen zu deuten sind. Berücksichtigt man dann weiter, daß dabei gar nicht so selten ältere Verkäsungen und beginnende Verkreidungen in den mesenterialen Lymphknoten sich finden, daß die bronchialen Lymphknoten in der Verkäsung sicher nicht dominieren, sondern eher zurücktreten können, so muß zum mindesten für einen größeren Prozentsatz dieser generalisierten Drüsenskrofulose der Infektionsweg vom Darm aus anzunehmen sein.

Auf die Lokalisation der phthisischen Prozesse des dritten und vierten Stadiums will ich nicht näher eingehen, da übergenug klassische Beschreibungen davon gegeben sind und der Atlas von Gräff und Küpferle sich voraussichtlich besonders damit befassen wird. Nur einige Besonderheiten möchte ich nochmals erwähnen, zumal sie auf die lokale, mechanisch bedingte Disposition hindeuten. Gerade an den Thoraxschnitten habe ich so des öfteren beobachten können, daß die Druckwirkung der 1. Rippe bzw. die ungünstige Lage des Lungenkuppengebietes in der Apertur ohne Komplementärraum doch nicht so bedeutungslos sein kann, wie es manchmal dargestellt wird. Man kann an solchen Thoraxpräparaten sehen, wie gerade im Bereich der Einengung durch die 1. Rippe mehr isolierte Herde aller Stadien der Phthise gefunden werden können, wie Kavernen der Kuppenregion mit ihrer Basis sich dem Verlauf der 1. Rippe anschließen und der Zerfall im Kavernengebiet scharf begrenzt oberhalb der Kurve der 1. Rippe gelegen ist. Daß auch andere Druckwirkungen, wie z. B. Aneurysmen, unter besonderen Umständen die Lokalisation phthisischer Prozesse beeinflussen können, ist bekannt, und ich möchte hier, wie ich es schon früher getan habe, noch einmal auf die gleichsinnige Beeinflussung der Lokalisation durch Herz und Gefäße hinweisen. Während wir sonst die chronisch ulzerösen Prozesse vorwiegend in den mehr hinteren, den Rippenwinkeln entsprechenden Abschnitten der Lunge sehen, finden wir käsige Prozesse, die auf bronchogene Metastasierung zurückzuführen sind, einerseits in den mehr basalen Abschnitten der Lunge, außerdem aber noch an zwei typischen Stellen, und zwar vorn im rechten Mittellappen und links in der Lingula bzw. in dem gesamten, dem Herzen anliegenden Abschnitt des linken Oberlappens und eine dritte Stelle liegt höher im Oberlappen, dem Stamm der Pulmonalis entsprechend. Es ist hinzuzufügen, daß in solchen Fällen vielfach gleichzeitige Verwachsungen der Pleurablätter bestehen. Die Prozesse in der Lingula sind vorwiegend dort, wo der Herzbuckel die größte Enge zwischen Brustwand und Herz schafft und auch im Mittellappen ist es der Abschnitt, welcher sich vor den rechten Vorhof schiebt. Bei der höher gelegenen Stelle des linken Oberlappens habe ich schon die Beziehungen zur Arteria pulmonalis erwähnt. Wenn man auf Thoraxschnitten die topographischen Beziehungen zu Lunge und Herz sieht, kann man nicht umhin, einen Zusammenhang auf Grund mechanischer Disposition anzunehmen.

Aber für den Kliniker ergibt sich daraus auch eine gewisse praktische Bedeutung, und zwar bei der Pneumothoraxbehandlung. Wenn auch behauptet ist, daß durch den Pneumothorax arteficialis die Zirkulation als solche nicht wesentlich beeinflußt werde, so spricht doch der anatomische Befund dagegen. Unverkennbar ist mit der Zeit bei den Fällen, welche ich zu untersuchen Gelegenheit hatte, eine Überanstrengung des rechten Herzens zu erkennen gewesen, und wenn sich dieselbe auch nicht stets in besonders auffallender Hypertrophie des rechten Ventrikels kenntlich machte, konnte man doch eine beträchtliche Erweiterung des Conus pulmonalis sowie der Arteria pulmonalis erkennen, und gerade über der erweiterten Arteria pulmonalis kommt es dann leicht zu lokaler Erkrankung der linken Lunge. Es kann somit bei rechtsseitigem Pneumothorax durch die erweiterte Arteria pulmonalis, besonders noch bei Verschiebung des Herzens und Mediastinums nach links, in der linken Lunge eine örtliche Metastase geschaffen werden, die, wie in einem Falle beobachtet, zu akuter käsiger Kaverne mit tödlicher Blutung geführt hatte. Das ist eine Gefahr beim Anlegen des Pneumothorax, und es wird schwer sein, sie auszuschalten. Erwähnen möchte ich aber diese Befunde, weil mir eine Beobachtung des Herzens beim künstlichen Pneumothorax, und zwar besonders beim rechtsseitigen, möglichst unter Kontrolle des Röntgenschirms, angezeigt erscheint. Wie für den Pneumothorax gelten dieselben Bedingungen für andere, das Herz beeinflussende, besonders auch verlagernde Prozesse, so z. B. für die schrumpfenden Pleuraadhäsionen, wie auch für die lange bestehenden größeren

Ergüsse. Beide belasten das rechte Herz, wirken bei den Adhäsionen auf die gleichseitige, bei Erguß auf die gegenseitige Lunge ein und bringen sie zwischen Herz und Brustwand in Bedrängung, und es ist wohl kein Zufall, daß man z. B. bei phthisischer exsudativer Pleuritis, bei welcher das Exsudat auf der befallenen Seite unter Umständen günstig einwirken kann, gerade auf der anderen Seite, welche klinisch im Hintergrunde stehen wird, fortschreitende und sehr ausgebreitete phthisische Prozesse findet, die den Tod des Patienten nur beschleunigen können.

Besonders übersichtliche Beurteilung gestatten die Thoraxschnitte für die Lage- und Formveränderungen des kranken Herzens; allerdings sind gerade beim Herzen verschiedene Momente zu berücksichtigen, die den Vergleich zwischen lebendem, vor dem Röntgenschirm beobachteten und dem Herzen am Thoraxschnitt erschweren. Das ist einmal die wechselnde pulsatorische Blutfüllung des lebenden Herzens, andererseits die die Herzhöhlen gleichzeitig betreffende systolische Leichenstarre, und ferner muß berücksichtigt werden, daß die Formolinjektion vom Cavagebiet aus Dehnungen des rechten Herzens und Hineinschleppen von postmortalen Blutgerinnseln verursachen kann. Es ist also bei der Beurteilung der Herzkonfiguration am Thoraxschnitt die Einschränkung zu machen, daß die Herzhöhlengrenzen beim Lebenden sich in bestimmten Phasen der Herzaktion wahrscheinlich etwas anders geben werden, als wir es am Schnittpräparat vermuten können; andererseits wird das Verhältnis der Abmessungen der Herzhöhlen, wenn man von einer gewissen passiven Erweiterung durch die Formolinjektion für die rechte Herzhälfte absieht, die aber die verschiedenen hier berücksichtigten Herzfälle jedesmal in gleicher Weise trifft, im ganzen genommen, sich nicht wesentlich ändern und, wie ich noch zeigen werde, ist es gerade das gegenseitige Verhältnis dieser Raumveränderung der einzelnen Herzabschnitte, welches den verschiedenen, von krankhaften Veränderungen betroffenen Herzen das Charakteristische an Form, Lage und Begrenzung gibt.

Es liegt mir im folgenden daran, an der Hand meines Materials einige charakteristische Folgezustände, insbesondere bei Klappenfehlern, und den daraus sich ergebenden topographischen Umbau, der epikritisch in den einzelnen Fällen schon hervorgehoben würde, noch einmal zusammenzufassen. Eine gewisse Zurückhaltung ist jedoch geboten, weil das Material an Thoraxschnitten naturgemäß nur ein beschränktes ist und in keiner Weise mit den zahllosen, zu klinischer Beobachtung gelangenden Fällen in Parallele gesetzt werden kann, ferner daß auf eine Klappe beschränkte reine Vitien außerordentlich selten sind und daß es schwer ist, bei Kombination mehrerer Klappenvitien oder bei Kombination von Stenose und Insuffizienz die Folgewirkungen an einem gemeinsam betroffenen Herzabschnitt zu differenzieren.

Halten wir uns jedoch bei der Betrachtung der anatomischen Präparate das Prinzipielle vor Augen, wie es im Aschoffschen Lehrbuch übersichtlich zusammengestellt ist, daß bei Klappenstenose die voraufgehenden Herzhöhlenwandungen primär hypertrophieren, daß bei Insuffizienz der Klappen dieselben Abschnitte primär dilatiert werden, daß bei Stenose der nachgeordnete Herzabschnitt eher atrophisch gefunden wird und bei Insuffizienz im nachgeordneten Herzabschnitt mit Hypertrophie, wenigstens bestimmter Abschnitte, zu rechnen ist, so lassen sich gewisse Normen, die ja auch längst schon Allgemeingut ärztlicher Erfahrung sind, geben. Der reine Herzklappenfehler kann allerdings eigentlich nur bei der Insuffizienz im Sinne dieser Klappenstörung anerkannt werden, denn es gibt genug Insuffizienzen ohne Stenose. Dagegen ist eine

Stenose ohne Insuffizienz nicht denkbar. Je geringer die Stenose, desto stärker die Insuffizienz; bei hochgradigen Stenosen kann die Insuffizienz praktisch immer mehr zurücktreten. Noch ein weiteres ist zu beachten. Die Hypertrophien und Dilatationen pflegen sich, je nachdem das Klappenvitium sich an den arteriellen oder an den Segelklappen ausgebildet hat, auch an verschiedenen Strombahnbezirken der benachbarten Herzabschnitte in besonderer Form zu lokalisieren. Bei Fehlern an der Mitralis, insbesondere den Insuffizienzen, ist es das Einströmungsgebiet der Kammer, d. h. der intrapapilläre Abschnitt, welcher der Dilatation und mitsamt dem Trabekel- und Papillarmuskelwerk später der Hypertrophie unterliegt, beim Aortenfehler ist es mehr das Ausströmungsgebiet einschließlich der Spitzenabschnitte, welche gleichsinnig verändert werden. Dasselbe gilt natürlich für die selteneren Klappenfehler im Bereiche des rechten Herzens. Ferner ist im Auge zu behalten, daß die der Lunge nahen, ihr nachgeordneten Herzklappen bei Vitien stärker rückwärts durch den Lungenkreislauf auf das rechte Herz ihre Folgewirkung ausüben und darum bis in den großen venösen Kreislauf, vor allem auch im Lebergebiet, sich bemerkbar machen, als die der Lunge nachgeordneten, aber ferner von ihr gelegenen Vitien der Aortenklappen, und noch direkter wirken auf den großen venösen Kreislauf die im rechten Herzen bestehenden Klappenfehler. So ist daher auch das Verhalten des großen venösen Kreislaufes stets mit zu berücksichtigen, und schon das Bild der Leber allein kann unter Umständen einen Hinweis darauf geben, ob wir etwaige Klappenstörungen an der Aorta oder an der Mitralis mit größerer Wahrscheinlichkeit zu suchen haben.

Bei dem Mitralfehler, insbesondere der Stenose, ist die Hypertrophie des linken Vorhofes stets sofort mit einer Dilatation verbunden und letztere erreicht ganz außerordentliche Werte, besonders im Stadium der Insuffizienz. Diese primäre Beteiligung des linken Vorhofes bildet den Grundstock für die nach und nach sich einstellende Umformung und Verlagerung des Herzens. Die Ausdehnungsmöglichkeiten des linken Vorhofes sind infolge seiner Lagerung im Thorax nur beschränkte, da er, vor Ösophagus, Aorta und Wirbelsäule gelegen, nach hinten wenig Spielraum hat. Daß aber die zwangsläufig vor sich gehende Vergrößerung des linken Vorhofes rücksichtslos gegen die Umgebung vorgeht, äußert sich schon darin, daß selbst die Wirbelsäule nachgibt und sich kyphoskoliotisch nach rechts hinten zu dem bekannten Rundrücken der Herzkranken ausbiegt, während die Aorta, falls sie noch elastisch genug geblieben ist, was gerade bei Mitralfehlern häufig der Fall ist, in ihrer straffen Lage zu bleiben vermag. Dagegen nimmt der linke Vorhof den Ösophagus mit sich nach rechts und hinten und kann ihn in beträchtlicher Kurve abbiegen (s. Tafel 79). Im übrigen schafft sich der linke Vorhof Platz, indem er den linken Ventrikel nach links vorn unten verschiebt. Ich betone hierbei, daß ich auf Grund meines Materials in den folgenden Fällen im allgemeinen dekompensierte, also höhergradige Fälle im Auge habe. Wenn der linke Vorhof nach links und links unten infolge Anstoßens der Ventrikel an die vordere und vorn seitliche Brustwand einen Halt findet, bleibt ihm nur noch Ausdehnungsmöglichkeit nach rechts, da nach vorn durch das Sternum, zumal bei Mitvergrößerung der rechten Herzabschnitte, schon sehr bald eine Grenze gesetzt ist. Die Ausbreitung nach rechts zieht aber gleichzeitig den rechten Vorhof nach rechts mit hinüber, und zwar ist es vor allem die Außenwand des rechten Vorhofes, welche mitgenommen wird, während der Vorhofsboden an dem gerade nach links gestoßenen Ventrikel haftet. Ich habe bei der Besprechung des einschlägigen Falles schon darauf hingewiesen, daß auch die mediale Wand der Vena cava inferior vermittels des alten Sinusseptums bzw. der Todaroschen Sehne, dem von mir als Sinusstreifen bezeichneten Gebilde, am Herzskelett mehr fixiert ist und daß die in den Streifen auslaufende Valvula Eustachii zu niedriger Leiste ausgezogen wird. So kommt es zu schwerer Insuffizienz der Vena cava inferior. Die Stauung im kleinen Kreislauf wirkt sich auf das rechte Herz aus, und zwar wird zunächst der Conus pulmonalis betroffen, der auch meistens besonders weit und gleichzeitig hypertrophisch zu sein pflegt. Die dilatierten rechten Höhlen sind in solchen Fällen fast rein vorn, hinter der Brustwand, gelagert, da der linke Vorhof dahinter im Raum so anspruchsvoll ist und der linke Ventrikel durch den vergrößerten rechten Ventrikel nach hinten gedrängt und gedreht wird. Je atrophischer der linke Ventrikel, desto mehr überlagert ihn der rechte Ventrikel, aber selbst bei gleichzeitiger Insuffizienz des Mitralostiums vermag der linke Ventrikel sich links vorn nicht zu halten. An der Spitzenbildung des Herzens sind beide Ventrikel, besonders auch der rechte, beteiligt, soweit man überhaupt noch von einer Spitze reden kann.

Die Gesamtform des Herzens wird eine sehr massige und abgerundet dreieckige, wobei besonders die basalen Ventrikelabschnitte sehr plump sind, während die Spitzenabschnitte der Ventrikel, wenigstens im linken Ventrikel, weniger dilatiert zu sein brauchen. Während also die Verbreiterung des Herzens nach rechts in erster Linie auf den linken Vorhof und, teils durch ihn, teils durch die Stauung im kleinen Kreislauf veranlaßt, auf den rechten Vorhof zu beziehen ist, ist die Verbreiterung nach links in erster Linie auf Verschiebung und zweitens erst auf allgemeine Größenzunahme der linken Kammer zu beziehen. Eine weitere Folge ist, daß in ausgebildeten dekompensierten Fällen die gesamten Kammerabschnitte völlig links von der Brustbeinmittellinie liegen und rechts von der Mitte nur noch Vorhofsanteile sich finden mit Ausnahme etwa des rechten Herzohres, welches mit seiner Spitze noch bis links hinüberreichen kann. Das Septum ventriculorum steht infolge der Umlagerung der Kammern fast parallel zum Brustbein und wird auf dem Röntgenbilde nicht als besonderer Schatten erkannt werden können.

Bezüglich der Anteilnahme der Gefäße und Höhlenwandungen an den Konturen des Herzens, wie sie im Röntgenbilde sich etwa ergeben müßte, verweise ich auf die Epikrise des zugehörigen Falles (s. S. 298 ff.). Hervorheben möchte ich dabei nur noch einmal, daß der linke eigentliche Vorhof sicher nicht randbildend sein kann, daß das linke Herzohr den Pulmonalisbogen verstärken kann und daß an dem ausladenden Pulmonalisbogen nicht nur der Hauptstamm der Pulmonalis, sondern auch der linke Hauptast mit beteiligt ist und ferner daß die Außenwand des Conus pulmonalis bis in den Schattenbezirk des linken Herzohrs reichen muß.

Bei dem Aortenfehler ist es mehr die Insuffizienz als die Stenose, welche zu wesentlichem Herzumbau Veranlassung gibt. Bei beiden Fehlern ist allerdings mit Verlängerung der Ventrikelachse zu rechnen, und da die Stenose ja stets auch Insuffizienz bedeutet, wird auch die Dilatation der linken Kammer in beiden Fällen nicht ausbleiben, nur daß diese bei der Insuffizienz viel prägnanter in Erscheinung tritt. Wie beim Mitralfehler, insbesondere der Stenose, der linke Vorhof, so ist beim Aortenfehler, insbesondere bei der Insuffizienz, der linke Ventrikel derjenige, welcher die Hauptveranlassung für die Umformung des Herzens bildet. Die Hypertrophie der linken Kammer, sei sie primär, wie bei der Stenose oder sekundär, wie bei der Insuffizienz, ist zunächst nicht so sehr an die basalen Abschnitte des Einflußgebietes als wie mehr an die Ausflußrinne des Septums und an die Trabekel, welche längs des Septums verlaufen, gebunden. Gerade das Septum erreicht daher beträchtliche Dickenmaße, wenn auch natürlich die Ringmuskulatur, insbesondere das Krehlsche Triebwerk, das den linken Ventrikel völlig umfaßt, als ganzes hypertrophiert und auch das Papillarmuskelgebiet infolge stärkeren, auf den Mitralklappen lastenden Druckes an der Hypertrophie mit beteiligt ist. Die Dilatation dagegen sitzt ausgesprochen in der unteren Hälfte des Herzens, dessen abgerundete schafsnasenartige Spitze als bekanntes klinisches Röntgenbild auch im anatomischen Präparat wiedergefunden werden kann (s. Tafel 82). Der linke Ventrikel füllt demnach die linke vordere und untere Brustraumnische aus, ohne daß jedoch gleich besonders große Abmessungen zu erwarten sind. Jedenfalls entsprechen die Dilatationen des Ventrikels durchaus nicht den schnell sehr groß werdenden Dilatationen der Vorhöfe. Die Basis des Ventrikels scheint auf den ersten Blick heraufgerückt zu sein, in Wirklichkeit jedoch besteht die Verlängerung der Kammer nur nach links vorn unten, und es müssen wohl außergewöhnlich starke Umformungen des Ventrikels angenommen werden, um ein Höherrücken der Basis, wenigstens an der Aorta, anzunehmen. Da aber die kugelige Auswölbung des Spitzenteils der linken Kammer zusammen mit der Hypertophie Raum beanspruchen und dieser zwischen Zwerchfell und vorderer Brustwand allein nicht geschafft werden kann, zumal wenn die Leber vergrößert ist, wird der linke Vorhof nach oben gedrängt. Die Ausbuchtung des Kammerseptums nach rechts und die Spitzenausbuchtung der linken Kammer samt Hypertrophie schieben den rechten Ventrikel ebenfalls nach rechts und oben und verlagern den rechten Vorhof nach rechts hinten und oben. Die vom linken Ventrikel rückwärtig gelagerten Herzhöhlen brauchen im allgemeinen keine besonderen Dilatationen und Hypertrophien aufzuweisen, wenn nicht muskuläre Klappeninsuffizienz der Mitralis besondere Verhältnisse schafft, auch pflegen die hypertrophischen Umformungen der einen Kammer die andere nie ganz unbeteiligt zu lassen, obwohl gerade beim Aortenfehler die relative Kleinheit des rechten Ventrikels auffällig erscheint, welcher Eindruck allerdings hauptsächlich dadurch hervorgerufen wird, daß bei Betrachtung von vorn der linke Ventrikel so völlig das Spitzengebiet beherrscht.

Dadurch kommt es auch, daß im Gegensatz zum Mitralfehler beim Aortenfehler der linke Ventrikel in großem Anteil mit vorne, hinter der Brustwand, gelegen ist und daß im weiteren Gegensatz die Vorhöfe vorn so zurücktreten, daß sie nur an der rechten Herzkante und rechts oben in Betracht kommen. Beim Anblick von vorn hat man somit beim Aortenherzen links von der Mitte des Brustbeins im wesentlichen die linke Kammer und das Konusgebiet der rechten Kammer, rechts von der Mittellinie das Einströmungsgebiet der rechten Kammer und darüber den rechten Vorhof gelegen. Die Verbreiterung des Herzens nach links ist in ihrer Genese daher zunächst auf primäre Vergrößerung des linken Ventrikels, die Verbreiterung nach rechts auf sekundäre Verschiebung des rechten Ventrikels durch den linken zurückzuführen. Die Umlagerung der Kammer bewirkt hier im Gegensatz zum Mitralfehler eine gerade entgegengesetzte Verschiebung in der Verlaufsrichtung des Kammerseptums, die eine mehr sagittale wird, so daß es nicht als ganz ausgeschlossen anzusehen ist, daß an einem diastolischen Röntgenbilde ein teilender Schatten im Kammerbild zu erkennen wäre.

Auch für die Randsilhouette des Aortenherzens verweise ich auf die Epikrise des betreffenden Falles (s. S. 312ff.).

Ich habe im Vorgehenden, wie schon gesagt, mehr prinzipielle Verlaufsfolgen von Klappenfehlern des linken Herzens und bei dekompensierten Zuständen im Auge gehabt und betone natürlich ausdrücklich, daß leichte und besonders reine Klappenfehler, sowie kombinierte Klappenfehler das ganze Bild modifizieren müssen. Auch die in den Epikrisen gegebenen Konturen haben ihre Gültigkeit nur für den entsprechenden Fall, stimmen aber doch in den Hauptpunkten mit den neuesten klinischen Untersuchungen (s. auch Aßmann, Dietlen u. a.) überein. Auf die Klappenfehler des rechten Herzens, die praktisch für die Klinik mehr zurücktreten, kann ich aus Mangel an einschlägigem Material nicht besonders eingehen; ich verweise aber in diesem Zusammenhang auf die Epikrise des Falles von Endarteriitis obliterans der Arteria pulmonalis (s. S. 350 ff.), wo die Umformung des Herzens durchaus dem Bilde der schweren Pulmonalklappenstenose, und zwar der reinsten Form der Stenose, entsprechen muß, obwohl die Verengerung nicht im Klappengebiet selbst, sondern peripher gelegen ist. Das Herz entspricht also hier im rechten Ventrikel ganz dem Bilde des Schrumpfnierenherzens für den linken Ventrikel, so daß es als Schrumpflungenherz bezeichnet werden könnte, wenn die Lungen sich ähnlich wie die Nieren verhielten. Ich verweise außerdem noch auf den kongenitalen Herzfehler (s. S. 279), bei welchem eine Pulmonalinsuffizienz angenommen werden mußte; da aber gleichzeitig mit Aorteninsuffizienz und außerdem mit Kommunikation zwischen beiden Ventrikeln zu rechnen war, ist auch hier kein Rückschluß auf ein reines Klappenfehlerherz zu machen.

Dasselbe gilt, wie ich schon in der betreffenden Epikrise (s. S. 324) gesagt habe, für die ohne Klappenbeteiligung im Muskelapparat erkrankten Herzen, wie z. B. für die Folgen von Koronarsklerose. Derartige Herzen haben keine charakteristische Form, und wenn sie eine solche scheinbar bieten, so hängt das von dem Sitz und dem Charakter der Muskelerkrankung ab. Schwielen im Spitzengebiet des linken Ventrikels, womöglich mit Kammerwandaneurysma, können eine Aorteninsuffizienz vortäuschen, Muskelschädigung im Einströmungsgebiet an Mitralinsuffizienz denken lassen, doch kann hier eine tatsächliche muskuläre Insuffizienz mit Platz greifen, so daß auch die Folgen an den Vorhöfen und rechtem Herzen sich geltend machen. Trotzdem wird solche muskuläre Insuffizienz in den Klappengebieten nie so hochgradige Folgen zeitigen, wie sie ein richtiger Herzklappenfehler bedingen würde, vor allem nicht bei muskulärer Mitralinsuffizienz die mächtigen Erweiterungen der Vorhöfe nach sich ziehen. Außerdem scheidet für alle unkomplizierten muskulären Erkrankungen das Stenosenvitium aus. Wenn es daher möglich sein sollte, bei scheinbarer mitraler Konfiguration des Herzens die Stenose auf Grund der fehlenden Geräusche auszuschalten und röntgenologisch bei besonderer Kammergröße eine dahinter zurückbleibende Dilatation der Vorhöfe sicherzustellen oder wahrscheinlich zu machen, wird man eher berechtigt sein eine Herzmuskelerkrankung, als einen Mitralfehler anzunehmen, ja, es liegt durchaus im Bereiche der Möglichkeit, auf Grund der Herzsilhouette annähernd die Herzmuskelerkrankung zu lokalisieren und auf die eine oder andere Koronararterie zurückzubeziehen.

Die Konfiguration des Herzens ist also im wesentlichen das Produkt aus der Größe und dem Lageverhältnis der einzelnen Herzhöhlen zueinander, wobei die Fixierung des Herzens an den Aufhängestellen nur bestimmte Umlagerungen gestattet. Das Aufhängeband der arteriellen Gefäße, insbesondere der Aorta, wird daher allein schon von Einfluß auf die Herzform sein können, soweit es wenigstens im klinischen Sinne noch zum Herzbilde, besonders in der Röntgensilhouette, hinzugerechnet wird, obwohl ein Teil des Bandes schon extraperikardial gelegen ist. Die steile Form des Herzens der hochgewachsenen Engbrüstigen, das Tropfenherz, wird nächst der schlanken Form des Herzens selbst, vor allem durch das verhältnismäßig lange und schmale Aufhängeband und nicht zum mindesten durch den langen Conus pulmonalis mit langer Arteria pulmonalis bedingt.

Ich glaube, daß solche Herzen durch das Zurücktreten des linken Ventrikels bei gleichzeitiger relativer Weite des Conus pulmonalis leicht eine mitrale Konfiguration vortäuschen können; andererseits kann eine erworbene Verlängerung des Aufhängebandes, wie sie z. B. am Altersherzen oder bei Aortenstenose, besonders aber bei den ersteren zu finden ist, die Gesamtlage des Herzens und dann natürlich wegen des Zwerchfells im Sinne der Querlagerung beeinflussen. Über die Querlagerung ist noch ein Wort zu sagen. Das anatomische Bild und das Röntgenbild decken sich da nicht, wenn man die tatsächliche Herzachse, vor allem die Ventrikelachse, im Auge hat. Wenn klinisch gerade für das Aortenherz die Querlagerung als typisch bezeichnet wird und das Mitralherz eher eine steilere, wenn auch infolge der rundlicheren Konturen nicht so ausgeprägte Steillage im Röntgenbilde hat, so zeigt das anatomische Bild, daß die Verhältnisse eigentlich gerade umgekehrt sind, indem die Achse des Mitralherzens eigentlich viel querer verläuft, als die steiler gerichtete Aortenherzachse. Das ist auch verständlich, weil beim Mitralherzen der linke Vorhof den rechten nach vorn abwärts drängt und die Kammerbasis mit herunterdrückt und weil ferner die Leberschwellung, wie überhaupt die Stauung im Bauchraum, besonderen Zwerchfellhochstand bedingt. Auch die Verschiebung der Ventrikel ganz nach links von der Mittellinie macht es zwangsläufig notwendig, daß bei gehobenem Zwerchfell und bei Fixation des rechten Vorhofes an der Vena cava inferior das Herz in Querlagerung geht. Das Röntgenbild dagegen läßt besonders die Konturen der erweiterten Arteria pulmonalis sowie des Conus pulmonalis und der erweiterten Einströmungsbahn der linken Kammer sich vordrängen, so daß zum mindesten die linke Herzbegrenzung steil aufwärts steigt. Bei dem Aortenherzen dagegen stößt sich der verlängerte linke Ventrikel in die linke vordere Thoraxnische, der rechte Ventrikel wird, wie ich des näheren beschrieben habe, hoch nach rechts oben geschoben, die Herzbasis also wird nicht, wie beim Mitralfehler, gesenkt, sondern eher hinaufgedrückt, die Vorhöfe werden nach hinten gedrängt und brauchen keine besonderen Vergrößerungen zu zeigen. Das bewirkt eine tatsächliche Steilrichtung der Herzachse. Im Röntgenbild dagegen werden rechter Ventrikel und rechter Vorhof nur schwer voneinander zu trennen sein, die Ausbuchtung der Herzspitze dagegen täuscht eine Querlagerung vor, zumal der Conus pulmonalis und die Arteria pulmonalis in der Randbegrenzung gegenüber der Aorta zurücktreten. Wenn auch in der Hauptsache diese Richtigstellung vom anatomischen Standpunkte aus mehr theoretisches Interesse hat, so glaube ich, ist es doch von Vorteil, wenn man sich der tatsächlich nicht ganz korrekten klinischen Lagebezeichnung bewußt ist.

Und noch auf einige kleinere Streitfragen möchte ich eingehen. In den röntgenologischen Lehrbüchern wird des öfteren angegeben, daß der Bogen über dem rechten Vorhof aus Aorta und Vena cava gebildet werde. Ich weiß nicht, ob das lebende pulsierende Herz so andersartige Bedingungen bieten könnte, daß die topographischen Verhältnisse am Leichenthorax so verschieden davon sind. Jedenfalls habe ich auch nicht in einem Falle, selbst nicht bei Herzen mit weiter Aorta, beobachten können, daß die rechte Seite des Aortenbogens bis in die Randbezirke der Vena cava superior hineinreicht; im Gegenteil liegt meistens die Vena cava superior völlig rechts von der Aorta und schon eine Auflagerung des Aortenbogens auf die Vorderwand der Vena cava superior stellt einen Ausnahmebefund dar, ja selbst bei einem großen Aneurysma der aufsteigenden Aorta wurde die Vena cava superior so stark nach rechts verdrängt, daß das bis vor die Cava superior reichende Aneurysma höchstens mit der Vene zusammen randbildend wurde oder sie doch nur ganz unwesentlich nach rechts hinüberragte.

Über die Beteiligung des linken Vorhofes in der oberen Hälfte des rechten Vorhofsbogens an der Randbildung habe ich mich in der Epikrise des einschlägigen Falles schon ausgesprochen. Hier sei nur noch auf eine immerhin mögliche Verwechslung aufmerksam gemacht. Wie ich beschrieben habe, kann durch den erweiterten linken Vorhof der Ösophagus sehr stark nach rechts hinten seitlich ausgebogen werden, und er gelangt dabei bis in die Randbogenlinie im Bereiche des rechten bzw. linken Vorhofes. Es ist also nicht auszuschließen, daß hier Verwechslungen in der Deutung vorkommen, die aber vielleicht durch Ösophagussonde oder Wismutfüllung aufgeklärt werden könnten.

Daß der rechte untere Bogen normalerweise nie durch die rechte Kammer mitgebildet sein kann, ist auch nach den anatomischen Präparaten als feststehend zu betrachten. Ich verweise aber auf die Mitbeteiligung der rechten Kammer bei dem hochgerückten rechten Ventrikel des Aortenherzens und außerdem können bei rechtsseitigen Ergüssen, welche den rechten Vorhof stark bedrängen, sowie bei Lageverziehungen des Herzens durch Pleuraadhäsionen, sowie durch Tiefstand des linken Zwerchfells und besondere Steillagerung des Herzens die basalen Abschnitte der rechten Kammer in den rechten unteren Bogen mit einbezogen werden.

Unterschiede gegenüber der Röntgensilhouette machen sich auch in betreff des Verhaltens des Aortenbogens geltend. Die Größe des röntgenologisch obersten linken Herzbogens kontrastiert auffallend mit dem Aortenbogendurchschnitt im anatomischen Präparat; die Größe im klinischen Bilde kann daher nur dadurch erklärt werden, daß nicht die Dicke der Aorta als solche im Querschnitt, sondern der gesamte schräg nach links hinten verlaufende Arkusteil den obersten Bogenschatten gibt. Ich möchte hier aber bei der Gelegenheit darauf hinweisen, daß nicht nur besondere Enge der Aorta oder auffallende Weite die klinische Bogengröße modifizieren, sondern daß die schrägere oder geradere anatomische Einstellung des Bogenteils bei sagittaler Durchleuchtung nicht unberücksichtigt bleiben darf. Wie ich bei der Gegenüberstellung von Aorten- und Mitralherz schon hervorgehoben habe, spielt auch hier die unterschiedliche Lagerung des Kammerherzens nach links oder rechts von der Mittellinie eine bedeutsame Rolle. Bei dem Mitralherzen wird durch Verschiebung des Kammerherzens nach links auch die an der Kammer haftende Aorta mit nach links herübergezogen und der Arcus aortae stellt sich sagittal ein, ja er kann sogar eine leicht schräge Verlaufsrichtung von links außen nach rechts innen nehmen. Jedenfalls muß schon die rein sagittale Einstellung des Arcus eine besondere Kleinheit des linken obersten Bogens bedingen. Bei dem Aortenherzen sind die Verhältnisse gerade umgekehrt; die hochgeschobene Kammerbasis schiebt den Anfangsteil der Aorta eher nach rechts herüber und bewirkt dadurch einen besonders schräg gestellten Verlauf des Arkus, der dadurch bei sagittaler Durchleuchtung schon an und für sich stärker hervorspringen wird, ohne daß man die Erweiterung der Aorta besonders mit in Anrechnung bringen muß [1]).

[1]) Anmerkung bei der Korrektur: S. auch Aßmann: Herz und Lunge bei Mitralfehlern im Röntgenbild. Verh. d. D. Kongr. f. Inn. Med. Dresden 1920.

Literaturverzeichnis.

Amelung, W.: Die Veränderungen des Röntgenbildes der Brustorgane bei Kyphoskoliosen und Skoliosen. Fortschr. a. d. Geb. d. Röntgenstr. Bd. 28, S. 230.

Derselbe: Zur Frage der doppelten Konturierung des Herzschattens im Röntgenbilde bei Perikarditis. Fortschr. a. d. Geb. d. Röntgenstr. Bd. 28, S. 519/22.

Arneth, Joseph: Kriegsmedizinische Erfahrungen im bayerischen Feldlazarett Nr. 42. 1914–1918. Leipzig: Klinkhardt 1920.

Aschoff, L.: Über die natürlichen Heilungsvorgänge bei der Lungenphthise. Verhandl. d. XXXIII. dtsch. Kongr. f. inn. Med. Wiesbaden 1921.

Derselbe: Zur Nomenklatur der Phthise. Münch. med. Wochenschr. 1922. H. 6, S. 183.

Derselbe: Zur Frage der Abnahme der Schwindsuchtsterblichkeit. Klin. Wochenschr. Nr. 34, S. 1702. (1922.)

Derselbe: Zur Nomenklatur der Phthise. Zeitschr. f. Tuberkul. Bd. 27, H. 1–4.

Derselbe: Über gewisse Gesetzmäßigkeiten der Pleuraverwachsungen. Veröff. a. d. Kriegs- u. Konstitutions-Pathol. Bd. 3, H. 14. 1923.

Derselbe: Lehrbuch der pathol. Anatomie 5. Aufl. 1921. S. 36.

Aßmann, H.: Erfahrungen über die Röntgenuntersuchung der Lungen. Arb. a. d. med. Klinik zu Leipzig H. 2. Jena: Fischer 1914.

Derselbe: Herz und Lunge bei Mitralfehlern im Röntgenbilde. Verhandl. d. dtsch. Kongr. f. inn. Med. Dresden 1920.

Derselbe: Die klinische Röntgendiagnostik der inneren Erkrankungen. Leipzig: Vogel 1922.

Bachmann, M.: Die Veränderungen der inneren Organe bei hochgradigen Skoliosen und Kyphoskoliosen. Bibliotheca medica 1899. H. 4.

Bacmeister, A.: Lehrbuch der Lungenkrankheiten. Leipzig: Thieme 1916.

Derselbe: Die Behandlung der Pleuritis, des Pleuraexsudates und des Pleuraempyems. Ergebn. d. inn. Med. u. Kinderheilk. Bd. 18. 1920.

Derselbe: Die hausärztliche Behandlung der Lungentuberkulose und der tuberkulösen Brustfellentzündung. Jena: Fischer 1922.

Derselbe: Die Behandlung der Pleuritis und des Pleuraempyems. Münch. med. Wochenschr. Nr. 34/22.

Baer, G.: Beiträge zur Klinik des künstlichen Pneumothorax bei der Lungentuberkulose. Zeitschr. f. Tuberkul. Bd. 29, H. 3.

Ballin: Tuberkulöser Primärkomplex im Röntgenbilde. Beitr. z. Klin. d. Tuberkul. Bd. 51, H. 2.

Bartels: Über die operative Behandlung der entzündlichen Exsudate im Pleurasack. Dtsch. Arch. f. klin. Med. Bd. 4, S. 263. 1868.

Baumgarten, W.: Vergleichende experimentelle Untersuchungen über die Entstehung der Lungentuberkulose durch Fütterung (orale Infektion) und Inhalation. Dtsch. med. Wochenschr. Nr. 34/22, S. 1126.

Beitzke, H.: Über eine schwere, tödlich verlaufende Infektion des Menschen mit Rindertuberkulose. Berl. klin. Wochenschr. 1914. Nr. 33.

Derselbe: Über das Verhältnis der kindlichen tuberkulösen Infektion zur Schwindsucht der Erwachsenen. Berl. klin. Wochenschr. 1921. Nr. 32, S. 912.

Derselbe: Nochmals über das Verhältnis der kindlichen tuberkulösen Infektion zur Schwindsucht des Erwachsenen. Berl. klin. Wochenschr. 1921. Nr. 48, S. 1410.

Derselbe: Zur Anatomie der Lungentuberkulose. Zeitschr. f. Tuberkul. Bd. 27, H. 1–4.

Derselbe: Pathologische Anatomie, Resistenz und Allergie bei der Lungentuberkulose. Münch. med. Wochenschr. 1923. Nr. 20.

Block, Fr. W.: Welchen Einfluß haben die Nachwirkungen der Pleuritis auf den Verlauf der chronischen Lungentuberkulose. Beitr. z. Klin. d. Tuberkul. Bd. 50, S. 311. 1921.

Bönninger, M.: Zur Behandlung des Pleuraempyems. Berl. klin. Wochenschr. 1920. Nr. 40.

Braune, Wilh.: Topographisch-anatomischer Atlas nach Durchschnitten an gefrorenen Kadavern. Leipzig: Vert u. Comp. 1872.

Brugsch, Th.: Über das Verhalten des Herzens bei Skoliose. Münch. med. Wochenschr. 1910. Nr. 33.

Derselbe: Allgemeine Prognostik. Berlin: Urban u. Schwarzenberg 1918.

Brunner, A.: Lungenstützfunktion (Bemerkungen zur Arbeit Drachter.) Münch. med. Wochenschr. 1920. Nr. 32.

Becher, E.: Betrachtungen über die Frage, warum die Lunge trotz des von ihr ausgeübten Zuges an der Brustwand auch eine thoraxwandstützende Funktion hat. Mitt. a. d. Grenzgeb. d. Med. u. Chirurg. Bd. 33, S. 257. 1921.

Cantani, A.: L'anglo cardioepatico nelle diverse affezioni cardiache. Rif. med. 1921. Nr. 3. (Zit. Zentralbl. f. Herz- u. Gefäßkrankh. 10/21.)

Clarke, N.: Bacterial endocarditis in congenital heart disease. Journ. of the Americ. med. assoc. Vol. 81, Nr. 5. 1923.

de la Camp, V.: Die prognostische Bedeutung der Kaverne bei der Lungenphthise. Beitr. z. Klin. d. Tuberkul. Bd. 50, S. 281. 1921.

Derselbe: Beiträge zur Physiologie und Pathologie der Zwerchfellatmung. Zeitschr. f. klin. Med. Bd. 49, S. 411. 1903.

Deetjen, A.: Über spontanen und traumatischen Pneumothorax. Med. Klinik 1923. Nr. 45/46.

Deist; H.: Obliteratio pleurae. Dtsch. Arch. f. klin. Med. Bd. 134, H. 1 u. 2.

Derselbe: Über die Pleuritis exsudativa als Komplikation des Pneumothorax arteficialis. Klin. Wochenschrift 1922. Nr. 33, S. 1647.

Delherm, L. und R. Chaperon: Die Umrisse des Mittelschattens (Herz- und Gefäßschattens) im dorsoventralen Röntgenbilde. Presse méd. Jg. 30. S. 358. 1922.

Deneke, G.: Über das Rauchfußsche Dreieck. Dtsch. Arch. f. klin. Med. Bd. 131, H. 3 u. 4.

Deneke, Th.: Die Aorta im Röntgenbilde. Dtsch. med. Wochenschr. 1924. Nr. 10, S. 293.

Deupmann, I.: Die Adipositas bei emphysematösem Habitus und ihre Einwirkung auf Lunge und Herz. Dtsch. med. Wochenschr. 1923. Nr. 4, S. 118.

Dietlen, H.: Herz und Gefäße im Röntgenbild. Leipzig: I. A. Barth 1923.

Drachter, R.: Die Bedeutung der Interkostalmuskelatrophie bei Raumausgleich im Thorax und der Begriff der Lungenstützfunktion. Münch. med. Wochenschr. 1919. Nr. 18.

Derselbe: Beitrag zur klinischen und röntgenologischen Diagnostik der Bronchopneumonie im Kindesalter. (Bemerkungen zu der gleichnamigen Veröffentlichung von I. Duken in Münch. med. Wochenschrift 1920. Nr. 3.

Derselbe: Intrathorakischer Druck und Mechanismus der Atmung an einem einfachen Modell dargestellt. Münch. med. Wochenschr. 1919. Nr. 48.

Duken, I.: Beitrag zur klinischen und röntgenologischen Diagnostik der Bronchopneumonie im Kindesalter. Münch. med. Wochenschr. 1920. Nr. 3.

Ebert, W.: Die Indikationsbreite des künstlichen Pneumothorax bei Lungentuberkulose. Dtsch. med. Wochenschr. 1922. Nr. 36, S. 1211.

Elias: Mitralinsuffizienz und -stenose. Ges. f. inn. Med. Wien, 22. 6. 1922. (Klin. Wochenschr. 1922. Nr. 36, S. 1814.)

Ellmer, G.: Die anatomischen Grundlagen für eine wirksame Herzbeuteldrainage. Arch. f. klin. Chirurg. Bd. 125, S. 13. 1923.

Eppinger, H. und L. Hofbauer: Kreislauf und Zwerchfell. Zeitschr. f. klin. Med. Bd. 72. 1911.

v. Falkenhausen, M.: Ösophaguskompression an zwei Stellen bei arteriosklerotischer Herzinsuffizienz. Dtsch. med. Wochenschr. 1921. Nr. 26.

Fischer, A. W.: Zur Frage des primären Wundschlusses insbesondere bei der operativen Behandlung des Pleuraempyems. Klin. Wochenschr. 1922. Nr. 16.

Flurin, H. und J. Rousseau: Les tensions intra-pleurales dans les épanchments liquides de la plèvre. Ann. de méd. Tom. 7, Nr. 5. 1920.

Fraenzel, O.: Krankheiten der Pleura. Handb. d. spez. Pathol. u. Therap. v. Ziemßen Bd. 4. 1877.

Fraenkel, A. und S. Gräff: Ein Schema zur prognostischen Einteilung der bronchogenen Lungentuberkulose auf pathologisch-anatomischer Grundlage. Münch. med. Wochenschr. 1921. Nr. 15, S. 445.

Fraenkel, Eugen: Über einige Methoden zur Darstellung der topischen Veränderungen durch pathologische Prozesse. Klin. Wochenschr. 1923. Nr. 16, S. 766.

Frick, K.: Zur Deutung des Röntgenbildes im ersten schrägen Durchmesser. Fortschr. a. d. Geb. d. Röntgenstr. Bd. 29.

Ganter, G.: Über die Druckverhältnisse in der Pleurahöhle und ihren Einfluß auf Lagerung und Form von Pleuraergüssen. Dtsch. Arch. f. klin. Med. Bd. 141, H. 1 u. 2. 1922.

Gerhardt, C. Prof.: Die Pleuraerkrankungen. Stuttgart: Enke 1892.

Gerhardt, D.: Experimentelle Beiträge zur Lehre vom Lungenkreislauf und von der mechanischen Wirkung pleuritischer Ergüsse. Zeitschr. f. klin. Med. Bd. 55, S. 195. 1904.

Ghon, A.: Der primäre Lungenherd bei der Tuberkulose der Kinder. Berlin-Wien 1912.

Derselbe: Über tuberkulöse Reinfektion. Tag. d. mitteld. Pathol. Dresden, 23. 4. 1922. Klin. Wochenschrift 1922. Nr. 30, S. 1528.

Derselbe und E. Wertheimer: Zur primären extrapulmonalen Infektion bei der Kindertuberkulose. Med. Klinik 1923. Nr. 1.

Derselbe und Winternitz (Prag): Über den Primäraffekt bei Kindertuberkulose. Tag. d. dtsch. pathol. Ges. 1923. Zentralbl. f. allg. Pathol. u. pathol. Anat. Bd. 33, Nr. 21.

Goldscheider: Ratschläge über Lungenkrankheiten für den Praktiker. VI. Pleuritis. Dtsch. med. Wochenschr. 1922. Nr. 42, S. 1417.

Derselbe: X. Lungentuberkulose. Dtsch. med. Wochenschr. 1923. Nr. 5, S. 153.

Graeff, S.: Über den Situs von Herz und großen Gefäßen bei einseitiger Druckerhöhung im Pleuraraum. Mitt. a. d. Grenzgeb. d. Med. u. Chirurg. Bd. 33, H. 1 u. 2. 1921.

Derselbe und L. Küpferle: Die Lungenphthise. Ergebn. vergleichender röntgenologisch-anatomischer Untersuchungen. Berlin: Julius Springer 1923.

Derselbe: Pathologische Anatomie und klinische Forschung der Lungenphthise. Zeitschr. f. Tuberkulose H. 3 u. 4.

Graß, H.: Über das Verhältnis der kindlichen tuberkulösen Infektion zur Schwindsucht der Erwachsenen. Berl. klin. Wochenschr. 1921. Nr. 42, S. 1244.

Derselbe und Scheidemandel: Abheilende tuberkulöse Primär- und Reinfekte und bronchogene Metastasen in der Lunge und ihre Beziehungen zur tertiären Lungenphthise. Klin. Wochenschr. 1922. Nr. 35.

Gruber, G.: Bemerkungen über Phthise bei Senegalnegern. Zeitschr. f. Tuberkul. Bd. 33, H. 1. 1920.

Hampeln, P.: Über die ersten Anzeichen mediastinaler Neubildungen. Dtsch. med. Wochenschr. 1921. Nr. 36.

Hauser, G.: Über die Konservierung von Thoraxgefrierschnitten nach Kaiserlingscher Methode. Verhandl. d. dtsch. pathol. Ges. 14. Tagung 1910.

Derselbe: Zur Lehre vom Pyopneumothorax. Frankfurt. Zeitschr. f. Pathol. Bd. 28, H. 3, S. 501.

Hecht, P.: Über erworbene Dextrokardie bei chronischer Lungentuberkulose. Beitr. z. Klin. d. Tuberkul. Bd. 53, H. 2/3, S. 240. 1922.

Hedinger, E.: Zur Lehre des Wirkungsmechanismus des künstlichen Pneumothorax. Zeitschr. f. angew. Anat. u. Konstitutionslehre Bd. 6. 1920.

Henius, K.: Ein einfaches diagnostisches Verfahren zur Abgrenzung pleuritischer Exsudate und zur Feststellung pleuritischer Adhäsionen und Schwartenbildung bei bestehenden Exsudaten. Klin. Wochenschr. 1923. Nr. 7, S. 330.

Heß, O.: Über die Stellung der Leber im Kreislauf. Klin. Wochenschr. 1922. Nr. 49, S. 2409.

Herrnheiser, G.: Die räumliche Analyse des Thoraxröntgenbildes. Dtsch. med. Wochenschr. 1923. Nr. 15, S. 472.

Herxheimer, G.: Mißbildungen des Herzens. Schwalbes Handb. d. Morphol. d. Mißbildung. Jena: Fischer 1910.

Hoefer, P. A. und E. Heyfeld: Das Perkussionsbild bei doppelseitigen Pleuraergüssen. Berl. klin. Wochenschrift 1921. Nr. 22, S. 574.

Hoeslin, H. v.: Klinisch-röntgenologische Untersuchungen über Lungenkavernen mit Flüssigkeitsspiegel. Dtsch. Arch. f. klin. Med. Bd. 112. 1913.

Derselbe: Bemerkungen zur Untersuchung des Brustkorbes. Münch. med. Wochenschr. 1921. Nr. 41.

Hofbauer, L.: Atemfunktion, Thoraxbau und Konstitution. Klin. Wochenschr. 1923. Nr. 15, S. 669.

Hotz, H.: Über Bronchialdrüsentuberkulose. Schweiz. med. Wochenschr. 1923. Nr. 37, S. 864.

Hübner: Verlauf der Speiseröhre bei Wirbelverkrümmungen. Med. Sekt. d. Schles. Ges. f. vaterl. Kultur Breslau, 2. 3. 1923. (Klin. Wochenschr. 1923. Nr. 22, S. 1044.)

Huebschmann: Zur Pathologie der Lungentuberkulose. Münch. med. Wochenschr. 1921. Nr. 43, S. 1380.

Derselbe: Bemerkungen zur Einteilung und Entstehung der anatomischen Prozesse bei der chronischen Lungentuberkulose. Beitr. z. Klin. d. Tuberkul. Bd. 55, H. 1, S. 76. 1923.

Derselbe: Über primäre Herde, Miliartuberkulose und Tuberkuloseimmunität. Münch. med. Wochenschr. 1922. Nr. 48, S. 1654.

Husten, K.: Über den Lungenazinus und den Sitz der azinösen phthisischen Prozesse. Beitr. z. pathol. Anat. u. z. allg. Pathol. Bd. 68. 1921.

Jastrowitz: Dextropositio cordis bei Kyphoskoliose mit Differenz des Pulses in beiden Armarterien. Verein der Ärzte in Halle a. S., 12. 2. 1919. Münch. med. Wochenschr. 1919. Nr. 28, S. 793.

Jehn, W.: Die Behandlung der Pleuraempyeme. Münch. med. Wochenschr. 1921. Nr. 12.

Derselbe: Die Behandlung der tuberkulösen Pleuraempyeme. Münch. med. Wochenschr. 1921. Nr. 18.

Derselbe und Th. Naegeli: Über Thoraxverletzungen im Kriege. Bruns' Beitr. z. klin. Chirurg. Bd. 114, S. 305. 1919.

Derselbe und F. Sauerbruch: Brustschüsse. Handb. d. ärztl. Erfahr. im Weltkriege Bd. 1, 1. Teil. 1922.

Kaestle: Röntgenologischer Beitrag zur Kenntnis der Tuberkulose in den Lungen. Münch. med. Wochenschrift 1921. Nr. 50.

Kaiserling, C.: Rückblicke auf Theorie und Praxis der farbigen Konservierung. Virchows Arch. f. pathol. Anat. u. Physiol. Bd. 237. 1922.

Kirsch, E.: Entstehungsweise der rechtsseitigen Herzdilatation. Zentralbl. f. allg. Pathol. u. pathol. Anat. Sonderband zu Bd. 33.

Derselbe: Anatomische Untersuchungen über Größe und Gestalt des normalen und pathologisch veränderten menschlichen Herzens. Sitzungsber. d. physik.-med. Ges. Würzburg Jg. 1920. S. 41.

Derselbe: Über gesetzmäßige Verschiebungen der inneren Größenverhältnisse des normalen und pathologisch veränderten menschlichen Herzens. Zeitschr. f. angew. Anat. u. Konstitutionslehre Bd. 7, H. 5/6, S. 235—384. 1921.

Klapp, R.: Über die phylogenetische Rückbildung der unteren Rippen nebst ihrer klinischen Bedeutung. Arch. f. klin. Chirurg. Bd. 116, H. 4.

Kleinschmidt, H.: Zur Lehre vom Habitus asthenicus im Kindesalter. Monatsschr. f. Kinderheilk. Orig. Bd. 25, H. 1/6. 1923.

Koch, W.: Werdegang und Lokalisation der Tuberkulose. Berl. Ges. f. öff. Gesundheitspflege, 21. 2. 1922.

Derselbe: Der Habitus asthenicus in seinen Beziehungen zu den Brustorganen. Zeitschr. f. exp. Pathol. u. Therapie Bd. 22.

Derselbe: Der funktionelle Bau des menschlichen Herzens. Berlin: Urban u. Schwarzenberg 1922.

Koch, J. und W. Baumgarten: Die experimentelle Erzeugung der Halslymphdrüsentuberkulose durch orale und konjunktivale Infektion und ihre Beziehungen zu den Erkrankungen der übrigen Organe, insbesondere der Lungen. Dtsch. med. Wochenschr. 1922. Nr. 33, S. 1096.

Koester, Fr.: Verhalten der Lungenspitzen bei Pleuritis und Pneumonie. Dtsch. med. Wochenschr. 1921. Nr. 36.

Köhler, A.: Grenzen des Normalen und Anfänge des Pathologischen im Röntgenbilde. Hamburg: Gräfe u. Sillem 1920.

Kohler: Ein ungewöhnlicher Fall von Spontanpneumothorax. Klin. Wochenschr. 1923. Nr. 46, S. 2133.

Kraus, Fr.: Die Röntgenuntersuchung von Pleura und Zwerchfell. Lehrb. d. Röntgenkunde. Rieder u. Rosenthal. Bd. 1.

Kreuzfuchs, S.: Über die Topographie der Region der Aortenkuppe. Münch. med. Wochenschr. 1921. Nr. 32, S. 1011—1013.

Külbs: Technisches zur Punktion perikarditischer Exsudate. Verhandl. d. dtsch. Ges. f. Inn. Med. Bd. 92. Wiesbaden 1922.

Laache, S.: Intrathorakische Geschwülste. Kristiania: Jacob Dybrad 1921.

Lange, B.: Untersuchungen über orale, konjunktivale und nasale Infektion des Meerschweinchens mit Tuberkelbazillen. Dtsch. med. Wochenschr. 1923. Nr. 11, S. 343.

Lange, K.: Über pathologische und therapeutische Zwerchfellähmung. Dtsch. Zeitschr. f. Chirurg. Bd. 169, H. 3 u. 4.

Lehndorff, Arno: Über die Entstehung des Garlandschen Dreiecks. Berl. klin. Wochenschr. 1921. Nr. 16, S. 378.

Leimdörfer, A.: Über paravertebrale Vorhofdämpfungen. Med. Klinik 1923. Nr. 4.

Liebermeister, G.: Starke Erweiterung des Sinus coronarius cordis mit Insuffizienz der Valvula Thebesii bei relativer Trikuspidalinsuffizienz. Klin. Wochenschr. 1922. Nr. 29, S. 1463.

Libman, E.: Observations on subacute Streptococcus (and Influenzae) Endocarditis. Brit. med. journ. August 1920.

Derselbe: Characterization of various forms of endocurditis. The Journ. of the Americ. med. assoc. Vol. 80, p. 813. 1923.

Lorey, A.: Über den Wert des Röntgenverfahrens bei abgesackten Pleuraergüssen. Fortschr. d. Med. Jg. 37, S. 350. 1920. (Zit. Kongreßzentralbl. Bd. 14, S. 71. 1920.)

Lorey, A.: Die abgesackte Pleuritis im Röntgenbild. Fortschr. a. d. Geb. d. Röntgenstr. Bd. 29, H. 6, S. 699. 1922.

Lotsch, F.: Die Tuberkulose der Mesenterialdrüsen. Klin. Wochenschr. 1923. Nr. 41, S. 1892.

Lubarsch, O.: Zur Kenntnis der atypischen Lymphogranulomatose. Ref. Zentralbl. f. allg. Pathol. u. pathol. Anat. Bd. 34, Nr. 5, S. 139.

Derselbe: Über Lymphogranulomatose. Berl. klin. Wochenschr. Nr. 30, S. 708. 1918.

May, R.: Zum Situs viscerum bei Skoliose. Dtsch. Arch. f. klin. Med. Bd. 50.

Melnikoff, A.: Die chirurgische Anatomie des Sinus costodiaphragmaticus. Arch. f. klin. Chirurg. Bd. 123, S. 133. 1923.

Most, H.: Die Topographie des Lymphgefäßapparates des menschlichen Körpers und ihre Beziehungen zu den Infektionswegen der Tuberkulose. Stuttgart: Schweizerbart 1908.

Mönckeberg, J.: Zur Einteilung und Anatomie des Adams-Stokesschen Symptomenkomplexes. Beitr. z. pathol. Anat. u. z. allg. Pathol. Bd. 63, H. 1. 1917.

Derselbe: Herzmißbildungen. Jena: Fischer 1912.

Mosler, E. und H. Sachs: Die Veränderungen der Initialschwankung im Elektrokardiogramm und ihre klinische Bedeutung. Klin. Wochenschr. 1922. Nr. 22.

v. Müller, Fr.: Kyphoskoliose. Sitzungsber. Ärztl. Ver. München, 23. 11. 1921. Ref. Münch. med. Wochenschrift 1922. Nr. 1.

Müller, Fr. und A. Strümpell: Klinische Wandtafeln. 1. Serie. München: I. F. Lehmann 1922.

Müller: Der „primäre Komplex" der Lungentuberkulose. Ärztl. Ver. Hamburg, 19. 12. 1922. Klin. Wochenschr. 1923. Nr. 10, S. 470.

Müller, H.: Studien über den Pleuradruck. Virchows Arch. f. pathol. Anat. u. Physiol. Bd. 238, H. 2, S. 157. 1922.

Nagayo, M.: Pathologisch-anatomische Beiträge zum Adams-Stokesschen Symptomenkomplex. Zeitschr. f. klin. Med. Bd. 67, H. 5/6, S. 1.

Német, G.: Zur Kenntnis der „Mitralform" gesunder Herzen. Klin. Wochenschr. 1923. Nr. 8, S. 348.

Neugarten: Lungenverwachsungen und Lungenentzündungen. Monatsschr. f. Unfallheilk. u. Invalidenw. Jg. 27, Nr. 10. 1920.

Neumann, K.: Zur Praxis der Thoraxpunktion und der Rippenresektion. Dtsch. med. Wochenschr. 1923. Nr. 2, S. 53.

Neumann, W.: Die Bedeutung des zweigeteilten rechten Vorhofbogens im Röntgenbilde. Dtsch. Arch. f. klin. Med. Bd. 137, H. 3 u. 4.

Nicol, Kurt: Die Entwicklung und Einteilung der Lungenphthise. Beitr. z. Klin. d. Tuberkul. Bd. 30.

Derselbe: Zur Nomenklatur und Einteilung der Lungenphthise. Med. Klinik 1919. Nr. 17 u. 18.

Norris, G. W. und G. Petterolf: Frozen Sections from a case of protuding Aneurysm of the Arch. of the Aorta. Arch. of internal med. Vol. 26, p. 114. 1920.

Oberndorfer, S.: Pathologisch-anatomische Situsbilder der Bauchhöhle. München: I. F. Lehmann 1922.

Orth: Demonstration topographisch-pathologisch-anatomischer Präparate. Verhandl. d. Ges. d. Charitéärzte a. d. Gesellschaftsjahr 1913. Bd. 19. 1914.

Pancoast, H. K.: Roentgen ray studies of the functional alterations of the diaphragm. New York med. journ. a. med. record Vol. 111 Nr. 9. 1920. Kongreßzentralbl. Bd. 12, H. 7. 1920.

Pick, L.: Anleitung zur Konservierung und Aufstellung des Sektionsmaterials. Nauwercks Sektionstechnik f. Stud. u. Ärzte. Jena: Fischer 1921.

Ponfick, E.: Topographischer Atlas der medizinisch-chirurgischen Diagnostik. Jena: Gustav Fischer 1901.

Puhl, H.: Über phthisische Primär- und Reinfektion in der Lunge. Beitr. z. Klin. d. Tuberkul. Bd. 52, H. 2.

Ranke, E.: Die Tuberkulose der verschiedenen Lebensalter. Münch. med. Wochenschr. 1913. Nr. 39, S. 2153.

Derselbe: Zur Diagnose der kindlichen Tuberkulose. Münch. med. Wochenschr. 1914. Nr. 42, S. 2099.

Derselbe: Primäre, sekundäre und tertiäre Tuberkulose des Menschen. Münch. med. Wochenschr. 1917. Nr. 10, S. 305.

Derselbe: Bemerkungen zur klinischen Diagnose der Entwicklungsformen der menschlichen Tuberkulose. Münch. med. Wochenschr. 1922. Nr. 3, S. 69.

Derselbe: Die Beteiligung der Lunge an den allergischen Stadien der Tuberkulose. Beitr. z. Klin. d. Tuberkul. Bd. 52, S. 212. 1922.

Rehn, Ed. und R. Cobet: Ausgewählte Beiträge zu den Schußverletzungen des Thorax und deren Folgen. Arch. f. klin. Chirurg. Bd. 112, S. 279. 1919.

Rehn, L.: Über perikardiale Verwachsungen. Med. Klinik 1920. Nr. 39.

Riesmen, D.: Pleural effusion with inversion of the diaphragm producing an abdominal tumor; together with remarks on acute pulmonary edema following tapping. Americ. journ. of the med. sciences Vol. 159, Nr. 3. 1920.

Rohrer, F. und K. Wirz: Über den Pleuradruck. Klin. Wochenschr. 1923. Nr. 21, S. 979.

Sato, Sch.: Über die Entwicklung der Atrioventrikularklappen und der Pars membranacea unter Berücksichtigung zugehöriger Herzmißbildungen. Anat. Hefte Bd. 50, H. 151, S. 195. 1914.

Scheidemantel, Fr.: Gelatinedauereinbettungen von Organschnitten zu Demonstrationszwecken. Klin. Wochenschr. Jg. 1, Nr. 52, S. 2567—2577. 1922.

Schiff: Das asthenische Kind. Monatsschr. f. Kinderheilk. Bd. 26, H. 1, S. 1. 1923.

Schilling, V.: Ursache protrahierter Lungenverdichtungen nach Grippe. Berl. klin. Wochenschr. 1920. Nr. 17.

Schimmel, H.: Über die Bedeutung der Röntgensilhouette des Herzens für die Diagnostik der Herzfehler. Zentralbl. f. Herz- u. Gefäßkrankh. Jg. 13, Nr. 6. 1921.

Schmorl (Dresden): Über den Schneeberger Lungenkrebs. Tagung d. dtsch. Pathol. Ges. 1923. Zentralbl. f. allg. Pathol. u. pathol. Anat. Bd. 33, Nr. 21.

Schridde, H.: Die Organveranlagung zum Lungenbrand. Münch. med. Wochenschr. 1921. Nr. 28, S. 868, 869.

Derselbe: Lungenentzündung und Lungenverwachsung. Monatsschr. f. Unfallheilk. u. Invalidenw. Jg. 28, Nr. 2. Leipzig 1921.

Schürmann: Neuere Anschauungen über die Entstehung der Tuberkulose. Ges. f. Natur- u. Heilk. Dresden, 15. 1. 1923. Münch. med. Wochenschr. 1923. Nr. 12, S. 378.

Schultze, Fr.: Pericarditis exsudativa im Röntgenbilde. Münch. med. Wochenschr. 1921. Nr. 30.

Spengler, L.: Einiges zur Pathogenese, Prognose und Therapie des spontanen Pneumothorax. Schweiz. med. Wochenschr. 1923. Nr. 12, S. 309.

Simon, G.: Zur Klinik des primären Komplexes (Ranke). Zeitschr. f. Tuberkul. Bd. 34, H. 5, S. 345. 1921.

Strauß, H.: Über eigenartige Restbefunde nach Grippepneumonie. Berl. klin. Wochenschr. 1920. Nr. 17.

Tandler, I.: Anatomie des Herzens. Jena: Fischer 1913.

Tendeloo, N.: Pathologische Anatomie. Brauer's Handb. d. Tuberkul. Bd. 1, S. 53. 1923.

Thomas, E.: Anatomisch-physiologische Grundlagen der Bogenunterteilungen des Zwerchfelles im Röntgenbilde. Dtsch. med. Wochenschr. 1921. Nr. 21.

Traugott, Karl: Zur Diagnose der Herzbeutelergüsse. Münch. med. Wochenschr. 1920. Nr. 35.

Thiele, Rostoski, Saupe und Schmorl: Über den Schneeberger Lungenkrebs. Ges. f. Nat.- u. Heilk. Dresden, 8. 10. 1923. Münch. med. Wochenschr. 1924. Nr. 1, S. 24.

Unverricht: Über paradoxe Zwerchfellbewegung. Berl. klin. Wochenschr. 1921. Nr. 28, S. 768.

Derselbe: Lösung von Verwachsungssträngen im Thoraxraum. Kongr. f. inn. Med. 1922.

Derselbe: Weitere Erfahrungen mit der Kaustik im Pleuraraum und der Thorako- und Laparoskopie. Beitr. z. Klin. d. Tuberkul. Bd. 55, H. 3/4, S. 296. 1923.

Ulrici, H.: Untersuchung zur Hartschen Lehre von der mechanischen Disposition der Lungenspitzen zur tuberkulösen Phthise. Beitr. z. Klin. d. Tuberkul. Bd. 32.

Derselbe: Klinische Einteilung der Lungentuberkulose nach den anatomischen Grundprozessen. Dtsch. med. Wochenschr. 1921. Nr. 38.

Derselbe: Zur Frage zur sog. Hilustuberkulose. Beitr. z. Klin. d. Tuberkul. Bd. 46, H. 1.

Derselbe: Kritik der physikalischen Untersuchung der Lungen. Beitr. z. Klin. d. Tuberkul. Bd. 50, S. 221. 1921.

Virchow, H.: Situs der Thoraxeingeweide bei spitzwinkliger Kyphose. Berl. med. Ges. 22. 7. 1914. Münch. med. Wochenschr. 1914. Nr. 30, S. 1703.

Volhard und Schmieden: Über Erkennung und Behandlung der Umklammerung des Herzens durch schwielige Perikarditis. Klin. Wochenschr. 1923. Nr. 1, S. 5.

Weil, P. E.: Le Fonctionnement du Diaphragm. Presse méd. 1920. Nr. 12.

Wilensky, A. O.: The Present Status of Empyema. Americ. journ. of the med. sciences Vol. 160, p. 384. 1920.

Zadek, J.: Postpneumonische Pleuritis exsudativa alterolateralis. Berl. klin. Wochenschr. 1920. Nr. 14.

v. Zezschwitz, P.: Die Drehung des Herzens bei Zwerchfellhochstand. Münch. med. Wochenschr. 1922. Nr. 33, S. 1214.

Zeller: Die chirurgische Behandlung der Brustschüsse. Berl. klin. Wochenschr. 1920. Nr. 37.

Zimmermann, R.: Beitrag zum Beginn der tuberkulösen Erkrankung. Berl. klin. Wochenschr. 1921. Nr. 37.

Der künstliche Pneumothorax. Von Dr. **Ludwig Muralt** †. Zweite Auflage, ergänzt durch kritische Erörterung und weitere Erfahrungen von Dr. **Karl Ernst Ranke,** Professor für innere Medizin an der Universität München. Mit 53 Textabbildungen. (XVI u. 150 S.) 1922.
8.40 Goldmark / 2 Dollar

Lehrbuch der Urologie und der chirurgischen Krankheiten der männlichen Geschlechtsorgane. Von Professor Dr. **Hans Wildbolz,** chirurgischer Chefarzt am Inselspital in Bern. Mit 183 zum großen Teil farbigen Textabbildungen. (Aus Enzyklopädie der klinischen Medizin. Spezieller Teil.)
Erscheint im Frühjahr 1924

Diagnostik der chirurgischen Nierenerkrankungen. Praktisches Handbuch zum Gebrauch für Chirurgen und Urologen, Ärzte und Studierende. Von Professor Dr. **Wilhelm Baetzner,** Privatdozent, Assistent der Chirurgischen Universitätsklinik, Berlin. Mit 263 größtenteils farbigen Textabbildungen. (VIII u. 340 S.) 1921.
31.50 Goldmark / 7.50 Dollar

Kystoskopische Technik. Ein Lehrbuch der Kystoskopie, des Ureteren-Katheterismus, der funktionellen Nierendiagnostik, Pyelographie, intravesikalen Operationen. Von Dr. **Eugen Joseph,** a. o. Professor an der Universität Berlin, Leiter der Urologischen Abteilung der Chirurgischen Universitätsklinik. Mit 262 größtenteils farbigen Abbildungen. (V u. 221 S.) 1923.
16 Goldmark; gebunden 18 Goldmark / 3.85 Dollar; gebunden 4.30 Dollar

---

Der Darmverschluß und die sonstigen Wegstörungen des Darmes. Von Prof. Dr. **W. Braun,** chirurgischer Direktor am Städtischen Krankenhause im Friedrichshain, Berlin und Dr. **W. Wortmann,** ehemaliger Oberarzt am Städtischen Krankenhause im Friedrichshain, Berlin. Unter Mitarbeit von Dr. **N. Brasch,** Oberarzt am Städtischen Krankenhause im Friedrichshain, Berlin. Mit 315 Abbildungen. (XIV u. 717 S.) 1924.
60 Goldmark; gebunden 62 Goldmark / 14.30 Dollar; gebunden 14.80 Dollar

---

Die gynäkologische Operationstechnik der Schule Ernst Wertheims. Herausgegeben von Professor Dr. **Wilhelm Weibel,** Primararzt an der Rudolfstiftung in Wien. Mit 300 Abbildungen. (XIV u. 251 S.) 1923.
Gebunden 30 Goldmark / Gebunden 7.20 Dollar

Lehrbücher der Geburtshilfe und Gynäkologie. Von **R. Th. v. Jaschke** und **O. Pankow.**

Lehrbuch der Geburtshilfe. Von Prof. Dr. Rud. Th. v. Jaschke, Direktor der Universitätsfrauenklinik in Gießen, und Prof. Dr. O. Pankow, Direktor der Frauenklinik an der Akademie für praktische Medizin in Düsseldorf. Zweite und dritte Auflage. (Zugleich 10. und 11. Auflage des Rungeschen Lehrbuches der Geburtshilfe.) Mit 501, darunter zahlreichen mehrfarbigen Textabbildungen. (XII u. 789 S.) 1923.
Gebunden 24 Goldmark / Gebunden 5.75 Dollar

Lehrbuch der Gynäkologie. Von Prof. Dr. Rud. Th. v. Jaschke, Direktor der Universitätsfrauenklinik in Gießen, und Prof. Dr. O. Pankow, Direktor der Frauenklinik an der Akademie für praktische Medizin in Düsseldorf. Dritte und vierte Auflage. (Zugleich 7. und 8. Auflage des Rungeschen Lehrbuches der Gynäkologie.) Mit 317, darunter zahlreichen mehrfarbigen Textabbildungen. (VIII u. 625 S.) 1923.
Gebunden 20 Goldmark / Gebunden 4.80 Dollar

Ärztliche Behelfstechnik. Bearbeitet von C. Franz-Berlin, Th. Fürst-München, R. Hesse-Graz, K. Holtei-Gratwein, H. Hübner-Elberfeld, O. Mayer-Wien, B. Mayrhofer-Innsbruck, G. von Saar†-Innsbruck, H. Spitzy-Wien, M. Stolz†-Graz, R. von den Velden-Berlin. Herausgegeben von Professor Dr. **G. Freiherr von Saar** † in Innsbruck. Zweite Auflage. Bearbeitet von Professor Dr. **Carl Franz,** Generalarzt, Berlin. Mit 372 Textabbildungen. (XVI u. 611 S.) 1923.
Gebunden 22 Goldmark / Gebunden 5.25 Dollar

Anatomie des Menschen. Ein Lehrbuch für Studierende und Ärzte. Von **Hermann Braus**, o. ö. Professor an der Universität, Direktor der Anatomie, Würzburg. In drei Bänden.

Erster Band: **Bewegungsapparat.** Mit 400 zum großen Teil farbigen Abbildungen. (X u. 836 S.) 1921. Gebunden 16 Goldmark / Gebunden 3.85 Dollar

Zweiter Band: **Eingeweide (einschließlich periphere Leitungsbahnen, I. Teil).** Mit 329 zum großen Teil farbigen Abbildungen. Erscheint im Frühjahr 1924

Dritter (Schluß-)Band: In Vorbereitung

Lehrbuch der Differentialdiagnose innerer Krankheiten. Von Professor Dr. **M. Matthes**, Geheimem Medizinalrat, Direktor der Medizinischen Universitätsklinik in Königsberg i. Pr. Vierte, durchgesehene und vermehrte Auflage. Mit 109 Textabbildungen. (X u. 711 S.) 1923. Gebunden 20 Goldmark / Gebunden 4.80 Dollar

Differentialdiagnose, anhand von 385 genau besprochenen Krankheitsfällen lehrbuchmäßig dargestellt. Von Dr. **Richard C. Cabot**, Professor der klinischen Medizin an der Medizinischen Klinik der Havard-Universität Boston. Zweite, umgearbeitete und vermehrte Auflage nach der 12. Auflage des Originals von Dr. **H. Ziesché**, leitender Arzt der Inneren Abteilung des Josef-Krankenhauses zu Breslau.

Erster Band. Mit 199 Textabbildungen. (X u. 604 S.) 1922. 16.70 Goldmark; gebunden 20 Goldmark / 4 Dollar; gebunden 4.80 Dollar

Zweiter Band. In Vorbereitung

Die konstitutionelle Disposition zu inneren Krankheiten. Von Dr. **Julius Bauer**, Privatdozent für innere Medizin an der Universität Wien. Dritte, vermehrte und verbesserte Auflage. Mit 69 Abbildungen. (XII u. 794 S.) 1924. 40 Goldmark; gebunden 42 Goldmark / 9.60 Dollar; gebunden 10 Dollar

G. Jochmann, Lehrbuch der Infektionskrankheiten für Ärzte und Studierende. Zweite Auflage unter Mitwirkung von Dr. B. Nocht, o. ö. Professor, Direktor des Instituts für Schiffs- und Tropenkrankheiten zu Hamburg, und Dr. E. Paschen, Professor, Oberimpfarzt, Direktor der Staatsimpfanstalt zu Hamburg, neu bearbeitet von Dr. **C. Hegler**, a. o. Professor der Universität, Stellvertretendem Direktor des Allgemeinen Krankenhauses Hamburg-St. Georg. Mit 464 zum großen Teil farbigen Abbildungen. Erscheint im Frühjahr 1924

Pathologische Anatomie und Histologie des Herzens und der Gefäße. Bearbeitet von **C. Benda, L. Jores, J. G. Mönckeberg, H. Ribbert†, K. Winkler.** Mit 292 zum Teil farbigen Abbildungen. (Band II „des Handbuches der speziellen pathologischen Anatomie und Histologie". Herausgegeben von F. Henke-Breslau und O. Lubarsch-Berlin.) Erscheint im Frühjahr 1924

Blutkrankheiten und Blutdiagnostik. Lehrbuch der klinischen Hämatologie. Von Dr. med. **Otto Naegeli**, o. ö. Professor der inneren Medizin an der Universität Zürich und Direktor der Medizinischen Universitätsklinik. Vierte, vermehrte und verbesserte Auflage. Mit 37 Abbildungen im Text und 25 farbigen Tafeln. (XI u. 587 S.) 1923. Gebunden 31 Goldmark / Gebunden 7.45 Dollar

Die Lebensnerven. Ihr Aufbau. Ihre Leistungen. Ihre Erkrankungen. Zweite, wesentlich erweiterte Auflage des Vegetativen Nervensystems. In Gemeinschaft mit zahlreichen Fachgelehrten dargestellt von Dr. **L. R. Müller**, Professor der Inneren Medizin, Vorstand der Inneren Klinik in Erlangen. Mit 352 zum Teil farbigen Abbildungen und 4 farbigen Tafeln. (XI u. 614 S.) 1924. 35 Goldmark; gebunden 36.50 Goldmark / 8.35 Dollar; gebunden 8.70 Dollar

Grundriß der inneren Medizin. Von Dr. **A. von Domarus**, Direktor der Inneren Abteilung des Auguste Victoria-Krankenhauses Berlin-Weißensee. Mit 58 Abbildungen. (XIII u. 640 S.) 1923. Gebunden 12.60 Goldmark / Gebunden 3 Dollar

Pathologisch-physiologische Propädeutik. Eine Einführung in die pathologische Physiologie für Studierende und Ärzte. Von **Max Bürger**, a. o. Professor der inneren Medizin und Oberarzt an der Med. Universitätsklinik Kiel. Mit einem Geleitwort von Alfred Schittenhelm, Direktor der Med. Universitätsklinik Kiel. Mit 27 Textabbildungen. (VIII u. 342 S.) 1924. 12 Goldmark; gebunden 13 Goldmark / 2.90 Dollar; gebunden 3.10 Dollar